AF524121

DR. MED. JANNA SCHARFENBERG
DR. MED. ALINA HÜBECKER

AYURVEDA SPRECHSTUNDE

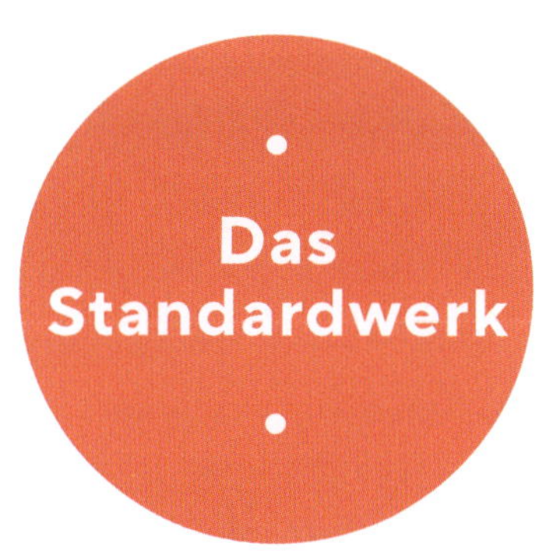

südwest

INHALT

EXKURSE

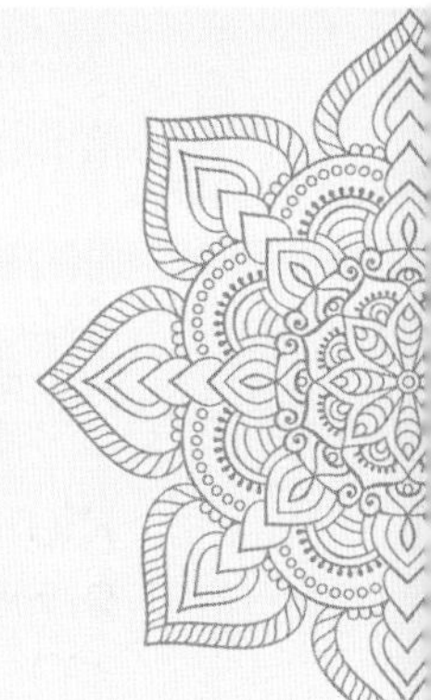

NOCH EIN AYURVEDA-BUCH? UNBEDINGT!

Wir geben zu: Es findet sich schon eine reichhaltige Auswahl an Ayurveda-Büchern mit unterschiedlichen Schwerpunkten. Dazu haben wir selbst mit einigen Werken beigetragen. Sie stellen mehr oder weniger umfassend den ayurvedischen Lifestyle mit Ernährung und Ritualen vor. Was bisher aber gefehlt hat, ist ein tiefgehendes Standardwerk, das neben der Frage „Wie bleibe ich gesund?" erklärt, wie Krankheiten überhaupt entstehen und wie der Ayurveda Symptome versteht und behandelt. Wir wollen neben der Prävention auch konkrete therapeutische Konzepte praktisch vermitteln. Als Ärztinnen und Ayurveda-Expertinnen ist es unser großer Wunsch, dass die Heilkunst des Ayurveda und die wissenschaftliche Medizin enger zusammenrücken. Bei unserer Arbeit erkennen wir immer wieder Parallelen und erfahren, wie sich diese beiden Disziplinen sinnvoll ergänzen.

Traditionelle Ayurveda-Medizinbücher sind zwar reichhaltig im Wissen, aber oftmals schwer nachvollziehbar. Das ist schade, denn im Ayurveda steckt so viel, was jeden von uns weiterbringt. Aber eben nur, wenn dieses Wissen für uns auch zugänglich ist. Das ist unser Anliegen: Wir wollen den Ayurveda verständlicher, praktischer und auch zugänglicher für deinen Alltag machen und ihn angepasst an unsere moderne Lebenswelt weitergeben. Genauso, wie wir das in unseren Beratungen, Kursen, Aus- und Weiterbildungen tagtäglich mit so vielen wunderbaren Klient*innen tun. Wir haben die große Ehre und Freude, täglich mitverfolgen zu dürfen, wie der Ayurveda wahrlich Leben verändern kann. Und diese Erfahrung und dieses Wissen möchten wir mit dir teilen.

Wir wollen dir zeigen, wie viel du selbst für deine Gesundheit tun kannst. Wir wollen dir zeigen, wie ein Zusammenspiel aus Wissenschaft und Tradition nicht nur möglich, sondern sehr kraftvoll ist. Wir wollen dir zeigen, wie die jahrtausendealte Heilkunst ganz praktisch und einfach dein tägliches Leben bereichern kann. Aus diesem Grund gibt es dieses Buch. Und unsere große Vision ist es, dich so auf deinem Weg zur Gesundheit ein Stück weit nicht nur begleiten, sondern auch deine Selbstwirksamkeit stärken zu dürfen. Wir wünschen dir viele Aha-Momente mit diesem Buch und dass du es deiner Gesundheit zuliebe immer wieder in die Hand nimmst. Gesundheit ist unser kostbarstes Gut und das Wissen, wie wir gesund bleiben, unbezahlbar. Beide Schätze trägst du in dir und wir wollen dir zeigen, wie sie weiterhin wertvoll bleiben.

Wir wünschen dir viel Freude mit diesem Buch! Alina und Janna

Wie du dieses Buch nutzen kannst

In dieses Werk sind nicht nur viele Stunden Arbeit geflossen, sondern wir geben dir damit auch unsere gesamte jahrelange medizinische Erfahrung leicht verständlich und umsetzbar in die Hand. Unser großes Anliegen ist es, dass der Ayurveda auch bei uns als das erkannt und anerkannt wird, was er im Kern ist: ein reichhaltiger Erfahrungsschatz, der uns als Grundlage für ein gesundes Leben dient und uns aber auch hilft, eine wertschätzende und fürsorgliche Haltung unserer Gesundheit und damit uns selbst gegenüber zu kultivieren. Im alltäglichen Leben, beim Vorbeugen von Erkrankungen und auch dann, wenn sich Erkrankungen schon entwickelt haben. Aus diesem Grund ist unser Buch nicht nur in Bezug auf die Seitenzahlen ein umfassendes Werk. Wir sehen es als einen dauerhaften Begleiter und als ein zeitloses Standardwerk, welches dir immer wieder bei deinem gesunden Leben zur Seite steht.

DIESE BEREICHE WARTEN AUF DICH:

- Grundlagen des Ayurveda kennenlernen
- Gesundheit und Krankheit aus Sicht des Ayurveda verstehen
- Gesund bleiben durch ayurvedische Rituale und ganzheitliche Prävention
- Gesund werden: Krankheitssymptome aus Sicht des Ayurveda verstehen und heilen

Im **ersten Kapitel** „Ayurveda-Basics – ganzheitlich, individuell, natürlich" gehen wir auf die Grundlagen der ayurvedischen Medizin und Philosophie ein und umrahmen dieses theoretische Wissen mit praktischen Hinweisen, Inspirationen oder auch konkreten Anleitungen, wie du dieses Wissen in deinem Leben umsetzen kannst. Du lernst die wichtigsten Säulen der Gesundheit aus ayurvedischer Sicht kennen, Ernährung, Verdauung und Schlaf, und wie du diese im Alltag stärken kannst.

Das **zweite Kapitel** „Krankheiten verstehen und wirksam vorsorgen" gibt dir ein tieferes Verständnis für die Entwicklungen von Krankheiten aus ayurvedischer Sicht. Wie entstehen Krankheiten überhaupt? Warum hat die Verdauung eine so wichtige Bedeutung? Wie hängen die einzelnen Körpergewebe und bestimmte Krankheitssymptome zusammen?

Wir empfehlen dir, die ersten beiden Kapitel nicht nur durchzulesen, sondern konkret durcharbeiten, sodass du ein umfassendes Verständnis für den Ayurveda entwickeln kannst, und auch für dich analysieren und reflektieren kannst, wie es um deine Gesundheit steht.

Das **dritte Kapitel** „Gesund bleiben" zeigt dir ganz praktisch, wie du durch die ayurvedischen Routinen, durch Heilkräuter und Gewürze jeden Tag so viel selbst für deine Gesundheit und dein Wohlbefinden tun kannst. Es hilft dir, deine Routinen in den Alltag zu integrieren und so kontinuierlich etwas für dich selbst zu tun.

Sollten sich bei dir Krankheitsbilder oder Symptome ausgebildet haben, so kannst du diese durch das abschließende Kapitel weitgehend verstehen und einen Plan für dich entwickeln. Hierbei hilft dir vor allem unser Vikriti-Test, um zu verstehen, welches Ungleichgewicht bei dir aktuell vorhanden ist. Im Zweifel raten wir dir aber natürlich immer auch, die Hilfe von Expert*innen hinzuzuziehen.

QR-Codes

Da das Ayurveda-Wissen so viel mehr ist, als es zwischen diese beiden Buchdeckel passen könnte, bieten wir dir die zusätzliche Möglichkeit, dein Wissen darüber hinaus zu vertiefen. Dafür findest du im Buch QR-Codes, die du ganz einfach mit deinem Smartphone scannen kannst. Sie führen dich dann entweder zu einem vertiefenden Know-how oder einer praktischen Anleitung. Du kannst die Inhalte auch unter *www.suedwest-verlag.de/ayurveda-sprechstunde* abrufen.

Das **vierte Kapitel** „Gesund werden" dient dazu, konkrete Krankheitsbilder zu verstehen und selbst in die Umsetzung zu kommen, um so deine Gesundheit eigenverantwortlich zu beeinflussen. Hierfür empfehlen wir dir, für deine spezifischen Beschwerden deinen persönlichen Ayurveda-Gesundheitsfahrplan zu erstellen. Wir geben dir im letzten Kapitel immer Vorschläge für die Ernährung, den Lebensstil und auch weitere Behandlungsmöglichkeiten. Außerdem zeigen wir dir in der Rubrik „In der Therapie", wie du mit erfahrenen Ayurveda-Therapeut*innen zusammenarbeiten kannst. Du lernst in diesem Buch alle wichtigen Behandlungsmöglichkeiten kennen, wir zeigen dir jedoch auch, wo deine Grenzen liegen sollten und wann professioneller Rat sicherlich notwendig ist. Zu den Heilkräutern wirst du meist keine genauen Dosierungen bekommen, weil hier viele individuelle Faktoren wie Alter, Gewicht und Hersteller berücksichtigt werden müssen. Auch therapeutische Verfahren, wie die medizinischen Einläufe sind etwas, was wir dir vor allem in professioneller Begleitung empfehlen, weil auch hier die Individualität der Anwendung im Ayurveda entscheidend ist. Da wir wissen, dass sich unter den Leser*innen auch viele Mediziner*innen und Therapeut*innen befinden, haben wir in ausgewiesenen Kästen tiefergehendes Wissen integriert. Wir greifen im vierten Kapitel zwar die häufigsten Krankheitsbilder auf, es ist aber nicht möglich, alle Krankheiten zu erfassen. Wir bemühen uns deshalb im gesamten Buch, einen möglichst abwechslungsreichen und umfangreichen Einblick zu geben.

Alle medizinischen Begriffe, die du gegebenenfalls nicht kennst, haben wir in einem Glossar zusammengefasst, damit du die Bedeutung gleich nachschlagen kannst.

Dein Ayurveda-Gesundheitsfahrplan

Dieser Fahrplan hilft dir, deinen Weg zur Gesundheit zu gehen. Du kannst ihn immer wieder zur Hand nehmen und prüfen, was du gerade brauchst und welche Prioritäten du setzen willst.

STEP 1 – Standortanalyse

- Dein persönlicher Check: Wie geht es dir gerade: körperlich, psycho-emotional? Schreibe es auf und auch, was du dir momentan für deine Gesundheit wünschst.
- Mache gerne auch den Vikriti-Test ab Seite 46, so hast du auch aus ayurvedischer Sicht einen Überblick, wo du gerade stehst.

STEP 2 – Routinenanpassung

- Passe je nach eigenem Bedürfnis und auch deinem Testergebnis deine Routinen an. Dazu findest du im dritten Kapitel viele Inspirationen und Ideen.
- Bitte wähle lediglich ein bis zwei Routinen oder Rituale aus, um dich nicht zu überfordern.

STEP 3 – Behandlung

- Wenn für dich aktuell ein bestimmtes gesundheitliches Thema im Vordergrund steht, kannst du im vierten Kapitel genau nachlesen, wie Ayurveda und Schulmedizin die Symptome und Beschwerden erklären und behandeln.
- Bitte lies dich hier auch in den vorangestellten Leitfaden ein, der dir eine gute Übersicht verschafft, dein Verständnis für deine Symptome schult und dir auflistet, was du selbst machen kannst und wo du unbedingt medizinisches Fachpersonal zurate ziehen solltest. Bitte gehe hier achtsam mit dir selbst um und mach dir bewusst, dass dieses Buch zwar eine wertvolle Hilfestellung sein kann, aber die persönliche Konsultation und medizinische Betreuung niemals ersetzen kann.

STEP 4 – Umsetzung

- Wenn du nun einen Plan entwickelt hast, ist es wichtig, dass du in die Aktivität und Umsetzung kommst. Bedenke dabei: Eine Verbesserung der eigenen Gesundheit, eine Änderung von Gewohnheiten braucht immer Zeit. Nichts, was sich über Wochen, Monate oder gar Jahre aufgebaut hat, kann einfach von heute auf morgen komplett verändert werden. Jeder Schritt für deine Gesundheit zählt. Jede noch so kleine positive Veränderung wird einen Unterschied machen.
- Wie geht es dir mit deiner neuen Routine? Am ersten Tag, in der ersten Woche … was kannst du für dich anpassen?

STEP 5 – Reflexion

- Beobachte regelmäßig, aber nicht ständig, wie es dir geht. Was tut dir gut? Was macht für dich Sinn? Du kannst dir selbst die beste Ärztin sein, indem du auf dich schaust und Anpassungen triffst.
- Bei Bedarf kannst du jederzeit wieder unseren Vikriti-Test durchführen und so feststellen, was sich verändert hat.

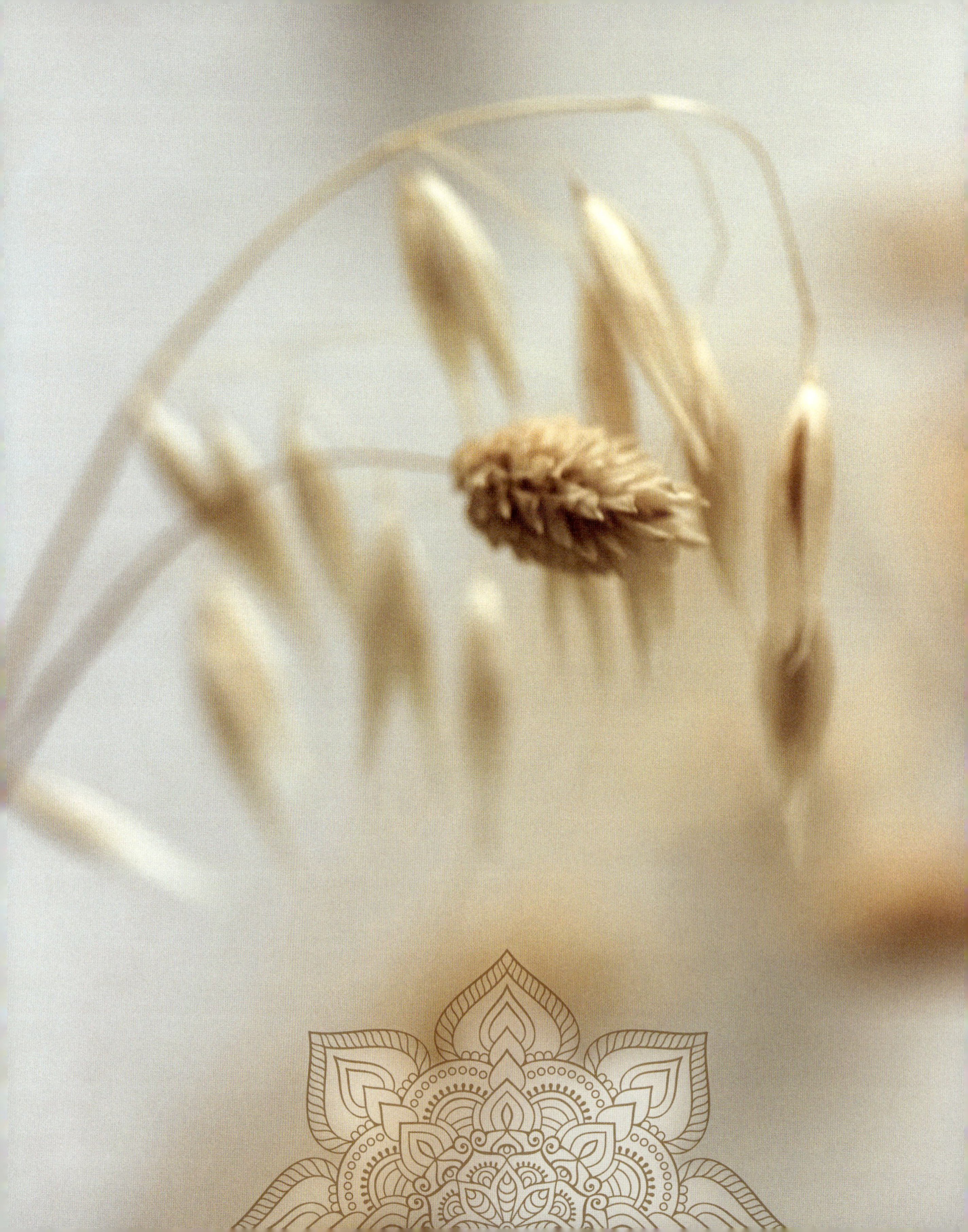

KAPITEL 1

AYURVEDA-BASICS — GANZHEITLICH, INDIVIDUELL, NATÜRLICH

Ayurveda ist eine jahrtausendealte Wissenschaft. Sie mutet auf den ersten Blick vielleicht fremd und kompliziert an. Deshalb lohnt es sich, gerade die Grundlagen genauer anzusehen. Wir machen diese nachvollziehbar und zeigen, wie sie sich auf unseren Kulturkreis und auch auf unser ganz persönliches Leben anpassen lassen. Denn nur dann können wir die reichhaltigen Empfehlungen des Ayurveda in unseren Alltag integrieren und langfristig intuitiv umsetzen. In diesem ersten Kapitel findest du das wichtige Know-how und schon die zentralen ersten Schritte, um deine Gesundheit täglich zu fördern und zu erhalten.

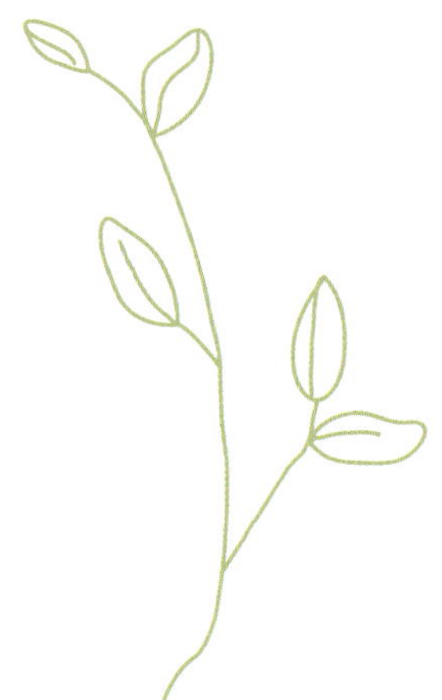

EINFÜHRUNG IN DEN AYURVEDA

Die wichtigste Grunderkenntnis, die uns der Ayurveda vermittelt, ist, dass wir nicht nur untrennbar mit der Natur verbunden, sondern dass wir als Menschen Teil von ihr sind.

In unserem modernen Leben fühlen wir uns oftmals stark getrennt von der Natur und finden keinen wirklichen Kontakt zu ihr. Das Leben in großen Städten, die viele Technik um uns herum, die Zeit, die wir in geschlossenen Räumen verbringen, tragen dazu bei. Auch unsere Ernährung ist durch das konstante Angebot an Lebensmitteln, unabhängig von der Saison und oft vorproduziert, völlig entkoppelt von der Natur und ihrem Angebot. Je klarer wir uns als Bestandteil und nicht als Fremdkörper oder abgetrennten Teil der Natur sehen, umso klarer können wir Vorgänge, die wir in der Natur beobachten und die auch in uns auf ganz natürliche Art und Weise stattfinden, respektieren.

In der Natur nehmen wir es beispielsweise als völlig gegeben hin, dass die Bäume und Pflanzen sich nach der Ernte im Herbst eine Pause und Regeneration gönnen und sich im Winter unter einer dicken Schneedecke „ausruhen". Ebenso leuchtet uns vollkommen ein, dass Pflanzen eine gewisse Zeit brauchen, um zu wachsen und Früchte zu tragen. Warum erwarten wir dann aber andersherum von uns selbst, dass wir möglichst immer produktiv sind, schnell einen Erfolg nach dem anderen erzielen und ständig in Aktion sind?

Wenn du dir die Tatsache bewusst machst, dass dein Leben nach genau den gleichen Prinzipien abläuft wie die Natur, hast du eigentlich schon einen wichtigen Bestandteil der ayurvedischen Lehre begriffen und umgesetzt. Wir sind genauso zyklisch und durchleben unterschiedliche Phasen (z. B. Lebensphasen) wie die Natur auch. Der Menstruationszyklus oder unser Schlaf-wach-Rhythmus sind nur zwei Beispiele von vielen. Je mehr du dir diesen Umstand bewusst machst, umso mehr Parallelen zwischen dir und der Natur werden dir auffallen.

FRAGEN AN DICH:
Wo kannst du Abläufe aus der Natur auch in dir selbst und deinem Leben wiederfinden?
Was sind klare Anzeichen dafür, dass du sprichwörtlich ein Naturprodukt bist?

Die Entwicklung des Ayurveda

Unter Ayurveda verstehen wir so viel wie „die Wissenschaft des Lebens". Oftmals wird es aus dem Sanskrit (die altindische Sprache) auch als „die Weisheit des Lebens" übersetzt. Die indische Heil- und Lebensphilosophie wird als eine der ältesten medizinischen Heillehren beschrieben. Wir finden im Ayurveda viele Ähnlichkeiten zur traditionellen chinesischen Medizin und anderen Naturheilkünsten. Man geht davon aus, dass diese sich in weiten Teilen gegenseitig beeinflusst haben, um sich dann spezifisch nach Kultur und Lebensweise weiterzuentwickeln.

Schon allein die Übersetzung des Begriffs zeigt, dass der Ayurveda mehr als eine medizinische Lehre ist, sondern dass es umfassender um die Kunst der täglichen Lebensführung geht. Denn wenn wir es schaffen, unseren Alltag nach unseren Vorstellungen und für uns nährend und gesund zu gestalten, summieren sich die einzelnen Tage letztendlich zu unserem Leben.

Der Ursprung in Indien und auf Sri Lanka

Der Ayurveda ist bereits vor rund 5000 Jahren in Indien entstanden, einem Land, in dem Medizin und Heilkunst eine noch längere Tradition haben. 9000 Jahre alte Funde zeigen, dass bereits 7000 v. Chr. Zähne mit Pflanzenpasten behandelt wurden. Zu dieser Zeit wurden in Indien außerdem bereits Krankenhäuser gebaut. Die menschliche Verdauung und der Blutkreislauf – beides wichtige Aspekte im Ayurveda – waren von indischen Ärzten schon damals gut erforscht. Das Besondere an der indischen Gesundheitslehre ist, dass sie zu einer Zeit entstand, in der Medizin und Philosophie noch zusammengehörten und nicht wie heute als getrennte Disziplinen betrachtet werden. So war es für die damaligen Gelehrten selbstverständlich, Körper, Geist und Seele als zusammengehörend zu betrachten und dementsprechend zu behandeln. Das ayurvedische Wissen wurde jahrhundertelang mündlich überliefert, bis es in den hinduistischen Veden niedergeschrieben wurde. Bis heute erweitern Mediziner und Philosophen diese Schriften.

Neben der immer größer werdenden westlich-naturwissenschaftlichen Medizin ist der Ayurveda immer noch das am weitesten verbreitete Heilsystem in Indien. Mehr als zwei Drittel aller Inder lassen sich regelmäßig ayurvedisch behandeln. Jedes Dorf verfügt über eine Ayurveda-Ärztin oder einen Ayurveda-Arzt. Die Behandlungen sind im Gegensatz zu der teureren modernen Schulmedizin auch für die ländliche und häufig ärmliche Bevölkerung zugänglich. Mittlerweile gibt es viele Krankenhäuser und Einrichtungen, in denen Schulmedizin und Ayurveda gemeinsam praktiziert werden.

Zusätzlich ist die pharmazeutische Branche, welche Ayurveda-Medikamente herstellt, im stetigen Wachstum – für den indischen und internationalen Markt. Früher wurde das heilige

Wissen des Ayurveda von Generation zu Generation weitergegeben. Mittlerweile hat sich daraus ein fundiertes fünf- bis sechsjähriges Universitätsstudium entwickelt. Auch auf Sri Lanka stellt der Ayurveda bis heute einen der Grundpfeiler der Gesellschaft dar. Er kam vor circa 2500 Jahren von Indien auf die Insel. Dank des feuchten Klimas, des fruchtbaren Bodens und der reichen Pflanzenwelt fand der Ayurveda schnell Anklang. Heilpflanzen werden bis heute auf Sri Lanka besonders geschützt – es droht sogar eine Gefängnisstrafe, wenn man Bäume fällt, die zur Herstellung von Medikamenten verwendet werden.

Ayurveda und die westliche Welt

Eine Heilkunst entwickelt sich nicht losgelöst von den kulturellen, soziologischen und auch politischen Strömungen eines Landes. Dementsprechend ist der traditionelle Ayurveda stark mit der Kultur seiner Ursprungsorte verknüpft. Nichtsdestotrotz lässt sich diese Weisheit des Lebens aber auch an jedem anderen Ort auf dieser Welt leben und erleben. Natürlich werden die Ausprägungen, Rituale und verwendeten Lebensmittel sowie Heilkräuter idealerweise auch regional angepasst, aber die Grundzüge und die grundlegende Lebenshaltung sowie Philosophie lassen sich überall integrieren.

In der westlichen Welt stieß der Ayurveda seit den 1960er-Jahren auf verstärktes Interesse – in einer Zeit, in der viele Menschen in Europa und Nordamerika auf der Suche nach neuen Inspirationen und Lebensformen waren. Indische Lehrer reisten in den Westen und vermittelten neben der ayurvedischen Lebensweisheit häufig auch Yoga und Meditation. Seit den 2000er-Jahren erfährt der Ayurveda einen erneuten Boom mit immer vielfältigeren Angeboten. Auch gibt es mittlerweile außerhalb von Indien auf Ayurveda spezialisierte Ärzte und Ärztinnen Heilpraktiker*innen, Therapeut*innen und Kliniken – so auch in Deutschland, Österreich und der Schweiz. Dort versucht man vor allem, die traditionellen Lehren auf die Bedürfnisse der westlichen Menschen anzupassen.

In Europa hat sich der Ayurveda zunächst als ein Wellness-Konzept sowie auf Basis von touristischen Gesundheitsreisen entwickelt. So wurde hier bei uns lange Zeit die heilende Potenz des Ayurveda nicht anerkannt und er nicht als eine ernst zu nehmende Medizin wahrgenommen. Mit der höheren Akzeptanz von alternativ- und komplementärmedizinischen Methoden hat sich ein Wandel vollzogen und der Ayurveda ist neben dem Yoga und unterschiedlichsten Meditationstechniken breitflächiger in das Bewusstsein der Menschen und in unser Medizinsystem eingezogen.

Nicht zuletzt die immer größer werdende Anzahl an wissenschaftlichen Untersuchungen und Studien, die die Wirksamkeit einiger Verfahren des Ayurveda belegen, lassen den Stellenwert des Ayurveda zusätzlich wachsen. Insbesondere bei Menschen mit chronischen Leiden steigt die Beliebtheit von ayurvedischen Behandlungen als begleitende Therapie oder im Rahmen der Prävention stetig.

Die klassische ayurvedische Medizin ist letztendlich genauso vielfältig wie die Schulmedizin und umfasst unterschiedlichste Fachbereiche. Darunter fallen neben der Allgemeinmedizin auch die Kinderheilkunde, die Frauen- und Geburtshilfe, die Geriatrie (Medizin des alternden Menschen) wie auch die Hals-Nasen-Ohren-Heilkunde und die Chirurgie. Beim letztgenannten Bereich sind wir vielleicht erstaunt, da wir den Ayurveda hauptsächlich als eine „sanfte" Methode wahrnehmen. Doch der Ayurveda umfasst dieses ganze Spektrum, auch wenn sich bei uns vor allem die anderen, konservativen (also nichtchirurgischen Bereiche) durchgesetzt haben und der präventive Ansatz im Fokus steht.

Der größte Anteil der ayurvedischen Medizin in der Praxis liegt vermutlich bei der Allgemeinmedizin. Hier werden die meisten präventiven Ansätze durchgeführt. Neben den rein medizinischen Teilbereichen finden wir in der Wissenschaft des Lebens viele weitere Aspekte wie beispielsweise die ayurvedische Psychologie, Astrologie und auch die vedische Architektur.

Ayurveda und die Schulmedizin

Die Herangehensweise des Ayurveda und der Schulmedizin unterscheiden sich in der praktischen Handhabung nicht grundlegend, sie legen aber oftmals einen anderen Fokus und gewichten unterschiedlich.

Der Ayurveda ist eine Erfahrungsmedizin, er orientiert sich am Individuum. Die Schulmedizin ist eher durch einen analysierenden und daraus logisch folgenden Ansatz geprägt, der sich unabhängig vom Einzelnen bei möglichst vielen Menschen anwenden lässt. Hierbei ist zu betonen, dass weder der eine noch der andere Weg als vollkommen richtig, besser oder absolut angesehen werden sollte. Gerade wenn diese beiden unterschiedlichen Betrachtungsweisen zusammenwirken, kommt es oft zum bestmöglichen Behandlungseffekt!

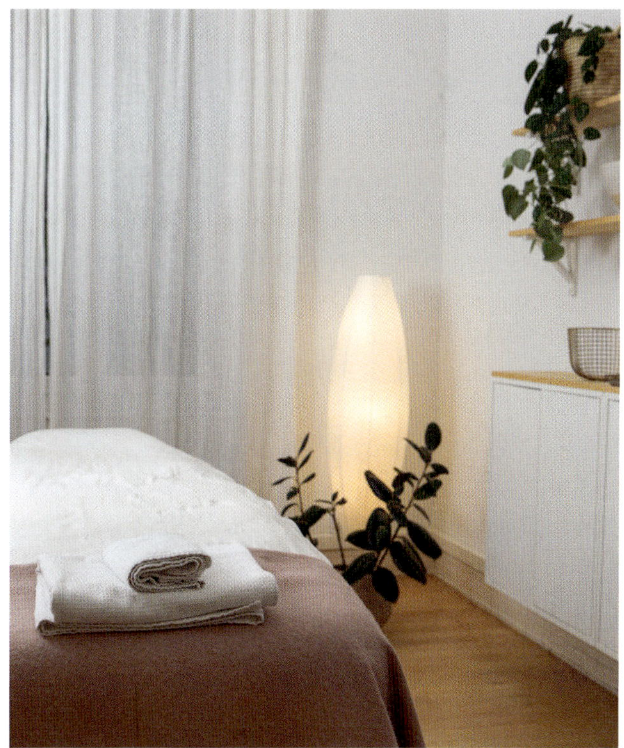

Kennzeichen von Ayurveda und Schulmedizin

AYURVEDA	SCHULMEDIZIN
Beobachten, erfahren, Aufnahme von Sinneseindrücken	Fragen, analysieren, logisches Folgern
Individualisierung der Norm, individuelle Konstitution wird berücksichtigt	Verallgemeinerung des Individuellen und Kategorisierung, erschaffen einer Norm
Tendenziell eine subjektive Medizin	Tendenziell eine objektive Medizin

Ayurvedische und schulmedizinische Diagnostik

Beide Systeme bedienen sich ähnlicher Methoden, allerdings gibt es einige gravierende Unterschiede. Um ein möglichst ganzheitliches Bild zu erhalten, ist die Kombination am besten.

AYURVEDA	SCHULMEDIZIN
Ausführliche Anamnese inklusive Fragen zu Kindheit, sozialem Leben, Spiritualität, Lebensqualität, Ernährung etc.: Der Mensch in seiner Gesamtheit wird erfasst.	Zielorientierte Anamnese bezüglich der geschilderten Symptome sowie grundlegende Fragen bezüglich der Organe, Vorerkrankungen etc.
Allgemein körperliche Untersuchung inklusive Organe, z. B. Abhören der Lunge, Tasten der Leber etc. (gleicht sich in beiden Systemen)	Allgemein körperliche Untersuchung inklusive Organe, z. B. Abhören der Lunge, Tasten der Leber etc. (gleicht sich in beiden Systemen)
Weiterführende Untersuchung: Pulsdiagnose, Zungendiagnose, ggf. Augendiagnose, Ama-Diagnostik (siehe Seite 84ff.)	Technische Untersuchung mittels Apparate: Ultraschall, Bluttest, Röntgen etc.
Kausales Therapiekonzept zur Behandlung der Ursache sowie langfristige Wiederherstellung oder Erhaltung der Gesundheit: individuell, umfassend, langfristig	Symptomorientiertes Therapiekonzept zur Beseitigung des Symptoms: wissenschaftlich belegt, zielgerichtet, tendenziell eher schnell durchführbare Interventionen

Ayurveda als salutogenetisches und präventives Konzept

Wir müssen die Tiefen des Ayurveda nicht bis ins letzte Detail verstehen, um die Intention nachvollziehen zu können. Der Ayurveda vereint zwei grundlegende Ansätze: die Prävention und die Salutogenese.

Prävention: Unter Prävention verstehen wir die Vorbeugung oder auch Verhütung von Erkrankungen. In der klassischen westlichen Definition geht es vor allem um die Vermeidung beziehungsweise Verhinderung von Krankheiten. Prävention wird dabei als eine Art Vermeidungsstrategie gesehen. Im Ayurveda steht Prävention vielmehr für die Fülle und unsere Möglichkeiten. Wir dürfen die ayurvedische Perspektive an dieser Stelle als eine Erweiterung des klassischen Präventionsbegriffs verstehen. Im Fokus ist dabei immer ein individuell passender gesunder Lebensstil, das Erkennen des eigenen (Gesundheits-)Potenzials und das Kreieren der bestmöglichen Voraussetzungen für ein gesundes Leben.

Salutogenese: Neben dem ganzheitlich-präventiven Ansatz kommt aber auch das Konzept der Salutogenese im Ayurveda zum Tragen. Der Begriff der Salutogenese stammt aus der westlichen Medizin und wurde vom amerikanisch-israelischen Medizinsoziologen Aaron Antonovsky geprägt als Gegenbegriff zur Pathogenese. Während wir unter der Pathogenese alle Faktoren verstehen, die zur Entstehung einer Erkrankung beitragen, richtet die Salutogenese den Blick auf die Faktoren, die bei der Entstehung und Erhaltung von Gesundheit mitwirken. Bei der Pathogenese geht es vor allem um die Entwicklung und den zeitlichen Ablauf des Krankheitsprozesses, sie richtet ihr Augenmerk vor allem auf die Minimierung von Gesundheitsrisiken und die Bekämpfung von Krankheitsauslösern.

Ein Vorteil der Salutogenese liegt in der Selbstermächtigung der Patient*innen. Während man bei Krankheiten schnell die Verantwortung an die behandelnden Ärztinnen und Ärzte abgibt und eher in die „Opferrolle" rutscht, appelliert das Modell der Salutogenese an die Eigenverantwortung des Individuums, die eigene Gesundheit aktiv aufrechtzuerhalten. Es verdeutlicht uns, dass wir nie vollkommen krank oder gesund sind, sondern immer zwischen diesen zwei Polen schwingen und es selbst in der Hand haben, ob wir uns eher in Richtung Krankheit oder eher in Richtung Gesundheit bewegen.

Salutogenese richtet sich auf die Gesunderhaltung und ist bis heute eines der wichtigsten Modelle, um Gesundheit zu erklären. Es beruht auf der Annahme, dass Gesundheit und Krankheit zusammenhängen beziehungsweise ständig in Austausch und Bewegung sind. Da Krankheit im menschlichen Dasein nicht die Ausnahme darstellt, sondern in unterschiedlichem Ausmaß zu jedem Leben gehört, war

Antonovsky der Ansicht, dass der Fokus weniger auf der Vermeidung von Krankheiten und mehr auf der Erhaltung der Gesundheit liegen sollte. Er beschäftigte sich mit der Frage, wie Menschen trotz Risiken und Stressoren gesund bleiben, und stellte ein komplexes Modell auf, welches die Bedingungen von Gesundheit erklären sollte. Dazu gehören sowohl soziokulturelle, historische, soziale, biografische, genetisch-konstitutionelle Bedingungen als auch allgemeine Ressourcen für Resilienz, also unsere Widerstandskraft, wie Wissen, Identität, soziale Unterstützung und andere.

Das Kohärenzgefühl

Doch neben diesen Einflüssen erkannte Antonovsky das sogenannte Kohärenzgefühl als den bedeutenden Gesundheitsfaktor, welcher weit über die klassischen Faktoren wie gesunde Ernährung und Ähnliches hinaus wirksam ist. Das Konzept des Kohärenzgefühls spiegelt die Grundintention des Ayurveda wider.

NACH ANTONOVSKY SETZT SICH DAS KOHÄRENZGEFÜHL VOR ALLEM AUS DREI ASPEKTEN ZUSAMMEN:

- Die Fähigkeit, die Zusammenhänge des Lebens zu verstehen – das Gefühl der Verstehbarkeit
- Die Überzeugung, das eigene Leben gestalten zu können – das Gefühl der Handhabbarkeit oder Bewältigbarkeit (ähnlich dem Begriff der Selbstwirksamkeitserwartung nach Albert Bandura)
- Der Glaube an den Sinn des Lebens – das Gefühl der Sinnhaftigkeit

Die Theorie von Antonovsky zeigt eindrücklich auf, dass die drei oben genannten Aspekte und unsere inneren Ressourcen sowie äußere Stimuli einen erheblichen Einfluss auf unser Kohärenzgefühl haben. Diese drei Dimensionen können wir auch im Ayurveda erkennen. Der Ayurveda macht es sich zur Grundaufgabe, uns Menschen durch das Erfahren unserer Konstitution die Zusammenhänge in unserem Kör-

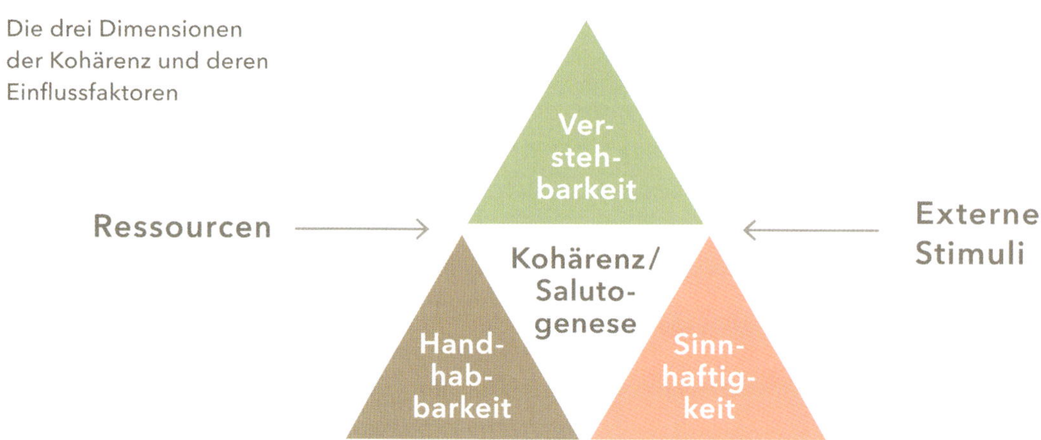

Die drei Dimensionen der Kohärenz und deren Einflussfaktoren

per und unserem Leben nahezubringen und zu erklären. Er gibt uns viele proaktive und ermächtigende Werkzeuge (in Form von Ernährung, Lebensstilanpassungen) an die Hand, um unser Leben passend zu gestalten. Und er berücksichtigt auch den psycho-emotionalen Bereich sowie die Spiritualität, die eine zentrale Rolle spielen, um die Sinnhaftigkeit des Lebens zu erfahren. Diese drei Faktoren sind ausschlaggebend, um den Ayurveda selbstwirksam in unser eigenes Leben zu integrieren. Wir nennen sie deshalb gerne unsere Ayurveda-Erfolgsfaktoren, als Interpretation des Salutogenese-Konzepts von Antonovsky (siehe Kasten rechts).

CHECK:
Unsere Ayurveda-Erfolgsfaktoren

- Verstehbarkeit: Kann ich nachvollziehen und verstehen, warum ich ayurvedische Routinen in den Alltag integriere?
- Handhabbarkeit: Bin ich in der Lage (praktisch, zeitlich, finanziell etc.) diese Empfehlungen auch wirklich umzusetzen?
- Sinnhaftigkeit: Machen diese Empfehlungen für mich überhaupt Sinn?

Unser intuitives Interesse am Ayurveda kann eine innere Ressource neben anderen darstellen. Externe Stimuli können durch die praktische Auseinandersetzung, eine Beratung bei Ayurveda-Expert*innen oder auch das Lesen dieses Buches aufkommen. Du kannst die Erfolgsfaktoren für dich selbst jederzeit anwenden, um herauszufinden, ob das, was du für deine Gesundheit gerade tust oder was dir empfohlen wird, auch wirklich passend ist. Frage dich, sowohl bei Routinen, die du schon ganz lange umsetzt, wie auch bei beispielsweise aktuellen Therapieempfehlungen, immer diese drei Fragen, um für dich einordnen zu können, ob sie alle Dimensionen einer ganzheitlichen Salutogenese erfüllen.

Das Ayurveda-Mindset – Gesundheit beginnt im Kopf

Die wohl häufigste Frage, die wir hören, ist: „Was macht Ayurveda bei XY?" Das ist selbstverständlich eine sehr berechtigte Frage. Aber sie zeigt uns zweierlei: Erstens möchten wir am liebsten eine konkrete, allgemeingültige Lösung an die Hand bekommen. Zweitens gehen wir mit unserem analytisch, westlich geprägten Mindset an den Ayurveda heran. Doch das kann schwierig werden, weil der Ayurveda eine völlig andere Herangehensweise hat und teils ein Umdenken von uns erfordert. Da du dieses Buch in den Händen hältst, wirst du gegenüber dem Ayurveda ein großes Interesse mitbringen und du willst ihn sicher grundlegend nachvollziehen und umsetzen können. Wir Europäer sind gesellschaftlich tendenziell von einem Mindset geprägt, das eher analytisch, erklärend, ergebnisorientiert und fokussiert ist. Dies ist in keiner Weise wertend, sondern etwas, was wir in unserer leistungsorientierten Gesellschaft sehr oft beobachten können. Wir nennen es das „westliche Mindset". Im Ayurveda hingegen hat sich eine Haltung ausgeprägt, die sich mit den Attributen des Erfahrenen, Erlebenden, Annehmenden und Hingebenden beschreiben lässt. Auch diese sind wertfrei zu sehen und als Einstieg in diese Perspektive gedacht. Wir nennen diese Haltung das „ayurvedische Mindset".

Was unterscheidet die beiden im Umgang mit Gesundheit und Krankheit? Wir möchten dies gerne an einem Beispiel verdeutlichen: Wir fragen oft: „Wie behandelt der Ayurveda bei Arthrose?" Der Ayurveda würde dieser Frage wie folgt begegnen: „Wir haben hier eine Person, die Schmerzen in den Knien hat. Lass uns diese Person genauer kennenlernen, um zu erfahren, wie diese Person den Schmerz empfindet und welche Problematik dabei im Vordergrund steht." Du siehst, das ist eine ziemlich andere Perspektive, oder?

CHECK:
Das ayur-westliche Mindset

- Sei dir bewusst, dass du immer aus deiner ganz persönlichen Perspektive auf den Ayurveda zugehst.
- Sei dir im Klaren darüber, dass der grundlegende Ansatz des Ayurveda vielleicht nicht mit einer jahrelang verinnerlichten Herangehensweise, die du in dir trägst, übereinstimmt.
- Mach dir bewusst, dass wir alle genaue Step-by-Step-Anleitungen wunderbar finden, der Ayurveda aber immer das Individuum in den Mittelpunkt stellt und von diesem ausgeht, statt mit einem klaren Behandlungsplan von außen vorzugehen.
- Versuche, deine Perspektive zu ändern. Weg von „Was macht Ayurveda bei ...?", hin zu „Was ist meine Situation? Was wünsche ich mir?".

Problematisch kann es werden, wenn wir versuchen, mit dem westlichen Mindset ein Konzept, das auf einem anderen Mindset fußt, zu begreifen, ohne uns diesem blinden Fleck bewusst zu werden. Denn dann werden Empfehlungen, die wir individuell für uns anpassen dürfen, zu starren Dogmen. Theoretische Grundlagen können zu standardisierten Behandlungsempfehlungen werden, welche dem individuellen und ganzheitlichen Ansatz grundlegend widersprechen. Der intuitive Ansatz, den der Ayurveda in sich trägt, kann dadurch verloren gehen und wir finden uns in Schemata wieder, die uns nicht mehr als Individuum sehen können.

Aus diesem Grund ist es wichtig, uns dieser Unterschiedlichkeit der Betrachtungs- und Herangehensweisen bewusst zu werden und für uns einen Umgang zu finden, sodass wir den Ayurveda auch wirklich leben können. Denn letztendlich brauchen wir einen Mix aus dem westlichen und ayurvedischen Mindset. Wir alle leben in unserem ganz persönlichen kulturellen und gesellschaftlichen Kontext, und dieser bringt seine eigenen Konventionen mit sich. Dementsprechend sollten wir eine gute Anpassung finden, die unsere Lebenssituation und unser Denken berücksichtigt. Und am Ende des Tages ist es oft genau der Mix aus beiden Welten und Anschauungsweisen, der sich am kraftvollsten erweist.

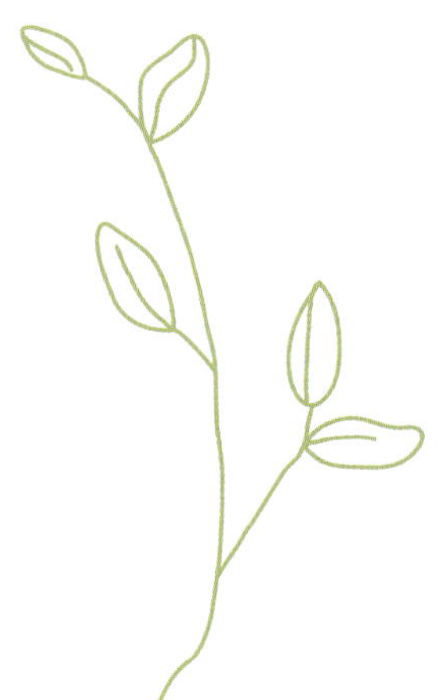

DIE GRUNDLAGEN DES AYURVEDA

Dosha, Konstitution, Mikrokosmos, Elemente: Das sind alles zentrale Konzepte des Ayurveda, die wir hier zunächst übersichtlich erklären, um uns dann in die zu vertiefen, die für unser Kernthema, den Weg von Krankheit zur Gesundheit, wesentlich sind.

Das Wissen des Ayurveda ist in den alten Ursprungstexten, den Veden (oder Vedas) festgehalten. Sie stellen die ältesten Weisheiten der indischen Geschichte dar, welche über Jahrtausende erst mündlich weitergegeben und vor 4000 bis 6000 Jahren schriftlich festgehalten worden sind.

INSGESAMT UMFASSEN DIE VEDEN VIER WICHTIGE SEKTIONEN:

- Rigveda
- Yajurveda
- Samaveda
- Atharvaveda

Der Ayurveda hat sich hauptsächlich aus dem Atharvaveda geformt, der viele elementare Bestandteile der Kräuterheilkunde, das Wissen über Krankheiten und Gesundheit beinhaltet. Selbstverständlich hat sich der Ayurveda aus diesen alten Schriften über die letzten Jahrhunderte stark weiterentwickelt und angepasst. Für viele unserer Fragen, die sich aus unserem modernen Lebensstil ergeben (z.B. „Empfiehlt der Ayurveda Kaffee?"), finden wir in dem Sinne keine ganz konkreten Antworten. Aber die reichhaltigen Grundlagen liefern genügend Material, um auch die Fragen unserer modernen Zeit zufriedenstellend klären zu können.

Die ayurvedische Lehre betrachtet den Menschen als einen Mikrokosmos – ein in sich vollkommenes Konstrukt. Dieser Mikrokosmos ist eine Abbildung des Makrokosmos, der äußeren Umwelt oder des Universums. Wir haben diesen Gedanken schon im ersten Abschnitt des Buches gestreift, wollen ihn aber an dieser Stelle anhand der Elementelehre vertiefen. Die Idee vom Mikrokosmos impliziert, dass das Leben des einzelnen Menschen vom Kosmos und der Natur nicht zu trennen ist. Auf dieser Annahme formiert sich ein großer Teil der ayurvedischen Wissenschaft, die davon ausgeht, dass alle Beobachtungen und Vorkommnisse aus unserer Natur auch in uns existieren. So werden auch die natürlich existierenden Elemente und deren Eigenschaften auf uns übertragen.

Die fünf kosmischen Elemente – Pancha Mahabhutas

In der Natur finden wir laut dem Ayurveda fünf Elemente, die unsere Erde formen (Achtung, diese unterscheiden sich von den fünf Elementen der traditionellen chinesischen Medizin). Diese Elemente sind wortwörtlich elementar für unser Leben. Aus ihnen setzt sich nicht nur unsere Erde und Natur zusammen, sondern auch wir selbst. Die Elemente gelten im Ayurveda als eine Art kleinste Einheit, die wir in allem wiederfinden. Unsere Ernährung kann auf die einzelnen Elemente heruntergebrochen werden, ebenso unsere Körperzellen und verschiedene Abläufe und Prozesse in uns und um uns herum. Das Verständnis rund um die Elemente ist ein wichtiger Bestandteil deines Ayurveda-Wissens und lässt sich, logisch nachvollziehbar, herleiten.

IM AYURVEDA WERDEN FOLGENDE FÜNF ELEMENTE BESCHRIEBEN:

- Äther (Raum)
- Luft
- Feuer
- Wasser
- Erde

Wenn wir uns in der Natur umsehen, können wir diese fünf Elemente überall erkennen. Sie sorgen dafür, dass die Natur so funktionieren kann, wie sie das tut. Ebenso wie in der Natur finden wir diese fünf Elemente auch in uns Menschen.

Die drei Doshas und ihre Beziehung zu den fünf Elementen

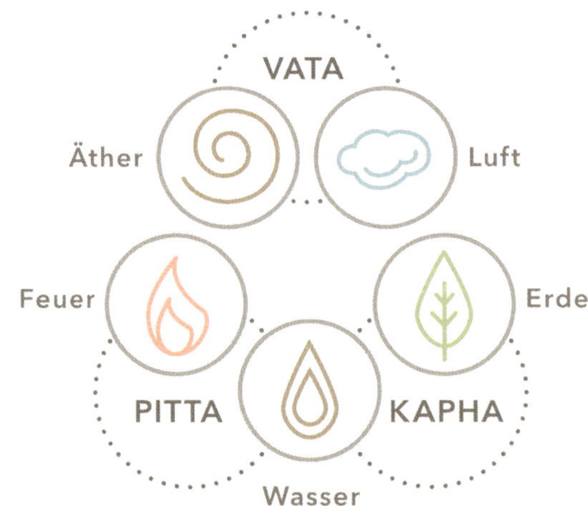

Die fünf Elemente im Menschen

Für das Verständnis von Gesundheit und Erkrankung ist es richtungsweisend, zu erkennen, wo wir die Elemente grundsätzlich finden und was sie für Charakteristika mit sich bringen.

Äther

Hohlräume gelten als Manifestation des Äthers. Im menschlichen Körper finden sich zahlreiche Hohlräume, die entweder durch andere Substanzen gefüllt sind oder leer bleiben. Hierzu zählen unter anderem der Magen-Darm-Trakt, der Atemtrakt und auch der Brustraum. Nur dort, wo wir einen leeren Raum haben, kann sich Bewegung entfalten oder dieser sich als Platz für die anderen Elemente anbieten.

Luft

Die Luft wird im Menschen auch als der sich bewegende Raum oder die Bewegung bezeichnet. Deshalb findet man das Luftelement zum Beispiel in der Muskelbewegung, dem Herzschlag, beim Ein- und Ausatmen und in den Bewegungen der Magenwand und des Darms, ebenso in den Nervenbahnen (hier werden Nervenimpulse bewegt).

Feuer

Feuer manifestiert sich im menschlichen Körper vor allem im Stoffwechsel. Stoffwechselprozesse finden sich in den Verdauungsprozessen des Magen-Darm-Traktes, auf Zellebene im Zellstoffwechsel, aber auch in der grauen Substanz des Gehirns, wo sich das Feuer als Intelligenz manifestiert. Alle enzymatischen Vorgänge, also Stoffumwandlungen, bei denen Enzyme beteiligt sind, werden ebenfalls zum Feuer gezählt.

Wasser

Wasser oder alle flüssigen Bestandteile des Körpers sind an und in vielen Orten des menschlichen Körpers zu finden; beispielsweise in den Verdauungssäften, in den Schleimhäuten, Körpersekreten und im Blut.

Erde

Der Erde werden alle festen und substanziellen Strukturen zugeordnet. Diese zeigen sich im Körper in Form von Knochen, Knorpel, Nägeln, Muskulatur und Sehnen.

Die fünf Elemente als kleinster Baustein unseres Körpers

Letztendlich formen diese fünf Elemente unseren gesamten physischen Körper und verleihen ihm auch seine Funktionen. Dies können wir in der kleinsten Einheit unseres Körpers, unseren Zellen, beobachten. Jede unserer Körperzellen beinhaltet jeweils alle fünf Elemente: Die Erde verleiht der Zelle ihre Gestalt und repräsentiert alle festen Bestandteile wie beispielsweise die Zellmembran. Die Zellflüssigkeit (das sogenannte Zytoplasma) ist aufgrund seiner Eigenschaften dem Element Wasser zugeordnet. Jede Zelle verfügt über ihren eigenen Zellstoffwechsel, der das Element Feuer symbolisiert. Als innere Atmung wird der Gasaustausch auf der zellulären Ebene beschrieben. Dieser ist lebensnotwendig für unsere Zellen und so werden sie unter anderem mit Sauerstoff versorgt. Dieser Prozess ist dem Element Luft zugeordnet. Jede Zelle verfügt durch die Membranbegrenzung über einen inneren Raum, welcher dem Äther zugeordnet werden kann.

FRAGEN AN DICH:
Wo kannst du die kleinsten ayurvedischen Einheiten, die Elemente, in dir selbst, um dich herum und in deinem Leben wahrnehmen? Übe dich im Beobachten. Je bewusster du sie erkennst, umso einfacher wird es dir fallen, eine intuitive Haltung im Umgang mit dem Ayurveda zu entwickeln.

Die Bioenergien: Die drei Doshas

Aus den fünf Elementen setzen sich im Ayurveda jeweils drei unterschiedliche Bioenergien, die sogenannten Doshas, zusammen. Dosha wird häufig auch als „biologische Regelkraft" übersetzt. Die drei Doshas können als Funktionseinheiten des Körpers angesehen werden, da sie für alle biologischen Abläufe und Stoffwechselprozesse im Körper verantwortlich sind. Daher ist es wichtig, dass die drei Doshas immer ausbalanciert vorliegen – dann können wir von Gesundheit sprechen.

Diese Balance sieht aber für jeden Menschen anders aus und ist höchst individuell. Die ureigene Balance wird durch die Grundkonstitution vorgegeben, aber durch Lebensgewohnheiten, Ernährung, Einflüsse der Jahreszeiten, Alter und weitere Natureinflüsse entscheidend mitgeprägt. Im Folgenden wollen wir dir zur ersten Orientierung die Doshas kurz vorstellen, eine ausführliche Darstellung findest du im Kapitel „Vertiefung der Doshas" ab Seite 26.

Vata – unser Bewegungs- und Dynamikprinzip

Vata setzt sich aus Äther (Raum) und Luft zusammen. Es ist somit das feinstofflichste und subtilste Dosha. Es hat eine starke Eigendynamik, eine hohe Beweglichkeit und ist sehr kraftvoll.

Qualitäten: Die Qualitäten dieses Doshas sind Leichtigkeit, Beweglichkeit, Dynamik, aber auch Trockenheit, Flüchtigkeit und Kälte.

Körperliche Ebene: Rein körperlich finden wir das Vata-Dosha überall dort in unserem Körper, wo Bewegung eine Rolle spielt, beispielsweise bei der Atembewegung, bei der Initiierung verschiedener Stoffwechselvorgänge und Körperaktivitäten, den Nervenimpulsen und der Blutzirkulation. Das Vata-Dosha ist eng mit unserem Nervensystem verbunden.

Mentale Ebene: Auf geistig-mentaler Ebene sorgt das Vata-Dosha ebenso für viel Beweglichkeit, die wir als Kreativität und Begeisterungsfähigkeit wahrnehmen können. Auch für die anderen beiden Doshas ist Vata von großer Wichtigkeit, da Vata das Potenzial hat, die anderen Doshas zu bewegen.

Eigenschaften: Vata besitzt die Eigenschaften kühl, trocken, rau, spröde, beweglich.

Pitta – unser Stoffwechsel- und Transformationsprinzip

Das Pitta-Dosha besteht hauptsächlich aus dem Element Feuer. Manche Strömungen ordnen ihm zusätzlich noch Wasser zu. Du kannst dir das Pitta-Dosha auch wie eine brodelnd-heiße Flüssigkeit vorstellen. Pitta ist somit etwas greifbarer als das feinstoffliche Vata-Dosha.

Qualitäten: Typische Pitta-Qualitäten sind Hitze, Transformationsfähigkeit, Wandelbarkeit und Durchdringung.

Körperliche Ebene: Im Körper ist Pitta verantwortlich für alle Stoffwechselprozesse, die eine Art Transformation mit sich bringen, beispielsweise unsere Verdauung, unseren Zellstoffwechsel, aber auch die Regulation unserer Körpertemperatur.

Mentale Ebene: Auf geistig-mentaler Ebene gibt uns die Pitta-Energie eine starke Ausstrahlung, Leidenschaft, Mut und Intelligenz.

Eigenschaften: Pitta besitzt die Eigenschaften hitzig, ölig, ausbreitend, scharf, flüssig.

Kapha – unser Struktur- und Stabilitätsprinzip

Das Kapha-Dosha setzt sich aus den beiden Elementen Wasser und Erde zusammen und ist somit das grobstofflichste und greifbarste Dosha. Es ist geprägt von Formgebung, Struktur, Schwere, Langsamkeit und Festigkeit.

Qualitäten: Die Qualitäten des Kapha-Dosha sind schwer, stabil, kühl, ölig, fest, feucht, klebrig und schleimig.

Körperliche Ebene: Im menschlichen Körper sorgt Kapha für Stabilität, einen stabilen Körperbau und gesundes Körpergewebe. Es sorgt für eine gute Befeuchtung und Versorgung der einzelnen Gewebe und ist für ein kraftvolles Immunsystem verantwortlich.

Mentale Ebene: Auch auf geistig-mentaler Ebene sorgt Kapha für Struktur in Form von Geduld, Nachsicht, Ausgeglichenheit, Güte, Durchhaltevermögen sowie ein gutes Langzeitgedächtnis.

Eigenschaften: Kapha besitzt die Eigenschaften kühl, feucht, schwer, langsam, stabil.

Mehr Informationen zu den Doshas findest du in den weiteren Kapiteln.

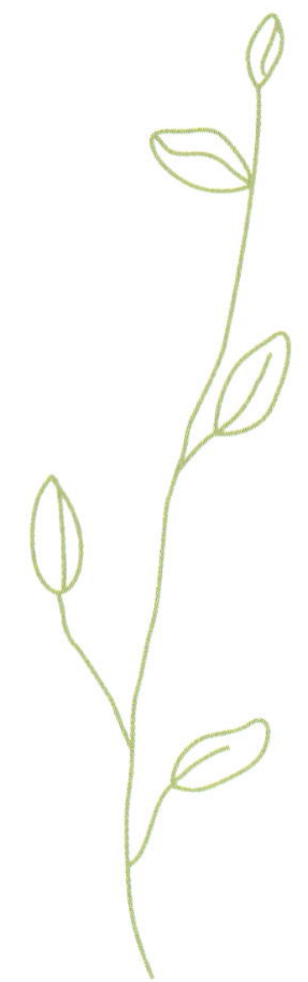

VERTIEFUNG DER DOSHAS

So simpel die Dosha-Typisierung auf den ersten Blick erscheint, so schwierig ist es im Einzelfall, die Einflüsse richtig zuzuordnen. Deshalb stellen wir dir jetzt weitere entscheidende Details des jeweiligen Doshas in einem Steckbrief vor und gehen auch auf weitere Komponenten wie Subdoshas und Mischtypen ein. Und mit einem ausführlichen Test kannst du deine persönliche Konstitution herausfinden.

Auch ohne ausgeprägtes ayurvedisches Wissen ist uns allen bewusst, dass wir trotz des gleichen Grundbauplanes erhebliche Unterschiede in unserem Aussehen, unserem Charakter und auch in unseren körperlichen Gegebenheiten aufweisen. Denn ja, wir tragen die Elemente und auch Doshas in uns, allerdings alle in unserer jeweils ganz unterschiedlichen Ausprägung. Dementsprechend ist jeder ein sehr individueller Elemente- beziehungsweise Dosha-Mix. Diesen individuellen Dosha-Mix beschreibt der Ayurveda als sogenannte Konstitution. Die Konstitution ist grundsätzlich so einzigartig wie unser Fingerabdruck, lässt sich aber anhand der drei Doshas in einzelne Typen sozusagen schon einmal „vorsortieren".

Bitte beachte: Eine Zuteilung zu einem dieser Typen bedeutet lediglich, dass der jeweilige Dosha-Anteil dominant vorhanden ist. Es bedeutet niemals, dass die anderen Doshas nicht in dir vorhanden sind. Wir brauchen immer alle drei Doshas, um überhaupt lebensfähig zu sein! Das bedeutet, dass wir also immer das gesamte Potenzial aller Doshas in uns tragen. Dies macht uns vollkommen.

Vata

Kennzeichen: Vata-Menschen haben meist einen zarten Körperbau. Sie sind schlank und klein oder hochgewachsen. Sie lassen sich als fein, luftig, zart, subtil und empfindsam beschreiben. Im Gesicht zeichnen sie eine kleine Nase, zarte Wimpern und kleine, flinke und bewegliche Augen aus. Ihre Hände sind sensitiv und geschickt. In ihrer Bewegung sind Menschen mit einem dominanten Vata leicht, schnell, veränderlich und gestenreich. Ihre Haut ist trocken und kühl. Sie haben oft eher einen geringen und veränderlichen Appetit; ihr Stuhl ist entsprechend wenig voluminös, trocken und hart. Sie schlafen leicht und wenig, eher unregelmäßig und mit häufigen Unterbrechungen. Ihr Immunsystem ist oft eher schwach ausgeprägt. Was ihre mentalen Eigenschaften betrifft, so sind Vata-Menschen besonders lebhaft und kreativ. Sie besitzen eine rasche Auffassungsgabe und einen lebendigen Geist, sprechen schnell und viel und lieben Abwechslung. Sie fühlen sich oft zu Kunst und Tanz hingezogen. Als wache und bewegungsintensive Persönlichkeiten lieben sie alles, was mit abwechslungsreicher Bewegung zu tun hat. Ihr Kurzzeitgedächtnis ist im Gegensatz zu ihrem Langzeitgedächtnis gut ausgeprägt. Wenn Vata im Gleichgewicht ist, zeigt sich das durch Lebendigkeit und eine gute Kommunikationsfähigkeit. Das Leben kann mit allen Sinnen erfasst werden und die motorischen Fähigkeiten sind gut ausgeprägt. Der Geist ist wach, kreativ und begeisterungsfähig.

Vata-Disbalance: Wenn Vata körperlich zu viel ist, äußert sich das in kalten Händen und Füßen, Schlafstörungen oder auch einem Hörsturz. Die Betroffenen reagieren überempfindlich auf Bewegungen, sind sehr schmerzempfindlich und verlieren an Gewicht. Wenn Vata geistig zu viel ist, kommt es zu Nervosität, Zittrigkeit, Ängsten, Sorgen und Gedankenkreisen. Typische Symptome und Erkrankungen sind Probleme mit der Milz, Asthma, Schulter- und Nackenschmerzen, Herzrasen, stechende Kopfschmerzen und Migräne, Schmerzen im unteren Rückenbereich, Hämorrhoiden, diffuse Schmerzen oder Muskelverhärtungen.

Ernährungsempfehlungen: Als ausgleichende Geschmacksrichtungen bei einer Vata-Störung gelten süß, sauer und salzig. Dementsprechend wird eine süße, befeuchtende, wärmende und nahrhafte Ernährung empfohlen. Es gilt, trockene und kalte Nahrungskomponenten eher zu minimieren. Das Essen darf warm sein und regelmäßig ausfallen. Es hilft, in Ruhe und langsam zu essen. Anregende Substanzen wie Zucker oder Koffein sollten eher vermieden werden. Auch Rohkost ist bei einer Vata-Störung nicht förderlich, besonders im Herbst und Winter. Stattdessen helfen wärmende Gewürze, die die Verdauung anregen. Getränke sollten am besten lauwarm oder warm genossen werden (mehr Ernährungsempfehlungen auf den Seiten 75 und 79).

Therapie: Bei einer Vata-Störung empfiehlt sich viel Wärme und Ruhe. Es gilt, den Blick nach innen zu richten, sich eine Weile zurückzuziehen und Erdung und Standfestigkeit wiederzufinden. Dabei helfen wärmende Ölmassagen (Abhyanga-Massagen) oder ein Stirnguss (Shirodhara). Es werden grundsätzlich alle Verfahren eingesetzt, die das Nervensystem beruhigen und zur Zentrierung führen. Neben den warmen Ölmassagen können das auch erdende Fußmassagen sein. Gerade bei einer Vata-Störung sind die Therapien für unser mentales Wohlbefinden ganz wichtig. Das können Achtsamkeitsübungen, Meditationen oder Kunsttherapien sein.

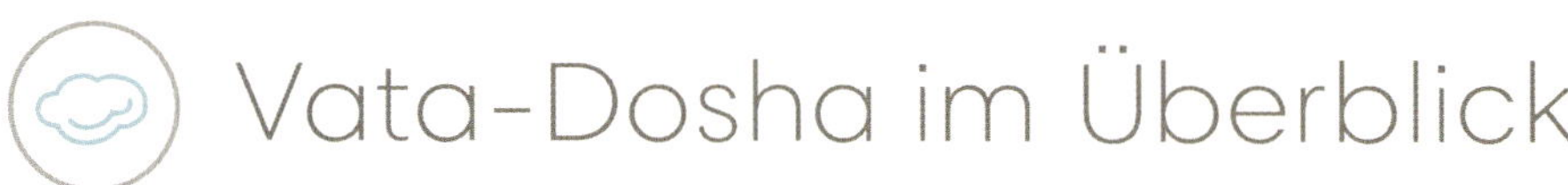

Vata-Dosha im Überblick

Elemente	Äther (Raum)	Luft		
Eigenschaften Vata allgemein	Trocken Rau	Klar Leicht	Kalt Subtil	Beweglich Verteilend
Vergleich mit Tieren	Schmetterling	Reh	Gazelle	
Funktion im Körper	Bewegung Sinneserfahrung Atmung	Umwandlung der Gewebe Sekretion und Ausscheidung	Kommunikation Lebendigkeit Natürliche Bedürfnisse	Motorische Funktion
Typische Körpermerkmale	Zarter Körperbau Schlank und klein (oder hochgewachsen) Fein, luftig, zart, subtil, empfindsam	Zierliche, feine, sensitive und geschickte Hände Kleine Nase Zarte Wimpern Kleine, flinke und bewegliche Augen	Bewegungsmuster: leicht, schnell, veränderlich, gestenreich Haut: trocken und kühl Appetit: veränderlich, wenig	Stuhl: wenig, trocken, hart Schlaf: leicht, wenig, unregelmäßig, unterbrochen Immunsystem: häufig schwach
Wenn Vata körperlich zu viel ist (unabhängig vom Typ)	Kalte Hände und Füße Schlafstörungen Ohrgeräusche und Hörsturz Verstopfung, Blähungen	Trockene Haut und Schleimhaut Überempfindlichkeit auf Berührungen Kopfschmerzen Gelenkschmerzen und Arthrose	Nervenleiden Sensible Schmerzempfindlichkeit Rückenschmerzen Gewichtsabnahme	Verspannungen im Schulter-Nacken-Bereich Nervöse Herzbeschwerden (Herzrhythmusstörungen, Herzrasen)
Funktion im Geist	Wachheit	Begeisterungsfähigkeit	Sinneserfahrung Lebendigkeit	Kreativität

Wenn Vata geistig zu viel ist (unabhängig vom Typ)	Nervosität	Angst und Sorgen	Zittrigkeit	Gedankenkreisen
Charaktereigenschaften und Verhalten	Lebhaft Kreativ Wacher und bewegungsintensiver Mensch	Rasche Auffassungsgabe, lebhafter Geist Liebt Kunst (Musik, Tanz) Spricht schnell und viel	Mag Abwechslung Gutes Kurzzeitgedächtnis, schlechtes Langzeitgedächtnis	Liebt alles, was mit abwechslungsreicher Bewegung zu tun hat

Pitta

Kennzeichen: Pitta-Persönlichkeiten haben folgende typische Körpermerkmale: Sie sind athletisch gebaut und muskulös, generell robust, widerstandsfähig und zäh. Sie sind meist mittelgroß und haben feingliedrige Hände. Auch ihre Nase ist mittelgroß, während ihre Augen wach und hell leuchten. Ihre Haut lässt sich als ölig und warm bezeichnen. Menschen mit dominantem Pitta bewegen sich geschmeidig, rund und elegant. Sie verfügen über einen stark ausgeprägten und regelmäßigen Appetit. Ihr Stuhlgang ist meist weich, ölig oder flüssig. Was Schlaf angeht, leiden Pitta-Menschen hin und wieder unter Einschlafstörungen, schlafen aber insgesamt gut und brauchen nicht zu viele Stunden Schlaf. Ihr Immunsystem ist in der Regel gut ausgeprägt. Was die Charaktereigenschaften und das Verhalten von Menschen mit Pitta-Persönlichkeit angeht, so lassen sie sich als Anführer und Typ-A-Persönlichkeiten beschreiben. Sie sind wach und ehrgeizig, verfügen über einen messerscharfen Verstand und lieben Leistungssport beziehungsweise den sportlichen Wettkampf. Sie sind eloquent und mitreißend in ihrer Ausdrucksweise. Sie haben sowohl ein gutes Kurzzeit- als auch Langzeitgedächtnis. Wenn

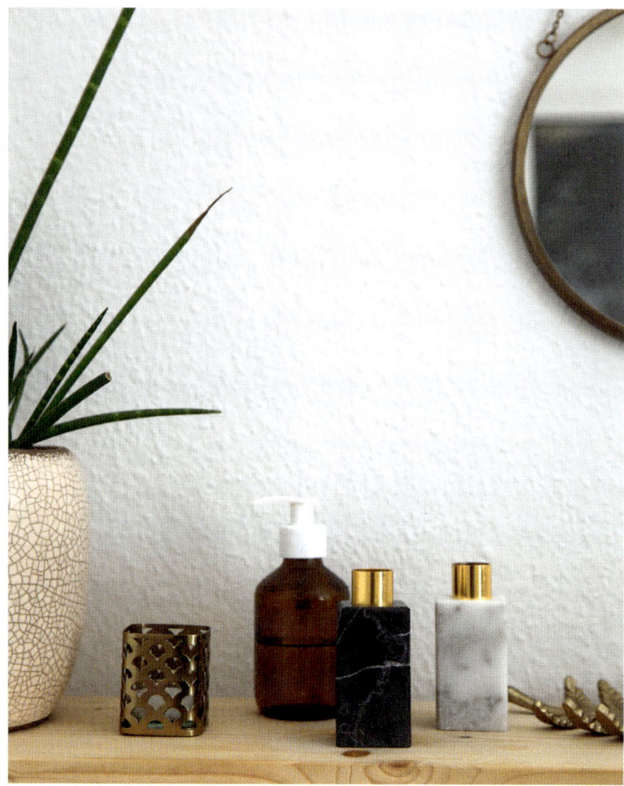

Pitta im Gleichgewicht ist, äußert sich das durch einen gut funktionierenden Stoffwechsel, eine ausgeglichene Wärmeregulation und schnelle Regenerationsprozesse. Auf geistiger Ebene schenkt Pitta sowohl Intelligenz und Ehrgeiz als auch Durchhaltevermögen und eine schnelle Auffassungsgabe.

Pitta-Disbalance: Wenn Pitta körperlich zu stark vertreten ist, kann dies zu Entzündungen, allergischen Reaktionen, Bluthochdruck, Magengeschwüren, Sodbrennen oder Rötungen und Hautausschlägen führen. Auf geistiger Ebene zeigt sich eine Pitta-Störung in Form von Ungeduld, Wut, einem aufbrausenden Charakter und überschießenden Reaktionen. Typische Symptome und Erkrankungen sind Entzündungen aller Art. Diese können kleinere, aber auch größere Entzündungen sein, wie zum Beispiel Leberentzündung, Gallenblasenentzündung, Entzündungen des Herzbeutels, Mandelentzündung, Blasenentzündung, chronisch entzündliche Darmerkrankungen oder entzündliche Hautausschläge.

Ernährungsempfehlungen: Die Geschmacksrichtungen süß, bitter und adstringierend wirken ausgleichend auf Pitta. Die Nahrung sollte überwiegend süß, kühlend und nahrhaft sein. Bei einer Pitta-Störung sollten scharfe und stark gewürzte Nahrungskomponenten eher vermieden werden. Die Speisen dürfen warm, sollten aber nicht zu heiß sein. Regelmäßige Mahlzeiten und langsames Essen werden empfohlen. Anregende Substanzen wie Zucker oder Koffein gilt es eher zu vermeiden. Um die Verdauung zu unterstützen, können beruhigende Gewürze eingesetzt werden. Lauwarme und warme Getränke sind kalten vorzuziehen (mehr Ernährungsempfehlungen auf den Seiten 76 und 80).

Therapie: Bei einer Pitta-Störung dürfen kühlende Komponenten bewusst eingesetzt werden. Die Nahrung sollte leicht ausfallen. Ein guter Flüssigkeitsausgleich ist empfehlenswert, um Trockenheit entgegenzuwirken. Außerdem sollten bewusst nicht zu viele fordernde und energieraubende Aktivitäten geplant werden. Bei Ayurveda-Behandlungen kommen kühlende ätherische Öle in lauwarmen Bädern und Körpermassagen mit kühlenden Ölen und Kräuterauszügen zum Einsatz.

Pitta-Dosha im Überblick

Elemente	Feuer	(Wasser)
Eigenschaften Pitta allgemein	Scharf Penetrierend Anheizend Aktivierend	Ausbreitend Wärmend Stoffwechsel-anregend
Vergleich mit Tieren	Löwe Tiger	Jaguar
Funktion im Körper	Stoffwechsel Transformation Wärmeregulation Umbauprozesse	Enge Verbindung zu unserer Verdauungskraft Entzündungs- und Heilungsprozesse
Typische Körpermerkmale	Athletischer Körperbau Muskulös Robust, widerstandsfähig, zäh Mittelgroße und meist feingliedrige Hände Mittelgroße Nase Wache und helle Augen Bewegungsmuster: geschmeidig, rund, elegant	Haut: ölig und warm Appetit: stark ausgeprägt und regelmäßig Stuhl: häufig weich, ölig oder flüssig Schlaf: gut, ggf. Einschlafstörungen, benötigt nicht zu viel Schlaf Immunsystem: meist gut ausgeprägt, kann zu Entzündungen oder allergischen Reaktionen neigen
Wenn Pitta körperlich zu viel ist (unabhängig vom Typ)	Entzündungen Allergische Reaktionen Bluthochdruck	Magengeschwür Sodbrennen Rötungen und Hautausschläge
Funktion im Geist	Intelligenz Durchhaltevermögen	Ehrgeiz Schnelle Auffassungsgabe
Wenn Pitta geistig zu viel ist (unabhängig vom Typ)	Ungeduld Wut Aufbrausend	Überschießende Reaktionen
Charaktereigenschaften und Verhalten	Wach Ehrgeizig Anführer und Typ-A-Persönlichkeit Messerscharfer Verstand Liebt Leistungssport	Liebt alles, was mit sportlichem Wettbewerb zu tun hat Spricht eloquent und mitreißend Liebt es, sich mit anderen zu messen Gutes Kurzzeit-, gutes Langzeitgedächtnis

Kapha

Kennzeichen: Menschen mit dominantem Kapha zeichnen sich durch einen stabilen Körperbau aus. Sie sind gedrungen und kräftig. Im Gesicht haben sie lange Wimpern, geschwungene Augenbrauen, volle Lippen, große und strahlende Augen und weiße, große Zähne. Ihre Haut ist rein, eventuell ölig. Sie haben ein starkes Immunsystem, schlafen tief, fest und erholsam und haben einen regelmäßigen Appetit. Der Stuhlgang ist häufig, gut geformt und voluminös. Ihr Bewegungsmuster lässt sich als langsam, überlegt und fließend beschreiben. Kapha-Menschen sind sehr tolerant und liebenswürdig. Sie verfügen über ein großes Mitgefühl und eine stark ausgeprägte soziale Empathie. Ihr stetiger Geist liebt alles, was mit Konstanz, Routinen und Ritualen zu tun hat. Sie sind sowohl gute Redner als auch gute Kommunikatoren, die überlegt sprechen und ebenso gut zuhören können. Ihr Langzeitgedächtnis ist gut, ihr Kurzzeitgedächtnis hingegen eher weniger gut ausgeprägt. Wenn Kapha im Gleichgewicht ist, äußert sich das auf körperlicher Ebene durch eine starke Abwehrkraft beziehungsweise ein gutes Immunsystem. Auf geistiger Ebene bringt ein ausbalanciertes Kapha Geduld und Durchhaltevermögen mit sich sowie ein gutes Planungsvermögen und einen umsorgenden Charakter.

Kapha-Disbalance: Wenn Kapha körperlich zu viel wird, äußert sich dies durch Übergewicht oder Fettleibigkeit, Wassereinlagerungen und Ödeme, Verschleimungen, eine geschwollene Haut und einen langsamen Stoffwechsel. Typische Symptome und Erkrankungen, die mit Kapha assoziiert werden, sind unter anderem chronisch verschleimte Nebenhöhlen, dumpfe Kopfschmerzen, Trägheit, Schwere, Völlegefühl, Schwellungen oder Krampfadern. Auf geistiger Ebene kann sich eine Kapha-Störung durch Anhaftung, Schwerfälligkeit, Lethargie, Festgefahren-Sein oder Depression bemerkbar machen.

Ernährungsempfehlungen: Scharf, bitter und adstringierend gelten als Kapha-ausgleichende Geschmacksrichtungen. Um Kapha im Gleichgewicht zu halten, sind warme Speisen und regelmäßige Mahlzeiten wichtig. Es sollte in Ruhe und langsam gegessen werden. Reichhaltige und schwer verdauliche Nahrungskomponenten (dazu gehört Rohkost) sollten minimiert und mit Bedacht genossen werden. Gleiches gilt für Zucker, Salz, Saures und Fettiges. Stattdessen bieten sich wärmende Gewürze an, um die Verdauung anzuregen. Auch lauwarme oder warme Getränke wirken wohltuend (mehr Ernährungsempfehlungen auf Seite 77 und 81).

Therapie: Bei einer Kapha-Störung empfehlen sich sanfte Aktivitäten, viel Wärme und Licht, sanfte Reinigungsverfahren oder auch Detox- und Fastenkuren. Auch das Ausmisten und Loswerden von Altlasten hilft. Als ayurvedische Behandlungen werden anregende Pulvermassagen (Udvartana) und Trockenmassagen mit einem Seidenhandschuh (Garshan) empfohlen.

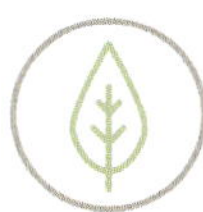

Kapha-Dosha im Überblick

Elemente	○ Erde ○ Wasser
Eigenschaften Kapha allgemein	○ Fest ○ Stabil ○ Struktur-gebend ○ Schwer ○ Kühl ○ Ölig ○ Langsam ○ Zusammen-haltend
Vergleich mit Tieren	○ Elefant ○ Bär ○ Wal
Funktion im Körper	○ Stabilität ○ Gewebe ○ Befeuchtung ○ Struktur ○ Zusammen-halt ○ Nährendes Dosha ○ Kompaktheit ○ Abwehrkraft, Immunität, Widerstand
Typische Körpermerkmale	○ Stabiler Körperbau ○ Gedrungen, kräftig ○ Lange Wimpern ○ Geschwungene Augenbrauen ○ Volle Lippen ○ Große, strahlende Augen ○ Weiße, große Zähne ○ Bewegungsmuster: langsam, überlegt, fließend ○ Haut: rein, ggf. ölig ○ Appetit: regelmäßig, groß ○ Stuhl: viel, gut geformt, weich ○ Schlaf: tief, fest, erholsam ○ Immunsystem: stark
Wenn Kapha körperlich zu viel ist (unabhängig vom Typ)	○ Übergewicht, Fettleibigkeit ○ Wassereinlagerungen, Ödeme ○ Verschleimungen (v.a. Lunge und Nasennebenhöhlen) ○ Schwerer und voluminöser Stuhlgang ○ Geschwollene Haut und Schleimhaut ○ Schwerfälligkeit ○ Langsamer Stoffwechsel ○ Kühle Gliedmaßen, Kältegefühl ○ Steinleiden (z. B. Gallen- oder Nierensteine) ○ Diabetes mellitus ○ Chronische Müdigkeit
Funktion im Geist	○ Gutes Langzeitgedächtnis, schlechtes Kurzzeitgedächtnis ○ Geduld ○ Umsorgend ○ Durchhaltevermögen ○ Planungsvermögen ○ Schnelle Auffassungsgabe
Wenn Kapha geistig zu viel ist (unabhängig vom Typ)	○ Anhaftung ○ Schwerfälligkeit ○ Lethargie ○ Festgefahren
Charaktereigenschaften und Verhalten	○ Tolerant ○ Großes Mitgefühl, soziale Empathie ○ Liebenswürdig ○ Liebt alles, was mit Konstanz, Routinen und Ritualen zu tun hat ○ Stetiger Geist ○ Spricht überlegt, kann gut zuhören, reden und kommunizieren ○ Schlechtes Kurzzeit-, gutes Langzeitgedächtnis

CHECK:
Dein intuitiver Dosha-Check

Der Ayurveda steht für eine tiefe innere Weisheit und oft wissen wir intuitiv, welche Dosha-Konstellation bei uns grundlegend vorhanden sein kann. Häufig führt uns unser Kopf aber weg von dieser Erkenntnis, wenn ein oder zwei Faktoren nicht logisch erscheinen. Deshalb möchten wir dich zu einem kleinen Experiment einladen. Bevor du den Dosha-Test auf Seite 46 bis 49 machst, gehe einmal in dich:

- Mit welchem der aufgezählten Doshas kannst du dich am meisten identifizieren?
- Erkennst du dich in verschiedenen und unterschiedlichen Dosha-Merkmalen wieder? Das ist ganz normal und wir werden später noch einmal darauf zurückkommen. Schreibe jetzt gerne erst einmal auf, an welchen Stellen der Dosha-Beschreibungen du dich wiederfinden kannst.
- Nachdem du später unseren ausführlichen Konstitutionstest gemacht hast, kannst du abgleichen, inwiefern du intuitiv richtiglagst.

Die Subdoshas

Das Tridosha-System mutet auf den ersten Blick simpel an und die drei Kategorien können eine tolle erste Orientierung bieten, doch für das tiefe Verständnis der ayurvedischen Medizin ziehen Expert*innen eine weitere Unterscheidung zurate. Neben den drei Doshas mit ihren ganz eigenen markanten Charakteristika wird jedes Dosha nochmals in die sogenannten Subdoshas unterteilt. Diese präsentieren unterschiedliche Wirkbereiche und Funktionen. Durch diese Unterkategorien entsteht ein differenziertes Bild über die Eigenschaften, Dynamiken und auch gegenseitige Beeinflussung der Doshas. Die drei Doshas mit ihren jeweiligen Subdoshas sind für die gesamten Abläufe in unserem Körper verantwortlich. Sie lassen unseren Körper so „funktionieren", wie er das tut. In der praktischen ayurvedischen Medizin ermöglichen diese weiteren Unterteilungen ein diffiziles Diagnose- und Therapieschema. Bitte beachte, dass wir in den späteren Kapiteln nicht mehr im Detail auf sie eingehen, da sie das Verständnis rund um Gesundheit und Krankheit zu kompliziert werden lassen.

Die Vata-Subdoshas

Prana: Prana befindet sich vorwiegend im Kopf, Gehirn und oberen Körper. Seine Hauptaufgabe besteht darin, Raum auszufüllen und die Lebensenergie fließen zu lassen. Prana beschreibt die Atem- und Nervenenergie, die vor allem für geistige Aktivität und Beweglichkeit, die Atmung und den Herzschlag zuständig ist. Prana reguliert außerdem die Geist-Körper-Verbindung. In Balance, verleiht Prana einen klaren Kopf und starke Nerven, im Ungleichgewicht führt es zu Ängsten, Schlafstörungen und Erkrankungen von Lunge, Herz und Nervensystem.

Udana: Udana reguliert alle Aufwärtsbewegungen im Körper und ist im Brustbereich angesiedelt. Es wirkt auf Schilddrüse, Nebenhöhlen, unsere Atembewegungen und Stimme und spielt eine zentrale Rolle bei der Aufrechterhaltung von Gedächtnis und Sprache. Ein ausgeglichenes Udana zeigt sich durch eine ausdrucksstarke Persönlichkeit und eine deutliche Stimme. Im unausgeglichenen Zustand wird die Atmung gestört, es kommt zu Blutstau und einem Engegefühl in der Brust.

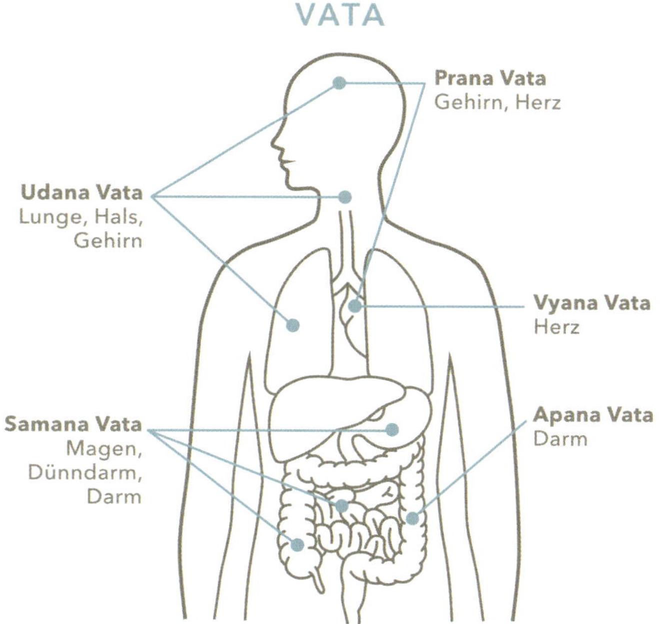

Darstellung der Subdoshas für Vata

Samana: Samana ist um den Bauchnabel angesiedelt. Es steht für die Energie, die Agni antreibt und den Transport beziehungsweise die Aufnahme von Nährstoffen und Flüssigkeiten ermöglicht. In Balance, drückt sich Samana durch ein gutes Bauchgefühl und eine gute Aufnahme von Nährstoffen aus. Ist das Gegenteil der Fall, kommt es zu Unruhe im Bauchbereich und Verdauungsstörungen.

Apana: Apana kontrolliert die anderen Vata-Subdoshas und ist dementsprechend wichtig. Es bewegt sich vorwiegend nach unten und aus dem Körper hinaus. Es steht in Verbindung mit der Ausscheidung von Abfallprodukten aus dem Körper, mit dem Samenerguss, der Menstruation und auch der Geburt. Im ausgeglichenen Zustand laufen all diese Funktionen normal ab, es überwiegen Gelassenheit und Vertrauen in die natürlichen Abläufe des Lebens. Kommt Apana aus der Balance, kann dies Beschwerden im Darm und in den Ausscheidungsorganen mit sich bringen wie auch gynäkologische Beschwerden oder Prostataprobleme.

Vyana: Bei Vyana geht es vor allem um die Zirkulation von Blut, Sauerstoff und Nährstoffen durch den Körper. Vyana steuert den Herzrhythmus, reguliert den Blutdruck und wirkt auf die Sinne und Muskeln. Auch Emotionen wie Mitgefühl oder Mut werden von Vyana reguliert. Ein ausbalanciertes Vyana führt zu normalem Blutdruck, guter Blutzirkulation und Lebensfreude. Kommt es hingegen zu erhöhtem Blutdruck, Durchblutungsstörungen oder Gefäßverkrampfungen, ist Vyana aus der Balance geraten.

Die Pitta-Subdoshas

Panchaka: Panchaka gilt als das wichtigste Subdosha, weil es den Magen und Verdauungstrakt reguliert. Es beeinflusst die Aufnahme von Nährstoffen und Flüssigkeit und stärkt Agni. In Balance, hat man guten Appetit und ist sehr begeisterungsfähig. Ist Panchaka nicht im Gleichgewicht, kommt es zu einer trägen Verdauung, einem sauren Magen, Appetitlosigkeit, depressiven Verstimmungen oder Trägheit nach dem Essen.

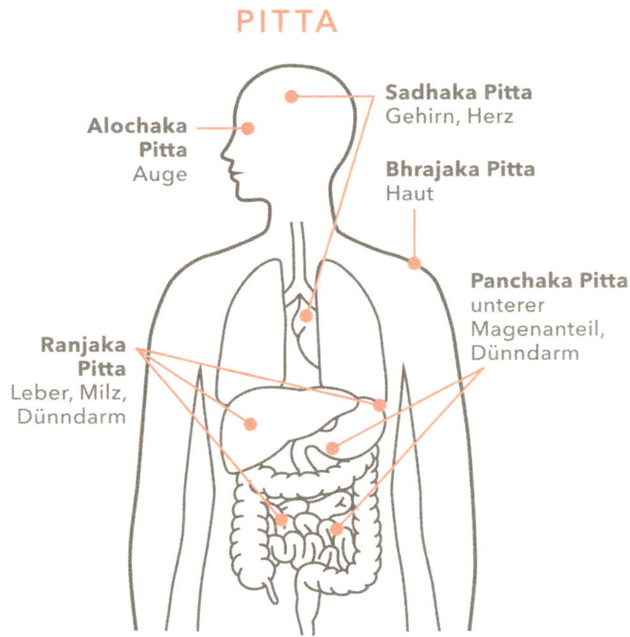

Darstellung der Subdoshas für Pitta

Ranjaka: Ranjaka liegt in den inneren Organen. Es steht mit der Bildung von Plasma und Blutzellen und den Verdauungssäften in Verbindung. In Balance, führt Ranjaka zu reinem Blut und gesunder Haut. Mit einem Ungleichgewicht gehen entsprechend Probleme mit dem Blut oder unreine Haut einher, aber auch Beschwerden in Leber, Milz und Bauchspeicheldrüse.

Sadhaka: Sadhaka ist in unserem Herz und Gehirn angesiedelt. Es bestimmt, wie wir mit Gefühlen, Erfahrungen und Stress umgehen, und steuert die emotionale Intelligenz, unser Selbstvertrauen und unsere Energie. Im Gleichgewicht, führt Sadhaka zu Zufriedenheit, Glück, einem vollen Herzen und geistiger Wachheit. Herzbeschwerden oder Verwirrtheit deuten auf ein gestörtes Sadhaka hin.

Alochaka: Bei Alochaka dreht sich alles um unser Sehorgan, also die Augen und das innere und äußere Sehen. Alochaka steht auch für Klarheit und die Fähigkeit, richtig von falsch zu unterscheiden. In Balance, steht Alochaka für eine gute Sehstärke und ein ausgeprägtes Vorstellungsvermögen. Sehstörungen, hormonelle Störungen oder geistige Engstirnigkeit können durch ein aus der Balance geratenes Alochaka entstehen.

Bhrajaka: Bhrajaka ist in der Haut angesiedelt. Es kümmert sich um den Stoffwechsel der Haut, den Wärmehaushalt und die Ausstrahlung. Ausbalanciertes Bhrajaka geht mit einer strahlenden Haut einher; Blässe, Hitzewallungen und verschiedene Hautprobleme hingegen mit einem gestörten Bhrajaka. Entzündliche Hautreaktionen, Ausschläge und Rötungen treten am häufigsten auf. Oftmals ist die Haut überhitzt.

Die Kapha-Subdoshas

Tarpaka: Tarpaka hat seinen Sitz im Kopf und versorgt das gesamte Nervensystem. Es reguliert das Gehirn und die Sinnesorgane und ist verantwortlich für emotionale Zufriedenheit, Ausgeglichenheit und Freude. Im Ungleichgewicht äußert sich Tarpaka durch neurologische Erkrankungen und Beeinträchtigungen der Sinneswahrnehmungen.

Bodhaka: Bodhaka wird der Zunge zugeordnet und ist somit für das Geschmacksvermögen und das Einspeicheln der Nahrung verantwortlich. Es beeinflusst außerdem unsere Stimme und reagiert empfindlich auf Emotionen. Kommt Bodhaka aus der Balance, kann sich das durch vermehrten Schleim oder auch Trockenheit im Mund-Rachen-Raum und Geschmacksverlust äußern.

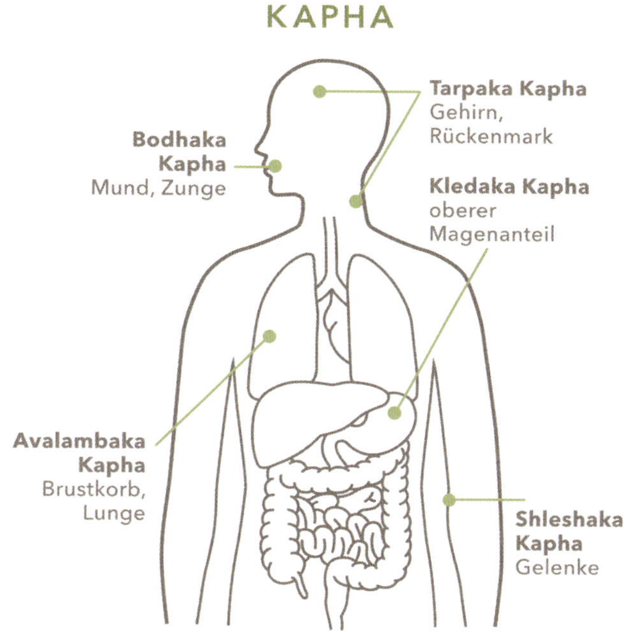

Darstellung der Subdoshas für Kapha

Avalambaka: Avalambaka liegt im Brustkorb und kümmert sich um Herz und Lungen. Außerdem unterstützt es die anderen Kapha-Subdoshas. Seine Hauptaufgabe besteht darin, das Flüssigkeitsvolumen in den Zellen konstant zu halten. Aus der Balance gebracht, geht Avalambaka mit Atemnot oder Herzproblemen einher.

Kledaka: Kledaka wird dem Magen zugeordnet und sorgt dafür, dass die Nahrung im ersten Schritt der Verdauung ausreichend flüssig und weich wird. Außerdem schützt es die Magenwände. Zu viel Kledaka führt zu vermehrter Schleimbildung, Völlegefühl oder Übelkeit. Zu wenig Kledaka führt im Gegensatz eher zu Magenschleimhautentzündungen.

Shleshaka: Shleshaka sitzt in den Gelenken. Es ist für deren Schmierung und Verbindung zuständig und sorgt für Beweglichkeit bis ins hohe Alter. Ohne Shleshaka wäre Bewegung nicht möglich. Es nimmt mit fortschreitendem Alter auf natürliche Weise ab, wodurch die Beweglichkeit eingeschränkt wird.

Die Subdoshas stellen wir dir unter diesem QR-Code noch ausführlicher vor.

www.suedwest-verlag.de/ ayurveda-sprechstunde

Mischtypen

Im Grunde gibt es neben den drei Monotypen, bei denen ein Dosha dominant ist, vier Mischkonstitutionen, sogenannte duale Typen, diese werden jeweils durch zwei in etwa gleich vorherrschende Doshas in der Grundkonstitution bestimmt. In seltenen Fällen gibt es auch den Tridosha-Typen, bei dem alle drei Doshas gleichmäßig vertreten sind und der daher ein natürliches inneres Gleichgewicht aufweist. Auch wenn verschiedene Personen die gleiche Konstitution aufweisen, muss das nicht bedeuten, dass sich diese auch ähneln. Die einzelnen Doshas zeigen sich ganz individuell. So neigt zum Beispiel eine Person mit Pitta-Dominanz zu unreiner und öliger Haut, eine andere neigt zu frühzeitigem Haarausfall.

Bitte beachte: Bei der folgenden Auflistung haben wir der Einfachheit halber darauf verzichtet, bei den dualen Typen jeweils noch auf die verschiedenen Dominanzen (z.B. Vata – Pitta und Pitta – Vata) einzugehen. Jeder Mono-, Duo- und auch Trio-Typ ist so individuell, dass wir an dieser Stelle eine grobe Übersicht für das Verständnis als ausreichend erachtet haben.

Tridosha

Menschen, bei denen alle drei Doshas gleich gewertet werden, sind sehr ausgeglichene Typen. Sie fühlen sich rundum wohl, haben keine Verdauungsprobleme und können sich

Die vier Mischkonstitutionen

Vata-Pitta-Typ

Pitta-Kapha-Typ

Vata-Kapha-Typ

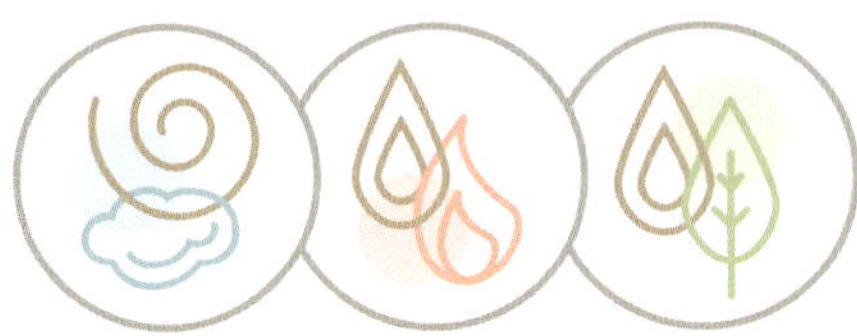
Tridosha-Typ

jedem Klima gut anpassen. Diese Ausgeglichenheit führt auch dazu, dass sie sich generell einer guten Gesundheit erfreuen und im Geist sehr beständig und ausgeglichen sind.

Vata – Pitta

Die Kombination aus Luft und Feuer sorgt für ein dynamisches, aber auch explosives Konstrukt. Das kreative Potenzial des Vata-Typen trifft auf den Pitta-Typen und seine Fähigkeit, zu fokussieren. Wird Vata-Energie zielgerichtet kanalisiert, befähigt sie uns, einzigartige und große Projekte umzusetzen. Sind beide, Vata und Pitta, sehr überschießend, kann dies zu einer geistigen Rastlosigkeit, gepaart mit einem ausgeprägten Leistungsgedanken, führen. Vata-Pitta-Typen neigen zu einem stark ausgeprägten Perfektionismus und können dabei kopflos werden und sie neigen dazu, auszubrennen.

Pitta – Kapha

Die Verbindung von Erde und Feuer sorgt für eine warme und stabile Kombination. Der Leistungsgedanke von Pitta wird in Verbindung mit dem Durchhaltevermögen des Kapha-Doshas zu einer enorm tatkräftigen Kombination. Strukturiertheit und die Fähigkeit, zu fokussieren, verbinden sich zu einem hohen Maß an Effektivität und Produktivität. Die Verbindung kann zu einer Verbissenheit führen, da die Leichtigkeit des Vata-Doshas fehlt. Deshalb sollten Pitta-Kapha-Typen das Spielerische und die zweckfreie Gestaltungslust in ihr Leben einladen.

Vata – Kapha

Diese Dosha-Kombination führt durch die Sensitivität des Vata-Doshas und die Empathie des Kapha-Doshas zu einem sehr fürsorgenden und selbstlosen Charakter, den man häufig bei Menschen in sozialen Berufsfeldern antrifft. Sie macht diese Menschen zu Helfer-Persönlichkeiten, die darüber oftmals ihre eigenen Bedürfnisse vergessen und nicht gut für sich selbst sorgen. Beide Doshas bestehen aus kalten Elementen, denen die Wärme des Pitta-Doshas fehlt.

Wie gehe ich mit initial widersprüchlich wirkenden Dosha-Konstellationen um?

Ein Blick auf die Eigenschaften der einzelnen Dosha-Qualitäten kann zu einem besseren Verständnis für die Mischkonstitutionen führen. Der Fokus sollte darauf liegen, was der jeweilige Mensch unterstützend tun kann, um jene Eigenschaften zu stärken, die weniger stark vertreten sind. Das ist nicht zu verwechseln mit Optimierung oder dem Ausgleich von Defiziten. Es geht immer darum, zu erkennen, was uns jetzt besonders guttut.

Mischkonstitutionen: Was fehlt, was ausgleicht

	VATA – PITTA	PITTA – KAPHA	VATA – KAPHA
Vorherrschende Elemente	Luft, Äther, Feuer und Wasser	Feuer, Wasser, Erde	Luft, Äther, Wasser und Erde
Fehlende Elemente	Erde	Luft und Äther	Feuer
Fehlende Qualitäten	Schwer, schleimig, grobstofflich, fest, trüb, langsam	Trocken, rau, feinstofflich, klar	Heiß, scharf
Ausgleichender Geschmack	Süß	Bitter, adstringierend	Scharf, sauer

Vata-Pitta-Typ: Der Vata-Pitta-Typ benötigt hauptsächlich erdende Elemente, die durch Ruhe und Entspannung hervorgehoben werden. So sind eine ruhige Yogapraxis, Meditation oder sanfte Bewegungen ideal für diese Mischtypen. Zudem wirkt der süße Geschmack für beide Doshas ausgleichend.

Pitta-Kapha-Typ: Beim Pitta-Kapha-Typ fehlen die luftigen und leichten Aspekte des Vata-Doshas. Durch kreative und spielerische Tätigkeiten kann dies gefördert werden und so zum Ausgleich beitragen. In der Ernährung unterstützt besonders der bittere und adstringierende Geschmack, da er beide Doshas ausgleicht und für Reduktion von Feuchtigkeit und Anhäufung sorgt.

Vata-Kapha-Typ: Vata-Kapha-Typen weisen auf den ersten Blick viel Gegensätzliches auf. Was aber diesem Mischtyp fehlt, ist das wärmende Pitta-Element. Dies kann zum einen durch wärmende Elemente wie Kleidung, Decke und Massage gestärkt werden. Zum anderen können auch leicht erhitzende Komponenten in der Ernährung zur Unterstützung dienen. Hier ist es allerdings wichtig, darauf zu achten, dass die Hitze nicht zu einer unruhigen Verdauung führt.

Für viele Menschen sind vor allem die Mischkonstitutionen eine Herausforderung, da sie oftmals vordergründig Gegensätze vereinen, die wir nicht logisch für uns zusammenbringen können. Dabei sind die Mischkonstitutionen das, was die meisten Menschen in sich tragen. Natürlich würde es sich einfacher anfühlen, wenn wir alle einfach ein Dosha wären und uns dementsprechend nur mit einem „Dosha-Leitfaden" auseinandersetzen müssten, anstatt viel individueller hinzuschauen, was wann für uns wie passt. Doch letztendlich ist genau das die Kunst des Ayurveda und erfordert, auch bei den Monotypen genau hinzuschauen.

CHECK:

Umgang mit Mischkonstitutionen oder wenn ich mir unsicher bin, was ich für ein Typ bin

- Wir können die Konstitutionstypen nicht analysieren, wir können sie mit all unseren Sinnen erfahren und erleben.
- In der Realität sind die individuellen Konstitutionstypen komplex und vielschichtig.
- Für dich sollten immer folgende Fragen im Fokus stehen (zunächst ganz unabhängig vom Typen):
  Was brauche ich jetzt?
  Was steht im Vordergrund?
  Wo sehe ich hier Anteile meiner natürlichen Grundkonstitution und wo zeigt sich ein aktueller Ist-Zustand (siehe nächstes Kapitel)?
- Wenn die Doshas gegensätzlich erscheinen:
  Wo finden sich in beiden Doshas Gemeinsamkeiten (z. B. Kälte beim Vata- und Kapha-Dosha)?
  Was benötigen gegebenenfalls beide Doshas zum Ausgleich (z. B. Wärme beim Vata- und Kapha-Dosha)?

Prakriti und Vikriti – die unterschiedlichen Zustände unserer Konstitution

Nun ist es im Ayurveda aber mit dem Wissen um die eigene Konstitution noch nicht getan, denn diese wird weiter differenziert in den sogenannten Grundzustand (Prakriti) und den aktuellen Ist-Zustand (Vikriti). Im Folgenden werden wir diese Begriffe vorstellen und erläutern, was sie konkret für deine persönliche Dosha-Konstellation bedeuten.

Prakriti – unsere Grundkonstitution

Der Begriff „Prakriti" entspringt ebenfalls dem Sanskrit und bedeutet so viel wie „richtige Natur". Wir alle kommen mit einer ganz eigenen Grundkonstitution auf die Welt, welche bei der Verschmelzung von Eizelle und Spermium (also dem Zusammenkommen der mütterlichen und väterlichen Doshas) festgelegt wird. Diese Grundkonstitution bleibt uns ein Leben lang erhalten. Dies entspricht aus Sicht der westlichen Wissenschaft unseren Genen. Dieser Zustand ist höchst individuell und niemand hat genau die gleiche Dosha-Komposition wie ein anderer Mensch. Selbst eineiige Zwillinge können in ihrem Wesen und ihren Charaktereigenschaften komplett voneinander abweichen, auch wenn sie sich äußerlich sehr ähneln.

Der Ayurveda geht davon aus, dass wir alle vollkommen geboren werden und unsere Grundkonstitution im Grunde ausgeglichen ist und wir in einer natürlichen Balance sind. Befinden wir uns in ebendieser Balance, so sprechen wir von einer perfekten Gesundheit, die alle Aspekte unseres Seins mit einbezieht. Doch dieser Urzustand wird im Laufe des Lebens durch unzählige Faktoren und Prägungen beeinflusst. Dies kann dazu führen, dass wir nicht mehr in unserem eigenen Rhythmus gemäß unserer Grundkonstitution schwingen. Das ist für kurze Zeit kein Grund zur Sorge, nur langfristig sollten wir nicht in einem Ungleichgewicht sein. Wir können nämlich gar nicht in einem Zustand verharren, auch wenn er Gleichgewicht bedeutet, denn das Leben ist dynamisch. Wichtig ist, dass wir zu diesem Gleichgewicht zurückfinden.

Vikriti – unser Ist-Zustand

Davon abzugrenzen ist „Vikriti", der Begriff, der unseren aktuellen Zustand, den „Ist-Zustand", bezeichnet. Vikriti ist ebenfalls ein Sanskrit-Wort und wird neben „aktueller Zustand" häufig auch als „gestörte Natur" beschrieben. Als Menschen unterliegen wir ständig vielen Einflüssen, die uns prägen und formen. Darunter fallen zum Beispiel unsere Ernährung, unser soziales Umfeld und unser gesamter Lebensstil. Nicht immer sind diese Faktoren so, dass sie uns guttun und unserer Grundnatur entsprechen. So können wir schnell aus unserer eigenen feinen Balance geraten. Da wir dynamische Wesen sind, sind Körper, Geist und Seele eigentlich immer geneigt, sich ganz instinktiv wieder auszugleichen und sich so dem natürlichen Zustand wieder anzugleichen. Häufig ignorieren wir unsere Bedürfnisse aber oder können sie nicht bewusst wahrnehmen.

Dies hat natürlich einen Einfluss auf uns. Wir entfernen uns von unserem Grundnaturell (Prakriti) und Körper, Geist und Seele reagieren entsprechend der neuen Anforderungen. So entsteht ein aktueller Zustand, der von unserem natürlichen Grundzustand abweichen kann. Wir leben quasi gegen unsere Natur. Hat dies Auswirkungen auf unser Wohlbefinden, beschreibt der Ayurveda diesen Zustand als Disbalance. Wird diese Disbalance nicht behoben und verstärkt sie sich über einen längeren Zeitraum, dann können sich daraus beeinträchtigende Symptome und letztendlich auch Erkrankungen entwickeln.

HAUPTGRÜNDE, DIE UNS AUS UNSERER BALANCE BRINGEN:

- Leben gegen unser Grundnaturell oder unsere Grundwerte
- Starke Entkoppelung von der Natur
- Ungesunde, Fast-Food-reiche Ernährung
- Hoher Stresspegel
- Ein Leben entgegen der natürlichen Tages- und Jahresrhythmik
- Wenig Schlaf

Wie kann ich zwischen Prakriti und Vikriti unterscheiden?

Wir sehen immer wieder in der Zusammenarbeit mit unseren Klient*innen, dass es für sie zunächst unübersichtlich wirken kann, herauszufinden, wann wir uns in unserem Grundzustand befinden und wann in unserem aktuellen Ist-Zustand. Folgende Auflistung kann dir dabei helfen, die beiden Zustände voneinander abzugrenzen.

PRAKRITI	VIKRITI
Lang bestehende, tendenziell gleichbleibende Indikatoren	Neu aufgetretene, tendenziell sich verändernde Indikatoren
Körperliche Veranlagungen, die seit der Kindheit bestehen (organische Indikatoren)	Neu aufgetretene, tendenziell sich verändernde Indikatoren
Grundlegende Charakterzüge, die sich durch das eigene Leben ziehen (charakteristische Indikatoren)	Vom Grundtyp abweichende Eigenschaften und Wesensart (temporäre Indikatoren)
Lang gehegte Verhaltensweisen und grundlegende Vorlieben (habituelle Indikatoren)	Reaktive, neu entwickelte Verhaltensweisen (reaktive Indikatoren)

Es lässt sich also sagen, dass alles, was tendenziell eher neu auftritt, Vikriti zugeordnet werden kann, und alles, was tendenziell schon lange vorhanden ist, Prakriti. Natürlich ist es manchmal schwer, sich an die eigene Kindheit zu erinnern und klar zu differenzieren, was sich vielleicht auch schon im frühen Alter als eine Vikriti-Komponente geformt hat. Deshalb ist es im Ayurveda wichtig, das eigene Leben, den Körper, die persönliche Gesundheit differenziert zu betrachten, um so ein möglichst aussagekräftiges Bild zu erhalten. Dabei kann die Konsultation und längerfristige Betreuung durch ayurvedisch ausgebildete Ärztinnen, Ärzte und Therapeut*innen eine wichtige Unterstützung sein. Ein wichtiges Hilfsmittel, das du als erste Orientierung alleine durchführen kannst, ist aber die ayurvedische Konstitutionsanalyse.

Doshas in der Praxis – die Konstitutionsanalyse

Die Doshas sind als eine Art Erklärungsmodell zu verstehen. Sie unterstützen uns dabei, komplexe Zustände und Dynamiken in unserem Körper erklärbar und greifbar zu machen. Dazu wird im Ayurveda die sogenannte Konstitutionsanalyse durchgeführt. Bei einer Konstitutionsanalyse wird der individuelle Grundzustand und der aktuelle Ist-Zustand erhoben. Dabei geht es vor allem darum, den Menschen in seiner Gesamtheit wahrzunehmen und herauszufinden, welche Dosha-Konstellation vorherrscht sowie welches der Doshas vielleicht aktuell zu stark oder zu schwach ist.

Ausführliche Befragung: Eine Konstitutionsanalyse stellt ein strukturiertes, umfassendes und tiefgehendes Anamnese- und Diagnostik-Tool in der ayurvedischen Medizin dar. Sie setzt sich aus einer ausführlichen Befragung, aus der Beobachtung gewisser Körperfunktionen (z.B. Verdauungstagebuch, Stuhlprotokoll etc.) zusammen und wird angepasst auf die Klient*innen durchgeführt.

Neben der ärztlich-diagnostischen Konstitutionsanalyse gibt es zunehmend die Möglichkeit, anhand von Konstitutionstests in Büchern oder online in Eigenregie seine persönliche Konstitution herauszufinden. Grundsätzlich spricht nichts gegen diese Angebote, solange wir ihre Ergebnisse als einen grob orientierenden Konstitutionseindruck verstehen, den wir für uns eigenverantwortlich nutzen können.

Auswertung: Die richtige Anwendung und vor allem auch die genaue Interpretation der Konstitutionsanalyse kann eine wahre Kunst sein. Mit der Analyse wird das theoretische Erklärungsmodell der individuellen Dosha-Konstellation in die Praxis umgesetzt. Dies kann aber durchaus seine Tücken haben, denn oftmals versuchen wir, von einer kurzen Momentaufnahme („Wie geht es mir jetzt in diesem Moment?") Rückschlüsse auf unseren allgemeinen Gesundheitszustand und Typ zu erlangen („Wie geht es mir grundsätzlich?"). Ebenso kommt es öfters zu einer Vermischung des langfristigen Grundzustandes mit dem punktuellen Ist-Zustand. Daher wird in einer ausführlichen Konstitutionsanalyse jeweils die Grundkonstitution separat zum aktuellen Zustand erhoben, um so herauszufinden, was die aktuellen (Gesundheits-)Themen sind und wie sie sich in das Gesamtbild des jeweiligen Menschen einfügen.

Anamnese und Pulsdiagnostik: Zusätzlich erfolgen eine ergänzende Anamnese, eine körperliche Untersuchung und Pulsdiagnostik, um alle Facetten begreifen zu können. Basierend auf den Ergebnissen wird ein Therapieplan erstellt, welcher im Verlauf der Behandlung dynamisch angepasst werden kann. Früher waren die Ayurveda-Ärzte und -Ärztinnen ein Bestandteil einer umschriebenen Gemeinschaft und haben dementsprechend ihre Patient*innen in einem engen Kontakt nicht nur in der Praxis, sondern auch als Teil dieser (Dorf-)Gemeinschaft gesehen und erfahren. Dies hat oftmals ein vertrautes und langfristiges Verhältnis mit sich gebracht, was eine tiefgreifende Erfahrung und Beobachtung des Gegenübers und so eine umfassende Analyse der Konstitution ermöglichte. Heute sehen viele ihre Patient*innen ohne vorherigen Kontext und stützen sich eher auf die aktuelle Momentaufnahme. Ebenso ist die Zeit, in der Klient*innen betreut werden, verhältnismäßig kürzer.

Nichtsdestotrotz ist die Konstitutionsanalyse ein wertvolles und beliebtes Werkzeug der ayurvedischen Medizin, das sehr wirkungsvoll sein kann. Im wahren Leben ist es sinnvoll, neben der Konstitutionsanalyse den Ayurveda als großes Ganzes zu verstehen, denn auch ohne genaue Analyse der Konstitution können wir schon einige zentrale Prinzipien des Ayurveda leben und umsetzen. Wenn es aber um Erkrankungen und Symptome geht, dient eine ausführliche Konstitutionsanalyse immer als Basis für die Erstellung des Therapieplanes.

Unterschiedliche Formen der Konstitutionsanalyse

Grundsätzlich versteht sich die Konstitutionsanalyse als ein Instrument zur Erhebung und Interpretation einzelner Informationen. Dementsprechend kann dieses „Instrument" auch gezielt eingesetzt werden, um den Menschen in seiner Gesamtheit in seinem Grundzustand oder auch in seinem jetzigen Ist-Zustand zu erfassen. Je nach Bedeutung können in einem zweiten Schritt selektiv einzelne Bereiche oder Ebenen vertieft angeschaut werden. So ist es gängige Praxis, neben den vollumfänglichen Analysen nochmals differenzierter zwischen der körperlich-physischen Analyse und der psychoemotionalen Analyse zu unterscheiden.

FOLGENDE ARTEN DER KONSTITUTIONSANALYSE GIBT ES:

- Erhebung von Prakriti
- Erhebung von Vikriti
- Körperliche Konstitutionsanalyse
- Psycho-emotionale Konstitutionsanalyse
- Konstitutionsanalyse der Verdauung und des Stuhlgangs

Wir haben dir einen ausführlichen Prakriti-Vikriti-Test zusammengestellt. Diesen halten wir in Anbetracht der Auseinandersetzung mit deiner jetzigen Situation und auch gegebenenfalls mit Berücksichtigung von einzelnen Symptomen am aussagekräftigsten. Er bildet deinen jetzigen umfassenden Ist-Zustand ab und konzentriert sich selbstverständlich nicht nur auf Bereiche, die aktuell nicht in Balance sind.

Beachte: Selbst wenn der Test sehr ausführlich ist und dir viele wertvolle Erkenntnisse bringen wird, kann er eine ausführliche Analyse bei einer Ayurveda-Ärztin oder einem Ayurveda-Arzt nicht ersetzen. Solltest du dir unsicher sein oder Fragen haben, bitten wir dich, diese Unterstützung eigenverantwortlich durch eine persönliche Konsultation in einer Ayurveda-Praxis in Anspruch zu nehmen.

Prakriti-Vikriti-Test

TEIL 1 – Unveränderliche Anteile

In diesem Teil des Tests überprüfen wir die Anteile deines Körpers, die nicht veränderlich sind. Das sind beispielsweise deine Augenfarbe oder deine Körpergröße. Diese Anteile sind sehr wichtig, um deine Konstitution herauszufinden, denn sie können nicht von außen zum Beispiel durch Lernprozesse oder Ernährungsweisen beeinflusst werden. Deshalb zählen deine Antworten aus diesem Teil auch doppelt.

1. Mein Körperbau ist:

A Dünn, schmal, feingliedrig, mit hervorstechenden Sehnen, Gefäßen und Knochen

B Mittelkräftig, sportlich

C Stark, stämmig, gut ausgebildet, kein Durchscheinen von Sehnen, Gefäßen und Knochen

2. Meine Körpergröße ist:

A Sehr groß und schlaksig oder sehr klein

B Mittelgroß

C Groß

3. Meine Körperform ist:

A Länglich

B Oval, kantig

C Rund

4. Meine Haut ist:

A Dünn

B Mittel

C Dick

5. Meine Gelenke sind:

A Schmal

B Mittel

C Breit

6. Mein Gesicht ist:

A Länglich mit hohen Wangenknochen, asymmetrisch

B Markant mit rötlichen Wangen

C Symmetrisch, mit großen, breiten Formen

7. Meine Augen sind:

A Klein, öffnen sich nicht vollständig, bewegen sich schnell, dunkelbraun mit dünnen Wimpern und Augenbrauen

B Leuchtend, grün, blau, mandelförmig

C Groß, hellbraun, dicke Wimpern, ruhig

8. Meine Nase ist:

A Klein und schief oder groß und länglich

B Gerade und vorne etwas spitz

C Gerade und breit

9. Meine Lippen sind:

A Schmal, teils blass

B Mittel mit Lippenherz und rötlicher Farbe

C Groß und füllig

10. Meine Zähne sind:

A Schmal, länglich, schief

B Gelblich, quadratisch, mittelgroß

C Groß, weiß, gerade

11. Mein Kinn ist:

A Schmal, eckig

B Spitz

C Rund

12. Meine Haarstruktur ist:

A Lockig, kraus, schwer zu bändigen, mit unregelmäßigem Haaransatz

B Glatt, mitteldick, mit hoher Stirn, frühes Ergrauen

C Weich, dick, gleichmäßiger Ansatz, Naturwelle

13. Meine Haarfarbe ist:

A Sehr dunkel

B Hell, blond und rötlich

C Hellbraun

14. Mein Hals ist:

A Lang und dünn mit ausgeprägtem Adamsapfel

B Mittellang mit muskulösem Nacken

C Breit

15. Mein Brustkorb ist:

A Flach, eventuell eingefallen

B Mittelgroß und muskulös

C Breit und üppig

16. Meine Hüfte ist:

A Schmal, Knochen sind sichtbar, Schultern und Hüfte sind in etwa gleich schmal

B Mittelbreit, die Schultern sind breiter

C Breit und kräftig, die Schultern sind eher schmaler

17. Meine Hände sind:

A Schmal mit länglichen Fingern, Sehnen, Gefäße und Knochen sind sichtbar, längliches Nagelbett

B Mittelgroß, quadratisches Nagelbett

C Groß, Knochen, Gefäße und Sehnen sind nicht abgrenzbar

Prakriti-Vikriti-Test

TEIL 2 – Veränderliche Anteile

Dieser zweite Teil des Tests richtet sich nach Anteilen deines Körpers oder Geistes, die sich im Laufe der Zeit verändern können, wie zum Beispiel dein Körpergewicht, deine Verdauung oder dein Schlaf. Dadurch, dass diese Anteile veränderlich sind, können sie dir einen Hinweis geben, was bei dir gerade aus dem Gleichgewicht geraten ist. Dieser zweite Teil wird dir helfen, deine Symptome besser zu verstehen und mithilfe von Ernährung und Lebensstil zu beeinflussen. Mehr zu den einzelnen Symptomen findest du in Kapitel 4.

1. Mein Gewicht ist:

A Schwankend, ich nehme schlecht zu, aber schnell ab
B Gleichbleibend
C Gleichbleibend mit der Tendenz, schneller zuzunehmen als abzunehmen

2. Meine Hautbeschaffenheit ist:

A Trocken, blass, rissig, rau
B Warm, feucht, rosig, Sommersprossen, Muttermale, Neigung zu Pickeln
C Fest, glatt, feucht, kalt

3. Meine Lippen sind:

A Trocken, rissig
B Sehr rot
C Glatt, ölig

4. Ich schwitze:

A Sehr wenig
B Sehr viel
C Wenig, wenn, dann kaltschweißig

5. Mein Appetit ist:

A Unregelmäßig, manchmal vergesse ich zu essen
B Sehr groß
C Mittelgroß, aber stetig vorhanden

6. Meine Verdauung ist:

A Unregelmäßig mit der Neigung zu Verstopfung und hartem Stuhlgang, Blähungen, Blähbauch, krampfartigen Schmerzen

B Schnell und häufig, Neigung zu weichem Stuhlgang oder Durchfällen

C Langsam und träge, mit voluminösen Stuhlabgängen, teils schleimig

7. Mein Schlaf ist:

A Wenig, unterbrochen, begleitet von Knirschen oder Beißen, Gedankenkarussell und nächtlichem Erwachen

B Meist gut, teils mit Einschlafproblemen, hitzige Emotionen oder Konflikte halten mich wach

C Lang und dennoch nicht erholsam, Tagesmüdigkeit und Trägheit

8. Ich fühle mich:

A Ängstlich, nervös, innerlich unruhig

B Wütend, aggressiv, aufbrausend

C Lethargisch, antriebslos, schwer

9. Mein Immunsystem ist:

A Schwach

B Mittel

C Stark

10. Mein Temperaturempfinden ist:

A Kalt, ich friere sehr schnell

B Heiß, ich schwitze schnell

C Kalt, ich friere oft

ERGEBNIS-AUSWERTUNG:

Zähle nun deine Punkte aus Testteil 1 zusammen und multipliziere sie mal 2.
So viele Punkte hast du bei Antwort:

A.......... **B**.......... **C**..........

Zähle nun auch die Punkte aus Testteil 2 zusammen. Diese zählen einfach.
So viele Punkte hast du bei Antwort:

A.......... **B**.......... **C**..........

Addiere nun die Punkte aus Testteil 1 und 2:

A.......... **B**.......... **C**..........

Hast du am meisten Punkte bei:
A, dann bist du vermutlich ein Vata-Typ.
B, dann bist du vermutlich ein Pitta-Typ.
C, dann bist du vermutlich ein Kapha-Typ.

A + B ausgeglichen, dann bist du ein Vata-Pitta-Typ.

A + C ausgeglichen, dann bist du ein Vata-Kapha-Typ.

B + C ausgeglichen, dann bist du ein Pitta-Kapha-Typ.

A + B + C ausgeglichen, dann bist du ein Tridosha-Typ.

Nimmst du nur die Punkte aus Teil 2, erfährst du mehr über deine Störung:

A Vata-Störung

B Pitta-Störung

C Kapha-Störung

Die häufigsten Fragen zur Konstitutionsanalyse

In unserer täglichen Arbeit bekommen wir viele Fragen rund um die Konstitutionsanalyse gestellt. Sie gleicht vielen einem Buch mit sieben Siegeln und ist aufgrund ihrer Komplexität und Vielschichtigkeit oftmals nicht leicht zu greifen. Das ist ganz normal und auch wir haben uns dieses Wissen durch jahrelange Erfahrung und Weiterbildung angeeignet. Um dir zu noch mehr Klarheit zu verhelfen, haben wir die häufigsten Fragen, die wir regelmäßig zur Konstitutionsanalyse gestellt bekommen, zusammengetragen und beantwortet.

Reicht eine Analyse durch einen Selbsttest aus?

Ein in Eigenregie durchgeführter Test kann wertvolle Anhaltspunkte für die eigene Grundsituation oder auch den jetzigen Zustand geben. Mit diesen kannst du mit großer Wahrscheinlichkeit einige der ayurvedischen Empfehlungen für dich anpassen und durchführen und somit gut in dein ayurvedisches Leben starten. Oftmals besteht die große Herausforderung gar nicht so sehr darin, herauszufinden, was für ein Konstitutionstyp man ist, sondern vielmehr, wie man dieses Wissen konkret umsetzen kann. Welche Maßnahmen sind besonders relevant? Was brauche ich jetzt am meisten? Um hier einen passenden und auch umsetzbaren Fahrplan zu entwickeln, empfehlen wir die Zusammenarbeit mit Ayurveda-Ärzten, -Ärztinnen oder -Therapeut*innen.

Ich bin mir bei einigen Fragen unsicher oder bei einigen Fragen könnten mehrere (oder auch keine) Antworten zutreffen.

Da wir immer alle drei Dosha-Potenziale in uns tragen, ist es keine Seltenheit, dass wir bei einem körperlichen oder psycho-emotionalen Merkmal gleich mehrere passende Beschreibungen identifizieren können. Aber ein einziges Merkmal macht noch lange keine Konstitution aus. Du kannst diese Frage entweder komplett auslassen oder alternativ alle Optionen, die auf dich zutreffen, ankreuzen. Letztendlich macht die Summe der Antworten plus die Beobachtung deiner selbst sowie gegebenenfalls eine weiterführende Analyse durch eine Fachperson (z. B. eine Pulsdiagnostik) das Bild rund.

Wann wird ein Prakriti- und wann ein Vikriti-Test durchgeführt?

Wir erleben immer wieder, dass diese zwei Begriffe und Zustände beim Ausfüllen eines Konstitutionsbogens durcheinandergeworfen werden. So kann ein Mix aus dem Grundzustand wie auch dem jetzigen Ist-Zustand entstehen. Es ist bei jeder Analyse wichtig, sich bewusst zu machen, was man genau erheben möchte. Geht es um grundlegende Faktoren, die in dieser Ausprägung schon sehr lange, wenn nicht gar ein Leben lang, vorliegen? Dann liegt der Fokus auf dem Grundzustand. Oder handelt es sich um ganz neu oder in jüngerer Vergangenheit aufgetretene Veränderungen? Dann steht der derzeitige Ist-Zustand im Mittelpunkt. Wenn uns unsere Klient*innen aufsuchen, möchten sie zumeist eine gesundheitliche Thematik angehen, die sie aktuell beschäftigt. Hierfür können wir viele Informationen aus dem Vikriti-Test herausziehen. Um ein tieferes Verständnis für die eigene Persönlichkeit zu entwickeln, kann der Prakriti-Test die Analyse als Fundament untermauern und in einen größeren Kontext stellen.

Ändert sich meine Konstitution im Verlauf meines Lebens?

Jein. Deine Grundkonstitution ändert sich ähnlich wie deine Genetik nicht. Diese ist quasi deine persönliche (Ayurveda-)DNA, mit der du auf die Welt gekommen bist. Was sich aber immer wieder an innere und äußere Gegebenheiten anpasst, ist dein Ist-Zustand. Dieser wird sich im Verlauf deines Lebens nicht nur mit dem Alter, sondern auch ganz situativ verändern.

Sollte ich meinen Konstitutionstest regelmäßig wiederholen?

Deinen Prakriti-Test musst du nicht regelmäßig wiederholen, denn seine Aussage über deinen Grundzustand verändert sich im Laufe deines Lebens nicht. Deinen jetzigen Ist-Zustand (Vikriti) kannst du dir hingegen immer wieder durch eine Vikriti-Analyse bewusst machen. Sie wird dir zeigen, wo du aktuell stehst und was du jetzt für deine Gesundheit brauchst. Ebenso kann sie beim Auftreten neuer Krankheitssymptome ein wichtiges Erklärungsmodell für die Entstehung und Auswirkung auf den gesamten Körper sein.

Kann ich nach dem Ayurveda leben, wenn ich meine Konstitution nicht kenne?

Selbstverständlich! Viele der ayurvedischen Routinen und Rituale (die wir dir u. a. auch im dritten Kapitel vorstellen) sind allgemein wohltuend für unsere Gesundheit. Du kannst ab jetzt schon so viel Gutes für dich selbst tun, ohne bis ins letzte Detail deine eigene Konstitution verstanden zu haben. Unserer Erfahrung nach sind es oftmals diese kleinen, nicht sehr aufregend erscheinenden Rituale, die auf lange Sicht einen großen Mehrwert für unsere Gesundheit haben.

Praktische Tipps

Tipp Nr. 1: Verstehe die Doshas als ganzheitliches Konzept

Es ist wichtig, das Konzept der Doshas zu verstehen und einen Blick dafür zu entwickeln. ABER: Die Doshas sind in erster Linie ein theoretisches Konstrukt, ein Erklärungsmodell, eine Art Hilfestellung – sie sind in der Praxis nicht absolut zu setzen, sondern relativ. Es geht darum, die Grundqualitäten der Doshas zu verinnerlichen und dieses Wissen unterstützend im Leben anwenden zu können. Wir nutzen die Dynamiken der Bioenergien Vata, Pitta und Kapha, um uns gewisse Zusammenhänge und Geschehnisse in der Natur, in unserem Körper erklärbar zu machen und daraus für uns ein stimmiges Bild zu gestalten. Im Lehrbuch werden die Bioenergien häufig in Form eines Dreiecks dargestellt, in dem die Doshas krasse Gegensätze bilden. In der Realität sind die Übergänge aber fließend, es gibt viele Zwischenstufen und die Doshas stehen in enger Relation zueinander und beeinflussen sich gegenseitig. Vata kann die anderen Doshas bewegen, Pitta kann die anderen Doshas transformieren und Kapha kann die anderen Doshas zum Beispiel strukturieren. Das ist in unserem Körper so und gilt auch für die Natur.

FRAGEN AN DICH:
Wo begegnen dir in deinem Leben die Doshas?
Wie kannst du eine der Qualitäten des Doshas bewusst in dein Leben integrieren? Zum Beispiel: „Wie kann ich Stabilität als eine Kapha-Qualität in mein Leben integrieren?“
Wie kannst du einer Tätigkeit, zum Beispiel dem abendlichen Ins-Bett-Gehen oder dem Erledigen der Steuererklärung, eine spezielle Qualität geben, zum Beispiel eine erdende oder feurige?

Tipp Nr. 2: Betrachte alle Facetten deines Seins

Beschäftigen wir uns mit den Doshas, kommen wir häufig zu Schlussfolgerungen wie dieser: „Mein Körper hat eine Kapha-Konstitution, das bedeutet, dass ich sehr darauf achten muss, den Stoffwechsel anzuregen, damit ich mehr in der Leichtigkeit bin.“ Doch was ist, wenn du dich trotz Kapha-Konstitution nervös fühlst? Darfst du das überhaupt? Du „musst“ doch in dieser Zentrierung und Beständigkeit sein. Wie bringen wir diese Gegensätze zusammen? Das ist eine spannende Frage, die viele irritiert. Aus der Disbalance-Lehre gibt es hierzu viele Erklärungsmodelle. An dieser Stelle möchten wir dir eines mitgeben: Vergiss niemals, dass du mehr bist als dein physischer Körper. Du bist außerdem dein energetischer Körper. Dein emotionaler Körper. Dein spiritueller Körper. Und noch so viel mehr. In diesen vielen Facetten deines Seins dürfen natürlich auf den unterschiedlichen Ebenen unterschiedliche Doshas präsent beziehungsweise dominant sein. Je mehr du für dich erkennst, dass du alle Doshas in dir trägst und diese permanent wirken, umso einfacher kannst du verstehen, warum du dich zum Beispiel gleichzeitig körperlich müde und geistig extrem angespannt fühlen kannst.

Tipp Nr. 3: Kreiere deinen persönlichen (Dosha-)Fokus

Die Tatsache, dass wir verschiedene Facetten in uns tragen, macht es für uns so schwierig zu erkennen, welches Dosha aktuell wirkt und was daraus folgt. Wenn du beispielsweise für deinen Körper Vata brauchst, aber für deinen Geist eher Kapha – woher sollst du jetzt wissen, was zu tun ist? Keine Sorge: Wenn du auf der einen Ebene etwas veränderst, dann überträgt sich das nicht sofort auf die anderen Bereiche deines Seins. Wir sind keine Maschine, bei der man etwas in Gang setzt, was automatisch zum programmierten Ergebnis führt. Hier merkst du vielleicht, wie schnell du in das westliche Mindset rutschst (siehe Seite 19f.). Erinnere dich daran, dass alles relativ ist. Schau auf das, was du jetzt gerade brauchst und was dein Hauptfokus ist, um in Balance zu kommen oder sie zu halten. Der Rest folgt von selbst. Das ist wie ein Dominoeffekt. Du fängst an einem Punkt an, kümmerst dich um dich, beginnst, für dich zu priorisieren, und der Rest wird wie von selbst nach und nach folgen.

Gehe nicht verkopft nach strikten Regeln vor wie: „Dieses Dosha darf ich auf keinen Fall erhöhen", sondern frage dich nach jeder Analyse, was du in diesem Moment wirklich brauchst.

FRAGEN AN DICH:
Was brauchst du jetzt, damit es dir gut geht?
Welche Qualität möchtest du dafür in dein Leben integrieren?
Was ist aktuell das absolut Wichtigste für deine Gesundheit?
Wie möchtest du dich gerne fühlen und was brauchst du dafür?

Tipp Nr. 4: Denke in Potenzialen

Wir neigen häufig dazu, unsere Dosha-Konstitution zu bewerten und dabei vor allem die Faktoren in den Vordergrund zu stellen, die wir an uns ablehnen oder unbedingt optimieren möchten. Zum Beispiel: „Ich bin ein Vata-Typ und neige zu Multitasking. Daher muss ich unbedingt sehr fokussiert sein." Oder: „Ich bin ein Kapha-Typ und muss immer konsequent darauf achten, dass ich keine Süßigkeiten esse." Viel ergiebiger als diese Konzentration auf vermeintliche Schwächen ist es aber, auf die unerschöpflichen Potenziale zu achten, die jede individuelle Dosha-Konstitution mit sich bringt. Was macht dich besonders? Was gehört zu dir? Unsere Konstitution ist so individuell wie unser Fingerabdruck. Und das Wissen um die eigene Konstitution gibt uns die Möglichkeit, uns etwas Gutes tun zu können, und sollte nicht dazu dienen, uns scheinbar optimieren oder auf Biegen und Brechen in eine andere Form bringen zu müssen.

Ein Pitta-Typ liebt Schnelligkeit und das Erreichen von Zielen. Warum sollte er sich grundlegend ändern? Es ist vielmehr spannend zu sehen, wie Menschen dieses Typs in die Entspannung finden und regenerieren und sich nicht selbst überholen. Aber Menschen zu suggerieren, dass sie von nun an komplett anders vorgehen sollen, ist schlichtweg der falsche Ansatz. Deshalb: Schau bitte genau hin. Was macht dich aus, was sind deine Stärken und wo darfst du dich tiefgehend durch gesunde Rituale, die passende Ernährung etc. unterstützen, um so langfristig in deiner Balance zu bleiben?

FRAGEN AN DICH:
Was ist das große Potenzial deiner Dosha-Konstitution?
Was tut dir wirklich gut?
Wo kannst du deine Stärken voll ausleben?
Wie kannst du dich in deiner Gesundheit unterstützen, ohne die wertvollen Eigenschaften deiner Dosha-Konstitution kleinzuhalten?

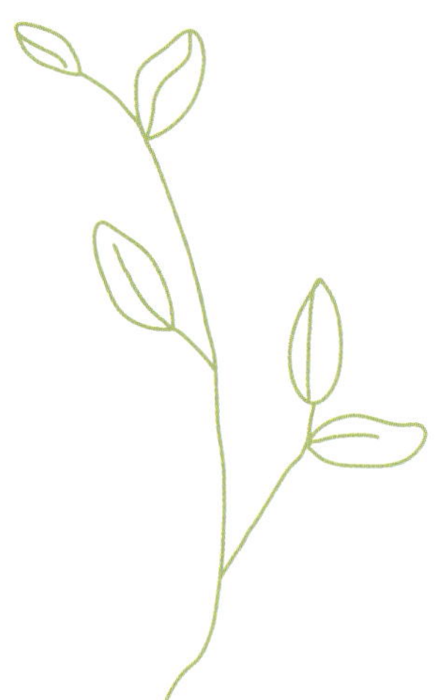

DER EINFLUSS DER JAHRES- UND TAGESZEITEN

Als Teil der Natur unterliegen wir Menschen verschiedenen Rhythmen. Alle unsere Lebensvorgänge sind durch eine regelmäßige Wiederkehr geprägt, wie zum Beispiel der weibliche Zyklus, die Atmung, der Zellzyklus oder der Schlaf-wach-Rhythmus.

Rhythmen begegnen uns im menschlichen Leben überall. Die natürliche Wiederholung bestimmter Zyklen im Körper wird allgemein als Biorhythmus bezeichnet, manchmal werden auch die Begriffe „Chronobiologie" oder „innere Uhr" verwendet. Besonders spannend ist das Verständnis des sogenannten zirkadianen Rhythmus. Dieser beschreibt die Fähigkeit des Menschen, sich während eines 24-Stunden-Zeitraums wiederkehrend auf verschiedene äußere Umstände einzustellen. Darunter fallen vor allem unser Schlaf-wach-Rhythmus und alle damit verbundenen Stoffwechselprozesse. Unser Körper ist ständig bestrebt, sich den wechselnden Einflüssen während der 24-Stunden-Phase anzupassen. So benötigen wir beispielsweise im Sommer, wenn wir lange Tageslicht haben, weniger Schlaf als im Winter.

Der zirkadiane Rhythmus – die biologische Leistungskurve des Menschen

Wir merken sofort, wenn wir entgegen des zirkadianen Rhythmus leben, beispielsweise nach einem Aufenthalt in einer anderen Zeitzone, nach einer Flugreise in Form eines Jetlags oder bei unterschiedlichen Arbeitszeiten im Schichtdienst. Das bringt unseren inneren Rhythmus durcheinander. Die innere Uhr wird quasi zu häufig verstellt und der Körper kommt nicht mehr mit. Wir fühlen uns abgeschlagen, geistig nicht auf der Höhe, wachen eventuell mitten in der Nacht auf oder verspüren zu den unmöglichsten Zeiten Hunger. In der Wissenschaft wird dies auch als chronischer Jetlag bezeichnet. Wird der zirkadiane Rhythmus langfristig gestört, kann dies unsere individuelle Dosha-Balance durcheinanderbringen.

Durch den zirkadianen Rhythmus läuft die Ausschüttung der meisten Hormone in unserem Körper nicht konstant ab, sondern ebenfalls rhythmisch. Eines unserer wichtigsten Hormone ist das Cortisol. Es ist essenziell für unseren Stoffwechsel, unsere Leistungsfähigkeit und unseren Energiehaushalt. Ohne Cortisol wären wir nicht lebensfähig. Cortisol gilt allgemein als eines unserer „Stresshormone", denn es unterstützt den Körper, in akuten Belastungssituationen handlungsfähig zu sein. Gerade im Tagesverlauf ist die Cortisolausschüttung unterschiedlich und passt sich unseren Bedürfnissen an. Naturgemäß wird Cortisol in der zweiten Nachthälfte produziert, sodass es uns und unserem Körper während der frühen Morgenstunden zur Verfügung steht. So können wir voller Energie in den Tag starten. Im Verlauf des Tages sinkt der natürliche Cortisolspiegel stetig, sodass in den frühen Abendstunden die Werte am niedrigsten sind. Das Cortisollevel wird aber durch unzählige Faktoren beeinflusst und kann beispielsweise bei Anspannung oder Stress „außerplanmäßig" im Tagesverlauf rasant wieder ansteigen. Je mehr wir in diesem natürlichen Rhythmus leben, desto besser können wir die natürliche Ausschüttung nutzen.

Der natürliche Tageszyklus – Dinacharya

Die wissenschaftliche Beschreibung des Biorhythmus deckt sich mit der Betrachtungsweise des Ayurveda. Im Ayurveda wird der Tagesverlauf von den drei Doshas abwechselnd beeinflusst und von einer Dosha-Uhr gesprochen. Diese teilt den 24-Stunden-Rhythmus in sechs verschiedene Phasen ein, wobei jedes Dosha zweimal in diesem Zyklus dominant ist. Mit diesem Wissen können wir die Kraft des jeweiligen Doshas bewusst für uns nutzen.

Der ideale Tagesablauf im Ayurveda

Im Ayurveda wird ein idealer, fester Tagesablauf beschrieben, der im Einklang mit den vorherrschenden Dosha-Qualitäten ist. Wir möchten dir diesen für dein tieferes Ayurveda-Verständnis näherbringen. Wir empfehlen dir, diesen Ablauf als eine Art Schablone zu sehen, die du als Inspiration nutzen kannst und entsprechend für dich passend gestalten darfst.

Der frühe Morgen (2 bis 6 Uhr)

Zwischen 2 Uhr und 6 Uhr ist Vata aktiv. Das sorgt dafür, dass wir einen leichteren Schlaf haben, bei einer Vata-Empfindlichkeit vielleicht sogar häufig aufwachen. Wurde die vorherige Pitta-Phase optimal genutzt, so kann der Körper nach der nächtlichen „Reinigung" nun wieder neue Energie tanken, um so optimal auf einen neuen Tag vorbereitet zu sein. Gegen 6 Uhr morgens endet die erste frühe Vata-Phase des Tages. Vata ist maßgeblich von Luft, Bewegung und frei werdender Energie geprägt. Diese Frische bietet einen hervorragenden Start in den Tag, daher sollte derjenige, der es schafft, idealerweise noch in der Vata-Zeit aufstehen und die energetischen Vorteile von Vata nutzen.

Das Aufstehen und die Morgenroutine (ab 6 Uhr)

Um 6 Uhr beginnt die Kapha-Zeit, welche zwar Kraft und Stabilität mit sich bringt, aber auch zu Trägheit und Müdigkeit führen kann. Ebenso werden durch Vata Verdauung und Ausscheidung angeregt, welche in der Kapha-Zeit wieder etwas träger werden können. Die ruhige und beständige Kapha-Zeit eignet sich gut für die Morgenroutine, die zu einem gelungenen Start in den Tag beitragen kann (mehr dazu ab

Die Dosha-Uhr –
der Tageszyklus im Ayurveda

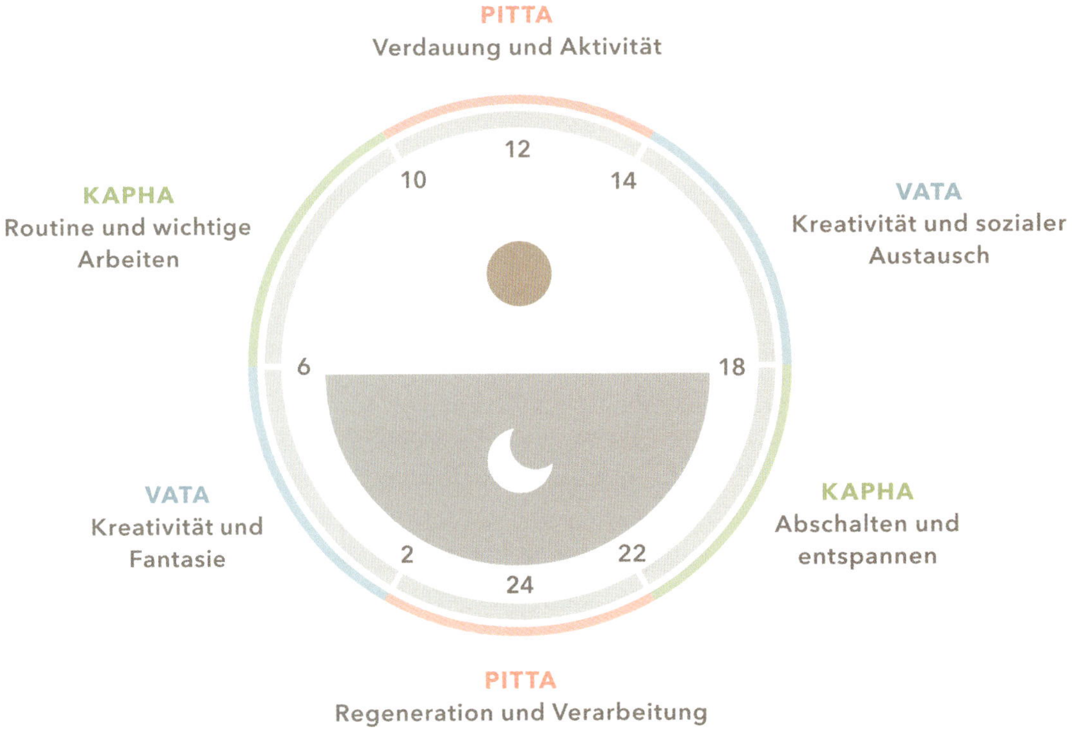

PITTA
Verdauung und Aktivität

KAPHA
Routine und wichtige Arbeiten

VATA
Kreativität und sozialer Austausch

12
10
14
6
18
2
22
24

VATA
Kreativität und Fantasie

KAPHA
Abschalten und entspannen

PITTA
Regeneration und Verarbeitung

Seite 128). Nun ist ein guter Zeitpunkt für Meditation, Pranayama und sanfte Yogaübungen, da unser Geist beständig und ruhig ist. Ebenso ist es ein wunderbarer Zeitpunkt für die morgendlichen ayurvedischen Reinigungsrituale.

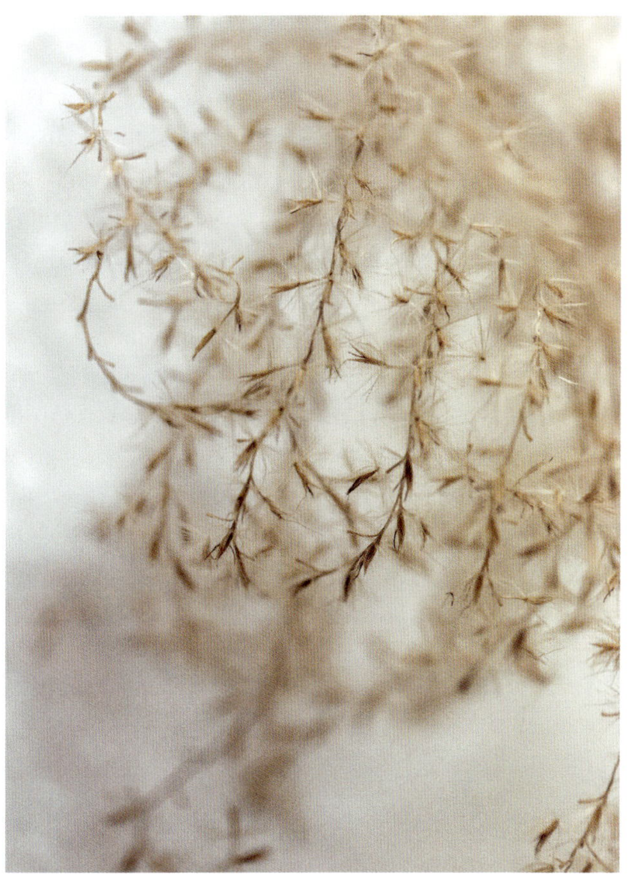

Das Frühstück

Da für die meisten von uns das Frühstück immer noch in die Kapha-Zeit fällt, sollte es leicht, gut verdaulich und warm sein. Denn bei einer Dominanz des Kapha-Doshas ist unser Verdauungsfeuer (was maßgeblich durch Pitta geprägt wird) noch nicht sehr aktiv. Kühle und schwere Speisen würden zu einer Reduktion des Verdauungsfeuers führen und die aufgenommene Nahrung könnte nicht richtig verdaut werden. Ein warmer Getreidebrei mit gedünsteten Früchten, etwas Honig oder Nüssen ist ein wunderbares Frühstück, um optimal mit Nährstoffen versorgt in den Tag zu starten, ohne dabei die Verdauung zu sehr zu belasten. Alternativ eignet sich auch eine warme Misosuppe oder eine warme Kurkumamilch, die mit Gewürzen und Nüssen angereichert werden kann.

Der Vormittag (bis 10 Uhr)

Der Vormittag bis 10 Uhr ist immer noch durch das Kapha-Dosha geprägt, daher eignet sich diese Zeit besonders, um die wichtigsten Aufgaben des Tages zu erledigen, die vielleicht etwas Geduld erfordern, uns nicht so leichtfallen oder vor denen wir uns gerne drücken. Kapha versorgt uns hier mit einem guten Durchhaltevermögen und lässt uns konzentriert an wichtigen Aufgaben arbeiten. Außerdem haben wir durch Kapha vormittags meist ein konstantes Energielevel.

Der Mittag (10 bis 14 Uhr)

Zur Mittagszeit ist zum ersten Mal das Pitta-Dosha aktiv, sogar schon ab 10 Uhr. Pitta bringt eine gehörige Portion Energie mit sich, geistig wie körperlich, was dafür sorgen kann, dass wir fokussiert unsere Aufgaben des Vormittages zu Ende bringen können. Auf körperlicher Ebene ist nun unser Stoffwechsel sehr aktiv, das Verdauungsfeuer ist sehr hoch und während der Pitta-Phase ist die beste Zeit, um das Mittagessen einzunehmen, welches die Hauptmahlzeit des Tages darstellen sollte. Es darf zwar reichhaltig sein, sollte aber dennoch nicht zu schwer ausfallen, damit unser Verdauungsfeuer immer noch optimal arbeiten kann. Nach dem Mittagessen empfiehlt es sich, auf persönlich passende Art und Weise eine Pause einzulegen. Dies kann eine Meditation, ein Spaziergang an der frischen Luft oder ein kurzes Ausruhen sein. So kann unser Verdauungstrakt optimal arbeiten und wir tanken genügend Energie für den Rest des Tages.

Der Nachmittag (14 bis 18 Uhr)

Ab 14 Uhr herrscht nun erneut das Vata-Dosha vor. Eine Zeit, die wieder viel frischen Wind, Energie und Bewegung mit sich bringt. Voraussetzung dafür ist natürlich, dass die vorherigen Dosha-Phasen im Einklang angegangen worden sind und der Stoffwechsel nun nicht mehr mit der Verdauung eines zu reichhaltigen Mittagessens beschäftigt ist. Grundsätzlich eignet sich die Vata-Zeit für kreative Aufgaben, Kommunikation und für Bewegung und Sport. Die Vata-Zeit ist bis 18 Uhr aktiv.

Der Abend (18 bis 22 Uhr)

Ab 18 Uhr ist wieder Kapha aktiv. Der Stoffwechsel fährt langsam etwas herunter, ebenso unsere mentale Aufmerksamkeitsspanne. Nun ist eine gute Zeit gekommen, um langsam eine etwas ruhigere Phase des Tages einzuläuten, den Arbeitstag abzuschließen und in die Entspannung zu kommen, da so das Kapha-Dosha am besten wirken kann. Kein Wunder, dass vor allem am Abend der Besuch von Yogastunden oder eine lockere Runde Joggen „zum Abschalten" sehr beliebt sind. Während der Kapha-Phase sollte unbedingt das hektische Tagesgeschehen zurückgelassen und anregende äußere Einflüsse (vor allem auch durch Smartphone, PC und Co.) minimiert werden. Ähnlich wie beim Frühstück sollte auch das Abendessen leicht, bekömmlich und nicht zu reichhaltig oder schwer sein. Denn auch der Verdauungsstoffwechsel läuft nun nicht mehr auf Hochtouren. Es lohnt sich, noch in diesem Zeitfenster ins Bett zu gehen, da die positive Entspannung und Trägheit unter Kapha-Einfluss uns das Einschlafen erleichtern kann (außerdem schaffen wir es so am Morgen – während der frühen Vata-Phase – viel leichter aus den Federn). Gehen wir erst in der darauffolgenden aktiven Pitta-Phase ins Bett, so kann uns das beim Einschlafen behindern.

Die Nacht (22 bis 2 Uhr)

Ab 22 Uhr ist erneut das Pitta-Dosha dominant. Jetzt stehen aber vor allem die wichtigen inneren Stoffwechselvorgänge, wie beispielsweise Reparaturmechanismen des Körpers, Zellregeneration, Produktion von Hormonen etc. im Mittelpunkt. Sind wir in der Pitta-Phase noch wach und aktiv oder haben wir sehr spät und schwer gegessen, so wird die vorherrschende Pitta-Energie für diese Aktivitäten und die Verdauung verwendet anstatt für die wichtigen inneren Prozesse.

Neben den körperlichen Aspekten ist die geistige „Verstoffwechselung" in dieser Phase im Schlaf besonders wichtig. Eindrücke, Erlebnisse und neu Erlerntes werden verarbeitet und prozessiert (indem wir z. B. träumen), abgespeichert oder gelöscht. In der ersten Nachtphase schlafen wir tiefer als in der zweiten und Körper, Geist und Seele kommen so in den Genuss einer ganzheitlichen Regeneration.

Der natürliche Jahresrhythmus – Ritucharya

Doch nicht nur der Tag ist von den drei Doshas maßgeblich geprägt, sondern auch der Jahreszyklus. In unseren Breitengraden haben wir vier Jahreszeiten, in der ayurvedischen Tradition verhalten sich diese Zeiten anders und sind an das indische Klima angepasst: Vormonsunzeit, Monsunzeit, Trockenzeit. Trotzdem kann man die Doshas aber auch sehr gut auf unsere Klimazone übertragen.

FRAGEN AN DICH:
Wir empfehlen dir, dich ganz bewusst mit den Jahreszeiten zu verbinden. Welche Jahreszeit ist bei dir gerade dominant? Wie empfindest du diese Zeit und was brauchst du für deine Gesundheit? Wie ist die aktuelle Wetterphase innerhalb dieser Jahreszeit? Wir können beispielsweise auch im Herbst noch sehr warme, pitta-lastige Tage erleben oder im Sommer kühlere, regnerische Wochen haben.

Die Jahreszeitenuhr

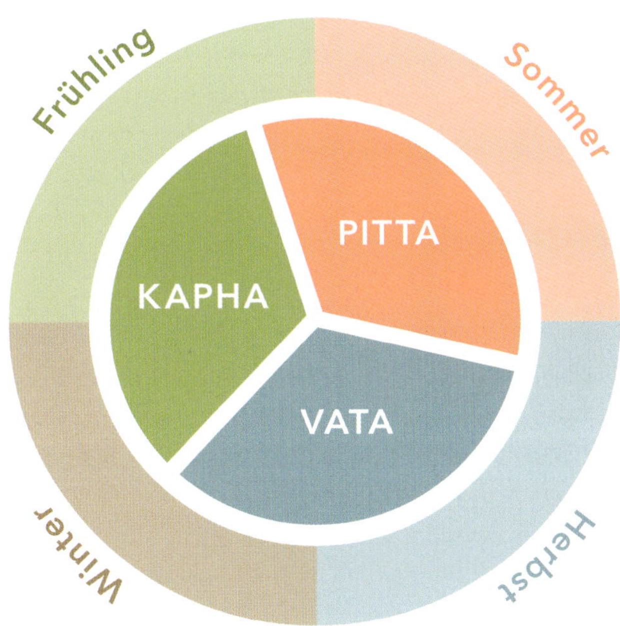

Die Jahreszeiten und ihr jeweiliger Dosha-Einfluss

	VATA	KAPHA	PITTA
		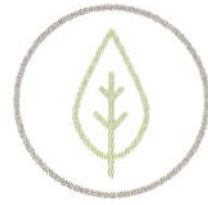	
Sanskrit-Ausdruck	Sharat-Ritu (Herbst), Hemanta-Ritu (früher Winter)	Vasanta-Ritu (Frühling)	Grishma-Ritu (Sommer)
Monate	Oktober/November bis Februar	Februar/März bis Juni	Juni bis Oktober/November
Dosha-Aktivität, gesellschaftlich und individuell	◦ Hektische Vorweihnachtszeit ◦ Nahender Jahresabschluss und damit einhergehender Druck im Arbeitsumfeld ◦ Stimmungsschwankungen, Rastlosigkeit Energielosigkeit ◦ Viele Impulse von außen	◦ Ruhigere und langsamere Phase ◦ Vermehrtes Auftreten von Kapha-Erkrankungen (Bronchitis, Erkältungen, Husten, Halsentzündungen)	◦ Aktive Jahreszeit ◦ Viel Außenstimulation ◦ Vermehrtes Auftreten von Pitta-Erkrankungen (Sonnenbrand, Magenbeschwerden, Sommergrippe)
Idealer Ausgleich	◦ Wärme ◦ Ruhe ◦ Blick nach innen ◦ Erdung ◦ Standfestigkeit ◦ Rückzug	◦ Sanfte Aktivierung ◦ Wärme und Licht ◦ Sanfte Reinigungsverfahren ◦ Detox und Fasten ◦ Ausmisten und Altlasten loswerden	◦ Kühlende Komponenten bewusst integrieren ◦ Leichte Nahrung (jetzt auch gerne etwas mehr Rohkost als in den anderen Phasen) ◦ Guter Flüssigkeitsausgleich, um Trockenheit entgegenzuwirken ◦ Bewusst nicht zu viele Aktivitäten planen

	VATA 	KAPHA 	PITTA 
Ayurveda-Empfehlungen (grober Überblick)	○ Wärmende Ölmassagen ○ Ayurvedischer Stirnguss	○ Anregende Trockenmassagen ○ Stoffwechselanregende Therapien	○ Verwendung kühlender ätherischer Öle in lauwarmen Bädern ○ Körpermassagen mit kühlendem Kokosnussöl

Die Übergänge zwischen den Jahreszeiten

Für uns Menschen sind vor allem die Übergänge von einer Jahreszeit zur nächsten besonders spürbar und viele reagieren auf sie sehr empfindlich, denn unser Organismus muss sich erst auf den Einfluss einer anderen Bioenergie oder Urkraft einstellen.

Übergang Winter–Frühling

Diese Phase eignet sich besonders, um akkumuliertes Kapha zu mobilisieren. Nicht umsonst sind in dieser Zeit der Frühjahrsputz, Fastenkuren, Frühlingsdiäten und der Wiedereinstieg in Sport und Bewegung so beliebt.

Übergang Frühling–Sommer

Diese Phase fällt in unserer Klimazone meist nicht ganz so drastisch aus, da es zu einer langsamen Temperaturzunahme und mehr Helligkeit kommt. Unterstützend ist jetzt die Umstellung auf leichte, kühlende Speisen, und auch wenn der Ayurveda per se von einem hohen Verzehr an Rohkost absieht, ist nun am ehesten die Zeit für kleinere Mengen.

Übergang Sommer–Herbst

Auch diese Zeit kann für uns herausfordernd sein, denn nun wird das kraftvolle Vata wieder sehr aktiv. In Kombination mit weniger Licht, kühleren Temperaturen und viel Wind ist diese Zeit für sensible Vata-Typen häufig eine große Challenge.

Übergang Herbst–Winter

Dieser Wechsel verläuft für die meisten etwas sanfter und ähnlich wie beim Übergang von Frühling zum Sommer eher etwas schleichend.

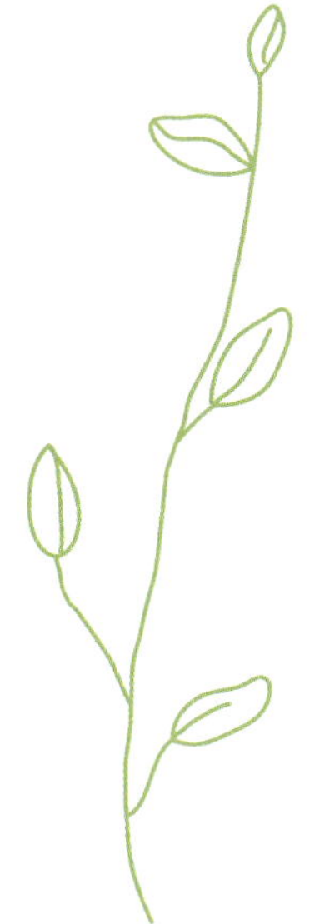

DIE DREI SÄULEN DER GESUNDHEIT: ERNÄHRUNG, SCHLAF, ENERGIE

Im Ayurveda basiert die Gesundheit auf drei Säulen: Ernährung, Schlaf und Lebensenergie. Sie bilden das Fundament für unsere Vitalität.

Ernährung, Schlaf und Lebensenergie sind tragende Elemente, um Krankheiten vorzubeugen. Alle drei sind gleich wichtig für unsere Gesundheit und sollten dementsprechend in unserem Alltag und beim Gesundbleiben beziehungsweise Gesundwerden genügend Aufmerksamkeit bekommen. Oft konzentrieren wir uns in erster Linie auf die Ernährung und auch in unseren Beratungen erleben wir es häufig, dass vor allem ausreichender und erholsamer Schlaf unterschätzt werden. In der Wissenschaft rückt das Thema Schlaf immer mehr in den Fokus und Studien zeigen eindrücklich, wie weitreichend er unsere Gesundheit beeinflusst.

Ebenso ist das Thema Lebensenergie in Zeiten, in denen chronische Erschöpfungszustände und Burn-out zunehmen, relevant für uns. Wir wollen dich jetzt schon dazu einladen, beim Lesen zu hinterfragen, ob du eventuell einer dieser Säulen noch mehr Aufmerksamkeit schenken kannst, denn die gesündeste Ernährung wird dir nicht viel bringen, wenn du konstant gestresst bist oder nicht ausreichend schläfst. Um ganzheitlich gesund zu sein, sollten wir alle drei Säulen stärken, denn so bilden wir ein nachhaltig solides Fundament für unsere ganzheitliche Gesundheit.

Neben einer Einführung in den jeweiligen Bereich werden wir dir praktische Informationen an die Hand geben, wie du zu Hause ganz einfach diese Säulen stärken kannst.

In diesem Kapitel möchten wir vor allem auf die Grundlagen eingehen, im vierten Kapitel werden die drei Themen konkret immer wieder im Zusammenhang mit unterschiedlichen Symptomen und Krankheiten beleuchtet.

Säule Nr. 1 – die richtige Ernährung

Im Ayurveda wird eine gesunde Ernährung als Pathya Ahara bezeichnet. Sie nährt alle Körpergewebe und auch unseren Geist. Ungesunde Nahrung beziehungsweise unzuträgliche Nahrung wird als Apathya Ahara bezeichnet. Diese Begriffe meinen aber nicht die Lebensmittel im Einzelnen oder ihren Nährstoffgehalt, sondern sie beziehen sich darauf, wie gut uns diese Lebensmittel ganz individuell bekommen. Es gibt also nicht per se gute und schlechte Nahrungsmittel. Die Auswahl der Nahrung hängt vielmehr davon ab, wie, wann und warum diese eingenommen wird und welche Auswirkung sie bei uns hat.

Darüber hinaus gibt es im Ayurveda den Begriff „Satmya Ahara", welcher Nahrung beschreibt, die der Körper kennt. Eine sofortige, komplette Ernährungsumstellung ist also genauso wenig förderlich, wie unverträgliche Nahrung einzunehmen. Neben der Auswahl der richtigen Nahrung achtet der Ayurveda vor allem darauf, wie gut diese verdaut werden kann, damit keine Giftstoffe (Ama) gebildet werden.

Die acht Empfehlungen ayurvedischer Ernährung

Du kannst dir eine Umstellung der Ernährung noch nicht vorstellen? Dann orientiere dich zu Beginn an diesen acht Empfehlungen, die direkt umsetzbar sind und rasche positive Effekte zeigen.

1. Regelmäßige Mahlzeiten

Die nächste Mahlzeit wird erst dann eingenommen, wenn die vorhergehende Mahlzeit verdaut ist. In der Regel ist dies nach einer Essenspause von vier bis sechs Stunden der Fall. Idealerweise bedeutet regelmäßig dreimal täglich. Bei großem Hungergefühl darf ein kleiner Snack zwischendurch ab und an sein.

2. Warme und gekochte Mahlzeiten

Bereits durch das Kochen von Lebensmitteln werden wichtige Nährstoffe aufgespalten und können vom Körper besser aufgenommen und verdaut werden. Zudem stimulieren warme Speisen das Verdauungsfeuer und unterstützen den Verdauungsprozess. Das bezieht sich auch auf die Getränke: Warmes Wasser und warmer Tee sind kalten Limonaden vorzuziehen.

3. Iss ohne Ablenkung

Die Mahlzeit sollte in Ruhe und ohne Ablenkung eingenommen werden. Ein schnelles Take-away-Frühstück im Gehen oder ein Lunchmeeting, bei dem aktuelle Probleme diskutiert werden, können die Nahrungsaufnahme behindern und die Verdauung negativ beeinflussen. Zudem spielt auch die seelische Stimmung beim Essen eine Rolle; ein ausgeglichener Geist fördert die Verdauung.

4. Iss nicht zu viel oder zu wenig

Die Menge der zugeführten Nahrung spielt ebenfalls eine Rolle bei der Verdauung. Du kannst dir das wie bei einem offenen Feuer vorstellen: Gibt man zu viel Holz darauf, erstickt es; gibt man zu wenig Holz darauf, kann es nicht wirklich weiterbrennen und die Wärme erlischt. Der Magen sollte etwa zu einem Drittel gefüllt sein; das entspricht einer Nahrungsmenge, die gut gehäuft in deine beiden Handflächen passt.

5. Neben dem Essen das Trinken nicht vergessen

Im Ayurveda ist neben der Nahrungsaufnahme auch das Trinken ein wichtiger Bestandteil. Hierbei wird auf warme Getränke und auch stilles Mineralwasser ohne Kohlensäure gesetzt. Idealerweise trinkst du täglich etwa zwei Liter Flüssigkeit, regelmäßig über den Tag verteilt. Zu den Mahlzeiten sollte die Trinkmenge nicht mehr als ein kleines Glas (ca. 200 Milliliter) überschreiten, da sonst die Verdauungskraft geschwächt werden könnte.

6. Iss nicht zu schnell oder zu langsam

Die Mahlzeit sollte immer ohne Unterbrechung, in einer möglichst kurzen Zeit gegessen werden. Lange Pausen zwischen den Gängen können den Verdauungsprozess stören. Achte darauf, dass jeder Bissen gut gekaut und nicht zu schnell verschlungen wird.

7. Das richtige Timing

Der Ayurveda empfiehlt, darauf zu achten, wann wir eigentlich essen. Dies bezieht sich zum einen auf den Zeitpunkt und außerdem auf die Pausen, die wir zwischen den einzelnen Mahlzeiten lassen. Grundsätzlich geht der Ayurveda davon aus, dass wir mit drei Mahlzeiten am Tag eine gute Grundlage schaffen. Dabei darf das Frühstück leicht und bekömmlich sein, beispielsweise in Form eines warmen Frühstücksbreis. Das Mittagessen kann die größte Mahlzeit des Tages darstellen, da um die Mittagszeit unser Agni, das Verdauungsfeuer, am stärksten brennt und somit die größte Menge an Essen sowie auch eine komplexe Zusammensetzung an Lebensmitteln verdaut werden kann. Zum Abend hin benötigen wir laut dem Ayurveda dann eine leichte, bekömmliche Speise, die uns sättigt, ohne beschwerend zu sein. Ebenso wichtig ist es, zwischen den einzelnen Mahlzeiten auch längere Essenspausen einzulegen, sodass die aufgenommene Nahrung richtig verdaut werden kann und unser Verdauungstrakt dementsprechend auch einmal Pause für die eigene Regeneration hat.

8. Die Qualität deiner Nahrung

Wenn es um eine gesunde Ernährung geht, steht neben der Quantität selbstverständlich auch die Qualität unserer Lebensmittel im Mittelpunkt. Viele haben die Vorstellung, dass die ayurvedische Küche sehr exotisch sei. Doch dies ist nicht der Fall: Wir können auch mit hiesigen Lebensmitteln nach den grundlegenden ayurvedischen Prinzipien wunderbar kochen. Saisonal und regional sind die entscheidenden Stichworte. Achte daher immer darauf, dass deine Lebensmittel eine hochwertige, möglichst unbehandelte Qualität haben und sie auch saisonal sowie regional verfügbar sind.

Säule Nr. 2 – die Bedeutung des Schlafs

Ein gesunder und ausreichender Schlaf ist für unsere Gesundheit essenziell. Denn nur dann, wenn wir in diese tiefe Ruhephase kommen, haben unser Körper und auch unser Geist überhaupt die Möglichkeit, zu regenerieren und die Erlebnisse des Tages zu sortieren und zu verarbeiten. Dabei werden alle Ebenen unseres Seins angesprochen: Auf körperlicher Ebene betrifft das zum Beispiel unseren Stoffwechsel oder auch das Immunsystem, auf geistiger Ebene unsere Emotionen und die Prägung unseres Langzeitgedächtnisses. Ist der Schlafrhythmus gestört, hat das tiefgreifende negative Auswirkungen auf unsere Gesundheit. Studien zeigen allerdings, dass ein ausreichender und vor allem auch regenerierender Schlaf immer noch von vielen Menschen unterschätzt wird. Es wird chronisch zu wenig geschlafen, was weitreichende Folgen auf unser Energiepotenzial und unsere Gesundheit haben kann. Diese führen zu einer verminderten Hirnkapazität und Konzentrationsfähigkeit, können das Herzinfarkt- und Bluthochdruckrisiko in die Höhe treiben und auch unser Immunsystem schwächen. Der Ayurveda hat dem Schlaf schon immer einen hohen Stellenwert beigemessen:

Gesunder Schlaf bringt Glück, nährt den Körper, verleiht Stärke und Vitalität, gibt Wissen und spendet Leben. (Charaka Samhita)

Aus ayurvedischer Sicht können wir einen gesunden Schlaf vor allem fördern, indem wir uns an den ayurvedischen Tagesrhythmus halten, genügend Regenerationsphasen und Bewegung in den Tag einbauen und unsere Ernährung anpassen. Wir halten uns an dieser Stelle in Bezug auf Tipps rund um einen gesunden Schlaf kurz, da du an den entsprechenden Stellen im Buch viele Empfehlungen findest und wir in Kapitel 4 zusätzlich auf die unterschiedlichen Symptome und Therapien bei einem gestörten Schlaf eingehen.

Oft werden Schlafstörungen medikamentös behandelt, aus ayurvedischer Sicht ist es aber viel wichtiger, hier direkt an der Wurzel anzusetzen und die Ursache für die Schlafstörung zu beseitigen. Nicht selten ist das erschwerte Einschlafen oder ein häufiges Aufwachen in der Nacht ein Ausdruck dafür, dass in unserem Tagesrhythmus etwas nicht stimmig ist oder gegebenenfalls ein Dosha sehr dominant ist. Hatten wir beispielsweise einen stark Vata-geprägten, hektischen Tag, so kann es uns schwerfallen, abends zur Ruhe zu kommen, ebenso wenn das Pitta-Dosha überwiegt. Aber auch ein zu stark ausgeprägtes Kapha-Dosha (z.B. bei langen Schlafphasen am Tag) kann dafür sorgen, dass wir am Tag nicht genug in der Aktivität waren, um abends ausreichend müde zu sein. Am häufigsten sind die Vata-Schlafstörungen anzutreffen. Diese zeigen sich durch eine Unruhe am Abend, Gedankenkreisen und ein Herumwälzen im Bett. Pitta-Schlafstörungen können sich durch eine starke körperliche Anspannung, inneres Wärmegefühl und einen Bewegungsdrang zeigen. Kapha-Schlafstörungen begegnen uns als eine sehr lange Einschlafphase, begleitet von dem Gefühl, noch viel zu wach zu sein.

Lebensstilanpassung und Ursachenbehebung

Der Ayurveda bietet uns eine Fülle an Möglichkeiten, die wir nutzen können, um unseren Schlaf zu verbessern und so in unsere Balance zu finden. Meistens ist ein gestörter Schlaf aus ayurvedischer Sicht Ausdruck für eine Disbalance, die irgendwo in unserem Tagesablauf ihren Ursprung hat. Mit einem für uns unpassenden Tagesablauf kreieren wir eine Art Dominoeffekt, der sich bis zur letzten „Station" des Tages durchzieht und sich dann in einer Schlafstörung zeigt. Daher beobachte dich einmal genau. Wie war dein Tag, was ist vorgefallen, wenn du nicht so gut zur Ruhe kommst?

Bitte beachte: Auch eine Schlafstörung sollte immer ärztlich abgeklärt werden, damit hier schwerwiegende Ursachen, die eine schulmedizinische Therapie brauchen, ausgeschlossen werden können.

Einfache ayurvedische Tipps für einen gesunden Schlaf

- Abendliche Reize vermeiden
- Kopfarbeit in den Abendstunden reduzieren
- Passende Bewegung integrieren, um Spannungen körperlich abzubauen und so in die Ruhe zu finden
- Ernährung anpassen, sodass die Verdauung abends nicht mehr belastet ist
- Stimulanzien wie Koffein meiden, idealerweise schon ab dem frühen Nachmittag (v. a. wenn du darauf empfindlich reagierst)
- Den ganzen Tagesrhythmus berücksichtigen, denn so kommen wir am Abend am besten zur Ruhe
- Beruhigenden Tee oder eine warme Gewürzmilch (siehe Seite 243) vor dem Einschlafen trinken
- Die Füße abends mit warmem Sesamöl zu massieren, hilft, das Nervensystem zu beruhigen und sich zu erden
- Auf eine ruhige, kühle Schlafumgebung achten
- Wenn du viele Gedanken im Kopf hast oder zu Gedankenkreisen neigst, kann es helfen, diese abends in ein Tagebuch oder Journal zu schreiben

Schlaftipps für die einzelnen Doshas

Neben den allgemeinen Schlafempfehlungen gibt es für jeden Dosha-Typ auch noch spezifischere Empfehlungen, die wir dir hier im Folgenden vorstellen möchten. Bitte beachte, dass dies allgemeine Empfehlungen sind und du für dich schauen kannst, was für dich ganz persönlich am meisten zutrifft und umsetzbar ist. Wichtig ist es, nicht zu verkopft vorzugehen und sich nicht zu sehr auf ein Dosha zu konzentrieren. Wir sind häufig Mischtypen und auch unser Schlafmuster kann dementsprechend von unterschiedlichen Doshas beeinflusst sein. Alle der folgenden Empfehlungen können grundsätzlich einen positiven Einfluss auf deinen Schlaf haben. Du kannst dir also deine ganz persönliche Abend- und Schlafroutine kreieren.

Vata

Vata-Persönlichkeiten brauchen für einen erholsamen Schlaf vor allem vor dem Schlaf schon genügend Ruhe, Wärme und auch eine erdende Routine. Die Ruhe lässt sich am einfachen durch das frühzeitige Ausschalten von elektronischen Geräten (wie Handy oder Laptop) herstellen. Ein Bad oder eine warme Dusche sowie die Abhyanga-Massage (siehe Seite 121) können dabei zusätzlich in die Entspannung führen. Als erdende Routine eignen sich eine Meditation (siehe Seite 143) oder beruhigende Atemübungen (siehe Seite 149).

Pitta

Pitta-Persönlichkeiten kommen abends am besten in den Schlaf, wenn sie sich am Tag ausreichend bewegt haben und sich abends dann nicht mehr mit zu stoffwechselaktivierenden Tätigkeiten (z. B. einem schweißtreibenden Work-out) in die Hitze bringen. Vor dem Schlaf eignen sich daher eher sanfte Dehnübungen zum Entspannen. Gerade Pitta-Konstitutionen dürfen darauf achten, dass sie eine kühle Schlafumgebung haben und das Zimmer nachts gut belüftet ist. Sie neigen oft dazu, etwas zu spät ins Bett zu gehen, daher ist es sinnvoll, dass sie früh genug am Abend in die Ruhe finden.

Kapha

Kapha-Persönlichkeiten dürfen besonders darauf achten, dass sie nicht zu spät und zu schwer essen. Ihre Verdauung ist am Abend meist schon etwas reduziert und zu üppige Mahlzeiten können daher zu einem Völlegefühl führen, welches von einer erholsamen Nachtruhe abhält. Sanfte abendliche Bewegung kann das Kapha in einen guten Einklang bringen und so einen guten Schlaf unterstützen. Kapha-Konstitutionen sind an sich eher tiefe Schläfer, die auch sehr gerne lange schlafen. Daher ist es hier wichtig, dass der Schlaf erholsam ist und nicht durch ein regelmäßiges Verschlafen eher zu Trägheit führt.

Säule Nr. 3 – Umgang mit der eigenen (Lebens-)Energie

In den vedischen Schriften bezieht sich der bewusste Umgang mit der eigenen Lebensenergie vor allem auf die Sexualkraft. Wir gehen hier in der Interpretation etwas ganzheitlicher vor. Denn in unserer heutigen schnelllebigen Zeit haben wir viele Bereiche, die für uns ganz persönlich zu wahren Energieverbrauchern werden können. Das kann die ständige Verfügbarkeit am Smartphone, die stets viel zu volle To-do-Liste, Doppel- und Mehrfachbelastungen mit Job, Kindern, Haushalt, Pflege von Angehörigen etc. sein. Jeder von uns hat hier eine ganz individuelle Kombination an Lebensbereichen beziehungsweise Aufgaben, die uns stark bis überstrapazieren können. Einher mit all diesen Komponenten und der Überbelastung geht vor allem eines: ein konstant erhöhtes Stresslevel.

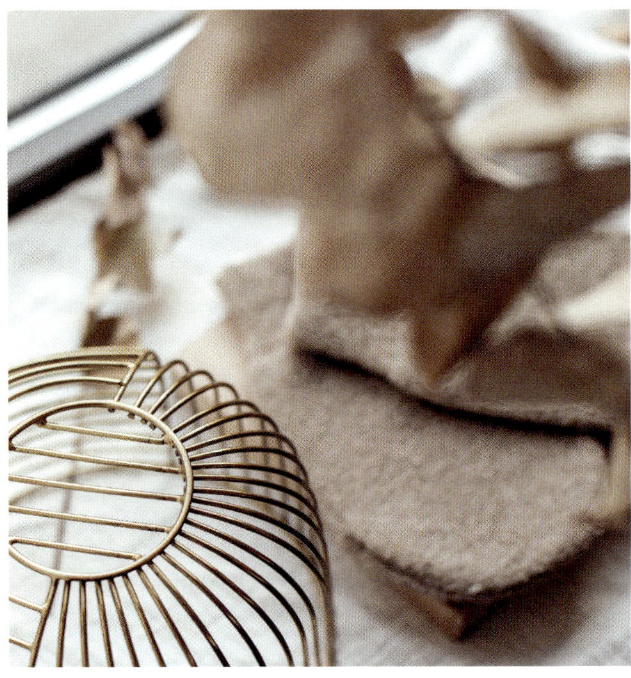

Natürlich kennen die alten vedischen Schriften den Begriff „Stress" nicht, dennoch lässt sich hier so einiges herleiten. Im Ayurveda wird Stress als eine schädliche Energie angesehen, welche die Doshas aus dem Gleichgewicht bringt. Diese Energie hat einen verbrauchenden Charakter und sorgt für den Abbau der Lebenskräfte. So können physische, mentale oder emotionale Energieblockaden entstehen. Ein Flow-Zustand ist nicht mehr möglich und unsere Essenz, im Ayurveda Ojas genannt, kann empfindlich gestört werden. Laut der ayurvedischen Lehre sollte immer ein gutes Gleichgewicht zwischen verbrauchender Energie und aufbauender beziehungsweise regenerierender Energie bestehen, um in der persönlichen Balance zu bleiben. Der Ayurveda rät, stets eine Art „Energiepolster" zu haben, um in anstrengenden Phasen darauf zurückgreifen zu können. Ojas wird in diesem Zusammenhang als die feinstoffliche Substanz angesehen, welche das letztendliche Resultat der gesamten Energieumwandlung ist. Es ist quasi die feinste Essenz, welche aus der aufgenommenen Nahrung, der eingeatmeten Luft, unserem Prana und unseren subtilen Energieflüssen in Körper, Geist und Seele entsteht. Dementsprechend ist es aus ayurvedischer Sicht wichtig, dass wir uns kontinuierlich mit hochwertigen Ojas-Quellen versorgen.

Energiequellen zum Aufladen von Ojas

WICHTIGE ENERGIE-QUELLE	WARUM IST SIE WICHTIG UND WIE WIRKT SIE?
Natürliches Sonnenlicht	○ Quelle des Lebens ○ Wichtig für das allgemeine Energielevel ○ Hilft bei der Produktion von Vitaminen und Hormonen
Frische und saubere Luft	○ Wichtiger Prana-Spender
Ruhe (Schlaf und Meditation)	○ Schlafmangel und ein unregelmäßiger Tag-Nacht-Rhythmus sorgen für Erschöpfung, Konzentrationsstörungen, Gereiztheit und körperliche Beschwerden.
Ernährung	○ Individuelle, saisonale, natürliche Ernährung verhindert Ama (Seite 84) und sichert den Einklang mit der Natur.
Zeit und Chronohygiene (natürlicher Tageszyklus)	○ Leben im allgemeinen ayurvedischen Tages- und Jahresrhythmus sowie individuell auf unsere Bedürfnisse eingehen, z. B. regelmäßig Pausen machen
Bewegung	○ Regt den Stoffwechsel an, baut Stress und Verspannungen ab, hält den Körper fit und geschmeidig
Sanfte Entgiftung	○ Entlastet sowohl körperlich als auch seelisch ○ Tägliche Morgenroutine mit Zungenschaben, Ölziehen und Co. (Seite 132ff.) ○ Saisonal: Reinigungswoche ○ Zeiten des sozialen Rückzugs, um mental zur Ruhe zu kommen
Soziales Umfeld	○ Von Menschen umgeben sein, die uns unterstützen, lieben und wertschätzen
Sinn (Lebenssinn, berufliche Zufriedenheit etc.)	○ Wie glücklich bin ich täglich in meinem Leben? Verbringe den Großteil der Zeit mit dem, was dir ehrlich Freude bereitet und dich erfüllt.

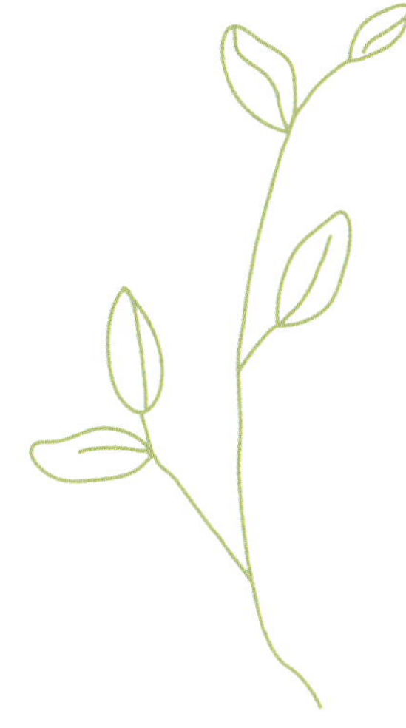

VERTIEFUNG DER ERNÄHRUNG

Ayurvedische Ernährung mag auf den ersten Blick kompliziert erscheinen. Denn es spielen viele Komponenten mit hinein: die Doshas, die Geschmacksrichtungen und vor allem die Verdauung, also ob du die Nährstoffe auch wirklich aufnehmen kannst. Denn im Ayurveda ist neben der Frage, was wir essen, genauso ausschlaggebend, wie gut wir verdauen können.

Die Ernährung wird im Ayurveda als eine wichtige Säule für unsere Gesundheit betrachtet. Dementsprechend spielt die passende Ernährung auch eine sehr große Rolle in der indischen Heilkunst. Eine ideale Ernährung ist dabei sehr individuell und von vielen verschiedenen Faktoren abhängig. Dabei ist neben dem natürlichen, saisonalen Charakter der Lebensmittel grundsätzlich eine frische Zubereitung essenziell. Ebenso werden in die ayurvedische Ernährung die verschiedenen Geschmacksrichtungen integriert und unser Konstitutionstyp berücksichtigt. Dabei ist der Ayurveda undogmatisch und sieht alles als Empfehlungen und nicht als strenge Vorgaben.

Neben dem „Was" und „Wann" ist im Ayurveda auch das „Wie" ganz entscheidend. Wie essen wir? Wie ist unsere Einstellung gegenüber unserer Ernährung? Wie geht es uns, wenn wir essen und auch unsere Nahrung zubereiten? Diese Punkte werden durch den Fokus auf Nährstoffe, Zusammensetzung der Geschmacksrichtungen und Co. oftmals komplett vergessen. Doch dabei sind diese Fragen und unsere innere Einstellung zu unserem Essen mindestens genauso wichtig. Was wir oft verlernt haben, ist, auf unsere Intuition zu hören. Unsere innere Körperstimme gibt uns stets Rückmeldung, was uns guttut und was nicht. Durch achtsames Essen, das Einbringen unserer Sinne und das Hören auf uns selbst können wir eine wirklich nährende Grundlage gestalten, statt Ernährung zu einem Stressthema werden zu lassen.

Daher möchten wir dich anregen, deine Einstellung zum Essen zu hinterfragen und auf eine entspannte Atmosphäre beim Essen zu achten. Denn nur wenn wir uns die Zeit nehmen, um ganz in Ruhe zu kochen und dann auch zu essen (und zu kauen), können wir mit voller Aufmerksamkeit unserer Nahrung begegnen und letztendlich diese auch gut verdauen (mehr dazu ab Seite 63, „Die acht Empfehlungen").

Die sechs Geschmacksrichtungen

IN DER AYURVEDISCHEN KÜCHE SIND SECHS GESCHMACKSRICHTUNGEN BEKANNT:

- Süß (Madhura)
- Sauer (Amla)
- Salzig (Lavana)
- Scharf (Katu)
- Bitter (Tikta)
- Zusammenziehend, adstringierend beziehungsweise herb (Kashaya)

Diese Geschmacksrichtungen kann man einigen zentralen Bestandteilen unserer Lebensmittel zuordnen.

ALS GROBE FAUSTREGEL GILT:

- Süß (Madhura) > Kohlenhydrate und auch einige Fette
- Sauer (Amla) > Säuren
- Salzig (Lavana) > Mineralstoffe und Salze
- Scharf (Katu) > ätherische Essenzen und Öle
- Bitter (Tikta) > Bitterstoffe
- Zusammenziehend, adstringierend beziehungsweise herb (Kashaya) > Gerbstoffe

Jede der sechs Geschmacksrichtungen hat eine spezifische Wirkung auf den Körper. Dementsprechend wird in der ayurvedischen Küche darauf geachtet, dass möglichst in jedem Gericht alle sechs Geschmacksrichtungen enthalten sind. Ein möglichst vielfältiges Geschmackserlebnis regt die Verdauung am effektivsten an und hält das Verdauungsfeuer (Agni) aktiv. Ebenso haben wir durch die Integration der unterschiedlichen Geschmäcker eine große Abwechslung bei den verwendeten Lebensmitteln.

Süß (Madhura)

Der süße Geschmack kräftigt das Gewebe, er wirkt aufbauend, nährend und stärkend. Auf der psycho-emotionalen Ebene vermittelt der süße Geschmack Freude und Zufriedenheit. Ein Übermaß an Süße kann zu einem Ungleichgewicht in unseren Körpergeweben und zu einem starken, anhaltenden Verlangen nach dem süßen Geschmack führen.

Sauer (Amla)

Der saure Geschmack verstärkt aus ayurvedischer Sicht die Zirkulation im Körper und fördert die Ausscheidung und Verdauung. Zusätzlich kann er anregend auf den Geist und unsere Sinne wirken. Bei einem hohen Verzehr kann der saure Geschmack zu starkem Durst und Entzündungen führen. Auf der psycho-emotionalen Ebene verbindet der Ayurveda den Geschmack sauer mit Neid oder Ungeduld.

Salzig (Lavana)

Der salzige Geschmack wirkt abführend, fördert die Schweißproduktion und regt den Blutdruck an. Auf der psycho-emotionalen Ebene soll er stabilisierend auf unser Nervensystem wirken. Bei einem Zuviel kann es zu Bluthochdruck kommen, er kann aber auch Energielosigkeit, Ungeduld oder Gier erzeugen.

Scharf (Katu)

Der scharfe Geschmack kann die Schweißproduktion fördern sowie durch den erhitzenden Charakter aktivierend auf unsere Verdauung und den Stoffwechsel wirken. Auf der psychoemotionalen Ebene werden ihm anregende Wirkungen zugeschrieben. Bei einem Zuviel an scharfen Lebensmitteln kann es zu einer Übersäuerung und zu Entzündungen kommen. Ebenso werden Ungeduld oder auch Wut beschrieben.

Bitter (Tikta)

Der bittere Geschmack kann bei Appetitlosigkeit anregend wirken und er aktiviert die Leber. Zudem wird der bittere Geschmack therapeutisch bei Hautkrankheiten, Fieber und Übelkeit eingesetzt. Auf der psycho-emotionalen Ebene wird er zur Reinigung der Sinne und bei starken Emotionen eingesetzt. Im Übermaß kann er zu Gewebeabbau und auch Kummer führen.

Zusammenziehend (Kashaya)

Der zusammenziehende Geschmack wirkt blutreinigend und schleimlösend. Ebenso wird er als gewebestärkend beschrieben. Er sorgt für einen klaren Geist und kann Energielosigkeit beheben. Ein hohes Maß an Lebensmitteln mit zusammenziehendem Geschmack kann austrocknend wirken.

Der erste Schritt zu mehr Geschmacksvielfalt

Im Alltag fällt es uns oft schwer, die einzelnen Geschmäcker in unsere Mahlzeiten zu integrieren, und wir gehen dann dabei häufig sehr verkopft vor. Dementsprechend empfehlen wir dir, einmal genau zu beobachten, ob du eine Neigung zu einem Geschmack hast (oft ist das süß oder salzig). Statt zu versuchen alle Geschmäcker immer zu integrieren, kannst du im ersten Schritt versuchen, deinen vorrangigen Geschmack etwas auszugleichen, indem du diesen durch einen anderen, nicht so häufig in deinen Mahlzeiten vorkommenden Geschmack ersetzt.

Die Geschmacksrichtungen im Ayurveda

Bitte beachte: Diese Liste dient zur ersten Orientierung, damit du ein Gefühl für die unterschiedlichen Geschmacksrichtungen entwickeln und sie bald sicher zuordnen kannst.

GESCHMACK	AUSWAHL AN LEBENSMITTELN			
Süß (Madhura)	Nahezu alle Früchte Trockenfrüchte wie Datteln Sahne	Getreide Karotten, Kartoffeln, Süßkartoffeln	Die meisten Fette wie z. B. Ghee	Gewürze wie Zimt oder Kardamom
Sauer (Amla)	Essig Miso	Fermentierte Produkte	Joghurt Zitrusfrüchte	Sojasauce
Salzig (Lavana)	Sellerie Algen	Sojasauce Salz		
Scharf (Katu)	Schwarzer Pfeffer	Chilli Ingwer	Nelken	
Bitter (Tikta)	Kurkuma Kümmel Rhabarber	Bitteres Blattgemüse Grüner Tee	Chicorée Rucola	Spargel Rosenkohl
Zusammenziehend (Kashaya)	Unreife Bananen Spinat	Erbsen Linsen	Koriander Sellerie	Brennnessel Maismehl

CHECK:

So integrierst du automatisch die verschiedenen Geschmacksrichtungen

Wir erleben bei unseren Klient*innen häufig, dass es eine große Herausforderung darstellt, die verschiedenen Geschmacksrichtungen in der täglichen Ernährung umzusetzen und zu integrieren. Hier findest du einige Tipps, wie das möglichst einfach und vor allem auch intuitiv gelingt:

- Iss möglichst abwechslungsreich.
- Identifiziere, welche der Geschmacksrichtungen du viel im Alltag zu dir nimmst, und integriere die anderen bewusst.
- Füge gegebenenfalls durch Gewürze zusätzliche Geschmacksrichtungen hinzu.
- Nutze Gewürzmischungen, die eine Kombination an unterschiedlichen Geschmäckern abdecken. Es gibt neben den klassischen Gewürzmischungen für die einzelnen Doshas (siehe QR-Code Seite 182) auch im Bioladen eine tolle Auswahl für die asiatische, mediterrane oder auch heimische Küche.

Ernährungsempfehlungen für jedes Dosha

Als Basis für die Ernährungsempfehlungen der jeweiligen Dosha-Typen dienen die Geschmacksrichtungen und ihre Eigenschaften. Daraus lassen sich individuelle Ernährungspläne erstellen, die sich je nach Jahreszeit und eigener Verfassung anpassen lassen. Dies wird in der Ayurveda-Therapie sehr genau umgesetzt. Im Alltag bitten wir dich, die Empfehlungen als Orientierung statt als strenge Regeln zu verstehen. Es geht darum, die Ernährung nach deiner Dosha-Konstitution zu gestalten, nicht aber dogmatisch nach einer Tabelle zu leben. Unter den Eigenschaften der Nahrung verstehen wir deren Grundqualitäten und -beschaffenheit. Wie fühlt sich das Produkt an (rau, trocken, flüssig etc.)? Unter Geschmack wird hingegen der Sinneseindruck verstanden, den die Nahrung beim Verzehr hinterlässt.

Beachte: Übergeordnet und unabhängig vom Dosha ist es wertvoll, bestimmte ungünstige Nahrungsmittelkombinationen wie zum Beispiel Milchprodukte und Obst zu vermeiden. Mehr zu diesen Kombinationen findest du auf Seite 278.

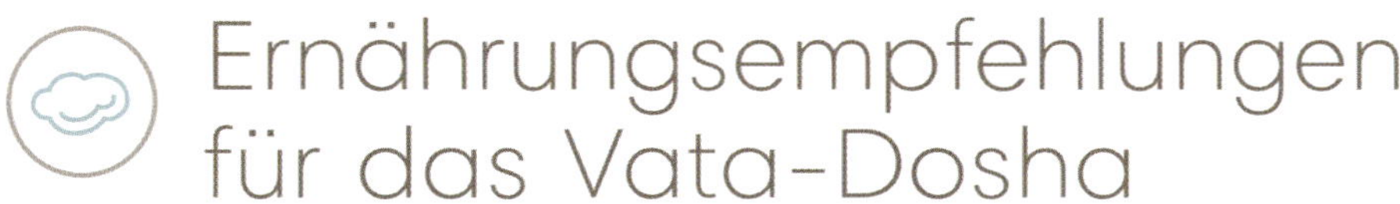

Ernährungsempfehlungen für das Vata-Dosha

Das tut dem Vata-Dosha besonders gut	○ Reichhaltige und nahrhafte Speisen ○ Gesunde Süße
Geschmacksrichtungen, die Vata steigern/vermehren > Bitte nutzen, wenn du mehr Vata brauchst	○ Herb ○ Scharf ○ Bitter
Ausgleichende (reduzierende) Geschmacksrichtungen > Bitte nutzen, wenn du weniger Vata brauchst	○ Süß ○ Sauer ○ Salzig
Allgemeine Ernährungshinweise für das Vata-Dosha	○ Luft und Äther können über die Nahrung gut ausgeglichen werden, indem die anderen drei Elemente vermehrt integriert werden. Die Nahrung sollte süß, befeuchtend, wärmend und nahrhaft sein. ○ Trockene und kalte Nahrungskomponenten sollten hingegen eher minimiert werden. ○ Warme Speisen ○ Regelmäßige Mahlzeiten ○ In Ruhe und langsam essen ○ Zucker, Koffein und andere anregende Substanzen minimieren ○ Rohkost minimieren (v. a. im Herbst und Winter) ○ Verwendung wärmender Gewürze, um die Verdauung anzuregen (z. B. Ingwer oder auch schwarzer Pfeffer) ○ Lauwarme und warme Getränke bevorzugen

Ernährungsempfehlungen für das Pitta-Dosha

Das tut dem Pitta-Dosha besonders gut	• Kühlende und beruhigende Komponenten • Ausgewogene Würze
Geschmacksrichtungen, die Pitta steigern/vermehren > Bitte nutzen, wenn du mehr Pitta brauchst	• Scharf • Sauer • Salzig
Ausgleichende (reduzierende) Geschmacksrichtungen > Bitte nutzen, wenn du weniger Pitta brauchst	• Süß • Bitter • Adstringierend
Allgemeine Ernährungshinweise für das Pitta-Dosha	• Feuer und Wasser können über die Nahrung gut ausgeglichen werden, indem die anderen drei Elemente vermehrt integriert werden. Die Nahrung sollte süß, kühlend und nahrhaft sein. • Scharfe und sehr anregende Nahrungskomponenten sollten hingegen eher minimiert werden. • Warme, aber nicht heiße Speisen • In Begleitung auch Rohkost • Regelmäßige Mahlzeiten • In Ruhe und langsam essen • Zucker, Koffein und andere anregende Substanzen minimieren • Verwendung beruhigender Gewürze, um die Verdauung auszugleichen (z. B. Fenchel oder Koriander) • Lauwarme und warme Getränke bevorzugen

Ernährungsempfehlungen für das Kapha-Dosha

Das tut dem Kapha-Dosha besonders gut	• Leichtes und gut verdauliches Essen • Ausgewogene Würze
Geschmacksrichtungen, die Kapha steigern/vermehren > Bitte nutzen, wenn du mehr Kapha brauchst	• Süß • Sauer • Salzig
Ausgleichende (reduzierende) Geschmacksrichtungen > Bitte nutzen, wenn du weniger Kapha brauchst	• Scharf • Adstringierend • Bitter
Allgemeine Ernährungshinweise für das Kapha-Dosha	• Wasser und Erde erzeugen Schwere, Kühle und Feuchtigkeit in der Nahrung, daher sind leichte, trockene und warme Speisen ein guter Ausgleich. • Schwere und schwer verdauliche Nahrungskomponenten (auch Rohkost) sollten hingegen eher minimiert werden. • Warme Speisen • Regelmäßige Mahlzeiten • In Ruhe und langsam essen • Zucker, Salz, Saures und Fettiges meiden • Rohkost minimieren • Verwendung wärmender Gewürze, um die Verdauung anzuregen (wie z. B. Kreuzkümmel oder Zimt) • Lauwarme und warme Getränke bevorzugen

Welche Lebensmittel eignen sich für welches Dosha?

Im Ayurveda werden für jedes Dosha spezifische Lebensmittel definiert, die diesem Dosha besonders guttun beziehungsweise die eher vermieden werden sollten. Diese Zuordnung hat viele Vorteile, aber auch ihre Herausforderungen. Lebensmittellisten eignen sich wunderbar zur Orientierung und ausführliche Übersichten werden von Ayurveda-Expert*innen genutzt, um daraus individuell angepasste diätetische Pläne zu erstellen. Darin liegt ein großes Potenzial. Aber: Oftmals werden diese Tabellen ohne das richtige Hintergrundwissen und den passenden Kontext instrumentalisiert und als absolut angesehen. Wir hören oft von unseren Klient*innen: „Aber ich bin ja ein Pitta-Typ, dann darf ich XY gar nicht essen." oder „Mir schmeckt XY überhaupt nicht, aber es soll ja besonders gut für meinen Typ sein." Dieser Umgang damit wird dem reichhaltigen Wissen der ayurvedischen Ernährungsphilosophie leider nicht gerecht und erzeugt nur mehr Druck und Verwirrung als Unterstützung. Deshalb haben wir lange überlegt, ob wir in diesem Buch überhaupt Lebensmitteltabellen integrieren wollen. Wir sind zu einem klaren Ja gekommen. Einerseits, weil sie zum ayurvedischen Wissen dazugehören, andererseits, weil wir möchten, dass du für dich lernst, wie du sie sinnvoll nutzen kannst.

CHECK:

Im Umgang mit den orientierenden Übersichten bitten wir dich, Folgendes zu beachten:

- Es handelt sich um allgemeine Empfehlungen, die dir einen Überblick geben können.
- Wenn Lebensmittel unter „minimieren" oder „moderat" eingeordnet sind, heißt das nicht, dass du diese nicht mehr essen sollst oder sie schlecht für dich sind. Es bedeutet schlicht, dass du bei ihnen besonders darauf achten solltest, ob sie dir wirklich guttun, und dass du sie nicht übermäßig in dein tägliches Essen integrierst.
- Ebenso darfst du bei Lebensmitteln, die als besonders gut verträglich eingestuft sind, auch immer hinterfragen, ob das bei dir persönlich auch der Fall ist.
- Wir wollen dir helfen, dein Gefühl dafür zu sensibilisieren, was dir grundsätzlich guttun kann. Wenn du dazu explizite Fragen hast, ist es immer sinnvoll, diese mit einer ayurvedisch ausgebildeten Person deines Vertrauens zu besprechen.

Lebensmittelübersicht Vata-Dosha

	EMPFEHLENSWERT	MODERAT GENIESSEN	MINIMIEREN
Obst	Gekochte Äpfel, Aprikosen, Avocados, Bananen, Beerenobst, Kirschen, Kokosnuss, frische Feigen, Mangos, Grapefruit, Trauben, Zitronen, süße Melonen, Orangen, Papaya, Pfirsiche, Ananas, Pflaumen	Rohe Äpfel, Granatäpfel	Trockenfrüchte, Preiselbeeren, Birnen, Persimonen/Kaki, Wassermelonen
Gemüse	Gekochtes Gemüse, Spargel, Rote Bete, Karotten, Gurken, Knoblauch, grüne Bohnen, Okra, Süßkartoffeln, gekochte Zwiebeln, Rettich, Zucchini	Blattgrün, Salat, Petersilie, Spinat, Sprossen, Tomaten	Rohes Gemüse, Brokkoli, Rosenkohl, Kohl, Blumenkohl, Stangensellerie, Auberginen, Paprika, rohe Zwiebeln, Erbsen, Pilze, Kartoffeln
Getreide	Reis, Weizen	Gekochter Hafer	Gerste, Buchweizen, Mais, Hirse, Roggen
Nüsse, Samen	Alle Nüsse und Samen in kleinen Mengen	Sesamsamen	Große Mengen an Nüssen, Erdnüsse
Hülsenfrüchte	Mungbohnen, schwarze und rote Linsen	Tofu, Hummus, Sojamilch	Alle anderen Hülsenfrüchte
Tierische Produkte	Ghee, frische Milch, Paneer, Fisch, Meeresfrüchte, Huhn, Pute, Rind	Eier (gebraten oder Rührei)	Lamm, Schwein, Hase, Wild
Süßungsmittel	Jaggery, brauner Zucker	Alle anderen Süßungsmittel	Weißer Zucker
Öle	Alle anderen Öle		Leinsamenöl
Getränke	Warmes Wasser, Kräutertee mit Kamille, Zimt, Nelken oder Ingwer	Verdünnte Fruchtsäfte	Schwarzer Tee, Mineralwasser, alkoholische Getränke, Kaffee

Lebensmittelübersicht Pitta-Dosha

	EMPFEHLENSWERT	MODERAT GENIESSEN	MINIMIEREN
Obst	Süße Äpfel, Avocados, Kokosnuss, Feigen, Melonen, Birnen, Granatäpfel, Mangos, Rosinen, dunkle Trauben	Saure Früchte wie Orangen, Ananas, Pflaumen, grüne Trauben, reife Bananen	Aprikosen, Beerenobst, Bananen, Kirschen, Preiselbeeren, Grapefruit, Zitronen, Papaya, Pfirsiche, Persimonen/Kaki
Gemüse	Spargel, Kohl, Gurken, Blumenkohl, Rosenkohl, Stangensellerie, Salat, Brechbohnen, grüne Bohnen, Erbsen, Petersilie, Kartoffeln, Zucchini, Sprossen, Kresse, Chicorée, Pilze	Paprika, gekochte Karotten, Avocados	Scharfe Gemüsearten, Rote Bete, rohe Karotten, Auberginen, Knoblauch, Zwiebeln, Rettich, Spinat, Tomaten
Getreide	Gerste, Basmati- oder weißer Reis, Weizen	Gekochter Hafer	Buchweizen, Mais, Hirse, Roggen, brauner Reis
Nüsse, Samen	Sonnenblumen- und Kürbiskerne	Sesamsamen	Alle anderen Nüsse und Samen
Hülsenfrüchte	Alle anderen Hülsenfrüchte	Tofu	Linsen
Tierische Produkte	Butter, Ghee, Milch, Hüttenkäse, Ziegenmilch, Kuhmilch, Paneer, Eiweiß, Huhn, Pute, Hase, Wild	Garnelen	Gesalzene Butter, Buttermilch, Käse, saure Sahne, Joghurt, Rind, Schwein, Eigelb, Lamm, Meeresfrüchte
Süßungsmittel	Brauner Zucker	Honig	Melasse
Öle	Kokosöl, Olivenöl	Avocadoöl, Sojaöl, Sonnenblumenöl	Mandelöl, Maisöl, Safranöl, Sesamöl, Distelöl, Aprikosenkernöl
Getränke	Herbe Kräutertees, Hibiskustee	Schwarzer Tee, Kaffee, verdünnte Fruchtsäfte	Alkoholische Getränke, Mineralwasser, süße Fruchtsäfte

Lebensmittelübersicht Kapha-Dosha

	EMPFEHLENSWERT	MODERAT GENIESSEN	MINIMIEREN
Obst	Äpfel, Beeren, Kirschen, Mangos, Pfirsiche, Birnen, Rosinen, Feigen und getrocknete Pflaumen, Granatäpfel		Avocados, Bananen, Kokosnuss, frische Feigen, Grapefruit, Trauben, Zitronen, Melonen, Orangen, Papayas, Ananas, frische Pflaumen
Gemüse	Spargel, Rote Bete, Kohl, Karotten, Blumenkohl, Rosenkohl, grüner Salat, Stangensellerie, Auberginen, Pilze, Knoblauch, Zwiebeln, Petersilie, Paprika, Erbsen, Rettich, Spinat, Sprossen, Fenchel, Rosenkohl		Süße und saftige Gemüsearten, Gurken, Süßkartoffeln, Tomaten, Zucchini
Getreide	Gerste, Mais, Hirse, Hafer, Basmatireis, Roggen		Gekochter Hafer, Weizen, brauner und weißer Reis
Nüsse, Samen	Sonnenblumenkerne, Kürbiskerne		Alle Nüsse
Hülsenfrüchte	Alle anderen Hülsenfrüchte	Mungbohnen	Weiße Bohnen, schwarze Linsen, Sojabohnen
Tierische Produkte	Huhn, Pute, Hase, Garnelen, Wild	Ghee, Ziegenmilch, Rührei	Alle Kuhmilchprodukte, Rind, Lamm, Schwein, Meeresfrüchte
Süßungsmittel	Keine	Honig	Alle anderen Süßungsmittel
Öle	Walnussöl, Maisöl, Mandelöl	Sonnenblumenöl	Alle anderen Öle und Fette
Getränke	Herbe Kräutertees, Ingwertee, grüne Säfte	Mineralwasser, Kaffee, schwarzer Tee	Fruchtsäfte, süße und alkoholische Getränke

Du bist, was du verdaust: Die Bedeutung der Verdauungskraft

Statt an den bekannten Satz „Du bist, was du isst“ halten wir uns im Ayurveda an den Leitsatz „Du bist, was du verdaust“. Er verweist auf die wichtige Rolle unseres Verdauungsfeuers, unseres Agni. Agni bedeutet auf Sanskrit so viel wie „das Feuer“. Es ist im menschlichen Organismus essenziell für alle Stoffwechselvorgänge und vor allem für unsere Verdauungskraft. Diese Kraft versorgt uns mit der notwendigen Energie und ist somit eine bedeutungsvolle Lebensgrundlage. Agni beeinflusst auch unsere Intelligenz, Lebensfreude, Begeisterungsfähigkeit und unseren Verstand. Agni steht in enger Verbindung mit dem Pitta-Dosha und teilt dessen feurige sowie transformierende Eigenschaften.

Um zu verstehen, warum die Ernährung im Ayurveda eine große Rolle spielt, ist es wichtig, sich zu vergegenwärtigen, wie die Nahrung im Körper aufgenommen und verarbeitet wird. Damit alle Körpergewebe optimal genährt werden, ist die Kraft des Verdauungsfeuers Agni entscheidend. Nur wenn die Verdauung gut funktioniert, können die einzelnen Körpergewebe (im ayurvedischen Fachjargon Dhatus) und auch unsere Immunkraft (Ojas) genährt beziehungsweise gebildet werden. Mehr Informationen zu diesen Begriffen findest du auf den Seiten 99 bis 102.

Das Agni hat zur Hauptaufgabe, alles, was wir aufgenommen haben – und dazu zählen neben der Nahrung auch Emotionen, Gedanken und Informationen –, zu verarbeiten. Agni ist demnach die wichtigste Grundlage für ein gut funktionierendes Immunsystem und die allgemeine Gesundheit. Darüber hinaus ist Agni verantwortlich für die Regelung der Körpertemperatur

Das wirkt Agni-schwächend

- Zu viel kalte Nahrung und zu viele kalte Getränke
- Unregelmäßige Mahlzeiten
- Essen zwischen den Mahlzeiten
- Zu viel Nahrung
- Zu schwere Nahrung
- Ohne Hunger zu essen
- Zu viel Flüssigkeit zu den Mahlzeiten
- Essen zur falschen Tageszeit

Das wirkt Agni-stärkend/-anregend

- Morgens heißes Wasser trinken (Seite 135 f.)
- Regelmäßige Mahlzeiten mit Pausen dazwischen
- Gründlich kauen, essen ohne Ablenkung
- Den Magen zu zwei Dritteln füllen, nicht Überessen
- Verdauungsanregende Gewürze verwenden (z. B. Kreuzkümmel, Senfsamen, Zimt, Chili, schwarzer Pfeffer, siehe auch Rezept Agni-Trunk auf Seite 266)
- Zusätzliche Stärkungstipps: Ingwerwasser und Pippali (Seite 86), Hingvashtaka Churna (Seite 186), Atemübung Kapalabhati (Seite 147)

und die Sehstärke. Aus schulmedizinischer Sicht kann das Agni gleichgesetzt werden mit Verdauungsenzymen und den gesamten Stoffwechselprozessen im Körper. Diese Stoffwechselprozesse finden in unterschiedlichen Bereichen des Körpers statt, genauer gesagt hat jede Zelle einen eigenen Stoffwechselprozess.

Das Agni wird direkt beeinflusst durch Ernährung, Gedanken und Gefühle und die Lebensweise. Ein zentrales Anliegen der Ayurveda-Ernährung ist es deshalb immer, den Zustand von Agni auszugleichen. Damit es gleichmäßig „weiterbrennen" kann, ist es wichtig, die Eigenschaften von heiß, scharf, leicht und beweglich in Balance zu halten.

Zustände von Agni

Das Agni ist nicht bei jeder Person gleich und wird durch den Dosha-Zustand, die Lebens- und Ernährungsweise beeinflusst. Im Ayurveda werden dafür vier Zustände definiert, welche die Verdauungskraft beschreiben. Diese Zustände geben wichtige Hinweise zur Auswahl der richtigen Nahrung.

Sama Agni

Als Sama Agni wird ein ausgeglichenes Agni bezeichnet, welches gekennzeichnet ist durch eine regelmäßige Verdauung ohne Verdauungsbeschwerden.

Vishama Agni

Das Vishama Agni wird von den Eigenschaften des Vata-Doshas beeinflusst und kennzeichnet eine unregelmäßige Verdauung. Es ist geprägt von unregelmäßigem Appetit, Verdauungsbeschwerden wie Blähungen, Bauchschmerzen und Verstopfung im Wechsel mit Durchfall. Meist gehen diese Symptome mit Vata-Beschwerden einher und sind verbunden mit einem trockenen und harten Stuhlgang, was sich dadurch zeigt, dass es am Vormittag kaum zu Stuhlgang kommt oder dafür Reize wie Kaffee eingesetzt werden.

Die vier Zustände des Agni

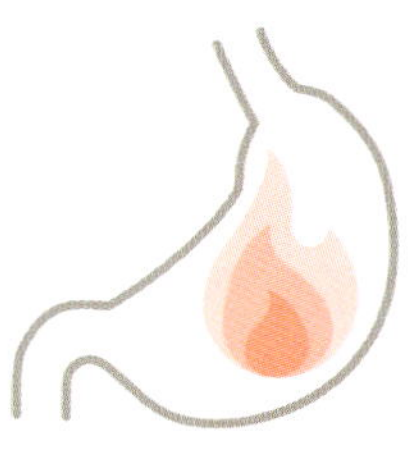

SAMA AGNI
Ausgeglichene Aktivität des Verdauungsfeuers

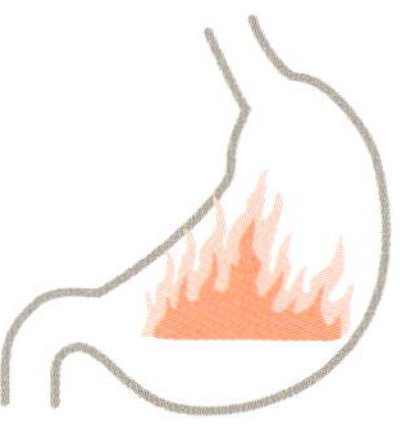

VISHAMA AGNI
Unregelmäßige Aktivität des Verdauungsfeuers

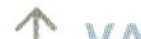
↑ VATA

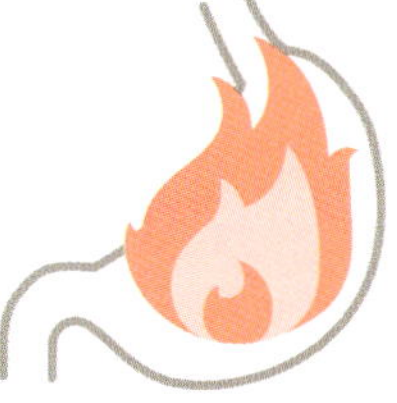

TIKSHNA AGNI
Übermäßige Aktivität des Verdauungsfeuers
↑ PITTA

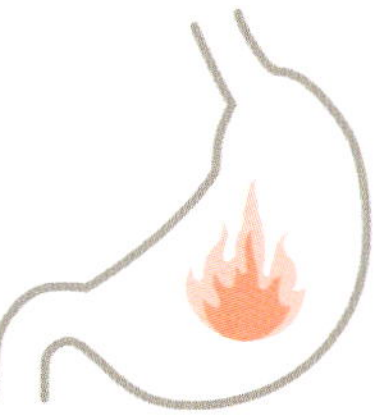

MANDA AGNI
Geringe Aktivität des Verdauungsfeuers
↑ KAPHA

Tikshna Agni

Das Tikshna Agni wird von den Eigenschaften des Pitta-Doshas und einer starken Verdauung gekennzeichnet. Anzeichen dafür sind großer Appetit und ein starkes Hungergefühl sowie Verdauungsbeschwerden wie Sodbrennen, Durchfall oder Erbrechen. Meist gehen diese Symptome mit Pitta-Beschwerden einher und zeigen sich anhand eines weichen und öligen Stuhlgangs.

Manda Agni

Das Manda Agni kennzeichnet eine träge Verdauung und wird von den Eigenschaften des Kapha-Doshas beeinflusst. Wenig Appetit, eine langsame Verdauung mit Schwere im Magen und Blähungen oder Übelkeit sind seine Anzeichen. Meist geht dies mit Kapha-Beschwerden einher.

Wenn Agni längerfristig in einem der unausgeglichenen Zustände bleibt, dann führt das früher oder später zu Ama.

Ama – die Rückstände in unserem Körper

Verläuft der eben beschriebene Prozess der Verdauung und Umwandlung des Gewebes nicht reibungslos, so können sich Stoffwechselrückstände oder „Unverdautes" anhäufen. Diese gelten im Ayurveda als wichtige Ursache für Erkrankungen und werden Ama genannt. Ama bedeutet so viel wie gift-ähnlich, unverdaut, unreif. Ama hat eine klebrige Grundkonsistenz und kann den reibungslosen Energie- und Kommunikationsfluss zwischen Zellen, Organen und Organsystemen erheblich stören. Dieser Kommunikationsfluss findet über winzige Kanäle (Srotas) statt, welche durch Ama bildwörtlich verstopft sein können.

Allgemeine Ursachen für Ama

- Ungesunde Ernährungs- und Lebensgewohnheiten
- Bewegungsmangel
- Psychische Probleme (Kummer, Sorgen, Angst, Wut)
- Medikamente
- Chronischer Stress
- Toxine

Im engeren Sinne bezieht sich Ama auf unverdaute Nahrungsrückstände, darunter werden verschiedene Arten an Toxinen, Schlacken und Stoffwechselrückständen verstanden. Diese belasten die Verdauung, den allgemeinen Stoffwechsel, die Zellproduktion und Funktionsfähigkeit der Organe. Zusätzlich kann durch Ama das Energielevel negativ beeinflusst werden und sich mental eine Schwere oder „Trübheit" einstellen.

Ama gilt im Ayurveda als Grundlage vieler Erkrankungen. In der Schulmedizin wird statt dem Begriff „Ama" von Toxinen (Giftstoffen) gesprochen. Diese werden weiter differenziert als Ektotoxine (Gift von außen, z.B. Nikotin, Alkohol, Lebensmittelzusätze, Umweltgifte, Medikamente), Endotoxine (Gift von innen, z.B. Entzündungsprozesse, Übersäuerung) und Psychotoxine (Stresshormone, negative Emotionen wie Wut und Ärger).

Allgemeine Symptome für Ama

Ama kann sich durch verschiedene Beschwerden bemerkbar machen. Es gibt einige typische Anzeichen, andere können komplexer sein. Das Aufspüren dieser Ama-Anzeichen ist ein wesentlicher Bestandteil einer Erstuntersuchung durch ayurvedisch ausgebildete Ärzte, Ärztinnen und Therapeut*innen.

Ama ist nahezu bei allen Störungen der Doshas vorhanden und in irgendeiner Form bei einer Entstehung von Erkrankungen beteiligt. Ziel jeder ayurvedischen Therapie ist es daher, die Bildung von Ama zu verhindern (präventiver Ansatz) oder vorhandenen Ama zu lösen und auszuscheiden (therapeutischer Ansatz). Aus ayurvedischer Sicht ist eine Erkrankung nichts, was von heute auf morgen entsteht, sondern etwas, was sich kontinuierlich aufbaut.

Typische Anzeichen für Ama

- Müdigkeit, Energielosigkeit
- Antriebslosigkeit
- Belegte Zunge, Mund- und Körpergeruch
- Häufige Infektionen oder Pilzerkrankungen
- Verdauungsbeschwerden, Blähungen, Völlegefühl
- Sodbrennen, Stuhlunregelmäßigkeit
- Unreine Haut, Akne, Ekzeme und Ausschläge
- Schmerzen, Gelenkbeschwerden
- Kopfschmerzen

Ama-Selbsttest

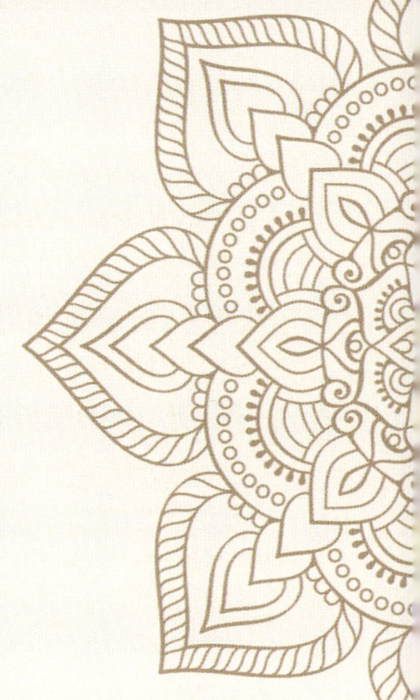

Neben der Konstitutionsanalyse empfehlen wir zusätzlich auch einmal den eigenen Ama-Status bewusst zu betrachten.

ANWENDUNGEN FÜR ZU HAUSE

Ingwerwasser bei mittlerer Ama-Belastung

Ingwer regt das Verdauungsfeuer an.

- ½ TL Ingwerpulver oder ein daumengroßes Stück frischen Bio-Ingwer
- 330 ml lauwarmes Wasser

Rühre das Pulver ins Wasser oder schneide den frischen Ingwer in Scheiben und lasse ihn 5 Minuten in heißem Wasser ziehen. Trinke das Ingwerwasser jeden Tag etwa 30 Minuten vor jeder Hauptmahlzeit. Es reduziert die Belastung.

Das Ingwerwasser kannst du so lange einnehmen, bis der Ama-Test einen geringeren Wert angibt. Meist geschieht das nach zwei bis drei Wochen. Solltest du bemerken, dass dir sehr heiß wird oder du gereizt bist, solltest du das Ingwerwasser absetzen.

Pippali bei schwerer Ama-Belastung

Die Schärfe des langen Pfeffers eignet sich zur Ama-Reduktion.

- 2 g Pippali
- 330 ml lauwarmes Wasser

Rühre das Pulver ins Wasser und trinke es jeden Tag etwa 30 Minuten vor der Hauptmahlzeit über eine Zeit von 7 Tagen.

Beachte: Hast du Probleme mit dem Magen wie Magenschleimhautentzündung, Sodbrennen, Magengeschwüre oder ein stark ausgeprägtes Pitta, dann solltest du besser auf Pippali und Ingwerpulver verzichten und auf frischen Ingwer umsteigen. Bei einer schweren Ama-Belastung kann es sinnvoll sein, eine sogenannte Pippali-Treppenkur (siehe Seite 201) zu machen.

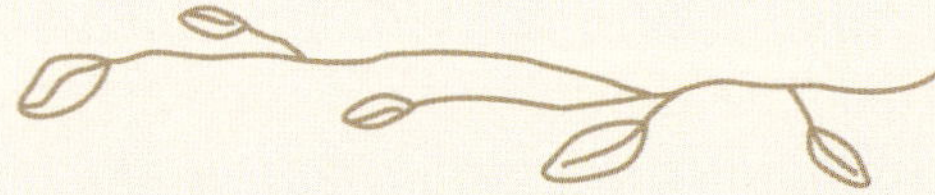

Der Ama-Selbsttest gibt uns neben den Dosha-Verhältnissen einen guten Aufschluss, wie es um unsere Gesundheit steht. So können wir auch ganz unabhängig von der Konstitution Rückschlüsse ziehen.

Bitte beachte: Die im Ama-Selbsttest verwendeten Fragen sind in ihrer Gesamtheit zu sehen und zu interpretieren. Keine der Aussagen lässt – isoliert betrachtet – Rückschlüsse auf deinen Ama-Status zu. Bitte mache daher den Test immer vollständig und betrachte die Gesamtsumme deines Resultates.

Kreuze auf der Skala von 0 bis 4 an, wie stark die Aussage auf dich zutrifft.

0 bedeutet: überhaupt nicht, 4 bedeutet: voll und ganz

Ich leide unter Verstopfung und muss häufig die Klobürste und viel Klopapier benutzen.

0 1 2 3 4

Ich leide unter einer ständig verstopften Nase und habe ein dumpfes Gefühl im Kopf.

0 1 2 3 4

Ich brauche morgens eine Weile, bis ich wirklich wach bin.

0 1 2 3 4

Nach dem Aufstehen fühle ich mich steif und muss mich erst einmal bewegen.

0 1 2 3 4

Ich fühle mich oft mental und auch körperlich erschöpft, ohne viel getan zu haben.

0 1 2 3 4

Ich habe oft keinen Appetit oder kein Verlangen, etwas zu essen.

0 1 2 3 4

Ich leide unter Blähungen oder anderen Verdauungsproblemen.

0 1 2 3 4

Ich verspüre häufig ein Jucken an verschiedenen Stellen meiner Haut.

0 1 2 3 4

Ich habe morgens eine belegte Zunge.

0 1 2 3 4

Ich friere schnell.

0 1 2 3 4

Ich fühle mich häufig müde und energielos.

0 1 2 3 4

Dein Ama-Test-Ergebnis:

Zähle deine Punkte zusammen. Im Folgenden wird aufgeschlüsselt, wie groß die Ama-Belastung deines Körpers ist.

Von 0–5: keine Ama-Belastung
Von 6–11: geringe Ama-Belastung
Von 12–22: mittlere Ama-Belastung
Mehr als 23: starke Ama-Belastung

So kannst du mit deiner gesunden Ernährung beginnen

Bei der Ernährung konzentrieren wir uns so häufig auf das „Was“: Was soll ich essen? Doch können wir uns manchmal in den Details verlieren, und das große Ganze gerät aus dem Blick. Wir haben dir in diesem Kapitel gezeigt, dass viele andere Aspekte, zum Beispiel unser Trinkverhalten, bei der Ernährung ebenso wichtig sind.

Mit unserem Rad der Ernährung kannst du dir einen Überblick verschaffen, was für dich aktuell das wichtigste Thema ist. Das Rad der individuellen Ernährung hilft dir dabei, eine Bestandsaufnahme durchzuführen und sie zu visualisieren. Es zeigt dir, in welchem Bereich der ganzheitlichen Ernährung du dich auf einem

Das Rad der Ernährung

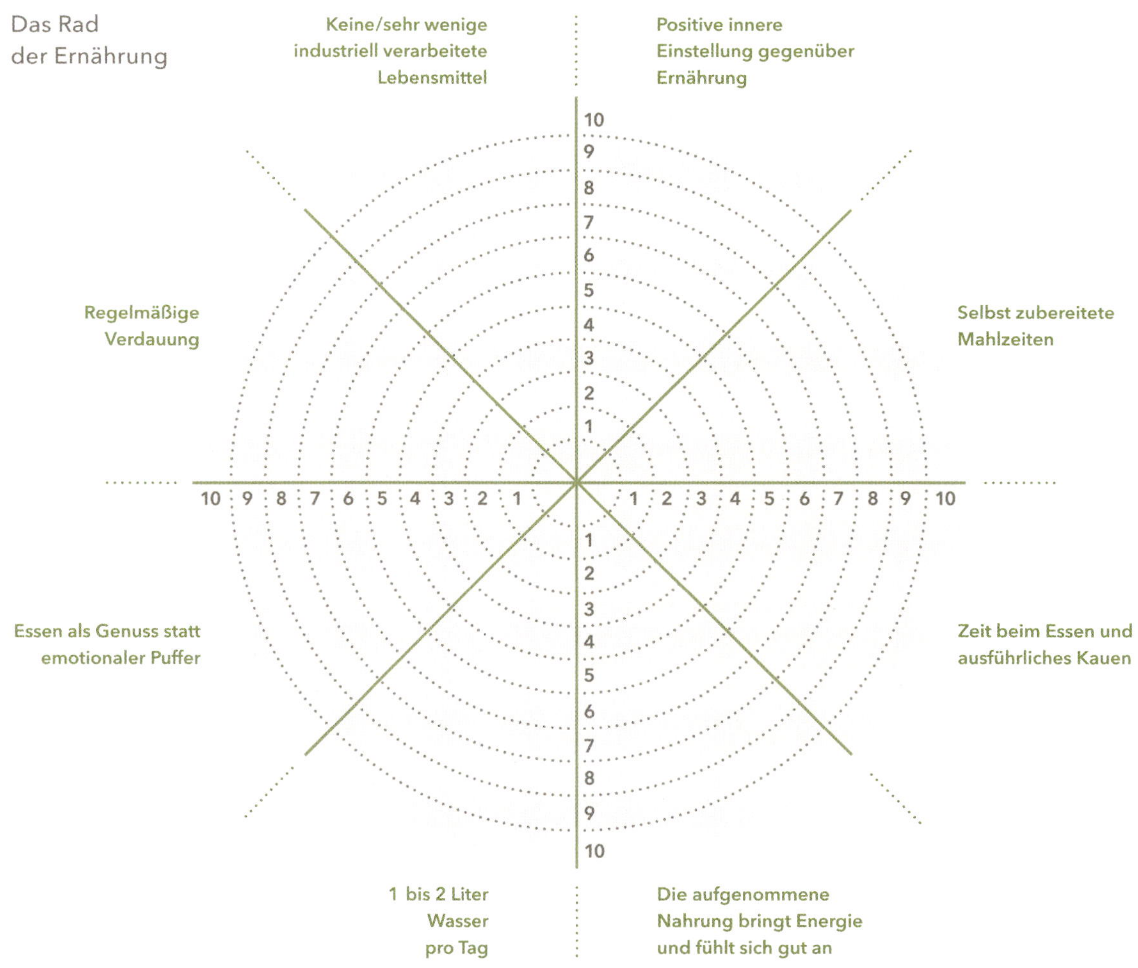

guten Weg befindest und wo du noch daran arbeiten kannst. Es passiert schnell, dass wir uns vor allem auf einen Bereich stark konzentrieren und andere völlig außer Acht lassen. Das Rad der Ernährung hilft dir, mögliche Bereiche, denen du dich zu wenig zuwendest, zu erkennen und ausgeglichen vorzugehen.

So geht es: Schau dir jede einzelne Sektion genau an und entscheide selbst von 0 (sehr unzufrieden/wird aktuell komplett vernachlässigt) bis hin zu 10 (sehr zufrieden/trifft genau zu), wo du deinen aktuellen Stand einordnen würdest.

CHECK:

Wir möchten dich einladen, deine eigene Ernährung mit dem Wissen um die ayurvedische Ernährungsweise einmal genauer unter die Lupe zu nehmen.

Step 1: Was isst du eigentlich?
Beobachte für ein paar Tage deine eigene Ernährung einmal aufmerksam und notiere dir gegebenenfalls sogar in einer Art Ernährungstagebuch, was du wann gegessen hast, und auch, wie du dich danach gefühlt hast.

Bitte beachte: Es geht nicht darum, dass du dich selbst verkopft kontrollierst und möglichst alles richtig machst. Es geht darum, dass du eine gewisse Aufmerksamkeit für deine tägliche Nahrungsaufnahme entwickelst.

Step 2: Wo kann ich in meinem Alltag möglichst einfach den Ayurveda integrieren?
Wo kann ich hier allgemeine Empfehlungen (z. B. die acht Regeln) nutzen und wo spezifisch anhand meiner persönlichen Dosha-Konstitution essen?

Folgende Fragen helfen dir:
- Wo integrierst du jetzt schon ayurvedische Empfehlungen in deinem Alltag?
- In welchen Bereichen willst du für dich Änderungen herbeiführen?
- Was waren ganz neue Erkenntnisse für dich?

Step 3: Lege los – mit einer Veränderung nach der anderen
Oftmals neigen wir dazu, möglichst alles auf einmal verändern und anpassen zu wollen. Dies klappt für zwei bis drei Tage gut und wenn dann die anfängliche Euphorie nachlässt, fällt es uns meistens richtig schwer, dranzubleiben. Deshalb: Konzentriere dich bitte auf eine einzige Veränderung, die du gerne für dich umsetzen möchtest, und starte dabei mit der, die dir am leichtesten fällt. Wenn du sie für dich integriert hast, dann kannst du die nächste angehen. Welche Veränderung möchtest du jetzt integrieren?

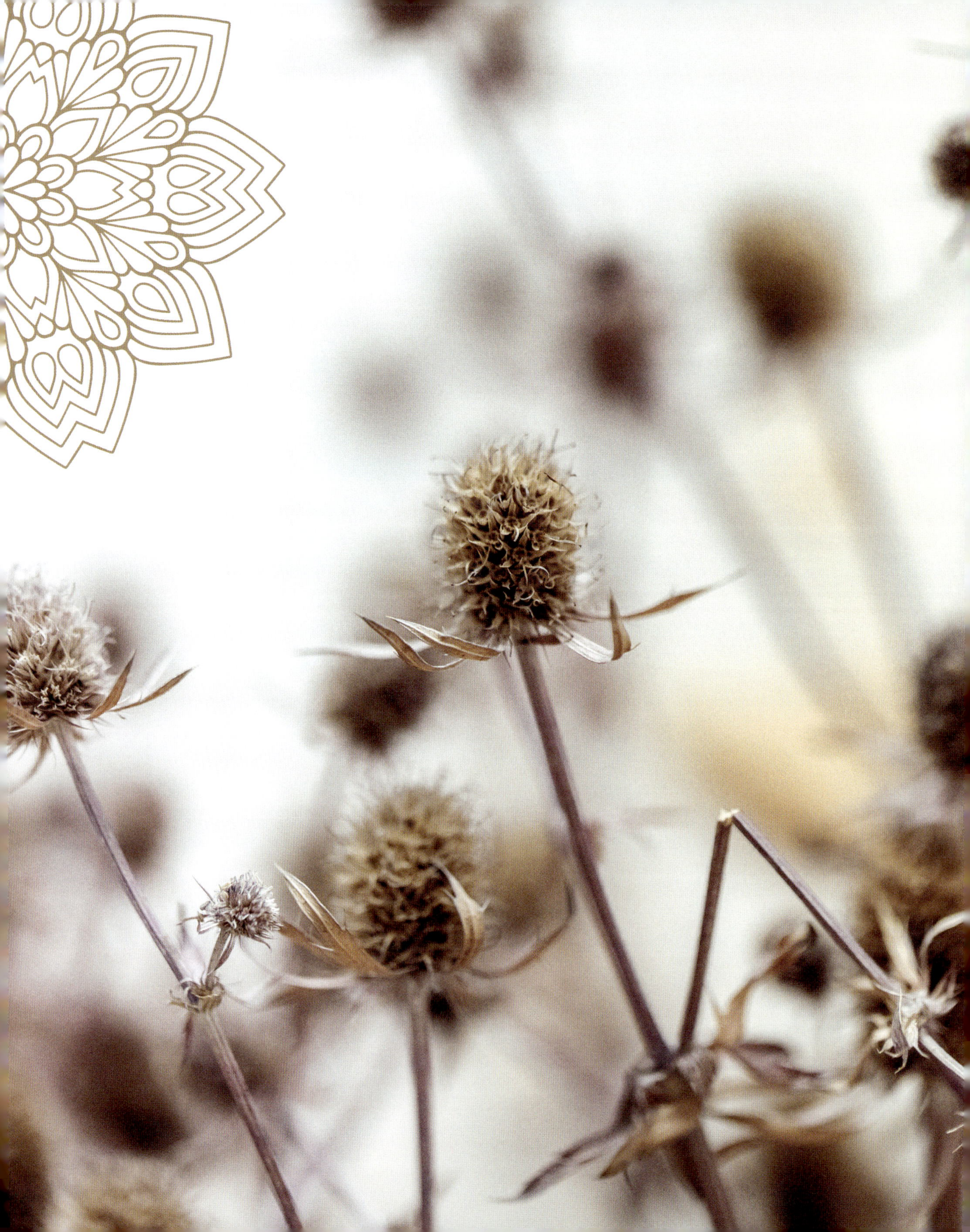

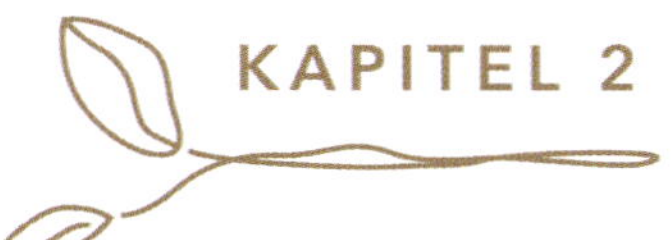

KAPITEL 2

KRANKHEITEN VERSTEHEN UND WIRKSAM VORSORGEN

In diesem Kapitel möchten wir dir zeigen, wie im Ayurveda die Begriffe „Krankheit" und „Gesundheit" verstanden und interpretiert werden. Gesundheit, ayurvedisch betrachtet, umfasst nicht nur Körper, Seele und Geist, sondern auch die individuelle Lebensfreude und grundlegende Zufriedenheit. Krankheiten werden als Endpunkt eines Prozesses über viele Ebenen und Jahre begriffen. Wir bringen dir diese besondere Dynamik nahe, damit du umso früher und klarer gegenlenken kannst.

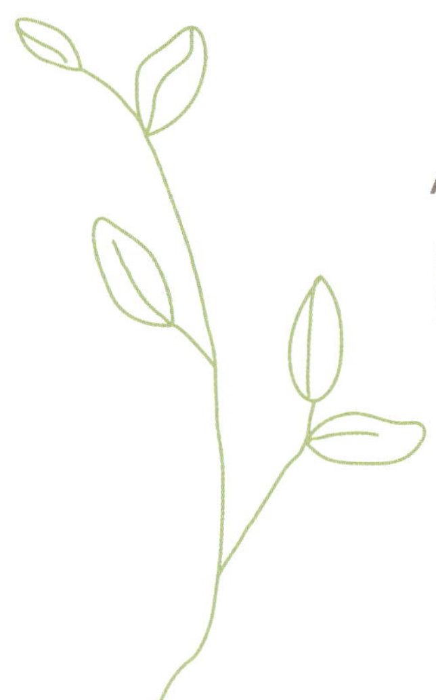

AYURVEDA ALS GANZHEITLICHE MEDIZIN

Der Ayurveda geht grundsätzlich davon aus, dass Körper, Geist und Seele untrennbar miteinander verknüpft sind und zusammen ein Ganzes bilden. Deshalb betrachtet er neben der körperlichen Gesundheit auch das allgemeine Wohlbefinden und die Lebensfreude.

Oftmals haben wir den Eindruck, der Ayurveda beziehe sich vor allem auf unsere körperliche Gesundheit, die er durch reinigende körperliche Techniken und die Ernährung unterstützt. Dies ist aber zu einfach gedacht, denn die mentale und seelische Gesundheit sind ebenso zentrale Bestandteile und ausschlaggebend, um überhaupt in unsere individuelle Balance zu kommen.

DER AYURVEDA BESCHREIBT DREI GROSSE GRUNDPFEILER UNSERER MENTALEN GESUNDHEIT:

- Das allgemeine Wohlbefinden
- Gesundheit von Körper, Geist und Seele
- Die individuelle Lebensfreude und grundlegende Zufriedenheit

Gerade die Lebensfreude und grundlegende Zufriedenheit sind wichtige Dreh- und Angelpunkte, die wir in unserer schnelllebigen Welt oftmals aus den Augen verlieren. Wir können uns noch so vorbildlich ernähren, noch so oft Sport treiben, wenn wir uns aber innerlich leer fühlen, werden wir nicht in unsere komplette Balance und Gesundheit finden.

Wir erleben häufig Klient*innen, die laut dem Anamnesebogen ein prallvolles Leben führen, bei denen sich im Gespräch aber schnell herausstellt, dass sie sich nicht erfüllt fühlen.

UNSERE LEBENSFREUDE HÄNGT VON DIESEN SICH GEGENSEITIG BEEINFLUSSENDEN FAKTOREN AB:

- Körperliche, physische Aspekte
- Energetische Aspekte
- Emotionale Aspekte
- Geistige Aspekte
- Spirituelle Aspekte

Die drei Doshas und unsere mentale und seelische Gesundheit

Selbstverständlich spielen auch bei unserer mentalen Gesundheit die drei Doshas eine zentrale Rolle. Sie werden als energetische Schwingungsmuster definiert, was der somatischen (körperlichen) Betrachtungsweise von Bioenergien ziemlich nahekommt. Der Ayurveda hat die Vorstellung, dass jeder Mensch mit seinem ganz persönlichen Schwingungsmuster auf die Welt kommt. Insgesamt gibt es so viele unterschiedliche Schwingungsmuster, wie es Menschen auf unserem Planeten gibt – ähnlich dem genetischen Fingerabdruck. Wenn wir uns in unserem ausbalancierten Grundzustand (Prakriti) befinden, dann schwingen wir in unserer Urschwingung. Ist unser natürliches Schwingungsmuster gestört, so befinden wir uns im Vikriti-Zustand.

Neben der alleinigen Betrachtung der Doshas und ihrem Einfluss auf der mentalen Ebene kommen hier zusätzlich die drei Gunas (Qualitäten) für eine genauere Beschreibung zum Einsatz. Unter Gunas versteht man so viel wie eine Qualität, welche einen gegebenen Grundzustand genauer analysieren und beschreiben kann.

Die drei Gunas sind allgegenwärtig und stehen immer in Relation zueinander. Inwiefern welches Guna in uns gerade aktiv wirkt, hängt stark von der aktuellen Lebenslage, Tagesform und den äußeren sowie inneren Anforderungen ab.

HÄUFIG WERDEN DIE GUNAS AUCH ALS FEINSTOFFLICHE PRINZIPIEN ODER KRÄFTE TITULIERT. MAN UNTERSCHEIDET:

- Sattva: Prinzip der Ruhe, Achtsamkeit, Klarheit, Harmonie
- Rajas: Prinzip der Bewegung, Aktivität, Leidenschaft
- Tamas: Prinzip der Trägheit, Unbeweglichkeit, Passivität

Natürlich können auch unsere Lebensmittel unter dem Gesichtspunkt dieser drei Qualitäten betrachtet werden. Sattvische Lebensmittel sind dabei solche, die viele Nährstoffe enthalten und leicht verdaulich sind. Lebensmittel, die dem Rajas zugeordnet werden, sollten moderat genossen werden, da sie reizend und stimulierend wirken. Dazu zählen Koffein, Alkohol oder auch Fleisch. Tamasische Lebensmittel können bei einem hohen Verzehr zu Lethargie und Trägheit führen. Darunter fallen beispielsweise frittierte oder stark fettige Speisen.

Jeder von uns hat aktive und passive Phasen, Momente, in denen er ruhig und gelassen (Sattva), aktiv und energisch (Rajas) oder passiv und zurückhaltend (Tamas) reagiert. Das ist vollkommen normal, menschlich und natürlich. Ungünstig wird es allerdings, wenn die vorherrschende Qualität der aktuellen Situation nicht gut angepasst ist.

Die Wirkung der drei Gunas auf die drei Doshas

	SATTVA	RAJAS	TAMAS
VATA	Kreativität Geistige Flexibilität Gelassenheit Wachheit Neugier Begeisterungsfähigkeit	Hyperaktivität Nervosität Angst Hektik Nicht vorhandene Erdung	Verwirrung Unentschlossenheit Innere Blockaden Hoffnungslosigkeit Unzufriedenheit Kummer
PITTA 	Brillante Intelligenz Einsicht Erkenntnis Verständnis Charismatische Ausstrahlung	Aggressivität Tempo Macht Prestige Perfektionismus	Wut Hass Neid Eifersucht Intoleranz
KAPHA 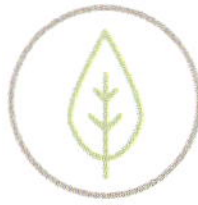	Liebe Mitgefühl Bereitschaft zum Vergeben Gemeinschaftssinn Wohlüberlegtes Handeln Gründlicher Arbeitsstil Geduld	Anhaftung Gier Besitzstreben Völlerei Unkontrollierte Gelüste Abkapselung Isolation	Verwirrung Unreflektiertheit Festgefahrene Gedankenmuster Lethargie Verstimmung Abstumpfung

Ayurveda und Psychosomatik

Die Psychosomatik (von griechisch „psyché" dem Atem, Hauch, und „soma", dem Körper) beschäftigt sich mit dem Einfluss der Psyche beziehungsweise psychosozialer Belastungen auf den Körper. Bei psychosomatischen Symptomen zeigen die Betroffenen körperliche Beschwerden, ohne dass sich eine körperliche Ursache feststellen lässt. Die Ursache der Beschwerden findet sich häufig in außergewöhnlichen Stressoren, die zu einem psychischen, unbewussten Konflikt führen, der dann auf die körperliche Ebene verschoben wird und dort Symptome auslöst. Leider wird dies in unserem westlichen Gesundheitssystem häufig immer noch als letztmögliche „Verlegenheitsdiagnose" ausgelegt. Lapidar gesagt: Wenn körperlich nichts gefunden wird, dann muss es wohl psychisch sein. Dies führt dazu, dass die Psychosomatik meist leider nicht ganzheitlich und gleichwertig von Anfang an in verschiedene Therapiekonzepte mit einfließt, sondern erst dann, wenn andere Konzepte nicht mehr funktionieren.

Bei der Behandlung körperlicher Symptome verweigern wir uns allzu oft den psycho-emotionalen Aspekten beziehungsweise bagatellisieren diese. Nach dem Motto: „Wie kann so ein bisschen Stress denn für Bluthochdruck sorgen?" Belastende Emotionen, Konflikte oder Stress sollten jedoch nicht einfach verdrängt, sondern behandelt werden. Das bedeutet, sich seinen Emotionen zu stellen und dabei einen neuen Zusammenhang zu entdecken. Emotionen weisen uns immer auf etwas hin. Um das besser zu verstehen, habe ich ein ganz banales Beispiel für dich: Nehmen wir mal an, du ärgerst dich täglich bei der Arbeit über deine Kollegin, die ihre Aufgaben nicht richtig macht. Dann solltest du dich fragen, was dir diese Emotion – in diesem Fall Wut – mitteilen möchte. Vielleicht fühlst du dich selbst überfordert, weil all die Arbeit, die sie nicht korrekt wegarbeitet, bei dir hängen bleibt. Oder aber diese Art und Weise, Aufgaben zu erledigen, stimmt nicht mit deinem Wertesystem überein, denn du setzt es als Maßstab, dass man Aufgaben gründlich erledigen sollte. In den allermeisten Fällen liegt also das eigentliche Problem hinter der Wut verborgen. Und so ist es meist auch mit anderen blockierenden Gefühlen wie Angst oder Trauer. Um sie aufzulösen, dürfen sie nicht einfach unterdrückt und vermieden werden. Es muss ihnen Raum geschenkt werden, zur Anerkennung, Akzeptanz und dann zum Loslassen. Ansonsten sucht sich die Seele eine andere Ausdrucksmöglichkeit – in körperlichen Symptomen.

Das Zusammenspiel von Körper und Seele aus ayurvedischer Sicht

Im Ayurveda wird die Psyche auch Manasik genannt, der Körper heißt Sharirik. Die Fachrichtung der Psychosomatik wird als Manodaihik Vydhis bezeichnet.

Im Ayurveda wird davon ausgegangen, dass psychosomatische Komponenten bei einem Krankheitsprozess oder einer Disbalance immer beteiligt sind und wir Menschen als ganzheitliche Wesen überhaupt keine Trennung von Körper, Geist und Seele vornehmen können. Daher sind alle präventiven und therapeutischen Konzepte grundsätzlich ganzheitlich aufgebaut und umfassen neben den körperlichen Aspekten (z.B. Ernährung, Reinigung) auch immer die mentalen und auch spirituellen Ebenen.

Die fünf Koshas und die Ebenen unseres Seins

In der westlichen Medizin geht man von der Trinität Körper, Geist und Seele aus. Der Ayurveda und der Yoga unterteilen den geistig-seelischen Bereich noch stärker. Insgesamt gibt es fünf Ebenen, eine grobstoffliche (den physischen Körper) und vier feinstoffliche. Diese Ebenen werden Hüllen beziehungsweise auf

Sanskrit Koshas genannt. Du kannst sie dir wie Zwiebelschalen vorstellen, die schichtweise unsere Seele umhüllen und unsere menschliche Natur ausmachen. Je tiefer die Schicht wird, desto subtiler ist für uns deren Wahrnehmung und desto näher ist sie an unserem wahren Kern und unserer natürlichen Intelligenz (Buddhi).

In den alten vedischen Texten ist zu lesen, dass diese Hüllen auch als grobstoffliche beziehungsweise feinstoffliche Manifestationen der Seele angesehen werden und sich gegenseitig nähren beziehungsweise auch blockieren können. Diese Betrachtungsweise entspricht der Vorstellung der Psychosomatik: Ein körperlicher Schmerz auf Ebene der Annamaya-Kosha kann zu Energieblockaden in der Pranamaya-Kosha führen und die weiteren inneren Koshas dadurch aus dem Gleichgewicht bringen. Ebenso kann dies auch auf umgekehrtem Weg möglich sein, denn die äußeren Schichten können die inneren beeinflussen und andersherum. Über die äußeren Schichten können wir die inneren Schichten beeinflussen und unsere Wahrnehmung schulen. Dies erfolgt zum Beispiel bei einer Asana-, Pranayama- und Meditationspraxis.

Welche Koshas es gibt und wie diese aus ayurvedischer Sicht angesprochen werden, erklären wir dir, wenn du diesen QR-Code aufrufst.

www.suedwest-verlag.de/ ayurveda-sprechstunde

Ayurveda als Energiemedizin

Grundsätzlich wird Energie als ein fundamentaler Begriff der Physik verstanden und in der Einheit Joule gemessen. Die allgemeingültige Definition von Energie ist: „Energie ist die Fähigkeit, mechanische Arbeit zu verrichten, Wärme abzugeben oder Licht auszustrahlen." Der Energieerhaltungssatz sagt zudem aus, dass Energie in einem geschlossenen System erhalten bleibt. Auch wir Menschen bestehen aus Energie beziehungsweise „verfügen" über diese. Dabei gibt es – zumindest aus ayurvedischer Sicht – hier keine einheitliche Definition. Es handelt sich also eher um eine Art Gefühl oder einen allgemeinen Grundzustand, der sich an unterschiedlichen Parametern misst und sehr individuell ist. Unser allgemeines Energielevel ist dabei von vielen verschiedenen Faktoren abhängig und es handelt sich um ein dynamisches Konzept.

Was bedeutet Energie aus ayurvedischer Sicht?

Aus ayurvedischer Sicht sind wir voller Energie, wenn wir in unserer ganz eigenen Balance (im Gleichklang mit unserem Dosha-Typ) sind, unsere individuellen Bedürfnisse kennen und respektieren und dementsprechend keine inneren Widerstände haben. Die drei Doshas sind die jeweiligen Bioenergien. Ebenso wird Prana oftmals als Lebensenergie übersetzt.

Das Konzept der Nadis und Chakren

Der Ayurveda beschreibt, wie sich durch unseren Körper ein feines Netz an Energiekanälen zieht. Die einzelnen Kanäle werden Nadis genannt und sie verzweigen sich von größeren Kanälen in immer kleinere. Sie leiten unsere Lebensenergie und versorgen so den gesamten Körper mit dieser vitalen Kraft. Die Nadis sind in ihren Grundzügen mit den Meridianen der traditionellen chinesischen Medizin vergleichbar.

Neben diesen Energiekanälen gibt es in der ayurvedischen Medizin auch die sieben Chakren, ein Modell, das auch in der Yogatradition und anderen Heilsystemen verankert ist.

Eine ausführliche Übersicht über die Chakren und ihren Zusammenhang mit dem Ayurveda findest du unter dem folgenden QR-Code.

www.suedwest-verlag.de/ ayurveda-sprechstunde

Ayurvedische Physiologie: So funktioniert unser Körper aus ayurvedischer Sicht

Um Gesundheit und Krankheit im ayurvedischen Kontext richtig verstehen zu können, möchten wir dir im Folgenden die Physiologie und Pathologie aus westlicher und ayurvedischer Sicht näherbringen.

Physiologie aus westlicher Sicht: Aus schulmedizinischer Sicht wird die Physiologie als die Lehre der natürlichen Lebensvorgänge definiert. Die Physiologie untersucht die normalen biochemischen und biophysikalischen Funktionsweisen des Körpers. Sie wird in verschiedene Teilgebiete gegliedert, die sich jeweils mit den spezifischen Funktionsweisen auseinandersetzen, wie zum Beispiel Herz-Kreislauf-Physiologie, Stoffwechselphysiologie, Neurophysiologie oder Atmungsphysiologie.

Physiologie aus ayurvedischer Sicht: Das ayurvedische Verständnis von Physiologie beruht auf der Annahme, dass Mikro- und Makrokosmos eins sind (siehe auch Seite 22) und aus denselben fünf Elementen (Erde, Wasser, Feuer, Luft und Äther) aufgebaut sind (siehe Seite 22f.). Dies gilt auch für die funktionellen und strukturellen Bestandteile des Körpers. Der Ayurveda unterscheidet die sieben Körpergewebe (Dhatus), die Ausscheidungsprodukte

(Malas) und die Körperkanäle (Srotas) als strukturelle Bestandteile des Körpers. Zu den funktionellen gehören der Stoffwechsel (Agni) und die Funktionsprinzipien (Doshas).

Pathologie aus schulmedizinischer Sicht: Die Schulmedizin definiert Pathologie als Krankheitslehre beziehungsweise Krankheitsforschung. Pathologie ist demnach die Lehre von den abnormen und krankhaften Vorgängen und Zuständen im Körper und deren Ursachen. Es wird zwischen makroskopischer und mikroskopischer Pathologie unterschieden. Bei Ersterem handelt es sich um krankhafte Veränderungen, die mit dem bloßen Auge erkennbar sind, bei Letzterem um solche, die nur mittels (Elektronen-)Mikroskop ausgemacht werden können. Westliche Pathologie dreht sich vorwiegend um die Untersuchung histologischer Präparate unter dem Mikroskop.

Pathologie aus ayurvedischer Sicht: Aus ayurvedischer Sicht sind Erkrankungen immer auf ein Ungleichgewicht der Doshas zurückzuführen. Jeder Mensch verfügt seiner individuellen Konstitution entsprechend über einen Zustand, in dem die drei Doshas zueinander in Balance stehen. Wird dieses Gleichgewicht gestört, bildet sich im Körper Ama – Stoffwechselrückstände aufgrund von unverdauten Nahrungsbestandteilen. Je nachdem, welche Doshas von dem Ungleichgewicht betroffen sind, kommt es zu unterschiedlichen Symptomen beziehungsweise Erkrankungen. Ama ist ein wichtiger Faktor, um die Ausprägung einer Disbalance einzuschätzen, und wird bei jeder Konsultation überprüft.

Balance und Disbalance

Im Ayurveda wird statt von Gesundheit und Krankheit meist von Balance und Disbalance gesprochen.

Balance: Als Balance wird unsere ganz individuelle Gesundheit bezeichnet, die sich dadurch zeigt, dass wir uns voller Energie und Vitalität fühlen und gemäß unserer Grundkonstitution in unserem persönlichen Gleichgewicht sind.

Disbalance: Eine Disbalance hingegen bezeichnet ein Abweichen von diesem Zustand. Das kann sich schon auf einem subtilen und kaum bemerkbaren Level abspielen. Was wir im Allgemeinen als „Krankheit" oder „Erkrankung" bezeichnen, wird im Ayurveda meist schon als eine etwas weiter fortgeschrittene Krankheit eingestuft.

Die Begrifflichkeiten „Balance" und „Disbalance" sind aus mehreren Perspektiven passend für die ayurvedische Betrachtungsweise. Sie zeigen, dass weder Gesundheit noch Krankheit ein starres Konzept sind, sondern sich dynamisch verhalten und wir selbst einen großen Einfluss darauf haben. Ebenso macht dieses Konzept uns klar, dass der Zustand, den wir im Allgemeinen als „Krankheit" bezeichnen, schon ein tendenziell weit fortgeschrittener Prozess ist und wir viel früher ansetzen können und sollten, um wieder gesund zu werden und auch gesund zu bleiben, und nicht erst dann, wenn wir uns schon deutlich nicht mehr gesund fühlen. Dies führt uns den präventiven Charakter der ayurvedischen Medizin sehr deutlich vor Augen.

Die drei großen Kräfte: Ojas, Prana und Tejas

Die Doshas finden wir in einer subtilen Ausprägung in Form von drei elementaren Kräften in uns, welche für unsere Gesundheit wichtig sind: Ojas, Prana und Tejas. Ojas steht dabei im engen Zusammenhang mit dem Kapha-Dosha, Prana mit dem Vata-Dosha und Tejas mit dem Pitta-Dosha. Auf zellulärer Ebene finden wir alle drei Kräfte in jeder einzelnen Körperzelle. Sie sorgen somit für den funktionierenden Aufbau und die Funktionsfähigkeit dieser kleinsten körperlichen Bausteine.

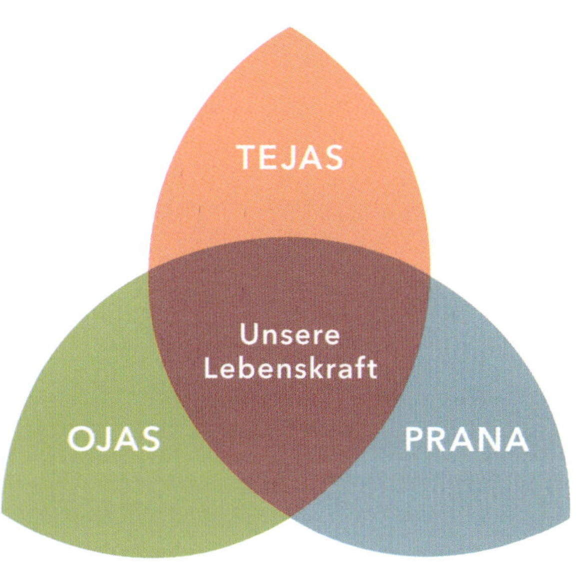

Die drei großen Kräfte Ojas, Prana und Tejas

Ojas – die feinste Essenz unserer Verdauung

Ojas stammt von dem Sanskrit-Wort „Vaj" ab und bedeutet so viel wie „Körperstärke", „Vermögen" und „Vitalkraft". Ojas ist eine sehr feinstoffliche Substanz, die für uns nicht greifbar ist, aber einen großen Einfluss auf unser Wohlbefinden, unsere Gesundheit und Energie hat. Wird aufgenommene Nahrung durch Agni, unser Verdauungsfeuer, in kleinste Teilchen zerlegt, entstehen materielle Bausteine wie Eiweiße, Kohlenhydrate, Fette etc. Diese dienen anschließend dem Aufbau von Körpergewebe (Dhatus) und der Produktion von Ojas.

In der westlichen Ernährungslehre geht es meist um die Zusammensetzung der Nahrung und wie viele Makronährstoffe (Eiweiß, Fett und Kohlenhydrate) sowie Mikronährstoffe (Vitamine, Elektrolyte, Spurenelemente) darin enthalten sind. Damit verbunden ist die Vorstellung, dass wir ausreichend mit diesen versorgt sind, solange wir eine ausreichende Menge davon aufnehmen. Die ayurvedische Lehre geht hier einen Schritt weiter: Hier sind nicht nur die Kombination und die Menge wichtig, sondern auch viele weitere qualitative Eigenschaften, beispielsweise die Emotionen des Koches während der Zubereitung, der Gemütszustand während des Essens, die Aktivität des Agni etc. Diese Faktoren tragen alle dazu bei, welche Qualität das Endprodukt unserer Nahrung, unser Körpergewebe und letztendlich unser Ojas hat.

OJAS GILT ALS FEINSTOFFLICHE GRUNDLAGE FÜR:

- Immunabwehr
- Vitalität
- Fruchtbarkeit
- Ausstrahlung und Lebensfreude

Ojas durchdringt unseren gesamten Organismus und als Hauptsitz wird das Herz angegeben. Ojas hat laut den alten vedischen Schriften Kapha-Eigenschaften, denn es wird als ölig, kühl, stabil und langsam fließend beschrieben. Mit diesen Kapha-Eigenschaften sorgt es entsprechend für einen Zusammenhalt des Körpers.

Mangel an Ojas

- Körperliche Schwäche
- Schlechte Immunabwehr und Anfälligkeit für Infektionen
- Mangelnde Ausstrahlung
- Fade Haut
- Unfruchtbarkeit

Wie kann Ojas gestärkt werden?

- Stärkung des Agni
- Anpassung der Ernährung
- Integration von speziellen Ayurveda-Kräutern (Rasayanas), die den Ojas-Aufbau unterstützen

Prana – unsere Lebensenergie

Alles, was lebt, enthält Prana. Prana wird in den vedischen Texten als vitaler Atem oder Nervenenergie beschrieben. Prana ist das Bewegende, Vibrierende und Energetische in uns. Prana steht mit seinen Eigenschaften in enger Beziehung zum Vata-Dosha. Es ist in unserem Körper besonders im Nervensystem, in der Lunge und verschiedenen Energiepunkten (den Marmas) konzentriert. Die Marmas sind über ein Energienetz mit unzähligen Kanälen (Nadis) miteinander verbunden. Die Marmas sind vergleichbar mit den Akupunkturpunkten in der traditionellen chinesischen Medizin, die Nadis mit den Meridianen.

Störungen von Prana

- Nervosität
- Angst
- Konzentrationsschwäche
- Schlafstörungen

Wie kann Prana gestärkt werden?

- Meditation
- Atemübungen
- Nervenstärkende Arzneimittel und Kräuter (z. B. Ashwagandha, siehe Seite 169)

Tejas – die Flamme des Lebens

Tejas steht im engen Zusammenhang mit dem Pitta-Dosha und unserem Agni. Es wird oftmals auch als unser inneres Strahlen oder unsere Helligkeit beschrieben. Da es die Essenz des Feuerelementes in sich trägt, ist Tejas maßgeblich an unserem Metabolismus (Stoffwechsel) beteiligt.

Störungen von Tejas

- Langsamer Stoffwechsel
- Kälteempfinden
- Störungen im Hormonsystem

Wie kann Tejas gestärkt werden?

- Stärkung des Agni
- Stoffwechselaktivierung

Unsere Körpergewebe: Die sieben Dhatus

Mit dem Begriff „Dhatu" bezeichnet die ayurvedische Medizin die verschiedenen Körpergewebe. Der Begriff leitet sich vom Sanskrit-Begriff „Dha" ab, was so viel wie „unterstützen" bedeutet. Im engeren Sinne sind damit die anatomischen Strukturprinzipien im Körper gemeint. Wird der Begriff weiter gefasst, so bezieht er sich auf alle Substanzen, die den Organismus stärken.

Die sieben Dhatus und deren Entstehung im Überblick

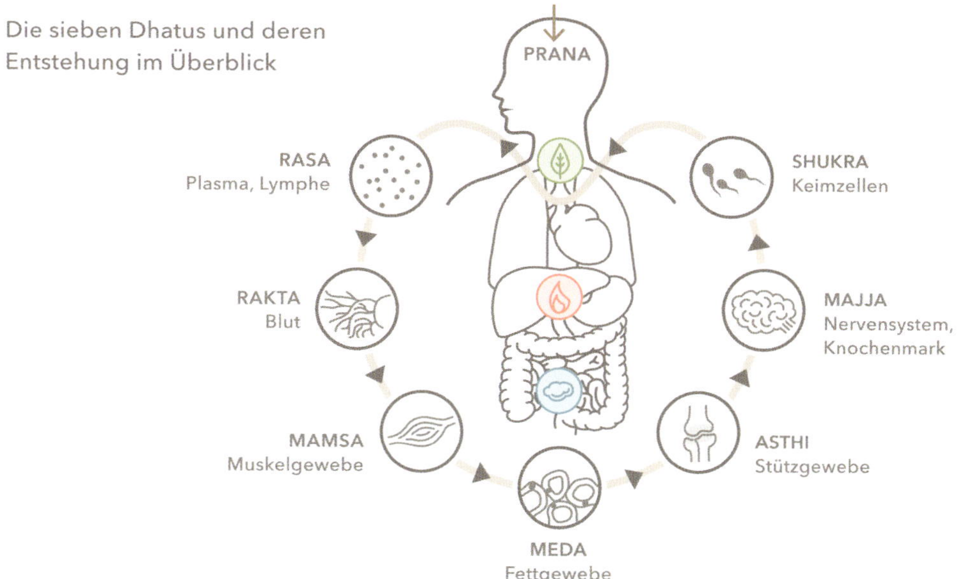

Die sieben Dhatus in der ayurvedischen Lehre

DHATU	CHARAKTERISTIK
RASA – Plasma, Lymphe	Rasa bezeichnet unseren „Nährsaft", welcher das erste Produkt aus der verdauten Nahrung darstellt. Rasa bildet die Grundlage für alle Flüssigkeiten im Körper, z. B. das Blutplasma, die Zellflüssigkeit oder die Lymphe.
RAKTA – Blut	In diesem „Gewebe" wird das Blut mit all seinen zellulären Bestandteilen (z. B. rote Blutkörperchen) zusammengefasst.
MAMSA – Muskelgewebe	Mit Mamsa werden alle Bestandteile des Muskels zusammengefasst. Dabei sind nicht nur die Muskeln unseres Bewegungsapparates gemeint, sondern auch unsere inneren Organe.
MEDA – Fettgewebe	Dem Fettgewebe werden im Ayurveda wertvolle Eigenschaften wie Schutz, Nahrung und Substanz zugeschrieben.
ASTHI – Stützgewebe	Unter das Stützgewebe fallen vor allem Knochen, Knorpel und Bindegewebe sowie Faszien.
MAJJA – Nervensystem, Knochenmark	Das Knochenmark ist u. a. für die Bildung von wichtigen Blutzellen zuständig und daher ein wichtiger Bestandteil in unserem Organismus. Ebenso wird zu diesem Dhatu das Nervensystem gezählt, welches für die Kommunikation, Aufnahme und Weiterleitung von Sinnesreizen wichtig ist.
SHUKRA – Keimzellen	Zu den Keimzellen zählen das Ovum (die Eizelle) sowie die Spermien. Dieses Gewebe ist die Grundlage für unser Fortpflanzungsvermögen.

Aufbau der Körpergewebe

Nach Auffassung der ayurvedischen Medizin werden die Körpergewebe direkt und indirekt durch die von uns aufgenommene Nahrung produziert. Dies ist in diesem Sinne gar nicht so weit von der medizinisch-wissenschaftlichen Betrachtungsweise weg, da wir hier auch davon ausgehen, dass unsere Nahrung wichtige Bausteine für den Aufbau und die Funktion unserer Körperzellen liefert. Im Ayurveda wird der Speisebrei (Ahararasa) durch unser Verdauungsfeuer in die einzelnen Bestandteile (Elemente) zerlegt. Aus diesen bauen sich anschließend nacheinander die einzelnen Gewebe auf. Das heißt, aus Rasa Dhatu entsteht Rakta Dhatu, aus diesem dann Mamsa Dhatu und so weiter. Die Qualität eines jeden Körpergewebes ist somit direkt beeinflusst von den vorherigen Geweben. Zusätzlich entsteht bei jedem Umwandlungsschritt auch immer Ojas, welches wichtig für unsere Immunkraft ist. Dies veranschaulicht nochmals die verbindende Eigenschaft von Ojas, da es permanent in diesem Umwandlungsprozess vorhanden ist und alle sieben Dhatus integriert.

Die Produktion der Dhatus läuft ständig und zyklisch ab. Dabei sind unterschiedliche Geschwindigkeiten möglich. Die roten Blutkörperchen regenerieren sich beispielsweise alle 120 Tage, die Darmschleimhaut alle paar Wochen und die Zellen der Leber circa alle zwölf Monate. Verschiedene Kräuter und Arzneimittel können diese unterschiedlichen Verdauungs- und Transformationsschritte unterstützen.

Rasa Dhatu – das Plasmagewebe aus ayurvedischer Sicht

Rasa bedeutet auf Sanskrit so viel wie „Flüssigkeit". Unter dem Begriff „Rasa Dhatu" werden zunächst einmal alle Körperflüssigkeiten zusammengefasst. Im Spezifischen handelt es sich dabei aber um das Blutplasma. Neben dem flüssigen Aspekt wird dem Rasa aber vor allem auch die nährende Komponente zugeschrieben. Diese nährende Komponente stimmt mit der psycho-emotionalen Ebene überein und drückt sich dort durch eine grundlegende Zufriedenheit („Ich bin emotional genährt", „Nahrung für die Seele") aus.

Das Rasa Dhatu hat viel mit dem Element Wasser gemeinsam und wird diesem zugeordnet. Auf Dosha-Ebene hat das Rasa Dhatu eine enge Verbindung zum Kapha-Dosha, da dieses ebenso das Wasserelement und die nährende Komponente repräsentiert.

Rakta Dhatu – das Blutgewebe aus ayurvedischer Sicht

Rakta bedeutet auf Sanskrit „rot" und das Blut wird im Ayurveda allgemein dem Feuerelement zugeschrieben (auch wir kennen das z.B. im Sprichwort „Mir kocht das Blut über"). Im Ayurveda wird dem Blut aber mehr als die zellulären und flüssigen Bestandteile, die wir in der klassischen Medizin definieren, zugeschrieben. Das Blut wird als der Träger des (Lebens-) Feuers gesehen. Wenn das Rakta Dhatu stark ist und gut durch den Körper zirkuliert, sind wir dementsprechend mit genügend „Lebenskraft“ versorgt. Diese Lebenskraft wird aber auch mit unserer Begeisterungsfähigkeit und Passion gleichgesetzt. Ist Rakta Dhatu zu stark oder unkontrolliert, merken wir das an einem Überschuss an Feuer. Körperlich kann sich dies durch entzündliche Prozesse bemerkbar machen.

Rakta Dhatu ist durch das Element Feuer eng mit dem Pitta-Dosha verknüpft. Dementsprechend kann Pitta Rakta besonders schnell beeinflussen. Aber auch die anderen Doshas können sich auswirken.

Mamsa Dhatu – das Muskelgewebe aus ayurvedischer Sicht

Mamsa bedeutet auf Sanskrit „Fleisch“, im Ayurveda bezieht sich Mamsa aber vor allem auf die Muskelmasse des Körpers, ebenso werden die Sehnen und die Haut dazu gezählt. Ganzheitlich gesehen repräsentiert das Mamsa Dhatu Stärke, Stabilität, Durchhaltevermögen und Mut.

Mamsa Dhatu hat einen engen Bezug zu den Elementen Erde und Feuer, benötigt aber die luftigen Eigenschaften, damit Muskelbewegungen initiiert werden können. Die Erde ist für die Muskelmasse wichtig, das Feuer für den Stoffwechsel und die Kontraktionsfähigkeit der Muskeln.

Meda Dhatu – das Fettgewebe aus ayurvedischer Sicht

Meda bedeutet übersetzt aus dem Sanskrit „Fett“. Der Ayurveda schreibt dem Fett eine zähflüssige, aber auch wässrige Komponente zu. Neben dem reinen Fettgewebe zählen so auch die „öligen“ Komponenten des Schweißes zum Meda Dhatu. Mit den öligen Komponenten sind vor allem die Abfallprodukte, die über den Schweiß ausgeschieden werden, gemeint.

Das Fettgewebe ist eng mit dem Wasserelement, aber auch mit dem Erdelement verknüpft und wird häufig auch als die „strukturierte Flüssigkeit“ bezeichnet. Das Meda Dhatu und das Kapha-Dosha beeinflussen sich aufgrund der elementaren Nähe gegenseitig, und so sind die grundlegenden Eigenschaften, die dem Fettgewebe zugeschrieben werden, denen von Kapha ähnlich: Fettgewebe ist nährend, schützend, strukturgebend und stabilisierend.

Der Ayurveda unterscheidet zwischen qualitativ hochwertigem und minderwertigem Meda Dhatu. Hochwertiges Meda Dhatu besteht aus dem individuell richtigen Mischverhältnis der Elemente Wasser und Erde und umfasst, quantitativ betrachtet, genau die Menge an Fettgewebe, die für unsere Grundkonstitution passend ist. Qualitativ minderwertiges Fettgewebe kann die oben beschriebenen grundlegenden Eigenschaften nicht mehr adäquat übernehmen, sondern wirkt mit seinen erdigen und wässrigen Eigenschaften vor allem Agni-reduzierend. Das Fettgewebe steht auf psycho-emotionaler Ebene für die nährenden, liebenden Komponenten in unserem Leben, aber auch in unserer Persönlichkeit, und trägt dazu bei, dass wir gut für uns selbst sorgen. Letzteres hat wiederum viel mit dem Gefühl der Sicherheit und Zugehörigkeit zu tun. Ebenso wird das Urvertrauen mit dem Meda Dhatu assoziiert.

Asthi Dhatu – das Knochengewebe aus ayurvedischer Sicht

Asthi heißt auf Sanskrit „Knochen". Der Aufbau der Knochen ist sehr spannend, da hier zwei grundlegend unterschiedliche Elemente zusammenkommen. Der substanzielle, harte und kondensierte Part der Knochen wird durch das Element Erde geformt. Im Inneren der Knochen werden durch die Elemente Äther und Luft viele Hohlräume geschaffen. In diesen Hohlräumen ist das Majja Dhatu beheimatet. Ist das Asthi Agni in einer guten Balance, werden zeitgleich ausreichend feste Knochenstruktur und Hohlräume produziert. Besonders für die Entstehung der Hohlräume ist dieses Gewebefeuer und seine Funktion wichtig. Ist das Asthi Agni nicht stark genug, wird der erste Schritt, die Entstehung des festen Bestandteils, zwar ausgeführt, der zweite wichtige „Stoffwechselschritt" allerdings nicht. Dies erklärt auch, warum bei einem hohen Kapha-Anteil tendenziell eher kompaktere Knochen zu beobachten sind. Diese zweistufige Entstehung des Asthi Dhatu sowie die Raumerschaffung für das Majja Dhatu wird im Ayurveda der Knochenstoffwechsel genannt. Auf der psycho-emotionalen Ebene wird das Asthi Dhatu mit der eigenen Standfestigkeit, einer aufrechten inneren Haltung, der inneren Zentrierung und dem tiefen inneren Wissen, wer man selbst ist, assoziiert.

Majja Dhatu – das Nervengewebe aus ayurvedischer Sicht

Majja bedeutet auf Sanskrit so viel wie „Mark". Dementsprechend liegt es nahe, Majja rein auf das Knochenmark zu beschränken. Zusätzlich wird zum Majja Dhatu das Nervensystem gezählt. Dieses ist aus ayurvedischer Sicht im Knochenmark lokalisiert und deshalb sind beide Gewebe unter Majja zusammengefasst. Majja Dhatu ist eng mit den Elementen Luft und Wasser verknüpft. Die Luft sorgt für Schnelligkeit und Impulsivität. Das Wasserelement sorgt mit seiner nährenden, einhüllenden Qualität für die schützende Myelinschicht um die Nervenbahnen. Auf einer ganzheitlichen Ebene repräsentiert das Nervensystem das Gefühl der Erfüllung, der Vollständigkeit. Ergeben sich im Majja Dhatu Disbalancen, so kann sich dies als ein Gefühl der Leere oder Stagnation zeigen.

Shukra/Artava Dhatu – das reproduzierende Gewebe aus ayurvedischer Sicht

Shukra bedeutet auf Sanskrit so viel wie „klar, pur, strahlend". Es wird häufig auch als die Essenz beschrieben. Als reproduzierendes Gewebe werden dabei die Spermien (Shukra)

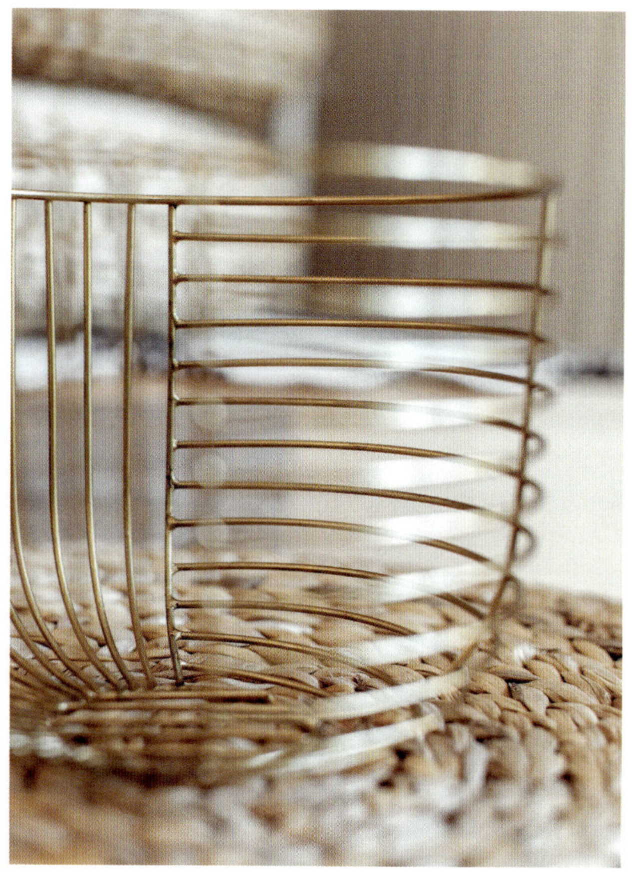

sowie die Eizellen (Artava) zusammengefasst. Das Shukra Dhatu stellt das letzte der Gewebe in der sequenziellen Reihe der Dhatus dar. Ein gut ausgebildetes Shukra Dhatu lässt darauf schließen, dass in dem vorherigen Entstehungszyklus der Dhatus vieles in Balance ist (was nicht bedeutet, dass alles in Balance ist. Es stellt keine Garantie dar). Aus dem Shukra Dhatu entsteht kein weiteres Gewebe, sondern ein Teil davon wird in Ojas transformiert. Sowohl das Shukra Dhatu als auch Ojas stehen für unsere Vitalität und Lebenskraft. Psycho-emotional symbolisiert Shukra unsere Lebensfreude und kreative Ausdrucksweise. Shukra Dhatu ist eng mit dem Element Wasser verknüpft.

Was kann die Qualität und Vitalität der Dhatus beeinflussen?

Wie schon erwähnt, ist die Entstehung von Disbalancen ein multidimensionaler Prozess. So lässt sich meist nicht ganz konkret ein Faktor identifizieren, der die Dhatus stärkt und in Balance hält.

GRUNDSÄTZLICH HÄNGT DIE QUALITÄT DER DHATUS VOR ALLEM VON FOLGENDEN FAKTOREN AB:

- Stärke der unterschiedlichen Agni (Verdauungsagni, die einzelnen Gewebeagni)
- Emotionaler Zustand
- Energetischer Zustand (Chakren)
- Balance der Doshas

Wenn ein Dhatu sich in einem disbalancierten Zustand befindet, der sich beispielsweise auf ein geschwächtes Agni zurückführen lässt, hat ein überschießendes Dosha eine leichtere „Eintrittspforte“. Ebenso können nicht verdaute Emotionen ein Dhatu schwächen.

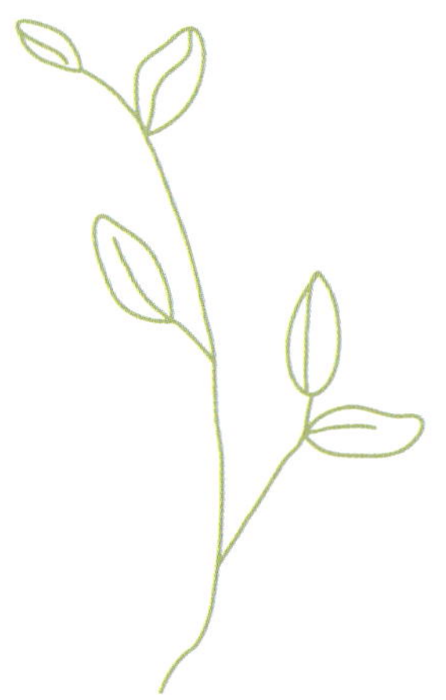

WIE KRANKHEITEN ENTSTEHEN

Gesundheit und auch Krankheit werden im Ayurveda nicht als ein statischer Zustand, sondern als ein dynamischer Prozess begriffen. Disbalancen entwickeln sich langsam über mehrere Stufen.

Jeder hat, gemäß seines individuellen Doshas, eine natürliche Balance, die dem Stadium perfekter Gesundheit entspricht. Krankheiten unterliegen einem ähnlichen dynamischen Prozess, bei dem viele unterschiedliche Faktoren zu einer Disbalance führen können. Daher wachen wir nicht eines Morgens auf und haben plötzlich eine bestimmte Krankheit. Die Disbalance, wie Krankheiten im Ayurveda genannt werden, entwickelt sich langsam und progredient, also fortschreitend. Manchmal braucht es dafür Wochen, manchmal mehrere Jahre.

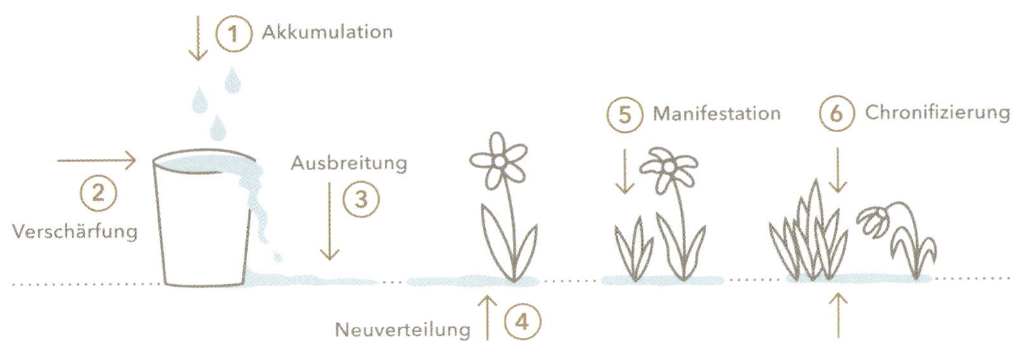

Bildliche Darstellung der sechs Krankheitsstadien anhand einer Bewässerung: So, wie sich hier das Wasser im Eimer sammelt, kommt es im 1. Stadium zu einer Ansammlung des Doshas. Im 2. Stadium kommt es zu einer kritischen Fülle, die sich im 3. Stadium ausbreitet. Diese sucht sich im 4. Stadium einen neuen Ort, hat dort aber, wie hier im Bild, auf die Blume noch keine relevante Auswirkung. Im 5. Stadium ändert sich das, im Bild sprießt jetzt das Unkraut. Im 6. Stadium breitet sich das Unkraut immer mehr aus. Das Zuviel an Wasser und die Verdrängung durch ein anderes Gewächs lassen die Blume welken.

Die sechs Krankheitsstadien (Shat Kriya Kala)

Die ayurvedische Medizin kennt sechs Stadien, die jede Disbalance durchläuft. Idealerweise wird eine Erkrankung schon im ersten Stadium erkannt. Dann kann sie am einfachsten wieder ausgeglichen werden. Doch meist sind die Auswirkungen zu diesem Zeitpunkt noch sehr gering oder werden ignoriert, sodass sich die Disbalance weiterentwickelt. Zu diesem Zeitpunkt wären regelmäßige präventive Arztbesuche und Check-ups sinnvoll, bei denen genau solche Disbalancen erkannt und erfolgreich ausgeglichen werden könnten. Unsere Ernährung, unser Lebensstil und unsere psychische Verfassung spielen natürlich in jedem der Stadien eine entscheidende Rolle.

1. Ansammlung und Akkumulation (Samcaya)

Hinter jeder Erkrankung liegt ein Ungleichgewicht der Doshas. Im ersten Krankheitsstadium kommt es zu einer Ansammlung oder Stauung des entsprechenden Doshas an seinem Sitz im Körper. Für Kapha ist dies der Brustraum, Pitta sitzt im Oberbauch und Vata im Unterbauch. Sammelt sich das entsprechende Dosha schneller an, als unser Körper es ausscheiden kann, so entsteht eine Akkumulation. Diese kann auch zu einer Ama-Entwicklung führen, welche wiederum die Energiekanäle (Srotas) verstopft und so zu einer weiteren Akkumulation führen kann. In diesem ersten Stadium können unspezifische Symptome, wie Unwohlsein, leichte Beschwerden in der entsprechenden Region, aber auch gar keine Auffälligkeiten auftreten. Häufig schafft es unser Körper an diesem Punkt glücklicherweise, seine eigene Balance wiederherzustellen, wenn man ein gutes Körpergefühl hat und auch darauf hört. Ein Beispiel: Liegt man während der Weihnachtsfeiertage vermehrt auf der Couch und isst viel zu viel Süßes und Fettiges, fühlt man sich nach einigen Tagen träge und überfüllt. Dann hat sich eine erste Dosha-Disbalance eingestellt. Fängt man aber nun wieder an, gesund, leicht und ausgewogen zu essen, und bewegt man sich wieder mehr, so stellt sich wieder das natürliche Gleichgewicht ein. Würden wir langfristig bei dem Feiertagslebensstil bleiben, könnten sich weitere Symptome und Erkrankungen einstellen.

2. Verschärfung und Verschlechterung (Prakopa)

Wird die entstandene Disbalance nicht behoben und kann sich das Dosha ungehindert weiter ansammeln, kommt es im zweiten Stadium zu einer Verschärfung und Verschlechterung der Situation. So kann zum Beispiel eine zu hohe Pitta-Ansammlung im Magen während des ersten Stadiums vielleicht zu leichtem Sodbrennen führen, im zweiten Stadium dann aber zu einer heftigeren Symptomatik, beispielsweise ausgeprägten Magenschmerzen. Nun sind die

Symptome meist schon deutlich wahrnehmbar, können häufig aber noch verdrängt oder im Alltag ignoriert werden; viele Menschen „funktionieren" weiter und gehen noch nicht zum Arzt.

3. Ausbreitung (Prasara)

In dem dritten der Ayurveda-Krankheitsstadien breitet sich die vermehrte Dosha-Ansammlung von ihrer ursprünglichen Lokalisation weiter in den Körper aus. Es treten Folgeerkrankungen oder Symptomatiken in anderen Körperbereichen auf. Häufig greift ab diesem Stadium eine reine Lebensstilumstellung sowie eine verbesserte Ernährung nicht mehr effektiv, sondern weitere Therapieverfahren (z.B. Kräuterpräparate) kommen zum Einsatz.

4. Neuverteilung (Sthana Samshraya)

Wenn die Ausbreitung des übermächtigen Doshas im vorherigen Stadium nicht gestoppt werden konnte, kann es sich im weiteren Verlauf in anderen Organsystemen absetzen. Dort kommt es wiederum zur eigenen Manifestation und Ausbildung neuer beziehungsweise anderer Symptome. Häufig bringt man sie nicht mehr so offensichtlich mit der ursprünglichen Dosha-Akkumulation in Verbindung und sie werden als eigene Disbalance interpretiert.

5. Manifestation (Vyakti)

Ab dem fünften Stadium sind die Symptome so ausgeprägt, dass sie nicht mehr zu ignorieren sind. Die meisten Menschen, gerade in der westlichen Welt, begeben sich nun zu ihrer Hausärztin oder ihrem Hausarzt, um die handfesten Beschwerden abklären zu lassen. Meist kommt es in diesem Stadium zu einer konkreten Diagnose und umfassenden Therapie.

6. Chronifizierung (Bheda)

In diesem letzten Stadium hat sich die Disbalance so weit ausgebreitet und gefestigt, dass es zu einer Chronifizierung der Symptomatik und zu Komplikationen kommt. Strukturelle Veränderungen an den Organen haben jetzt höchstwahrscheinlich schon stattgefunden. Es ist gar nicht so selten, dass eine Erkrankung erst an diesem Punkt diagnostiziert wird. Ein gutes Beispiel dafür ist der Diabetes mellitus Typ 2. Wenn diese Stoffwechselerkrankung erst spät diagnostiziert wird, kann es schon zu vielen Schäden im gesamten Körper gekommen sein.

In allen Ayurveda-Krankheitsstadien hilft natürlich eine gesunde Lebensführung und passende Ernährung. Je weiter die Disbalance aber fortgeschritten ist, desto komplexer gestaltet sich die Therapie. Die ersten drei Stadien könnte man aus schulmedizinischer Sicht als Vorstufen einer Erkrankung klassifizieren, die letzten drei Stadien beschäftigen sich hingegen mit manifestierten, also ausgeprägten, Erkrankungen. Aus ayurvedischer Sicht müssen noch keine „handfesten" Erkrankungen vorliegen, um zu handeln. Es wird angestrebt, jede Disbalance so früh wie möglich wieder zu ihrem natürlichen Ausgleich zu bringen. Hierin liegt der große präventive Aspekt der ayurvedischen Medizin.

Dosha Gati – die Ausbreitungsrichtung

Im Ayurveda wird davon ausgegangen, dass sich ein Dosha während der verschiedenen Krankheitsstadien im Körper bewegen und ausbreiten kann. Diesen Zustand nennt man Dosha Gati. Das Wort „Gati" bedeutet auf Sanskrit so viel wie „Bewegung". Das Dosha kann sich in unterschiedliche Richtungen bewegen. Vata ist hierbei am mobilsten, da es die beweglichsten Eigenschaften hat. Pitta ist mit seinen feurigen Qualitäten auch noch ziemlich aktiv. Kapha hingegen hat die geringste Aktivität und Beweglichkeit, da es seinem Naturell nach eher statisch und kompakt ist. Das Vata-Dosha hat aufgrund seiner hohen Eigendynamik das Potenzial, die anderen beiden Doshas in einen anderen Teil des Körpers zu transportieren.

Ein Beispiel: Bei einer Übersäuerung des Magens kann es zu einem Geschwür in der Magenschleimhaut kommen. Diese Pitta-Flüssigkeit kann aber durch ein erhöhtes Vata-Dosha auch in den Darm getragen werden und dort zu einer Reizung führen.

DIE HÄUFIGSTEN BEWEGUNGSRICHTUNGEN DER DREI DOSHAS SIND:

- Nach oben (Urdhva Gati)
- Nach unten (Adho Gati)
- Horizontal (Tiryag Gati)

Die ausführlichere und intensivere Beschäftigung mit der ayurvedischen Physiologie und Pathophysiologie zeigt, dass ähnlich wie in unserem hiesigen Verständnis die Entstehung von Erkrankungen einer multifaktoriellen Dynamik unterliegt. Je nachdem, wie viele Doshas beteiligt sind, ob die Dhatus in ihrer Struktur und Funktion beeinflusst sind und welches der sechs Krankheitsstadien besteht, wird die Störung komplexer. Dementsprechend wird es auch schwieriger, den natürlichen Grundzustand wiederherzustellen. Gerade die letzten beiden Krankheitsstadien Vyakti und Bheda ähneln dem schulmedizinischen Begriff der Chronifizierung. Der Begriff „chronisch" beschreibt einen langsamen, schleichenden und sich in der Schwere aufbauenden Prozess. Hier überschneiden sich die grundlegenden Vorstellungsweisen des Ayurveda und der Schulmedizin.

Im nächsten Schritt ist es für das eigene Verständnis spannend, die sechs Krankheitsstadien mit den einzelnen Doshas zu kombinieren, um so ein besseres Verständnis für die spezifischen Prozesse, welche zu einer Disbalance führen, zu bekommen.

Das Zusammenspiel der Doshas bei der Krankheitsentstehung

Das Verhalten von Vata in den sechs Krankheitsstadien

1. STADIUM: SAMCAYA

Die kalten und trockenen Qualitäten sammeln sich vor allem im Darm und sorgen hier für Verstopfungen, Unwohlsein in der unteren Bauchregion sowie Gasentwicklung.

2. STADIUM: PRAKOPA

Die kalten, trockenen und leichten Qualitäten von Vata sammeln sich mehr und mehr im Kolon, also Dickdarm, und breiten sich gegenläufig aus. Dies merken wir vor allem an einem schwankenden Völlegefühl, einem aufgeblähten Bauch und einem Druckgefühl.

3. STADIUM: PRASARA

Nun setzen die mobilen Qualitäten des Vata ein und das disbalancierte Vata fängt an, sich weiter über den Magen-Darm-Trakt hinaus auszubreiten. Da das Vata-Dosha nun in die Blutzirkulation eintritt, hat es quasi mit allen Bereichen des Körpers einen engen Kontakt. Dies kann sich nun durch Symptome wie Anspannung, Nervosität, Kältegefühl etc. bemerkbar machen.

4. STADIUM: STHANA SAMSHRAYA

In diesem Stadium kommt die ansonsten sehr subtile Qualität des Vata-Doshas stark zum Tragen, denn es verbreitet sich nun sehr schnell. Dabei sind vor allem Körperregionen beziehungsweise Dhatus betroffen, die aktuell eher geschwächt sind:

Rasa Dhatu: trockene Haut, allgemeine Müdigkeit, Herzstolpern
Rakta Dhatu: Beeinträchtigung der Zirkulation, was wir vor allem an kalten Händen und Füßen spüren
Mamsa Dhatu: Verspannungen, geringer Muskeltonus, Muskelschwund
Meda Dhatu: Gewichtsabnahme, geringe Schweißproduktion, trockene Haut
Asthi Dhatu: Schilddrüsenprobleme, Osteoporose, Rückenschmerzen, Verspannungen, Tinnitus
Majja Dhatu: muskuläre Steifheit, Spasmen, starker Muskelschwund
Shukra Dhatu: Impotenz, erektile Dysfunktionen, Infertilität
Artava Dhatu: Infertilität, Amenorrhoe, vaginale Trockenheit

5. STADIUM: VYAKTI

In diesem Stadium kommt es von den vereinzelten vorherigen Symptomen zur vollen Ausprägung von Kardinalsymptomen und somit meist zu einer Diagnostik der Erkrankung.

6. STADIUM: BHEDA

Volle Ausprägung und Komplikationen der Disbalance sowie ein chronifiziert schwer kontrollierbares Vata.

Das Verhalten von Pitta in den sechs Krankheitsstadien

1. STADIUM: SAMCAYA

Die flüssigen und sauren Eigenschaften von Pitta machen sich lokal bemerkbar mit Sodbrennen, saurem Aufstoßen, Magenschmerzen.

2. STADIUM: PRAKOPA

Die heißen und stechenden Qualitäten von Pitta machen sich besonders bemerkbar. Es kommt zu Sodbrennen, Übelkeit und gesteigerten Magenschmerzen.

3. STADIUM: PRASARA

Nun beginnt das Pitta-Dosha sich außerhalb seines Hauptorgans, dem Dünndarm, auszubreiten. Hier kommen die öligen und fließenden Eigenschaften besonders zum Einsatz. Ebenso beobachten wir in diesem Stadium häufig eine Kombination aus Vata- und Pitta-Erhöhung, sodass die Mobilität und Dynamik des Vata-Doshas die Ausbreitungstendenz des Pitta-Doshas zusätzlich fördert.

4. STADIUM: STHANA SAMSHRAYA

In diesem Stadium breitet sich das Pitta-Dosha noch weiter aus. Es kann zu entzündlichen oder brennenden Symptomen kommen.

Rasa Dhatu: entzündliche beziehungsweise allergische Ausschläge, Urtikaria, Akne, Psoriasis
Rakta Dhatu: Pitta und Rakta haben grundsätzlich sehr ähnliche Eigenschaften wie Ushna (der Hitze): vermehrte Blutungsneigung, Blutfülle
Mamsa Dhatu: Fibromyalgie, Entzündungsneigungen, Abszesse
Meda Dhatu: starkes Durstgefühl, starkes Schwitzen, Beeinflussung der Ausscheidungsfunktionen (Kleda), daher auch Beeinträchtigung des Urogenitaltraktes mit wiederkehrenden Blasenentzündungen, Autoimmunreaktionen
Asthi Dhatu: entzündliche Reaktionen im Knochen- und Knorpelbereich, geschwollene Gelenke, Periostitis
Maja Dhatu: brennendes Körpergefühl, brennende Hände und Füße, brennende Augen, Übelkeit, Schlaflosigkeit, Multiple Sklerose, Migräne, Wahnzustände, Psychosen
Shukra/Artava Dhatus: Schmerzen, Rötung, Entzündungen im Genitalbereich

5. STADIUM: VYAKTI

In diesem Stadium kommt es von den vereinzelten vorherigen Symptomen zur vollen Ausprägung von Kardinalsymptomen und somit meist zu einer konkreten Diagnostik der Disbalance/Erkrankung.

6. STADIUM: BHEDA

Volle Ausprägung und Komplikationen der Disbalance sowie ein chronifiziert schwer kontrollierbares Pitta.

Das Verhalten von Kapha in den sechs Krankheitsstadien

1. STADIUM: SAMCAYA

Im ersten Krankheitsstadium kommt vor allem die akkumulierende Potenz des Kapha-Doshas zum Tragen und manifestiert sich im Brustbereich oder auch im oberen Bereich des Magens, der aus ayurvedischer Sicht zum Kapha-Dosha gehört. Dies kann sich an einem Schweregefühl, an Appetitlosigkeit und allgemein einem reduzierten Agni zeigen. Ebenso kann es eine leichte Lethargie hervorrufen.

2. STADIUM: PRAKOPA

Nun setzen sich vor allem die flüssigen, langsamen und verlangsamenden Qualitäten von Kapha durch. Dies kann zu Schleimansammlungen, Verstopfungen der Nebenhöhlen und einer konstanten Übelkeit sowie Appetitlosigkeit und allgemeiner Trägheit führen.

3. STADIUM: PRASARA

In diesem Stadium weitet sich das Kapha-Dosha auf den weiteren Gastrointestinaltrakt aus, was wir durch einen voluminösen Stuhlgang, eine sehr träge Verdauung und auch vermehrte Ama-Anzeichen bemerken.

4. STADIUM: STHANA SAMSHRAYA

Auch das Kapha-Dosha weitet sich in diesem Stadium auf die Dhatus aus. Dabei geht es nicht so schnell vonstatten wie bei den anderen beiden Doshas, lässt sich aber auch deutlich erkennen.

Rasa Dhatu: Lymphstau, Flüssigkeitsstau, Ödeme, Schnupfen, Heuschnupfen
Rakta Dhatu: Schwellungen, Bluthochdruck, Hypercholesterinäme, hohe Triglyceride im Blut, Fetteinlagerungen in der Leber, Milzvergrößerung, gegebenenfalls prädiabetische Symptome (z. B. ein konstant erhöhter Blutzuckerspiegel)
Mamsa Dhatu: Zunahme des Fettgewebes, Ausbildung von Fibromen, Myomen und Muskelschwellungen sowie Hypertrophie
Meda Dhatu: Adipositas, Gallensteine
Asthi Dhatu: geschwollene Gelenke, Schilddrüsenunterfunktion
Majja Dhatu: stark ausgeprägte Schläfrigkeit, Lethargie, Melancholie
Shukra Dhatu: Prostatahyperplasie, Hodenschwellungen
Artava Dhatu: verzögerter Zyklus, polyzystisches Ovarialsyndrom

5. STADIUM: VYAKTI

In diesem Stadium kommt es von den vereinzelten vorherigen Symptomen zur vollen Ausprägung von Kardinalsymptomen und somit meist zu einer konkreten Diagnostik der Disbalance/Erkrankung.

6. STADIUM: BHEDA

Volle Ausprägung und Komplikationen der Disbalance sowie ein chronifiziert schwer kontrollierbares Kapha.

Malas – Abfallprodukte des Körpers

Malas sind die Abfallprodukte des Körpers, die durch unsere natürlichen Stoffwechsel- und Verdauungsprozesse entstehen. Durch verschiedene Stoffwechselprozesse werden körpereigene (z. B. Harnstoff) und körperfremde (z. B. Alkohol) Stoffe umgewandelt, sodass sie dann ausgeschieden werden können. Mala leitet sich aus dem Sanskrit ab und bedeutet soviel wie „Vergiftung". Eine unzureichende Ausscheidung der Malas kann zu einer „Vergiftung" des Körpers und einer Belastung des Geistes und zu einer feinstofflichen Ansammlung von Ama führen.

ES GIBT DREI GROBSTOFFLICHE HAUPTMALAS, ÜBER WELCHE DIE ABFALLPRODUKTE AUSGESCHIEDEN WERDEN:

- Urin (Mutra)
- Stuhl (Purisha)
- Schweiß (Sveda)

Neben den grobstofflichen Malas (Sthula Mala) gibt es auch die feinstofflichen Malas (Sukshma Mala). Darunter fallen kleinere Mengen an Substanzen, die über Haut, Augen, Nase, Mund,

THERAPEUTENWISSEN

Sind die Doshas aus dem Gleichgewicht geraten, führt das häufig auch zu einem geschwächten Agni. Durch ein schwaches Agni kann sich Ama im Körper ansammeln. Dieses Ungleichgewicht führt zu einer vermehrten Gewebeansammlung. Es wird einerseits Raum gebildet, der aber mit minderwertigem Gewebe, Dhatus, oder auch Mala (Abfallstoffen) gefüllt wird.

Ama führt im Körper dazu, dass die Viskosität, also die Zähflüssigkeit, der extrazellulären Matrix (EZM) zunimmt. Die EZM ist der Raum zwischen unseren Zellen, Gefäßen und anderen Strukturen. Dieses Milieu ist für den Ayurveda von unfassbar großer Bedeutung. Nimmt das Kapha-Dosha oder auch Ama im Körper zu, steigert das die Viskosität der EZM, was wiederum dazu führt, dass der Nährstofftransport und der Transport von Abfallprodukten zwischen Zellen und Blutgefäßen nicht mehr ordentlich funktioniert. Nährstoffe werden nicht aufgenommen, Abfallstoffe nicht ausgeleitet. Kurz: Der Stoffwechsel funktioniert nicht mehr. Dies ist ein wichtiger Mechanismus, um zu verstehen, wie Erkrankungen wie zum Beispiel die Schilddrüsenunterfunktion oder auch Übergewicht entstehen können.

Ohren und auch Geschlechtsorgane ausgeschieden werden. Die ayurvedische Medizin legt vor allem ein großes Augenmerk auf die Sthula Mala. Denn diese übernehmen den Hauptanteil der Ausscheidung. Wenn diese drei Ausscheidungsprozesse nicht gut funktionieren, kann das zu einer Krankheitsentstehung beitragen.

Srotas – die Körperkanäle

Neben der vollständigen Beseitigung von Abfallprodukten sind unsere Körperkanäle und deren Funktionsfähigkeit für unsere Gesundheit bedeutsam. Unter Srotas verstehen wir Kanäle oder auch Räume, die dazu dienen, dass Substanzen im Körper transportiert und ausgetauscht werden können. Srota bedeutet auf Sanskrit so viel wie „die Strömung", „im Fluss sein" oder aber auch „das Flussbett". Gerade der Begriff „im Fluss sein" verweist bildhaft auf die psychosomatische Bedeutung der Srotas. Denn er zeigt, wie sehr unser Inneres von diesem Flow, der Möglichkeit, über diese Netze zu kommunizieren und im Austausch zu stehen, abhängig ist. Die Srotas sorgen damit nicht nur auf einer grobstofflichen Ebene für einen Austausch, sondern genauso auf der feinstofflichen Ebene für den Fluss und Austausch von Energien, Emotionen und Gedanken. Durch die Gesamtheit der Srotas fließt Ojas und so wird der ganze Körper mit dieser wichtigen Essenz versorgt.

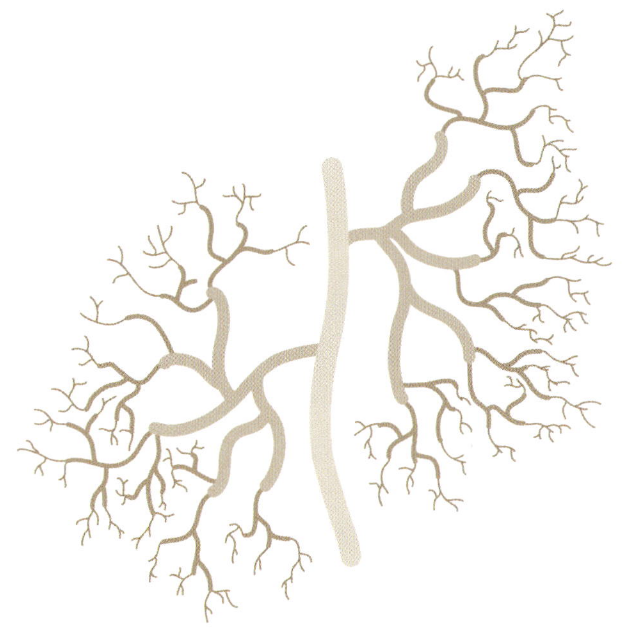

Körperkanäle (Srotas) als bildliche Darstellung in Anlehnung an die Anatomie der Blutgefäße im Körper

Srotas zeigen sich in unterschiedlicher Ausprägung und können sehr groß und breit bis hin zu sehr feingliedrig und schmal sein. Du kannst dir den Aufbau, die Gliederung und Vernetzung der Srotas ähnlich unserer Blutgefäße vorstellen. Die Anzahl an Srotas ist enorm. In der ayurvedischen Medizin werden 13 Haupt-Srotas besonders hervorgehoben. Es sind drei große Kanäle für die Atmung, den Wasser- und Nahrungstransport bekannt. Zusätzlich hat jedes der sieben Dhatus seinen eigenen Gewebekanal und jedes der drei grobstofflichen Malas seinen Kanal zur Entsorgung der Malas.

Die wichtigsten Srotas unseres Körpers

GROBE UNTERTEILUNG DER SROTAS	HAUPT-KANÄLE	FUNKTION	MÖGLICHE DISBALANCEN
Für Atemgase, Flüssigkeit und Nahrung	Prana Vaha Srotas	Transportiert Prana (Vitalenergie) und unsere Atemluft	Atemschwierigkeiten (z.B. flache, schnelle Atmung, angestrengte Atmung, Schmerzen)
	Udaka Vaha Srotas	Transportiert Flüssigkeiten (v.a. Wasser)	Übermäßiger Durst, trockene Schleimhäute, Wasseransammlungen
	Anna Vaha Srotas	Transportiert Nahrung	Verdauungsstörungen, Appetitverlust
Die Dhatu Srotas	Rasa Vaha Srotas	Kanalsystem des Plasmagewebes	Wassereinlagerungen, Ödeme, gespannte Haut, Trockenheit, Rauheit der Haut, Schwäche, Müdigkeit
	Rakta Vaha Srotas	Kanalsystem des Blutgewebes	Hauterkrankungen, Hautentzündungen, Gefäßerkrankungen, Blutungen, Gicht, Trockenheit der Haut, Blässe, schwacher Puls
	Mamsa Vaha Srotas	Kanalsystem des Muskelgewebes	Tumor- und Zystenbildung, Lymphknotenschwellung, Muskelhypertrophie, Abmagerung, Muskelschwäche, Muskel- und/oder Gelenk-beschwerden
	Meda Vaha Srotas	Kanalsystem des Fettgewebes	Adipositas, Lipome, schlechter Körpergeruch, Abmagerung, Energielosigkeit, starkes Kältegefühl

GROBE UNTERTEILUNG DER SROTAS	HAUPT-KANÄLE	FUNKTION	MÖGLICHE DISBALANCEN
Die Dhatu Srotas	Asthi Vaha Srotas	Kanalsystem des Knochengewebes	Unkontrolliertes Knochenwachstum, Knochenschmerzen, Osteoporose, Haarausfall
	Majja Vaha Srotas	Kanalsystem des Knochenmarks und Nervengewebes	Bewusstseinsstörungen, Degeneration von Knochen und Knochenmark, degenerative Erkrankungen des Nervensystems, Schwindel
	Shukra Vaha Srotas	Kanalsystem des Fortpflanzungsgewebes	Schwäche, Blässe, Libidoverlust, Unfruchtbarkeit
Die Mala Srotas	Mutra Vaha Srotas	Kanalsystem des Urins	Zu viel oder zu wenig Urin, vollständige Unterdrückung des Urinierens, abnormale Zusammensetzung des Urins, schmerzvolles Urinieren
	Purisha Vaha Srotas	Kanalsystem des Stuhls	Wenig Stuhlgang mit Schwierigkeiten, Durchfall oder verhärteter Stuhl, schmerz- oder geräuschvoller Stuhlgang
	Sveda Vaha Srotas	Kanalsystem des Schweißes	Wenig, gar keine oder übermäßige Schweißbildung, raue Haut, Juckreiz der Haut, brennende Empfindungen, erhöhte Temperatur oder Regulationsstörungen der Körpertemperatur

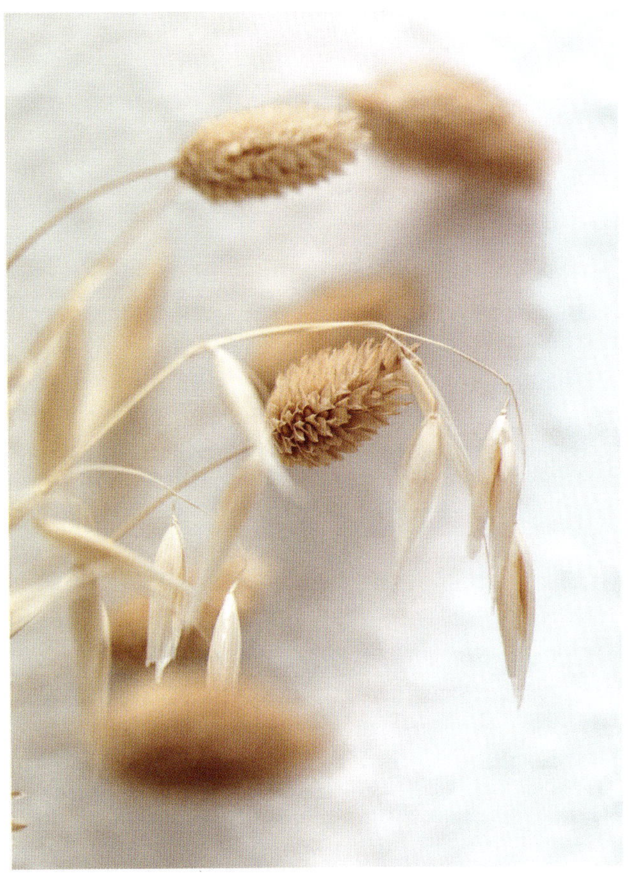

Mögliche Fehlfunktionen von Srotas

Wenn wir uns in unserer Balance befinden, können die jeweiligen Substanzen frei und ungehindert in den Srotas fließen und transportiert werden. Die präventiven, typgerechten und auch individuellen Ansätze des Ayurveda in Bezug auf den Lebensstil dienen grundsätzlich auch dazu, die Srotas offen und durchlässig zu halten.

GENERELL KÖNNEN BEI DEN SROTAS FOLGENDE FEHLFUNKTIONEN AUFTRETEN:

- Überfunktion (Ati Pravrtti): Die Substanzen werden zu schnell geleitet (z. B. bei Durchfall).
- Unterfunktion (Sanga): Der Transport der Substanzen erfolgt zu langsam beziehungsweise wird blockiert (z. B. Verstopfung).
- Flussabweichung (Vimarga Gamana): Die natürliche Richtung des Transportflusses wird nicht mehr respektiert und es kommt zur gegenteiligen Richtung (z. B. Erbrechen).
- Substanzielle Veränderungen der Kanäle (Sira Granthi): Das Volumen der Kanäle erweitert sich durch Hohlräume (z. B. bei einem Aneurysma) oder verengt sich (z. B. bei Sklerosierungen).

Ama ist eine der Hauptkomponenten, die zu einer Blockierung der Srotas führt, da es sich in den Srotas ablagern kann. Dies kann unzählige Symptome wie beispielsweise Verdauungsstörungen nach sich ziehen. Eine langfristige Blockierung der Srotas verhindert nicht nur die Versorgung der einzelnen Körpergewebe mit Nährstoffen und Vitalenergie, sondern behindert auch den qualitativ hochwertigen Umbau der Dhatus. Aus diesem Grund ist die regelmäßige Reinigung der Srotas durch ayurvedische Reinigungstechniken ein wichtiger Bestandteil in der ayurvedischen Medizin. Gerade ausleitende Verfahren wie Svedana (schweißfördernde Behandlungen, siehe Seite 123) und Ölmassagen (siehe Seite 121) werden angewendet, um die Srotas zu öffnen, Ama zu mobilisieren und auszuscheiden.

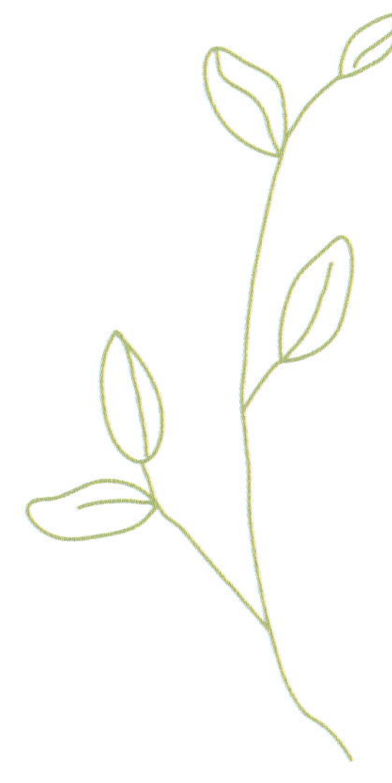

WIE DER AYURVEDA KRANKHEITEN BEHANDELT

Der Ayurveda geht ganzheitlich und umfassend bei der Behandlung von Krankheiten vor. Jeder Therapieplan enthält verschiedene Bausteine, die individuell abgestimmt sind.

Einer der wichtigsten Grundsätze im Ayurveda ist es, Erkrankungen vorzubeugen und langfristig unsere individuelle Gesundheit und Zufriedenheit zu erhalten. Dennoch kommen auch bei bester Prävention Krankheiten in unserem Leben vor. Diese auf eine ganzheitliche Art und Weise zu behandeln, hat im Ayurveda einen hohen Stellenwert. Dabei wird hier mit einem umfassenden Konzept vorgegangen, welches verschiedene Bausteine enthält und für alle Patient*innen auf die individuellen Bedürfnisse angepasst wird.

Bitte beachte: Auch im Ayurveda wird grundsätzlich die Chirurgie sowohl als eine Teildisziplin der ayurvedischen Medizin als auch als Therapieoption beschrieben. Dieser Bereich ist bei uns allerdings unüblich, da er durch unsere stark wissenschaftlich orientierte Schulmedizin abgelöst wurde. Es zeigt aber, wie stark der integrative Charakter der ayurvedischen Medizin ist.

INSGESAMT KENNT DER AYURVEDA ACHT VERSCHIEDENE THERAPIEBEREICHE:

- Ayurvedische Ernährungstherapie
- Lebensstilanpassungen
- Kräuterheilkunde und Heilpflanzen
- Ausleitende Verfahren (z. B. die Panchakarma-Kur)
- Manuelle Therapien
- Mentale Therapien
- Spirituelle Praxis
- Chirurgische Therapie

Bei uns kommen vor allem die ersten fünf Bereiche zum Tragen. Sie haben auch in der westlichen Welt mittlerweile einen festen Stellenwert. Die mentalen Therapien und die spirituelle Praxis werden aber gerade unter dem Gesichtspunkt der mentalen Gesundheit immer wichtiger werden und auch hier bei uns noch mehr Anklang finden.

Die Ursachen beseitigen

Im Zentrum jeder ayurvedischen Therapie steht die Ursachenbeseitigung der Erkrankung. Dies bedeutet konkret, dass nicht rein symptomatisch vorgegangen wird, sondern möglichst die wahre Wurzel der Erkrankung behoben wird. Denn wenn wir uns allein auf die Linderung der Symptome fokussieren, kann zwar gegebenenfalls die Lebensqualität verbessert werden, aber die Erkrankung an sich wird nicht geheilt oder verbessert. Ein Beispiel: Eine Schlafstörung kann sich durch die Gabe von beruhigenden ayurvedischen Kräutermischungen wahrscheinlich etwas lindern lassen (symptomatische Therapie). Die Beseitigung der Ursachen der Schlafstörung bedarf hingegen ganz anderer Therapiestrategien, die den Tagesablauf, die Ernährung, psycho-emotionale Komponenten und mehr umfassen (kausale Therapie). Idealerweise geht beides Hand in Hand. Viele Erkrankungen lassen sich durch die sogenannte kausale Therapie gut erfassen, es braucht aber viel mehr Zeit, Eigenverantwortung und ein umfassendes Konzept als eine rein symptomatische Therapie.

Im Zentrum: Ernährung und Lebensstilanpassung

Um eine kausale Therapie wirklich umsetzen zu können, bedarf es eigentlich immer einer Anpassung der Ernährungsgewohnheiten sowie des Lebensstils. Hier haben wir einen fließenden Übergang zwischen einem therapeutischen und einem präventiven Konzept. Gerade die Ernährung und unsere aktuelle Lebenssituation wollen immer wieder dynamisch und situativ angepasst werden. Jede Jahreszeit bringt ihre ganz eigenen Empfehlungen mit sich, ebenso jeder Lebensabschnitt. Bei der Therapie von Erkrankungen wird diesen beiden Bereichen daher ein besonders großes Augenmerk geschenkt. Bei vielen Disbalancen reicht eine Anpassung hier oftmals schon aus, um eine positive Veränderung für das Krankheitsgeschehen zu bewirken.

Manuelle Therapie

Manuelle Therapien haben im Ayurveda seit jeher einen hohen Stellenwert. Sie werden sowohl präventiv als auch therapeutisch eingesetzt und es gibt dabei eine Vielzahl an unterschiedlichen Ansätzen. Wir möchten dir im Folgenden vor allem jene vorstellen, die du in den Therapieempfehlungen in Kapitel 4 des Buches wiederfindest. Die Wirkungen der Abhyanga- und der Udvartana-Massage können sich besser entfalten, wenn eine geschulte Person diese durchführt. Deswegen empfehlen wir dir, vor allem diese beiden in einer ayurvedischen Praxis durchführen zu lassen. Damit du die Abhyanga-Massage in einer leichteren Variante zu Hause ausprobieren kannst, haben wir hier eine Anleitung zum Download für dich bereitgestellt.

www.suedwest-verlag.de/ ayurveda-sprechstunde

Die manuellen Therapien im Ayurveda

MANUELLE THERAPIE	WAS IST DAS KONKRET?	WER KANN SIE DURCHFÜHREN?
Abhyanga	• „Die große Einölung“ • Ganzkörpermassage mit warmen, ggf. mit Heilkräutern versetzten Ölen • Wird traditionell synchron von zwei Therapeut*innen durchgeführt	• Im klassischen Sinne und im Rahmen einer Therapie wird sie von ausgebildeten Therapeut*innen durchgeführt. • Als Variante zur Selbstmassage zu Hause durchführbar
Garshan	• Trockenmassage mit einem Seidenhandschuh • Wirkt stimulierend und aktivierend auf die Haut und das Gewebe	• Als Teil deiner morgendlichen Routine zu Hause (siehe Seite 142) oder von ausgebildeten Therapeut*innen durchführbar
Teilkörpermassagen	• Beziehen sich dabei auf spezifische Körperpartien (z. B. den Rücken, die Beine etc., mehr dazu auf Seite 140)	• Als Teil der Abhyanga-Massage in der Selbstmassage-Variante zu Hause durchführbar (mehr dazu ab Seite 140) • Durch ausgebildete Therapeut*innen als Teil eines Therapiekonzeptes
Marma-Massage	• Spezifische Massage der Marma-Punkte (Vitalpunkte) durch ausgebildete Therapeut*innen	• Nur durch speziell ausgebildete Therapeut*innen
Padabhyanga	• Ayurvedische Fußmassage • Massage der Füße, Waden und Unterschenkel mit Öl	• Als reine Fußmassage zu Hause selbst durchführbar (siehe Seite 140), sonst von ausgebildeten Therapeut*innen
Udvartana	• Ayurvedische Trockenpulvermassage • Wirkt gewebestimulierend und kräftigend	• Durch ausgebildete Therapeut*innen als Teil eines Therapiekonzeptes
Shirodhara	• Stirnguss mit Öl • Mittels eines dafür konzipierten Behälters wird langsam und rhythmisch Öl auf die Stirn gegossen.	• Kann nur durch ausgebildete Therapeut*innen durchgeführt werden

MANUELLE THERAPIE	WAS IST DAS KONKRET?	WER KANN SIE DURCHFÜHREN?
Pinda Sveda	• Massage mit Kräuterstempeln • In den Kräuterstempeln befinden sich aufbereitete Kräuter, Samen oder auch Wurzeln, die durch die Massage ihre Wirkung auf den Körper entfalten können.	• Kann nur durch ausgebildete Therapeut*innen durchgeführt werden
Kati Basti	• Dauerölanwendung, lokales Kräuterölbad (v. a. für den Rücken) • An einer spezifischen Körperstelle wird durch einen festen Kichererbsenteig ein undurchlässiger Ring mit einem hohen Rand geformt. Dieser wird anschließend mit einem spezifischen Kräuteröl befüllt. • Das Öl wirkt über eine Dauer von 30 bis 50 Minuten (dies ist an dieser Stelle ein Richtwert und wird jeweils von der behandelnden Person genau anhand der Beschwerde festgelegt) lokal ein und dringt laut dem Ayurveda besonders tief ins dortige Gewebe ein. Meist wird diese Behandlung an mehreren aufeinanderfolgenden Tagen wiederholt.	• Kann nur durch ausgebildete Therapeut*innen durchgeführt werden
Shirobasti	• Behandlung, bei der über eine spezielle Haube Kräuteröl auf den Kopf gegossen wird • Wirkt sehr beruhigend, hilft bei Stress, Migräne, Kopfschmerzen und innerer Unruhe mit Gedankenkarussell	• Kann nur durch ausgebildete Therapeut*innen durchgeführt werden

Purvakarma

Der Panchakarma-Kur wird häufig die vorbereitende Purvakarma-Kur vorangestellt. Unter Purvakarma versteht man die vorbereitenden Handlungen, welche den Menschen auf die anstehende Panchakarma-Kur einstimmen sollen. Sie sind ein essenzieller Bestandteil, damit die Panchakarma-Kur ihre volle und tiefgehende Wirkung entfalten kann. Häufig verhilft eine Purvakarma-Therapie schon zur deutlichen Besserung, vor allem wenn die Symptome und Disbalancen nicht zu stark sind.

DIE HIERBEI VERWENDETEN TECHNIKEN HABEN FOLGENDE AUFGABEN:

- Erste Beseitigung/Mobilisierung von Ama
- Aktivierung des Agni
- Initiale Wiederherstellung der Dosha-Balance
- Folgende Schritte werden integriert:
  - Anpassung der individuellen Ernährung
  - Verbesserung des Lebensstils und der täglichen Rituale
  - Integration von Bewegung (Yoga) und Entspannung (Meditation) in den Alltag
  - Äußere Öl-Applikationen (Snehana) in Form von leichten (Selbst-)Massagen, Abhyanga-Massagen oder Stirngüssen (Shirodhara) zur Reinigung der Srotas
  - Einnahme von medizinischem Ghee (mit Kräutern versetzt) für eine innere Ölung, was hilft, Ama innerlich zu mobilisieren
  - Integration von schweißtreibenden Methoden (Svedana) in Form von Dampfbädern, Massagen mit heißen Kräuterstempeln (Pinda Sveda) oder anregenden Peelings

Panchakarma

Wenn wir von der klassischen Reinigung im Ayurveda sprechen, so ist meist die Panchakarma-Kur gemeint, häufig auch als „Köngisdisziplin des Ayurveda" tituliert. Pancha bedeutet auf Sanskrit „fünf", Karma „die Handlung".

BEI EINER PANCHAKARMA-KUR WERDEN ALSO IM KLASSISCHEN SINNE „FÜNF HANDLUNGEN" EINGESETZT:

- Vamana – therapeutisches Erbrechen
- Virechana – therapeutisches Abführen
- Basti – medizinische Einläufe
- Nasya – Nasenreinigung
- Rakta Moksha – Aderlass

Vamana (therapeutisches Erbrechen): Durch das therapeutische Erbrechen wird Schleim aus dem Bereich des Oberkörpers ausgeleitet. Dies eignet sich besonders für eine Disbalance mit einem erhöhten Kapha. Bei uns wird das Erbrechen häufig nicht im therapeutischen Sinne eingesetzt, da es in der westlichen Welt mit Essstörungen assoziiert werden könnte. Allerdings hat es nichts von den negativen Aspekten, die wir kennen, wenn wir aufgrund von Übelkeit erbrechen müssen. Durch das Trinken einer großen Menge an medizinisch aufbereitetem Wasser (was z.B. mit Kräutern versetzt ist) fällt das Erbrechen leicht und hat nichts mit Würgen zu tun.

Virechana (therapeutisches Abführen): Diese Therapiemaßnahme wird vor allem eingesetzt, um den Verdauungstrakt wieder in Balance zu bringen, hauptsächlich bei Pitta-Vata-asso-

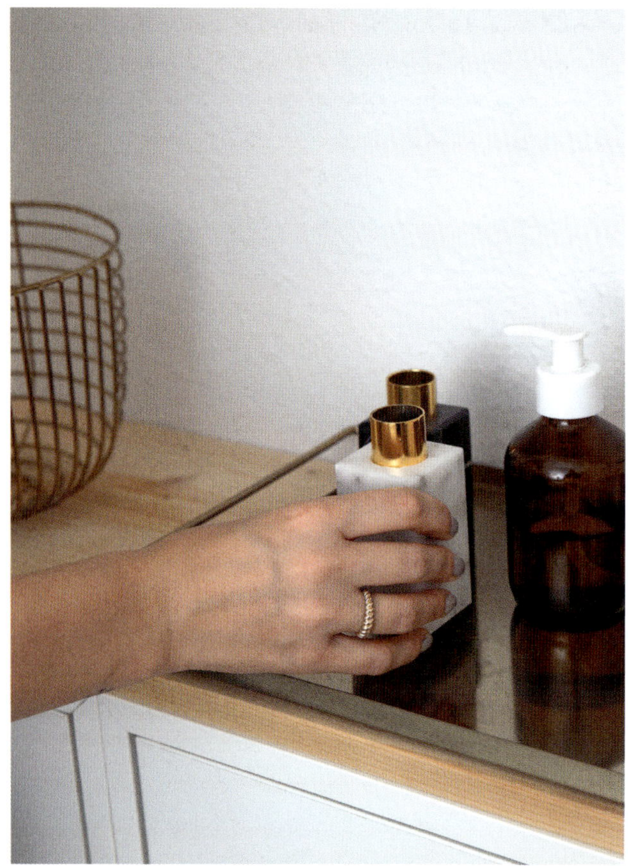

ziierten Disbalancen. Hierzu werden verschiedene Kombinationen von Kräutern eingesetzt.

Basti (medizinische Einläufe): Diese wirken vor allem auf den Dickdarm und sind somit besonders effektiv bei Vata-Disbalancen mit Sitz im Dickdarm. Basti ist eine sehr wirkungsvolle Therapie, da sie auf das Dosha mit dem größten Potenzial für Eigendynamik einwirkt. Daher werden Einläufe sehr häufig eingesetzt, auch als isolierte Therapie. Ayurvedische Einläufe werden meist auf Ölbasis angesetzt. Hierfür werden vorwiegend medizinierte Kräuteröle verwendet, die exakt auf die Beschwerden der jeweiligen Person abgestimmt werden. Deswegen empfehlen wir dir in diesem Werk auch keine Einläufe zur Selbstanwendung. Um die Wirkung zu erzielen, die wir tatsächlich mit dem Basti erzielen möchten, solltest du eine professionelle Ayurveda-Behandlung anstreben.

Nasya (ayurvedische Nasenreinigung): Die Nasenreinigung wird vor allem bei Dosha-Disbalancen oberhalb des Schulterniveaus eingesetzt. Im Ayurveda hat die Nase eine enge Verbindung zu unserem Nervensystem und Gehirn. Dabei stehen reinigende, schmerzlindernde oder auch nährende Aspekte des Nasya im Vordergrund.

Rakta Moksha (Aderlass): Der Aderlass wird eingesetzt, um das Blut zu reinigen, Toxine auszuleiten, Schmerzen zu lindern oder überschüssiges Blutvolumen loszuwerden. Hierbei gibt es blutige und unblutige Varianten. Unter einer blutigen Variante versteht man beispielsweise das Einsetzen eines kleinen Skalpells und der damit verbundenen Öffnung der oberflächlichen Blutgefäße. Ein unblutiger Aderlass wird unter anderem mit Blutegeln durchgeführt. Er ist mittlerweile auch eine Therapievariante in der westlichen Medizin und Naturheilkunde bei verschiedenen Symptomen (z.B. Ausleiten von Entzündungsprozessen, Linderung von Schmerzen bei Hauttransplantationen). Auch die traditionelle europäische Naturheilkunde übt den Aderlass in unterschiedlichen Varianten aus und er ist dort Bestandteil verschiedener Therapien.

WANN WIRD EINE PANCHAKARMA-KUR EMPFOHLEN?

- In sanfter Form für gesunde Personen als präventive Maßnahme
- Zur Stärkung der körpereigenen Abwehr bei geschwächten Personen
- Bei gravierenden Symptomen und Krankheiten als Therapie

Mentale Therapie und psycho-emotionale Faktoren

In ein umfassendes therapeutisches Konzept gehören aus ayurvedischer Sicht auch unterschiedliche Praktiken für unsere psychische und seelische Gesundheit. Darunter können psychologische Komponenten, spirituelle Praktiken, Meditation und so weiter fallen. Da wir diese schon an den unterschiedlichsten Stellen in diesem Buch erwähnen, gehen wir hier nicht konkret darauf ein.

Leben mit chronischen Erkrankungen

Natürlich ist der Ayurveda keine magische Formel, mit der sich alle Erkrankungen heilen lassen. Gerade bei weit vorangeschrittenen, komplexen Erkrankungen oder auch Genmutationen ist eine Heilung oftmals nicht möglich. Der wichtige Punkt der ayurvedischen Therapie ist aber vielmehr, dass die Lebensqualität sowie die Eigenverantwortung im Vordergrund stehen. Was können wir selbst für uns tun, um die gegebene Situation für uns bestmöglich anzupassen und unsere ganz eigene Vorstellung von Lebensqualität zu etablieren und langfristig zu leben? Schlussendlich ist das eine sehr persönliche Frage, denn auch unter der eigenen Lebensqualität verstehen wir alle etwas anderes. Der Ayurveda kann uns hier vor allem durch seine Ganzheitlichkeit viele verschiedene Komponenten an die Hand geben, um in die Umsetzung zu kommen. Ein reines Management der chronischen Erkrankung, wie wir es oftmals in der konventionellen Medizin erleben, würde dem Anspruch des Ayurveda hierbei nicht gerecht werden.

Dennoch gibt es nicht nur bei unseren eigenen Klient*innen, sondern auch in den Fallberichten ayurvedischer Kliniken und in Studien viele Beispiele, wie tiefgreifend der Ayurveda bei chronischen Erkrankungen komplementär zur Schulmedizin helfen kann. Es lohnt sich also immer, auch die ayurvedische Behandlungsweise zu berücksichtigen und zu integrieren.

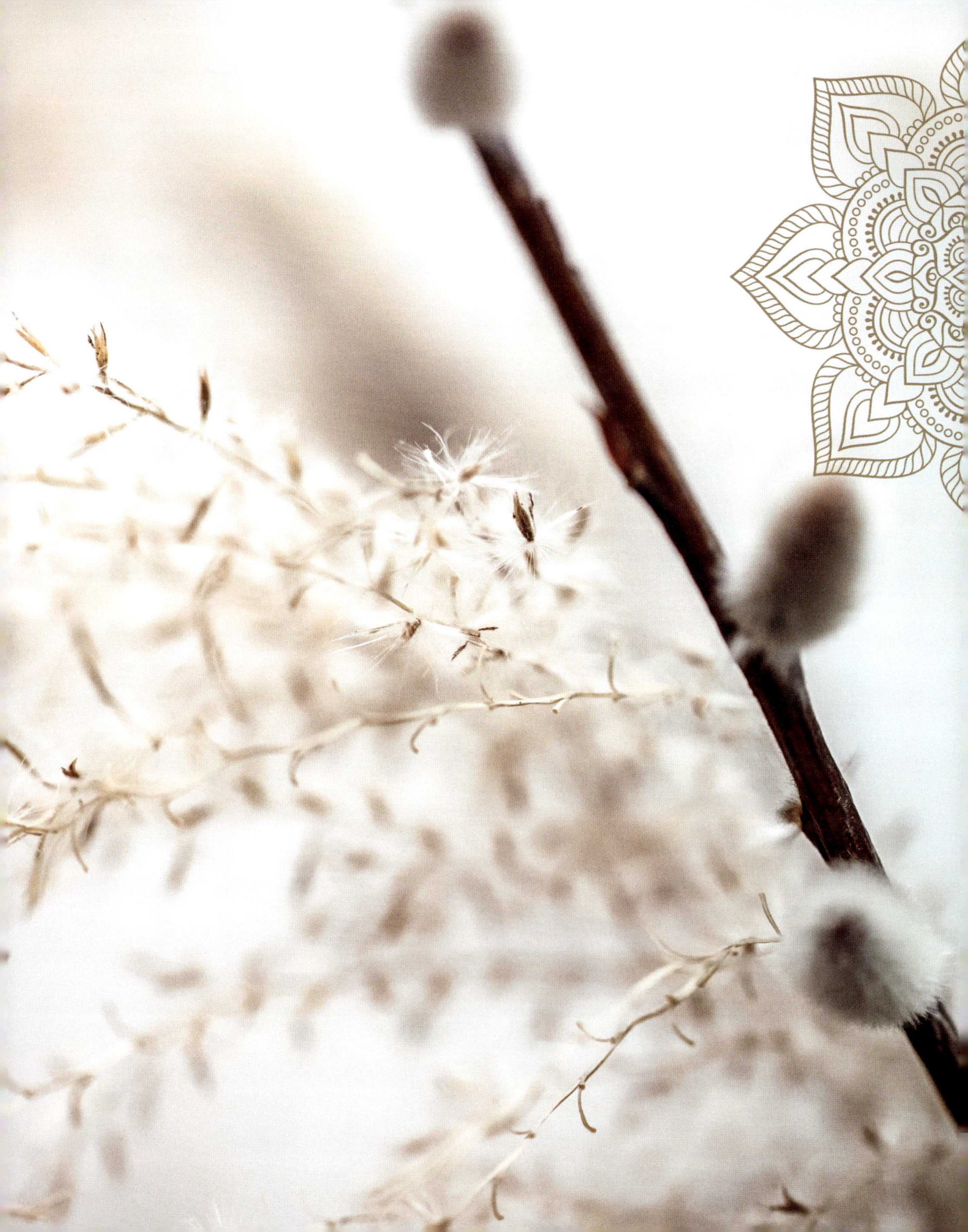

KAPITEL 3

GESUND BLEIBEN

Deine Gesundheit ist die Basis für das Leben, das du dir eigentlich wünschst. In der Medizin kommt die Gesundheitsprävention immer noch deutlich zu kurz. Wie gut, dass wir da mit dem Wissen aus dem Ayurveda Abhilfe schaffen können. Dieses Kapitel zeigt dir, wie du mithilfe von Ernährung und Lebensstil einen Großteil deiner Gesundheit selbst in die Hand nehmen kannst. Mit Heilkräutern, Gewürzen und wohltuenden Ritualen stärkst du deine Gesundheit und beugst Krankheiten vor.

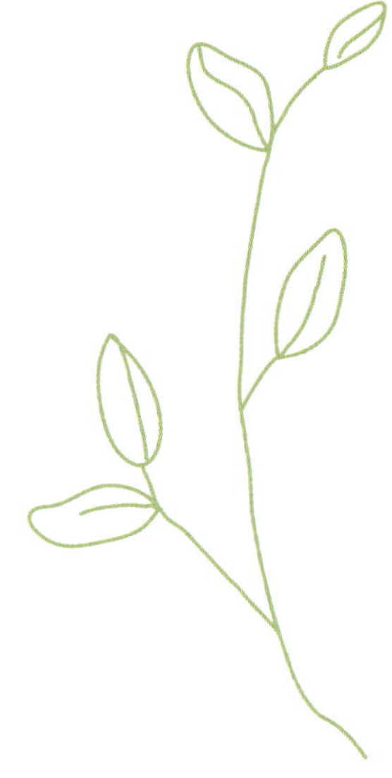

GESUNDHEITSRITUALE FÜR ZU HAUSE

Wir können jeden Tag und mit jeder unserer unscheinbaren Gewohnheiten bewusst entscheiden, ob wir unsere Balance stärken wollen oder nicht. Das bedeutet jedoch nicht, dass du dich von „schlechten" Gewohnheiten verabschieden und von nun an ein eingeschränktes Leben führen musst. Ganz im Gegenteil. Du wirst lernen auf die wirklichen Bedürfnisse deines Körpers zu hören und ihnen Beachtung zu schenken.

Ist es das Allerschönste für dich, morgens deinen Kaffee auf dem Balkon in der Sonne zu trinken, dann ist das nicht unbedingt schlecht für deine Gesundheit. Gesundheit und Gesundheitsvorsorge haben viele Facetten. Dazu gehören auch Lebensmittel, die eventuell physiologisch nicht den besten Nutzen für deinen Körper haben, dich aber emotional erfüllen. Du kannst sie ebenso als wertvoll erachten wie das gesunde Gemüse.

Ein weiterer Aspekt ist nicht nur die Art der Nahrungsaufnahme, sondern auch die Zubereitung. Im Ayurveda nutzen wir gerne vielfältige Gewürze, um unterschiedlichste Lebensmittel leichter verdaulich zuzubereiten. Das Wissen um die Wirkung dieser Gewürze ist wertvoll und lässt sich ohne Aufwand umsetzen. Neben klassischen Gewürzen nutzt der Ayurveda auch ausgewählte Heilkräuter, um den Körper und Geist von innen heraus zu stärken. Hier geht es nicht nur um die Prävention, sondern auch um die Behandlung von Störungen und Disbalancen.

Wenn die ayurvedische Medizin uns eines lehrt, dann dieses: Gesundheit wird nicht nur durch die Ernährung gefördert. Wir sollten die Gesundheitsprävention ganzheitlich betrachten, und dazu gehören nicht nur Ernährung, Heilkräuter und Gewürzmischungen, sondern auch der Lebensstil. Tägliche Rituale können dir helfen, deine Gesundheit bewusst und gezielt mit Leichtigkeit zu verbessern und zu wahren.

Wir sind die Summe der Dinge,
die wir tagtäglich machen.

Reinigung der Nase

Die Nasen- und Mundschleimhäute sind wie unsere gesamte Haut die ersten Kontaktpunkte für Viren, Bakterien und andere Erreger. Sie stellen eine wichtige Komponente unseres Abwehrsystems dar. Dementsprechend ist es nicht verwunderlich, dass die tägliche Reinigung und Stärkung dieser Schleimhäute ein wichtiger Bestandteil der ayurvedischen Gesundheitsvorsorge ausmacht. Wir unterscheiden zwei verschiedene Techniken: Nasya, die ayurvedische Reinigung der Nasennebenhöhlen mit Ölen, Kräutern, Rauch oder Kräuterdämpfen, und Jala Neti, die Reinigung von Nase und Nasennebenhöhlen mithilfe einer Spülung.

Diese Reinigungstechniken helfen uns vor allem, mit Kapha verbundene Störungen im Kopfbereich zu reduzieren, wie zum Beispiel chronische Schleimansammlungen in den Nasennebenhöhlen, die weitere Störungen nach sich ziehen können. Aber auch vorbeugend gegen Heuschnupfen oder andere Allergien sind diese Verfahren hilfreich. Auch wenn sie zu Beginn etwas ungewöhnlich anmuten mögen, lassen sie sich einfach umsetzen und haben einen positiven Einfluss auf unsere gesamte Gesundheit sowie unsere Atemwege.

Nasya

Nasya-Behandlungen wirken auf alle Organe des Kopfbereiches sowie auf das zentrale Nervensystem. Sie werden auch gerne im Zuge von Panchakarma-Therapien zur Reinigung eingesetzt. Nasya ist eine einfache Anwendung, die von den meisten Menschen als angenehm empfunden wird. Eine erfolgreiche Behandlung zeichnet sich unter anderem durch einen verbesserten Schlaf, die Schärfung der Sinnesorgane und eine verbesserte emotionale Befindlichkeit aus. So wird Nasya besonders gerne bei Zuständen von chronischer Müdigkeit, aber auch bei Kopfschmerzen, Asthma und Neuralgien eingesetzt.

Nasya wird häufig nicht zu Hause allein durchgeführt, sondern begleitet durch Ayurveda-Therapeut*innen, die dann auch entscheiden, welche Art von Nasya zum Einsatz kommt und welches Ziel damit erreicht werden soll. Soll die Anwendung in erster Linie reinigen, stärken oder beruhigen? Handelt es sich um eine akute Situation mit starken Symptomen oder ist es eher als eine vorbeugende Maßnahme gedacht?

Hier hilft eine Nasya-Anwendung

- Akute und chronische Nasennebenhöhlenentzündungen
- Chronische Müdigkeit
- Allergische Erkrankungen wie Asthma und Heuschnupfen
- Kopfschmerzen, Migräne, Neuralgien, Gesichtslähmungen
- Rheumatische Erkrankungen
- Stärkung der Sinnesorgane (Sehen, Riechen, Schmecken)

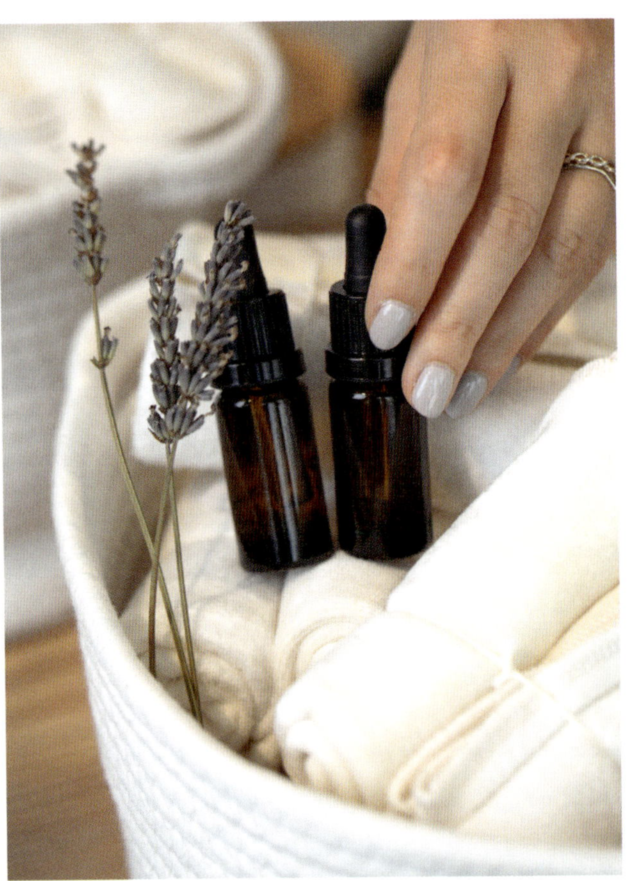

ANLEITUNG:

Am häufigsten wird Nasya mit Ölen durchgeführt. Hierbei gibt es verschiedene sogenannte „Nasya-Öle". Je nachdem, welches Produkt verwendet wird, werden 2 bis 3 Tropfen in die Nasenhöhlen getropft und hochgezogen.

Du solltest in jedem Fall die Anwendungsempfehlungen des Produktes beachten. Um die Wirkung zu verstärken, werden noch andere Maßnahmen mit Nasya kombiniert, wie beispielsweise eine Darmreinigung, Ölziehen und Zungenschaben. Nasya ist keine Daueranwendung, sondern wird vielmehr für ein bis zwei Wochen angewendet. Auch wenn zum Beispiel eine akute Entzündung der Nasennebenhöhlen (Sinusitis) eine Indikation darstellt, sollte immer individuell geschaut werden, ob Nasya eine sinnvolle Anwendung ist.

Dampfinhalation

Dampfinhalationen können eine Alternative zu Nasya darstellen, vor allem dann, wenn die Nasengänge sehr trocken oder stark verengt sind. Eine Inhalation befeuchtet die Atemwege und regt den Schleimfluss an, löst ihn aber auch gleichzeitig, sodass er abfließen kann.

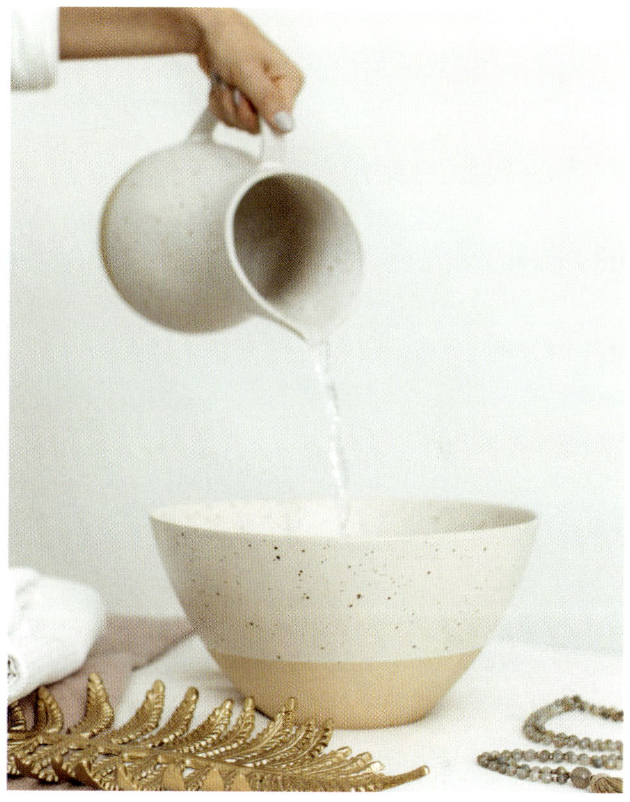

ANLEITUNG:

- **2 bis 3 l Wasser**
- **Salz**
- **2 bis 4 Tropfen ätherisches Öl oder 2 bis 3 EL pflanzliche Wirkstoffe in Form von getrockneten Blüten, Teebeuteln**

Die Inhalation kann einfach mit isotonischer Kochsalzlösung (9 Gramm Kochsalz pro Liter Wasser) durchgeführt werden, die besonders gut zur Virenabwehr geeignet ist. Kamille unterstützt die Schleimhäute beim Abschwellen und entfaltet laut Ayurveda entzündungshemmende Eigenschaften. Weitere Kräuter mit einer schleimlösenden Wirkung sind Fenchel, Salbei und Pfefferminze. Letztere ist besonders gut bei einem Pitta-bedingten Schnupfen (siehe dazu Seite 323) geeignet. Der Einsatz von ätherischen Ölen wird immer beliebter. Sie sind aber meist hoch konzentriert und sollten deshalb vorsichtig dosiert werden, damit keine Reizungen der Schleimhäute oder der Augen entstehen. Zur Inhalation eignen sich vor allem Eukalyptus-, Latschenkiefern- oder Pfefferminzöl. Sie entfalten eine beruhigende Wirkung auf gereizte Atemwege. Bei einer Erkältung können auch Ajwainsamen zur Schleimlösung verwendet werden (siehe Seite 183). Du gibst 1 bis 2 Teelöffel Samen in das Wasser.

Das Wasser mit dem Salz in einem Topf erhitzen, bis es kocht. Dann sollte es auf eine angenehme Temperatur abkühlen, um Verbrennungen oder Verbrühungen im Gesicht zu vermeiden. Das Wasser in eine Schüssel umfüllen, die gewünschten pflanzlichen Wirkstoffe hinzufügen. Dann den Kopf einfach über die Schüssel halten und alles mit einem Handtuch abdecken. Wann immer sich der Wasserdampf zu heiß anfühlt, das Handtuch öffnen oder einen Moment Pause machen, um Verbrennungen zu vermeiden.

Jala Neti

Für die tägliche Nasenreinigung ist Jala Neti sehr gut geeignet. Die traditionelle Nasenspülung darf regelmäßig angewendet werden, in der Heuschnupfen-Zeit sogar zweimal täglich. Für die Häufigkeit entscheidend ist, wie man sich persönlich dabei fühlt. Verbleibt nach der Anwendung ein Druckgefühl oder das Gefühl, dass Wasser in den Nasennebenhöhlen verweilt, oder sogar Schmerzen, dann solltest du in einer HNO-Praxis abklären lassen, ob Jala Neti für dich und deine individuelle Anatomie geeignet ist.

Jaja Neti unterstützt die Schutzfunktion der Nasenschleimhaut, sodass sie flüssiges Sekret zur Abwehr von Bakterien und Viren produzieren kann. Bei bestehenden Allergien ist das Sekret nämlich zäh und es besteht die Gefahr einer Infektion.

ANLEITUNG:

Jala Neti wird mithilfe eines speziellen Kännchens durchgeführt. Die Nase und Nasennebenhöhlen werden mit einer lauwarmen, isotonischen Salzwasserlösung (9 Gramm Kochsalz pro Liter Wasser) durchgespült. Um Bakterien oder verschiedene Mikroben abzutöten, empfiehlt es sich, abgekochtes Wasser zu verwenden. Dieses kann am Abend vorher zubereitet werden.

Jala Neti sollte nicht durchgeführt werden, wenn du frische Verletzungen im Gesichtsbereich oder an der Nase selbst hast. Auch bei Nasenbluten sollte die Anwendung nicht erfolgen. Akute und starke Infektionen im Nasen- und Ohrenbereich gelten ebenfalls als Kontraindikationen. Zusätzlich sollte auch bei anderen Erkrankungen oder Symptomen im HNO-Bereich die Anwendung vorher abgeklärt werden.

Ölziehen und Zungenschaben

Diese zwei Anwendungen sind absolute Basics im Ayurveda und gehören zur Morgenroutine wie das Zähneputzen.

Ölziehen

Laut Ayurveda hilft das Ölziehen deinem Körper bei der Reinigung von Giftstoffen und verbessert die Zahngesundheit. Neue wissenschaftliche Studien in der Zahnmedizin konnten zeigen, dass Ölziehen die kariogenen, also Karies verursachenden, Bakterien Streptococcus mutans reduzieren kann. Zusätzlich soll auch das Auftreten von bakteriellen Zahnfleischentzündungen durch die regelmäßige Anwendung reduziert werden.

Die Auswahl des Öls: Beim Ölziehen steht vor allem die Auswahl des Öles im Vordergrund. Neben der Einteilung nach den Doshas ist auch die persönliche Vorliebe zu beachten. Das Öl im

Mund durch die Zähne zu ziehen, kann für viele anfangs gewöhnungsbedürftig sein, es sollte also das Öl ausgewählt werden, welches du am ehesten tolerierst. Im zweiten Schritt kann man sich an den Beschwerden orientieren. Entzündungen im Mundraum können ein Hinweis auf eine Pitta-Störung sein, sodass hier die kühlende, antibakterielle Wirkung des Kokosöls von Vorteil sein kann. Liegt ein nicht-entzündlicher Rückgang des Zahnfleischs vor, kann das ein Hinweis auf eine Vata-Störung sein. Hier ist vor allem hochwertiges Sesamöl mit seinen aufbauenden Eigenschaften empfehlenswert. Leidet jemand unter Kapha-bedingten Schwellungen der Zunge und des Zahnfleischs, kann Olivenöl zur Kapha-Balance eingesetzt werden.

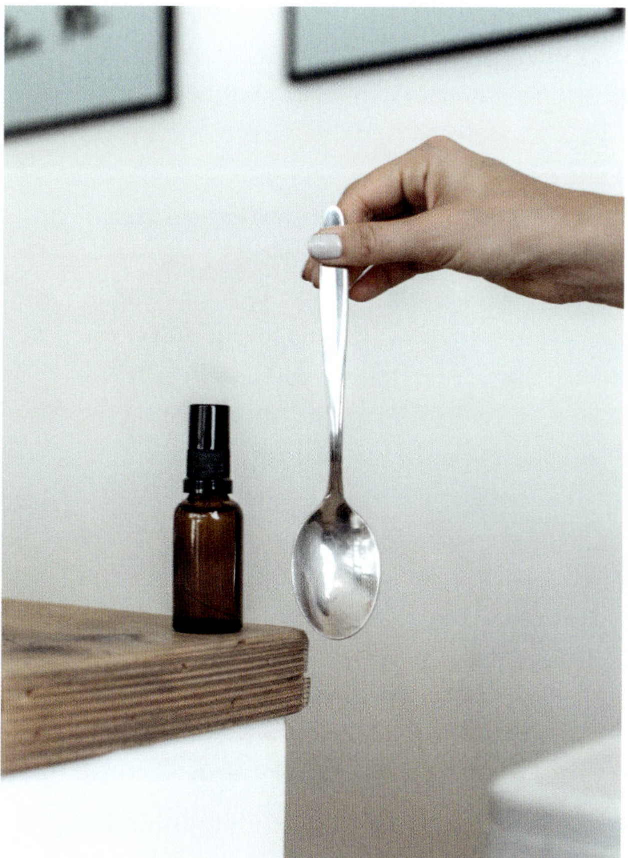

ANLEITUNG:

Nimm jeden Morgen 1 Teelöffel bis 1 Esslöffel Öl und bewege es für 10 bis 20 Minuten intensiv im Mund umher. Vor allem das Kokosöl kann gut gekaut werden, flüssige Öle werden durch die Zähne gezogen.

Kinder und ältere Menschen brauchen meist eine geringere Menge, da reicht schon 1 oder ½ Teelöffel aus. Nach Ablauf der Zeit spuckst du das Öl am besten in den Mülleimer, sodass die Giftstoffe nicht ins Abwasser geleitet werden und die Rohre nicht verstopfen. Du kannst nach dem Ölziehen deine Zunge schaben oder wie gewohnt die Zähne putzen. Bezüglich der Reihenfolge, ob das Ölziehen vor oder nach dem Zungenschaben stattfindet, gibt es verschiedene Ansichten. Wenn du das Ölziehen vor dem Zungenschaben durchführst, hat das den Vorteil, dass die Öle schon mal festere Bestandteile lösen.

Zungenschaben

Deine Zunge ist nicht nur einer der stärksten Muskeln deines Körpers, sondern auch ein wichtiges Sinnesorgan. Sie hilft, die verschiedenen Geschmacksrichtungen zu unterscheiden und die Konsistenz und Temperatur deiner Nahrung wahrzunehmen. Die Zunge ist sogar Teil des Immunsystems. Die Schleimhautschicht im hinteren Bereich deiner Zunge enthält lymphatisches Gewebe, welches für die Immunabwehr wichtig ist.

Die Zunge gilt im Ayurveda als Spiegel der Innenwelt, der Hinweise auf die verschiedenen Organsysteme deines Körpers liefern kann. Die Beschaffenheit und der Belag der Zunge ermöglichen eine klare Einschätzung der allgemeinen Gesundheit und geben Hinweise auf mögliche Disbalancen. Warum ist das Zungenschaben aber so relevant im Ayurveda? Über die Zunge werden Abfallprodukte und Giftstoffe des Körpers in Form von Belägen ausgeschieden. Werden diese Beläge regelmäßig entfernt, reduzieren sich Rückstände und Bakterien und auch der Geschmackssinn kann verbessert werden.

Das Schaben reduziert jedoch nicht nur den Belag auf der Zunge, sondern auch Mundgeruch. Zusätzlich kann der mechanische Reiz deinen Stoffwechsel anregen. Unsere Praxiserfahrung zeigt, dass viele Menschen von einer Aktivierung der Verdauung nach dem Zungenschaben in Form der morgendlichen Stuhlentleerung berichten. Auch das macht ayurvedisch gesehen Sinn: Denn die Darmentleerung sollte optimalerweise vor der ersten Mahlzeit stattfinden. Dieser Mechanismus dient dem Körper dazu, erst zu entgiften, bevor neue Nahrung aufgenommen wird.

ANLEITUNG:

Schabe die Zunge jeden Morgen vor oder nach dem morgendlichen Ölziehen ab. Setze den Schaber hinten an (nicht zu weit, sonst gibt es einen unangenehmen Würgereflex) und ziehe ihn sanft bis zur Zungenspitze. Spüle anschließend den Mund gründlich aus.

Zungenschaber: Es gibt sie in verschiedenen Ausführungen. Der universelle Zungenschaber ist aus Edelstahl. Du kannst aber auch einen Zungenschaber aus dem für dich passenden Metall wählen. Die traditionellen Ayurveda-Texte empfehlen Folgendes: Für Vata-Typen bietet sich hier ein Zungenschaber aus Gold an, Pitta-Typen arbeiten am besten mit einem Zungenschaber aus Silber und Kapha-Typen können Kupfer bevorzugen. Noch einfacher wird das Ganze, wenn man einen Löffel anstelle eines Schabers benutzt.

Wenn dir das Zungenschaben unangenehm ist, deine Zunge sehr empfindlich ist oder zu entzündlichen Stellen neigt oder – auch bei ganz sanftem Schaben – einen Würgereflex auslöst, dann kann es gut sein, dass das für dich nicht die passende Technik ist. Alternativ kannst du den Mund mit einer sanften Spülung (ein Glas lauwarmer Kamillentee) gründlich durchspülen.

Warmes Wasser

Das morgendliche warme Glas Wasser ist eines der Gesundheitsrituale, das viele Ayurveda-Einsteiger*innen leicht in ihren Alltag integrieren.

Welches Wasser eignet sich?

Wasser ist aus ayurvedischer Sicht nicht dafür da, uns zu nähren, sondern vielmehr uns zu reinigen. Es soll uns nicht mit Mineralien versorgen, sondern leicht sein und uns gut durchspülen. Viele herkömmliche natürliche Mineralwässer aus dem Supermarkt entsprechen nicht den Ansprüchen des Ayurveda. Als empfehlenswert gelten Regenwasser, Quell- oder Flusswasser. Regenwasser ist fast frei von Mineralien und Quell- oder Flusswasser sind meist nur gering mineralisiert. In unserer westlichen Welt werden jedoch viele Giftstoffe in die Luft abgegeben, sodass wir das Regenwasser nicht als das perfekte Wasser ansehen. Wir empfehlen ein möglichst weiches, mineralarmes Wasser zu nutzen, damit die Ausleitung gefördert wird. Hierzu zählen beispielsweise das Wasser von Lauretana, Hornberger Lebensquell und Plose.

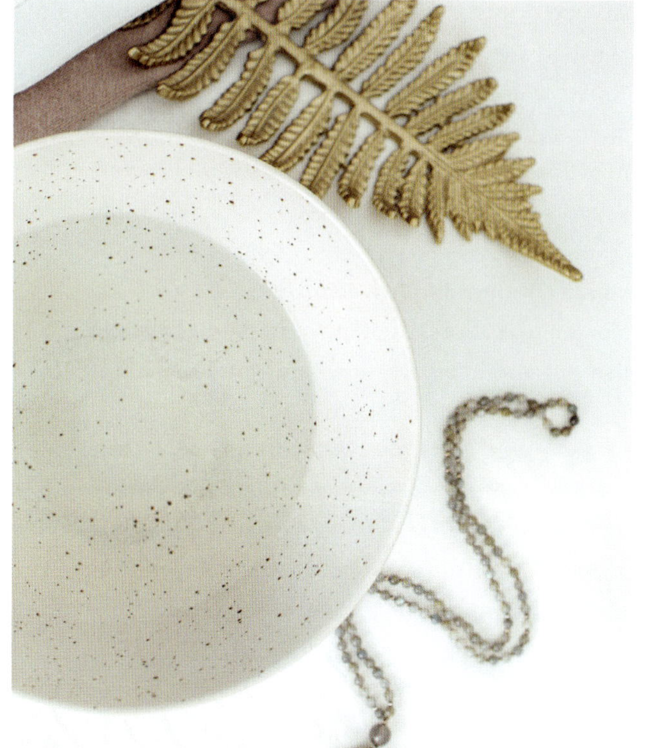

ANLEITUNG:

Je nach Dosha-Dominanz kann das Wasser unterschiedlich lang abgekocht werden. Normalerweise reichen 10 bis 15 Minuten aus.

Bei Leitungswasser sollte unbedingt die Qualität geprüft werden. Das Wasser wird dann in einem Topf ohne Deckel gekocht, damit Chlor, Nitrate, Schwermetalle und Kalk, die sich in winzigsten Spuren im Trinkwasser befinden, durch das Verdampfen zu 99 Prozent ausgeschaltet werden. Laut Ayurveda kommt es so dem Regenwasser am nächsten. Bei einer Vata-Dominanz sollte das Wasser um ein Viertel, bei Pitta um ein Drittel und bei Kapha oder Ama-Zuständen um die Hälfte eingekocht werden. Heißes Wasser kann also bei jeder Störung eingesetzt werden, vor allem aber dann, wenn wir den Stoffwechsel und die Verdauung verbessern möchten.

Wie heiß soll das Wasser sein?

Vata-Dosha: Aus ayurvedischer Sicht macht tiefwarmes Wasser vor allem für Vata-Konstitutionen oder Personen mit einer Vata-Störung Sinn, denn so werden die kalten Eigenschaften des Vata-Doshas ausgeglichen.

Kapha-Dosha: Auch Kapha-Typen oder Menschen mit einer Kapha-Störung profitieren von tiefwarmem bis heißem Wasser, denn auch hier wird die Eigenschaft kalt reduziert. Zusätzlich hat das heiße Wasser einen schleimlösenden Effekt und regt den Stoffwechsel an, was bei Kapha-Problematiken genutzt werden kann.

Beachte: Du kannst zusätzlich Ingwer entweder in frischer oder in getrockneter Form hinzugeben, um den schleimlösenden und erwärmenden Effekt noch zu vergrößern. Starte am besten mit einem daumengroßen Stück frischem Ingwer oder ½ Teelöffel Ingwerpulver in einem großen Glas Wasser. Achte dabei darauf, wie dein Verdauungstrakt reagiert.

Pitta-Dosha: Pitta-Konstitutionen oder Menschen mit einer Pitta-Störung können Wasser auf Zimmertemperatur oder lauwarmes Wasser gut vertragen. Hier sollen die heißen Qualitäten des Pitta-Doshas nicht noch weiter getriggert werden. Kühles oder kaltes Wasser gilt aus ayurvedischer Sicht als unzuträglich, und dies hat zwei Gründe.

Zunächst besitzen wir in unserer Körpermitte einige Sensoren, die unserem Gehirn immer wieder unsere Temperatur mitteilen. Das Gehirn versucht, unsere Körperkerntemperatur immer aufrechtzuerhalten, denn nur dann können alle Enzyme richtig arbeiten und weitere Prozesse gut ablaufen. Bringen wir nun kalte Flüssigkeit oder Nahrung in unseren Körper, können wir diesen Prozess stören. Der Körper muss dann wieder viel Energie aufwenden, um die Körperkerntemperatur herzustellen. In der klassischen Medizin wird dieser Aspekt genutzt, um bei der Gewichtsreduktion mehr Energie zu verbrennen. Aus ayurvedischer Sicht macht das keinen Sinn, sondern hat eher den gegenteiligen Effekt.

Der zweite Grund, warum kalte Getränke und Speisen eher unzuträglich sind, liegt im Prinzip von Agni. Unser Agni wird durch diese Substanzen ausgelöscht und so kann der Körper zunächst nicht mehr richtig verdauen und verstoffwechseln. Wir belasten unseren Körper also mit kalter Nahrung mehr, als dass wir ihn unterstützen.

Wasser kann natürlich auch mit Kräutern, Gewürzen und ätherischen Ölen (wenn die Qualität stimmt) verfeinert werden. Gibt man beispielsweise Ingwer oder Zitrone und Honig mit ins Wasser, wird dadurch der Stoffwechsel weiter angeregt und man kann mit Schwung in den Morgen starten. Minze darf im Wasser seine kühlende Wirkung für Pitta-Ungleichgewichte entfalten. Bei starkem Schwitzen kann Salbei mit Wasser kombiniert werden.

Fußbad mit ätherischen Ölen

In Teilen Indiens wird das „Baden" oftmals als ein spirituelles Ritual zelebriert, als Ritual der körperlichen und geistigen Reinigung. Der Ayurveda empfiehlt als Vorbereitung auf jedes Bad, den Körper vorher mit Sesamöl oder anderen Kräuterölen zu massieren. Durch die Massage und die Wirkung der speziellen Öle wird die Haut entgiftet und die Körperkanäle (Srotas) von Schlackenstoffen (Ama) befreit. Durch wärmende Bäder wird die Entgiftung zusätzlich unterstützt. Aber natürlich hat nicht jeder eine Badewanne zu Hause. Dann können Fußbäder eine gute Alternative bieten. Auch beim Fußbad kannst du die Unterschenkel und Füße erst einmal mit Sesamöl sanft massieren und dann für etwa 15 bis 20 Minuten in ein warmes Fußbad geben. Fußbäder fördern den Schlaf und bringen die Doshas ins Gleichgewicht.

ANLEITUNG:

- **¼ Tasse Kamillenblüten**
- **1 EL Ashwagandha-Pulver**
- **¼ Tasse Lindenblüten**
- **1 TL Baldrianwurzel**

Koche die Kräuter in etwa 1 Liter Wasser. Lasse sie dann 10 Minuten ziehen und überprüfe, ob die Wassertemperatur für dich angenehm ist. Deine Füße sollten vollständig bedeckt sein. Du kannst dem Bad außerdem 1 Esslöffel Sesamöl hinzufügen, um die Haut weiter zu pflegen. Auch der Zusatz von erdigen und süßlichen ätherischen Ölen (1 bis 2 Tropfen) hat eine tiefe Wirkung auf die Balance der Doshas.

Vata-Dosha: Zimt, Jasmin, Rose, Zypresse und Sandelholz sind sehr gut geeignet, um das Vata Dosha auszugleichen.

Pitta-Dosha: Soll das Pitta-Dosha reduziert werden, dürfen die Bäder generell nicht so heiß sein. Besonders geeignete ätherische Öle sind hier Kamille, Lavendel, Vetiver, Lemongras sowie Minze.

Kapha-Dosha: Auch zum Kapha-Ausgleich kann ein Fußbad angewendet werden. Hier sind vor allem ätherische Öle wie Zimt, Rosmarin, Wacholder und Zypresse empfehlenswert.

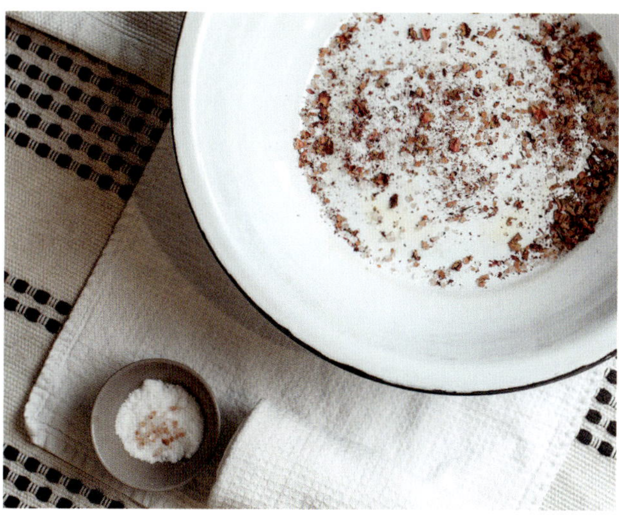

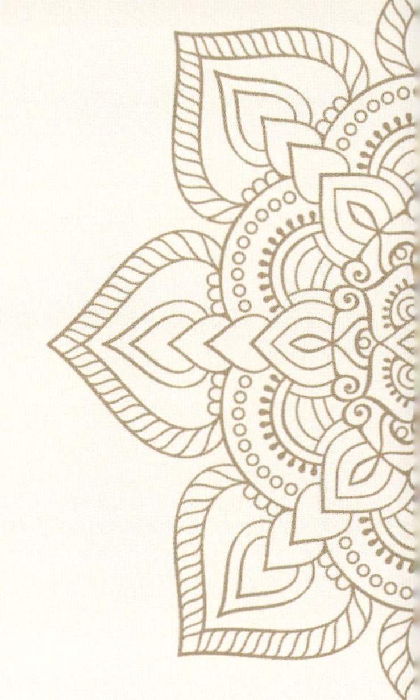

Ätherische Öle

Du hast bestimmt schon einmal an einer Blume gerochen und ihren Duft wahrgenommen. Dann hast du auch die aromatischen Eigenschaften von ätherischen Ölen erlebt.

Diese natürlichen, flüchtigen aromatischen Verbindungen kommen in vielen Pflanzen vor. Sie werden aus den verschiedenen Pflanzenanteilen wie Blüten, Samen, Rinden, Stängeln, Wurzeln und anderen Pflanzenbestandteilen gewonnen. Nach der Dampfdestillation sind sie hoch konzentriert und können ihre volle Wirksamkeit entfalten.

Ätherische Öle werden bereits seit Jahrhunderten für unsere Gesundheit eingesetzt. Auch im Alltag unterstützen sie uns mit ihren wohltuenden und heilsamen Eigenschaften. Unser Geruchssinn kann die ätherischen Essenzen direkt über die Nervenbahnen ans Gehirn und von dort in bestimmte Teile des limbischen Systems („Riechhirn") weiterleiten. Das limbische System ist ein wichtiger Gehirnbereich, der für das Gedächtnis, unsere Leistungsfähigkeit, Emotionen und vegetative Funktionen (Verdauung, Atmung, Körpertemperatur) zuständig ist. Unser limbisches System kann durch die ätherischen Essenzen positiv beeinflusst werden und nimmt dadurch schnell und unmittelbar Einfluss auf unsere Stimmung, Emotionen und unser Wohlbefinden.

Ätherische Öle kannst du innerlich, äußerlich oder auch über Inhalationen anwenden. Wichtig ist, auf Hochwertigkeit zu achten. Hochwertig bedeutet, dass die Öle 100 Prozent reines ätherisches Öl sind und keine Zusatzstoffe enthalten. Wir möchten dir hier eine kleine Übersicht darüber geben, welche Öle du für welches Dosha verwenden kannst.

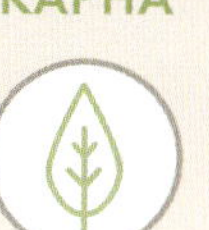

VATA	PITTA	KAPHA
Kamille	Pfefferminze	Bergamotte
Lavendel	Melisse	Eukalyptus
Weihrauch	Vanille	Grapefruit
Zitrone	Teebaum	Salbei
Rose	Ylang Ylang	Orange
Sandelholz	Jasmin	Myrrhe

Teilkörpermassagen für zu Hause

Im Ayurveda sind Massagen nicht nur einfache Wellness-Behandlungen, sondern vielmehr Teil der ganzheitlichen Therapie. Bei vielen Massagen und Anwendungen ist es deshalb sinnvoller, einen Spezialisten ans Werk zu lassen, um die bestmögliche Wirksamkeit zu erreichen. Dennoch gibt es Möglichkeiten, auch zu Hause von den positiven Effekten der manuellen Therapie zu profitieren, zum Beispiel über Teilkörpermassagen. Als Basis dient vor allem Sesamöl. Du kannst das Öl für deine Massage direkt im Topf oder in einem Wasserbad erwärmen, zum Beispiel mithilfe eines Babyflaschenwärmers. Besteht ein Pitta-Überschuss, kann es sinnvoll sein, mit einem kühlenden Kokosöl zu arbeiten. Die Wirkung der Ölmassagen kann mit ätherischen Ölen verfeinert werden. Du gibst auf 250 Milliliter Trägeröl (Sesam- oder Kokosöl) etwa 2 bis 3 Tropfen ätherisches Öl. Welches ätherische Öl für dein Dosha geeignet ist, findest du auf Seite 138f.

Grundsätzlich kannst du bei Teilkörpermassagen wie der Fußmassage zwischen zwei Massagerichtungen unterscheiden: Anuloma und Pratiloma. Anuloma besitzt eine beruhigende Wirkung. Hierbei wird vom Körper weg massiert. Bei Pratiloma wird gegen den Strich gearbeitet, diese Richtung wird eher als anregend empfunden. Möchtest du zum Beispiel bei einer abendlichen Fußmassage zur Ruhe kommen, macht es mehr Sinn, die Bewegungen vom Körper weg zu leiten. Auch die Massagestärke hat einen Einfluss auf den Effekt. Wenn du festen Druck ausübst, wirkt dies eher anregend. Sanfte Berührungen hingegen wirken eher beruhigend und ausgleichend.

Fußmassage

Bei der Fußmassage kannst du die Richtung und Stärke der Bewegungen nach deinen Bedürfnissen auswählen. Möchtest du eine besonders entspannende Wirkung erzielen, kannst du das Öl schon auf deinen Schienbeinen auftragen und es in Richtung deiner Füße verteilen und einmassieren. Danach ölst du die Füße ordentlich ein und auch jeden einzelnen Zeh.

ANLEITUNG:

Meist wird die Fußmassage abends angewendet, das erdet und fördert den Schlaf. Das Sesamöl darf mit ätherischen Ölen wie Ylang Ylang oder Lavendel verfeinert werden.

- Du kannst die Massage in streichenden oder in kreisenden Bewegungen durchführen.
- Das Sprunggelenk darfst du mit deinen Fingern umkreisen und das Öl an dieser Stelle wirklich gut einmassieren.
- Um die Füße zu massieren, kannst du den Fuß in beide Hände nehmen, sodass deine Daumen auf dem Fußrücken liegen und die anderen Finger die Fußsohlen umschließen.
- Den Fußrücken kannst du dann sanft vom Sprunggelenk in Richtung Zehen mit deinen Daumen ausstreichen.
- Dann drehst du den Fuß und streichst genauso die Fußsohle mit den Daumen aus.

Kopfmassage

Eine Kopfmassage kann entweder von dir selbst oder auch in einer ayurvedischen Behandlung angewendet werden. Es gibt die Variante, die Massage lediglich auf den Kopf zu konzentrieren oder auch das Gesicht miteinzubeziehen. Im Ayurveda kommt die Kopfmassage zum Beispiel bei Schuppenbildung, fettiger Kopfhaut, Haarausfall, Kopfschmerzen, schlechter Durchblutung der Kopf- und Gesichtshaut sowie der Kopforgane wie Augen, Nase und Ohren, aber auch bei Verspannungen, Stress, Nervosität, Müdigkeit und Schlafstörungen zum Einsatz.

ANLEITUNG:

Idealerweise beginnst du mit der Gesichtsmassage. Dabei werden sämtliche Bereiche des Gesichts mit warmem Sesamöl eingeölt.

Du massierst also Stirn, Schläfen, Augen, Augenbrauen, Nase, Kiefer und Kaumuskulatur, Ohren, Kinn, Wangen und Mund. Bei der Gesichtsmassage massierst du in kleinen kreisenden Bewegungen und Streichungen nach außen, also von der Nase weg. Danach kannst du mit der Kopfmassage weitermachen. Massiere den Kopf-Nacken-Bereich wie folgt:

- Nacken vom Haaransatz weg ausstreichen
- Den Kopf vom Haaransatz in Richtung Kopfkrone in kreisenden Bewegungen von innen nach außen massieren und mehrmals wiederholen, danach gerne noch einmal in streichenden Bewegungen
- Den gesamten Kopf massieren, gerne in kreisenden Bewegungen

Bauchmassage

Auch bei der Bauchmassage darf Sesamöl zum Einsatz kommen. Die Bauchmassage dauert nicht länger als 5 bis 10 Minuten – je nachdem, was sich für dich angenehm anfühlt.

ANLEITUNG:

Am besten beginnst du hier mit sanften, kreisenden Bewegungen in Verdauungsrichtung, also von dir aus mit dem Uhrzeigersinn, um den Bauchnabel herum. Diese kreisenden Bewegungen dürfen immer größer werden.

Aus den kreisenden Bewegungen können dann auch kleinere kreisende Bewegungen werden. Anschließend kannst du noch ein Körnerkissen oder eine Wärmflasche auf deinen Bauch legen und das Öl in Ruhe einziehen lassen. Wasche das Öl nach spätestens ein bis zwei Stunden ab.

Bauchmassage

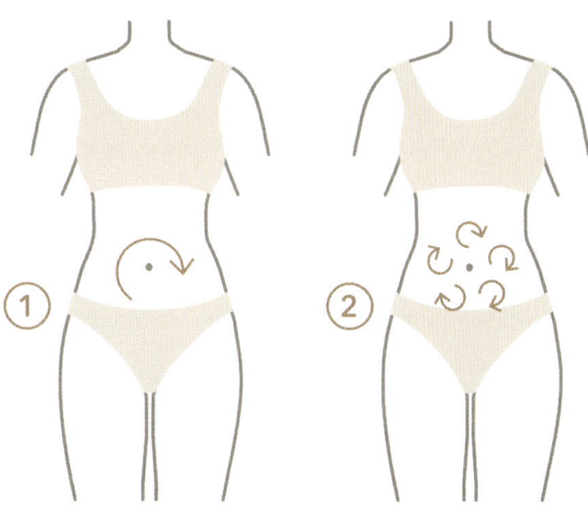

Rückenmassage

Es ist nicht einfach, sich selbst am Rücken zu massieren, da jedoch die häufigsten Rückenschmerzen im Bereich der Lendenwirbelsäule auftreten, kann eine Selbstanwendung trotzdem möglich sein. Dabei werden die Bereiche, die gut mit den Händen erreicht werden, sanft massiert. Eventuell lässt du die unzugänglichen Bereiche durch eine andere Person massieren.

ANLEITUNG:

Du kannst die schmerzhafte oder verspannte Stelle mit Sesamöl oder einem ayurvedischen Kräuteröl einreiben.

Das Öl, wie bei den anderen Anwendungen auch, einfach in einem Wasserbad erhitzen, bis es eine angenehme Temperatur hat, und dann in langsamen Bewegungen in den Rücken einmassieren.

Garshan-Massage

Um deinen Stoffwechsel so richtig anzukurbeln und die Entgiftung über deine Haut zu fördern, kannst du morgens die sogenannte Garshana, eine Trockenmassage mit einem Seidenhandschuh aus Rohseide, durchführen. Sie regt nicht nur deinen Kreislauf an, sondern fördert auch deine Hautdurchblutung und kräftigt das Bindegewebe. Nachweißlich reduziert Garshana Fett, Ama und Zellulitis und vertreibt gleichzeitig Müdigkeit.

Vorsicht: Wenn du eine starke Vata-Konstitution oder entzündliche Hauterkrankungen hast, solltest du auf diese Anwendung verzichten. Ebenso sollte man bei diesen Situationen und Symptomen auf die Massage verzichten: nach dem Essen, während der Menstruation oder Schwangerschaft, bei Hauterkrankungen, starker Trockenheit, entzündlichen Prozessen im Körper, Rheuma, offenen Wunden, Bluthochdruck, Venenerkrankung.

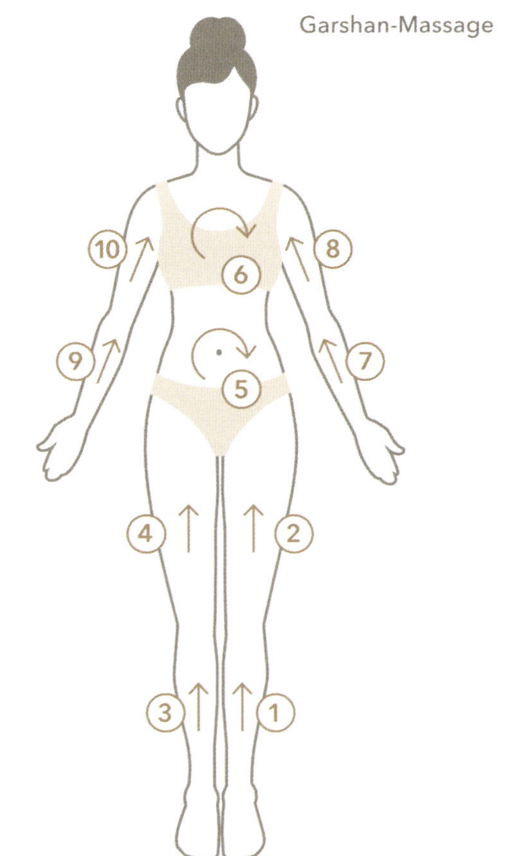

Garshan-Massage

ANLEITUNG:

Die Bewegungen der Trockenmassage sind eher streichend als massierend und du streichst in Richtung Körpermitte.

Den Druck und die Geschwindigkeit kannst du einfach an dein Empfinden anpassen. Die Trockenmassage soll jedoch eine aktivierende Wirkung auf dich haben. Deshalb sollten die Bewegungen nicht zu sanft sein. An den Extremitäten streichst du in langen Strichen, an den Gelenken arbeitest du eher mit kreisenden Bewegungen.

- Beginne mit der linken Fußoberseite und arbeite dich nach oben. An der Leiste angekommen, folgt die rechte Seite.
- Der Bauch und die Brust werden mit kreisförmigen Bewegungen massiert. Kreise hierbei immer mit der Verdauungsrichtung, das bedeutet vom rechten Unterbauch in den linken Unterbauch von dir aus gesehen.
- Nach der Körpermitte widmest du dich den Händen und Armen. Der Rücken kann entweder von einem Familienmitglied übernommen werden oder du massierst einfach nur die Bereiche, die du selbst erreichen kannst. Am Ende kannst du noch sanft über dein Gesicht streichen.
- Nach der Garshan-Massage kannst du dich warm abduschen und eine pH-neutrale Seife zum Waschen verwenden, um die Ausscheidung der Abfallprodukte und Schlacken zu ermöglichen. Du wirst das angenehm weiche Gefühl deiner Haut lieben.

Meditation

Viele schaffen es nicht, regelmäßig zu meditieren, und das, obwohl die Vorteile mittlerweile sehr bekannt sind. Häufig scheitern sie an falschen Vorstellungen, weil sie zum Beispiel meinen, sie müssten mindestens eine halbe Stunde täglich meditieren oder weil sie von der Meditation zu viel in zu kurzer Zeit erwarten. Eine morgendliche Meditation ist ein sehr gesunder Weg, um in den Tag zu starten, und auch am Abend entfaltet die Meditation ihre positiven Effekte. Du profitierst aber auch davon, wenn du täglich nur 5 bis 10 Minuten meditierst. Die Regelmäßigkeit ist wichtig, damit dein Körper und dein Geist lernen, sich in kürzester Zeit zu entspannen und zu fokussieren. Aber erwarte nicht, schnell zur Erleuchtung zu gelangen.

Was eine regelmäßige Praxis aber erreichen kann, ist eine ausgeglichenere Gemütslage, eine verbesserte Konzentrationsfähigkeit und erhöhte Produktivität am Tag. Außerdem kann die regelmäßige Meditation Stress reduzieren, denn Meditation reduziert die Reaktivität der Amygdala – des Teils unseres Gehirns, der bei Stress aktiviert wird. Statt automatisch bei Stressoren „anzuspringen", lernen wir, uns abzugrenzen und uns von Emotionen und Erwartungen abzusetzen.

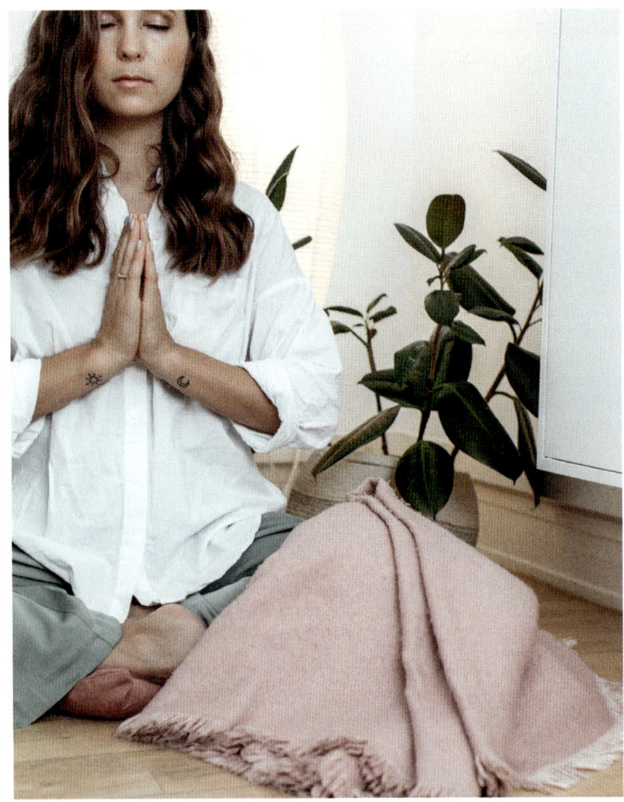

Finde deinen Stil heraus

Es gibt viele verschiedene Möglichkeiten, zu meditieren.

Geführte Meditationen: Anfangs kann es einfacher sein, mit einer geführten Meditation zu starten. Hier gibt es wirklich unzählige Meditationen zu verschiedenen Themen entweder kostenlos online oder auch in empfehlenswerten kostenpflichtigen Apps. Vor allem dann, wenn das Vata sehr hoch und damit das Gedankenkarussell sehr schnell ist, können geführte Meditationen helfen, sich zu fokussieren. Geführte Meditationen haben außerdem den Vorteil, dass sie auf bestimmte Themen abzielen, wie den Schlaf zu verbessern, Stress zu reduzieren oder Gelassenheit zu erlernen.

Achtsamkeitsmeditationen: Allein zu meditieren – ohne eine Stimme oder Musik im Hintergrund – hat natürlich seine Vorteile. Gerade durch sogenannte Achtsamkeitsmeditationen können wir lernen, uns selbst zu fokussieren, und erlernen gleichzeitig ein Tool, um bei Stress immer wieder in einen Entspannungszustand zurückzufinden. Bei der Achtsamkeitsmeditation kannst du ganz einfach deinen Fokus auf deine Atmung legen. Du schließt die Augen oder senkst den Blick und folgst jedem Atemzug – ein und aus. Anfangs wird das sicherlich noch eine Herausforderung sein. Durch die bewusste, tiefe Atmung aktivierst du dein parasympathisches Nervensystem und erzeugst eine Entspannungsreaktion. Nach einiger Übung kannst du diese dann auch in alltäglichen Situationen abrufen. Einige Untersuchungen konnten zeigen, dass diese Form der Meditation hilft, die Aufmerksamkeit und Konzentration zu verbessern und gleichzeitig Symptome wie Angst und Depressionen zu mindern.

Natürlich kannst du auch selbst Themen wie Dankbarkeit oder Gelassenheit mit der Meditation üben. Dankbarkeit am Morgen oder am Abend zu praktizieren, fördert nachweislich Glücksgefühle, reduziert Stress und verbessert so das allgemeine Wohlbefinden. Wir bringen uns über die bewusste Atmung zunächst in einen Entspannungszustand, und in diesem kannst du nun alles visualisieren, für was du dankbar bist. Wichtig ist hierbei, immer die Emotion wahrzunehmen und im Körper zu spüren.

Gehmeditationen: Meditieren muss nicht immer nur im Sitzen stattfinden. Wir können genauso gut mithilfe von Gehmeditationen lernen, auch unterwegs achtsam und entspannt zu sein. Am besten praktiziert man eine Gehmeditation in der Natur. Im Endeffekt geht es darum, alles genauestens wahrzunehmen, und zwar als das, was es ist. Es geht nicht darum, eine Bewertung abzugeben wie „Die Sonne ist schön" oder „Die Blume riecht gut". Wir nehmen einfach wahr, was um uns herum zu sehen ist: „Sonne" oder „Blume". Wir nehmen wahr, was wir spüren „Schritte" – „Boden" – „Gras". Wir benennen, was wir hören, wir benennen, was wir riechen. Wir nehmen für einen Moment einfach nur wahr, ohne direkt zu interpretieren und zu bewerten. Auch bei der Gehmeditation ist der Atem essenziell, denn dadurch vermitteln wir unserem Körper trotz Bewegung ein Gefühl von Ruhe.

Wir möchten dir den Einstieg in deine tägliche Meditation so einfach wie möglich machen, deshalb findest du unter dem QR-Code eine von uns eingesprochene Meditation. So kannst du schon heute den ersten Schritt zu einer gesunden Routine gehen.

www.suedwest-verlag.de/ ayurveda-sprechstunde

MBSR

MBSR steht für „Mindfulness-Based Stress Reduction" (achtsamkeitsbasierte Stressreduktion). Sie ist eine Meditationstechnik, die von dem US-Wissenschaftler Jon Kabat-Zinn in den 1970er-Jahren entwickelt wurde. Sie basiert auf traditionellen Meditationsarten, verzichtet jedoch auf einen spirituellen Überbau. Die Wirksamkeit der standardisierten Übungen wurde in Studien vielfach nachgewiesen. Um die Übungen der MBSR zu erlernen, machen die meisten einen Kurs, der über acht Sitzungen geht. Die verschiedenen Meditationstechniken haben alle dasselbe Ziel. Sie wollen Selbsterkenntnis, innere Harmonie und Ruhe verschaffen. Eine Technik aus der MBSR ist beispielsweise der Bodyscan. Hierbei sitzt oder liegst du in einer bequemen Position und nimmst nach und nach die einzelnen Körperteile wahr. Es gibt hierbei kein bestimmtes Ziel. Es geht lediglich darum, mit seiner Aufmerksamkeit durch den Körper zu wandern und wahrzunehmen, was man wahrnehmen kann. Wichtig ist die komplette Loslösung von Bewertungen: Egal, was gedacht oder gespürt wird, alles wird möglichst ohne Bewertung wahrgenommen.

Damit du den Bodyscan sofort zu Hause üben kannst, haben wir eine Audiodatei aufgenommen. Scanne einfach den QR-Code, dann kannst du den Bodyscan gleich ausprobieren.

www.suedwest-verlag.de/ ayurveda-sprechstunde

Pranayama

Die yogischen Atemübungen, Pranayama, haben leider immer noch einen viel zu geringen Stellenwert im gesundheitsbewussten Alltag. Dabei helfen sie uns, über einfache physiologische Prozesse zu unserer natürlichen Atmung und damit zu unserer inneren Balance zurückzufinden. Das Sanskrit-Wort „Prana" heißt „Energie", Ayama bedeutet „Kontrolle". Mithilfe der Atemübungen lernen wir, unseren Atem wieder bewusst wahrzunehmen und zu steuern – und so unsere Lebensenergie zu aktivieren und zum Fließen zu bringen. Und das geschieht durch einen nachweisbaren physiologischen Mechanismus: Die Atmung hat einen massiven Einfluss auf unser autonomes oder auch vegetatives Nervensystem. Nicht nur in Stresssituationen, sondern auch häufig bei der Bewältigung unseres Alltags atmen wir entweder flach und kurz oder teilweise sogar gar nicht. Wir halten den Atem an. Diese Atemtechnik führt dazu, dass der sogenannte Sympathikus aktiviert wird, als der Teil unseres Nervensystems, der für unsere „Flucht oder Kampf"-Reaktion zuständig ist. Atmen wir jedoch tief, langsam und gleichmäßig, können wir dadurch eine physiologische Entspannungsreaktion in unserem Körper auslösen und damit Stress und seine Folgen reduzieren.

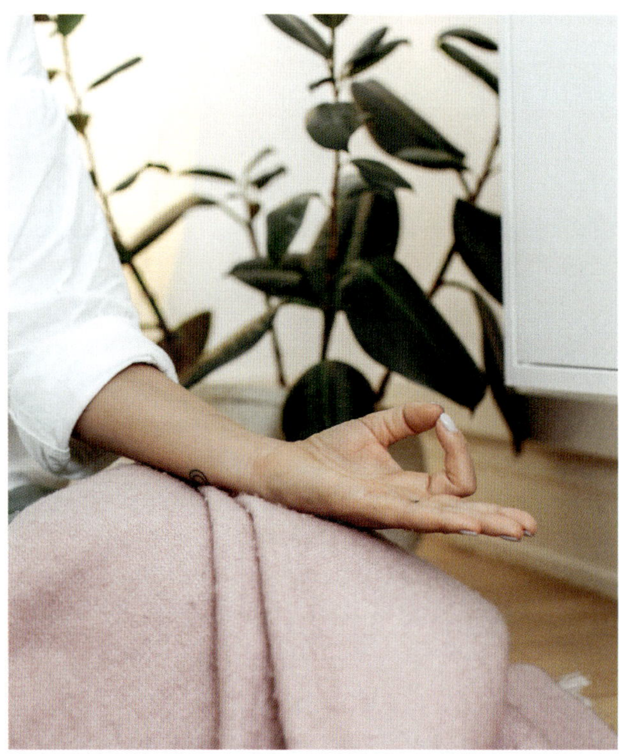

Wenn also eine tiefe, ruhige Atmung schon so durchschlagende Wirkung hat, kann man sich vorstellen, dass ausgeklügelte Atemübungen, wie sie im Yoga vorkommen, noch viel wirkungsvoller sein können. Und so ist es auch: Die verschiedenen Pranayama-Übungen helfen dir dabei, dich zu konzentrieren, wirken effektiv gegen Stress und bewirken Energieschübe, die kein Kaffee und auch kein Matchatee auslösen können. So gut wie alle wirken entgiftend, und es gibt sogar eine Atemübung, die deine Verdauung anregt und deinen Bauch in einen Waschbrett-Bauch verwandelt (Kapalabhati). Auch bei konkreten Krankheitsbildern wie Allergien oder Asthma können bestimmte Atemübungen heilsam sein. Pranayama kann hier beim Stressabbau und bei der Erweiterung der Lungenkapazität helfen.

Kapalabhati

Kapala bedeutet „Kopf" und Bhati „strahlen", deswegen wird diese Atemübung auch „leuchtender Schädel" genannt. Du steigerst deine Konzentration und reinigst gleichzeitig Atemwege und Geist. Durch die schnelle Atmung erhöht sich der Sauerstoffgehalt in deinem Körper, was bestimmte Stoffwechselvorgänge verbessert und Müdigkeit reduziert. Durch die Kontraktion des Bauches aktivierst du deine Verdauung und wirkst Schwere und Trägheit entgegen. Kapalabhati kann dann gut eingesetzt werden, wenn du dich aktivieren oder deinen Stoffwechsel ankurbeln möchtest. In den kälteren Monaten des Jahres kannst du die Übung nutzen, um dich aufzuheizen.

Kapalabhati

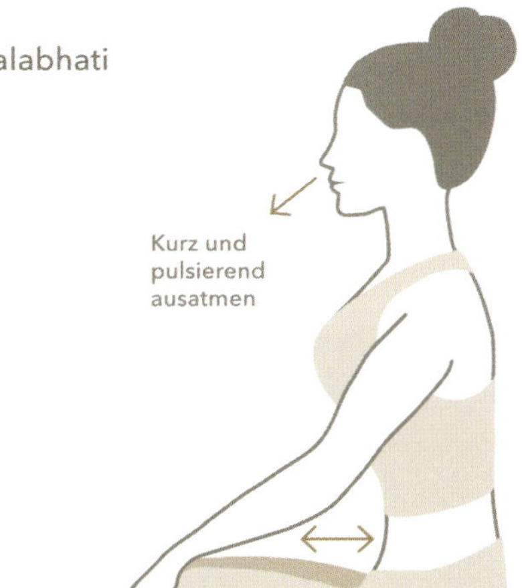

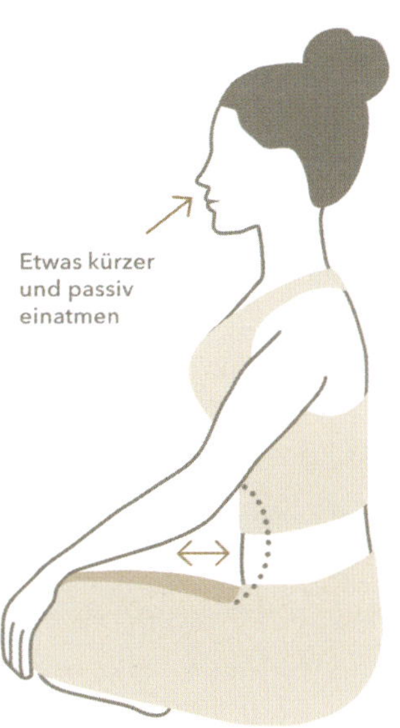

ANLEITUNG:

Kapalabhati übst du am besten im Sitzen. Du findest einen aufrechten Sitz auf deiner Matte. Deine Hände legst du auf deinen Knien ab, die Arme sind gestreckt. Du atmest ein paarmal tief durch die Nase ein und aus.

- Atme als Nächstes zu zwei Dritteln ein und dann rhythmisch stoßartig aus. Bei der Ausatmung ziehst du den Bauchnabel nah an die Wirbelsäule ran. Dabei kontrahierst du die Bauchmuskulatur und dein Zwerchfell wird nach oben gepresst. Deine Lungen entleeren sich. Diese Ausatmung wiederholst du mehrfach. Du konzentrierst dich dabei die ganze Zeit nur auf die Ausatmung.
- Die Einatmung geschieht ganz von allein, während du einfach nur deine Bauchmuskeln entspannst. Deine Lungen füllen sich ganz automatisch mit Luft. Du brauchst keine Kraft aufzuwenden, um Luft zu holen.
- Wiederhole dieses schnelle Pumpen 20- bis 25-mal für zwei bis drei Runden. Du beendest jede Runde mit der Ausatmung und gönnst dir noch zwei bis drei tiefe Atemzüge, um deinen normalen Atemrhythmus wiederzufinden.

Sitali/Sitkari

Eine Abkühlung in Sekundenschnelle? Durch Sitali-Pranayama schaffst du es, neue Frische und Energie in deinen Körper fließen zu lassen. Zusätzlich wird dieser Atemübung eine beruhigende, harmonisierende Wirkung zugeschrieben. Sie soll die Blutbahnen reinigen und bei Fieber helfen. Pitta als Stoffwechsel- oder auch Verdauungsprinzip hat einen großen Einfluss auf unser Blut. Die blutreinigende Wirkung hilft, Pitta zu reduzieren. Sitali ist sehr einfach durchzuführen und du brauchst auch nicht lange üben, bis du den Effekt auf deinen Körper spürst.

Etwa 70 Prozent der Menschen können die Zunge längs einrollen – das ist genetisch vorgegeben. Wenn du zu den anderen 30 Prozent zählst, kannst du eine Variante dieser kühlenden Atemtechnik anwenden: Sitkari. Anstatt die Zunge zu rollen, kannst du auch einfach die Zähne aufeinanderstellen. Atme durch die Zähne ein und mit geschlossenem Mund durch die Nase aus.

Achtung: Wenn du kälteempfindliche Zähne hast, kann diese Übung unangenehm für dich sein!

ANLEITUNG:

Setze dich in eine aufrechte Position. Schließe deine Augen und atme ein paarmal tief ein und aus.

- Strecke deine Zunge nun heraus und, wenn du es kannst, rolle sie längs zusammen.
- Ziehe die frische Luft durch die gerollte Zunge ein und schließe am Ende der Einatmung deinen Mund. Halte die Luft kurz und atme dann tief durch die Nase aus.
- Atme etwa 10- bis 20-mal durch die gerollte Zunge ein und durch die Nase aus.
- Spüre, wie die kühle Luft in deinen Körper einfließt, wie sie mit jedem Atemzug deinen Körper mehr und mehr abkühlt.

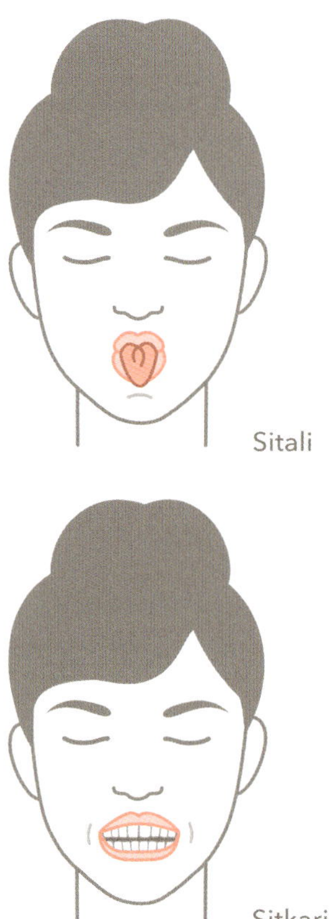

Nadi Shodhana

Die Wechselatmung, Nadi Shodhana, bedeutet wörtlich „Reinigung der Nadis", der Energiebahnen im Körper. Sie sollen frei von Blockaden und Spannungen sein, nur dann kann sich die Energie optimal hindurchbewegen. Bei den Nadis handelt es sich um röhrenartige Leitungen, in welchen die Prana-Energie zirkuliert. Durch das Öffnen der Nadis kann die Prana-Energie durch den gesamten Körper strömen. Das sorgt für inneres Gleichgewicht, mehr Ruhe, Gelassenheit, Freude und Harmonie sowie geistige Konzentration. Bei Ängsten und Unsicherheit soll durch die Wechselatmung eine emotionale Balance geschaffen werden. Die Wechselatmung soll sämtliche Körperfunktionen harmonisieren, Erkältungen und Allergien vorbeugen sowie eine verbesserte Atmung über die Nase ermöglichen. Außerdem ist die Übung ein gutes Herz-Kreislauf-Training. Auch die Lungenkapazität kann optimiert werden, sodass sie Krankheiten wie Asthma positiv beeinflusst.

ANLEITUNG:

Setze dich ganz aufrecht hin. Es gibt mehrere Alternativen, wie du deine Finger zum Verschluss deiner Nasenlöcher nutzen kannst.

- Du kannst es zum Beispiel so machen: Du hebst deine rechte Hand und klappst den Zeigefinger und den Mittelfinger Richtung Handinnenfläche, dann hebst du die Hand in Höhe des Nasenrückens. Dein rechter Daumen verschließt jetzt dein rechtes Nasenloch. Dein rechter Ringfinger ist für das linke Nasenloch zuständig. Deine linke Hand ruht in deinem Schoß oder auf deinem Knie.
- Du verschließt mit dem Daumen sanft das rechte Nasenloch. Atme durch das linke Nasenloch ein.
- Dann verschließt du auch das linke Nasenloch sanft mit deinem Ringfinger. Beide Nasenlöcher sind jetzt geschlossen. Halte kurz die Luft an.
- Du öffnest das rechte Nasenloch und atmest auf dieser Seite aus. Atme als Nächstes rechts wieder ein. Verschließe wieder beide Nasenlöcher und halte den Atem kurz an.
- Öffne erneut das linke Nasenloch, atme hierüber aus und dann gleich wieder ein.
- Das ist der Rhythmus, den du beibehältst. Wiederhole den Wechsel ungefähr 20-mal und beende deinen Zyklus immer mit dem Nasenloch, mit dem du gestartet hast.

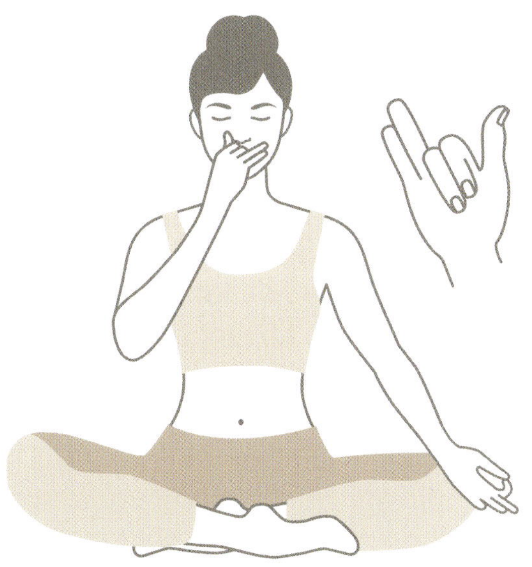

Yoga

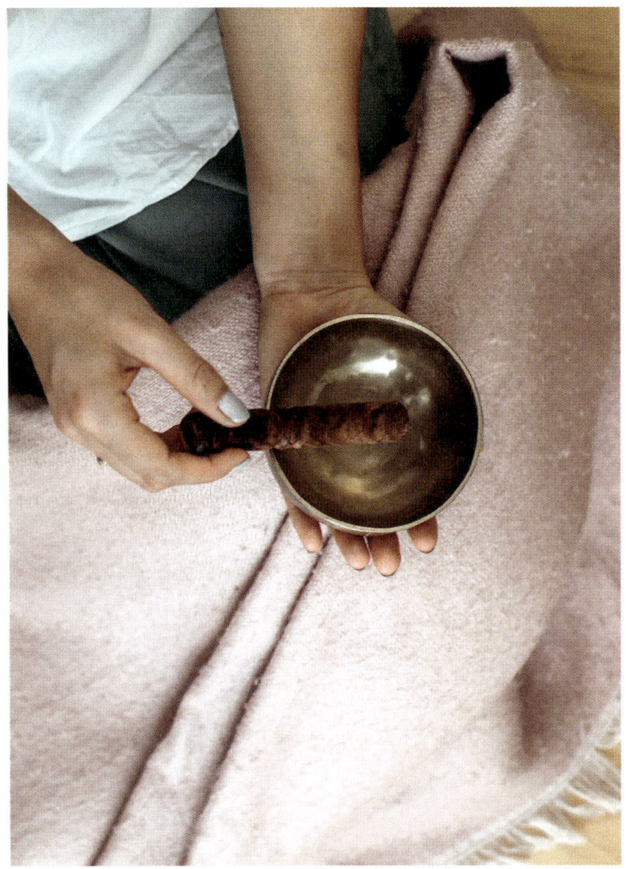

Für einen achtsamen Start in den Tag beziehungsweise einen entspannten Ausklang am Abend ist Yoga bestens geeignet. Wir können nicht nur die Asana-Praxis, sondern auch Pranayama und Meditation nutzen, um uns innerlich zu stärken und für alle Aufgaben zu wappnen. Gleichzeitig hilft Yoga am Abend, zur Ruhe zu kommen und die Regeneration zu fördern. Im Nachfolgenden betrachten wir vor allem die körperliche Praxis des Yoga.

Ob Yoga eine gute Morgenroutine ist oder am Abend oder gegebenenfalls auch am Nachmittag sinnvoll ist, hängt natürlich stark von den individuellen Gegebenheiten ab. Muss man morgens schon um 5 Uhr bei der Arbeit sein, macht es auch aus ayurvedischer Sicht keinen Sinn, noch früher aufzustehen, um eine ausgiebige Yopapraxis durchzuführen. Der passende Zeitpunkt hängt auch vom Ziel ab, welches wir mit der Yopapraxis erreichen möchten. Und dazu schauen wir uns in der Ayurveda-Therapie die Disbalance der Klient*innen an.

Wir haben explizit darauf verzichtet, einzelne Asanas in diesem Werk vorzustellen, denn das würde definitiv den Rahmen sprengen. Wichtig ist für dich vor allem, dass du die großen Asana-Gruppen kennst, damit du die für dich und deinen Körper passende Yopapraxis herausfinden kannst. Auf den nächsten Seiten erfährst du, worauf du bei deiner Yopapraxis achten solltest und wie du die Yoga-Asanas entsprechend deinem Dosha-Ungleichgewicht anpassen kannst. Außerdem findest du eine Tabelle mit den einzelnen Asana-Gruppen, die für das jeweilige Dosha günstig sind. Bei der Zusammenstellung der Asanas geht es nicht darum, die eine oder andere Gruppe gänzlich wegzulassen, sondern vielmehr die vermehrt durchzuführen, von denen du weißt, dass sie deinem Körper und deinem Geist zuträglich sind.

Dosha-spezifischer Yoga

Vata: Bei einer Vata-Störung kann Yoga am Morgen sinnvoll sein, um achtsam, langsam und geerdet in den Tag zu starten. Es macht allerdings keinen Sinn, einen anstrengenden Yoga-Flow auszuüben, denn dieser würde das Vata-Dosha nur weiter anregen. Besser geeignet sind erdende Positionen wie sitzende Vorbeugen, liegende Asanas, liegende oder sitzende Drehungen, die für einen längeren Zeitraum gehalten werden, um eine Art Tiefenentspannung zu erleben. Asanas, die eine besonders beruhigende Wirkung auf das Vata-Dosha besitzen, sind die liegende Drehung, Jathara Parivartanasana, die sitzende Vorbeuge, Paschimottanasana, und die Kindshaltung, Balasana.

So sollte die Praxis bei einer Vata-Störung eher durch Yin Yoga als durch eine dynamische Vinyasa-Praxis inspiriert sein. Yin Yoga ist eine sehr statisch-erdende Form des Yoga. Man verweilt für längere Zeit in den Asanas, sodass sich der Körper der jeweiligen Position in Ruhe anpassen und hingeben kann. Besonders förderlich bei einer Vata-Störung sind Vorbeugen. Am Anfang wird das Innehalten für Menschen mit einer Vata-Störung vermutlich schwierig sein, aber mit der Zeit werden sie es lieben lernen und spüren, wie gut es ihnen mit der Ruhe geht. Auch am Abend kann eine erdende Yopapraxis für Vata-Typen gut geeignet sein, um das Gedankenkarussell zu beruhigen und so den Schlaf zu unterstützen.

Pitta: Bei einer Pitta-Störung ist Ruhe genauso sinnvoll wie bei einer Vata-Störung. Manchmal ist es jedoch auch so, dass das überschüssige Feuer entweichen möchte. Das gelingt Pitta-Typen häufig besonders gut, wenn sie sich bewegen. Wichtig ist hierbei vor allem, darauf zu achten, nicht dem Ego zu folgen. Menschen mit einer Pitta-Störung neigen dazu, sich zu überfordern, und das kann auch im Yoga schnell gefährlich werden. Die körperlichen Kräfte werden überschätzt, was dazu führt, dass Verletzungen entstehen können. Dann hat Yoga absolut keinen Benefit mehr.

Die Yopapraxis sollte also entspannend sein, darf aber dennoch mit fließenden Elementen kombiniert werden. Menschen mit einer Pitta-Störung sollten darauf achten, dass sie sich nicht zusätzlich erhitzen. Die Yopapraxis darf abkühlende Elemente beinhalten, wie zum Beispiel liegende und sitzende Seitbeugen oder Vorbeugen. Bei einem Pitta-Ungleichgewicht sind vor allem die gegrätschte Vorbeuge, Upavistha Konasana, die Pyramide, Parsvottanasana und der Yogi-Squat, Malasana, gut geeignet. Umkehrhaltungen, stehende oder auch liegende Rückbeugen erhitzen den Körper häufig und sind deshalb für Personen mit einer Pitta-Störung nicht gut geeignet. Drehungen, Balancen und stehende Asanas sind hingegen für alle Doshas gut geeignet und besitzen einen balancierenden Effekt. Der Zeitpunkt der Praxis richtet sich wieder nach dem Ziel und kann flexibel ausfallen.

Kapha: Bei einer Kapha-Störung sieht das Ganze wieder etwas anders aus. Hier möchten wir alles in Bewegung bringen. Das Kapha-Dosha profitiert also von einer starken körperlichen Praxis, bei der man ins Schwitzen kommt und sich so Schleim verflüssigen kann. Stehende Rückbeugen, Drehungen und Umkehrhaltungen sind größtenteils gut geeignet. Hierzu gehören zum Beispiel der Tänzer, Natarajasana, der gestreckte Seitwinkel, Utthita Parsvakonasana, und die Krieger-III-Position, Virabhadrasana III. Vorbeugen wirken eher Kapha-verstärkend und dürfen reduziert zur Anwendung kommen. Bei Kapha-Störungen bietet sich ein richtiger dynamischer Yoga-Flow an, anstelle von Yin Yoga inspirierten Bewegungsmustern. Wenn wir uns aktivieren, macht das jedoch vor allem am Morgen Sinn. Am Abend kann die übermäßige Aktivierung den Schlaf stören und ist deshalb nicht so förderlich. Ist am Morgen nicht ausreichend Zeit für eine Yogapraxis, dann kann dies auf den Nachmittag verlegt werden. Gerade für das Kapha-Dosha, das von dynamischen und stoffwechselaktivierenden Yogastilen profitiert, ist es wichtig, dass diese nur schrittweise integriert werden und die Intensität langsam gesteigert wird. Nur so wird das neue Training für den Körper und den Stoffwechsel nachhaltig förderlich. Wenn hier zu schnell und zu intensiv geübt wird, besteht die Gefahr einer Überlastung und somit Verletzung.

Warum ist Yoga ein gesundes tägliches Ritual?

Yoga besitzt unter anderem positive Effekte auf die Beweglichkeit, die Kräftigung der Stützmuskulatur unserer Wirbelsäule und auf das allgemeine Wohlbefinden. Außerdem kann Yoga vor allem in Kombination mit Pranayama und Meditation positiv bei stressassoziierten Symptomen, wie zum Beispiel Burn-out oder Schmerzsymptomen, Rückenbeschwerden oder Migräne wirken. Yoga unterstützt unsere Verdauungsorgane und Hormondrüsen, wie etwa die Schilddrüse, bei ihrer Arbeit. Bei starker Nervosität oder Schlaflosigkeit kann Yoga vorbeugen. Gleichzeitig stärkt Yoga das Herz, regt die Blutzirkulation an und erhöht unsere Konzentrationsfähigkeit.

Es gibt also viele Gründe, warum Yoga genau die richtige Art von Bewegung ist, um deinen Körper und deinen Geist im Gleichgewicht zu halten. Dennoch gibt es Menschen, die, aus welchen Gründen auch immer, einfach keinen Zugang zum Yoga finden und zumindest die körperliche Praxis dann durch andere Bewegungsarten wie Laufen oder Radfahren ersetzen. Und das ist auch in Ordnung. Niemand muss Yoga machen, wenn die Zeit dafür noch nicht gekommen ist. Wichtig ist aber, Bewegung in den Alltag einzubauen.

Dosha-Typen und ausgleichende Yoga-Asanas

	ANGESTREBTE WIRKUNGEN DES YOGA	BESONDERS EMPFEHLENSWERTE ASANA-GRUPPEN
VATA 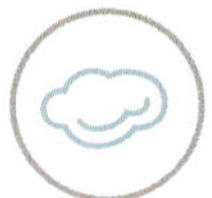	Beruhigend, erdend, stressreduzierend, schlaffördernd, entspannend, angstlösend Innere Balance schaffend Fördert Achtsamkeit und Konzentration	Vorbeugen (z. B. Paschimottanasana/sitzende Vorbeuge) Drehungen (z. B. Ardha Matsyendrasana/Drehsitz) Seitbeugen (z. B. Utthita Parsvakonasana/seitlicher Winkel) Balancen (z. B. Vrksasana/Baum, Natarajasana/Tänzer) Stehende Asanas (z. B. Virabhadrasana/Krieger)
PITTA 	Beruhigend, erdend, stressreduzierend, entspannend, ausgleichend Abkühlend Förderung von Achtsamkeit und Ruhe	Vorbeugen (z. B. Kopf-zum-Knie-Haltung/Janu Sirsasana) Drehungen (z. B. Makarasana/Krokodil) Liegende Rückbeugen in Bauchlage (z. B. Dhanurasana/Bogen) Liegende/sitzende Seitbeugen (z. B. Banana-Asana/Banane) Balancen (z. B. Vrksasana/Baum) Stehende Asanas (z. B. Trikonasana/Dreieck)
KAPHA 	Agni-anregend, erhitzend Steigerung der Flexibilität Aktivierend, belebend, stimmungsaufhellend Perspektivenwechsel	Rückbeugen (z. B. Natarajasana/Tänzer) Drehungen (z. B. Ardha Matsyendrasana/Drehsitz) Balancen (z. B. Ardha Chandrasana/Halbmond) Stehende Asanas (z. B. Alanasana/Ausfallschritt) Seitbeugen (z. B. Parivrtta Janu Sirsasana/sitzende Seitbeuge) Umkehrhaltungen (z. B. Sirsasana/Kopfstand)

Journaling

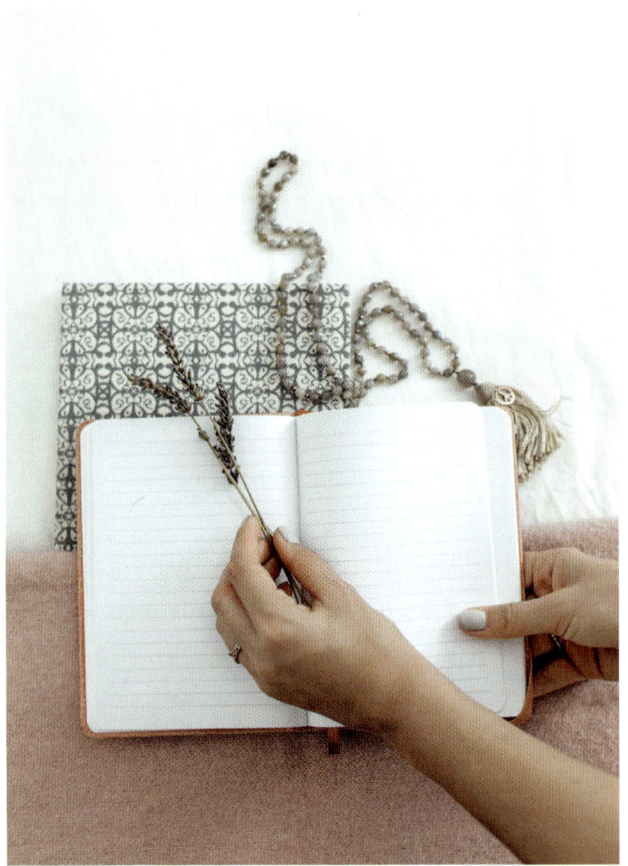

Das Thema Journaling ist in den letzten Jahren immer beliebter geworden. Es ist eine Art Tagebuchschreiben, in dem Gedanken und Gefühle, innere Erfahrungen festgehalten werden, und ein ziemlich effektives Tool, mit dem du lernst, deine Gedanken- und Verhaltensmuster zu erkennen, dich selbst besser zu verstehen und deine persönliche Entwicklung zu fördern.

Beim Journaling geht es nicht um Optimierung, sondern darum, zur Ruhe zu kommen, zu reflektieren und dadurch ein besseres Körpergefühl und einen besseren Zugang zu dir selbst zu finden. So kannst du genauer verstehen, was du tatsächlich benötigst. Anders als beim klassischen Tagebuchschreiben werden nicht allein die täglichen Erlebnisse dokumentiert. Du fokussierst dich mehr auf deine Empfindungen und welchen Effekt sie auf dich haben. Journaling kann regelmäßig in den Alltag integriert werden oder bedürfnisorientiert eingesetzt werden. In den USA ist diese Art des Tagebuchschreibens schon seit den 1970er-Jahren Bestandteil von Therapien und auch ein gutes Werkzeug der Selbsthilfe. Am geeignetsten ist tatsächlich die handschriftliche Form, denn durch das Schreiben wird die linke Gehirnhälfte aktiviert. So ist unsere analytische, rationale Gehirnhälfte mit der Motorik beschäftigt und die rechte Gehirnhälfte, unsere intuitive Seite, kann frei arbeiten.

Unter dem folgenden QR-Code findest du eine PDF-Vorlage für ein Dankbarkeits- und Erfolgstagebuch zum Ausdrucken. So kannst du schon heute mit dieser neuen Routine anfangen und den ersten Schritt zu mehr innerer Balance gehen.

www.suedwest-verlag.de/ ayurveda-sprechstunde

Wann kannst du das Journaling anwenden?

Vata: Journaling kann helfen, mentale Klarheit zu gewinnen und sich von belastenden Dingen zu befreien. Die Gedanken werden geordnet und das Gedankenkarussell wird langsamer. Das ist vor allem für Menschen mit einer Vata-Störung unterstützend.

Kapha: Natürlich kann das Journaling auch bei einer Kapha-Störung eingesetzt werden. Häufig legt sich die Trägheit des Kapha-Doshas auch auf die mentalen Fähigkeiten, sodass wir in unseren Ansichten recht festgefahren sind. Journaling kann dabei helfen, einen anderen Blickwinkel auf Konflikte oder Herausforderungen zu bekommen. So können festgefahrene Situationen verbessert und Konflikte gelöst werden. Gerade bei mentalen Störungen, wie der Angststörung, kann es kraftvoll sein, diese Veränderung der Sichtweise im Schreiben zu erfahren. Generell lässt sich Journaling gut bei Ängsten und Sorgen einsetzen. Durch die Beschäftigung mit ihnen während des Schreibens lernt man, die Dinge zu verstehen, anstatt sie zu fürchten. Außerdem stärkt Journaling die Selbstwirksamkeit, denn man lernt, sein Leben und seine Gesundheit aktiv mitzugestalten.

Pitta: Auch bei einer Pitta-Störung kann Journaling ein gutes Tool sein, denn durch das Schreiben lernt man, sich mit seinen Gefühlen und Gedanken auseinanderzusetzen, sie zu beobachten und nicht sofort zu reagieren. Dadurch können auch belastende Emotionen wie Wut und Frustration in ihrer Gänze verstanden und verarbeitet werden. Im Nachfolgenden möchten wir dir einige der gängigsten Methoden des Schreibens vorstellen.

Gedankenfluss

Diese Art des Journalings besticht durch eine sehr freie Form. Es gibt keine Vorgaben, keine Regeln, sondern nur Raum für dich zur Entfaltung, in dem du deinen Gedanken freien Lauf lässt. Es geht einfach nur darum, dem Gedankenfluss Raum zu geben. Alles, was du hierfür brauchst, ist ein Heft oder Tagebuch und einen Stift. Das, was geschrieben wird, muss keiner Form entsprechen. Es müssen keine kompletten Sätze gebildet werden, auch einzelne Worte reichen aus. Diese Methode ist vor allem dann geeignet, wenn einem gerade alles zu Kopf steigt. Selbst wenn sich beim Schreiben keine Lösungen ergeben, so fühlt sich der Prozess, deine Gedanken einfach mal rauszulassen, dennoch unglaublich entlastend an.

Dankbarkeitstagebuch

Dankbar zu sein lässt uns entspannter, resilienter und glücklicher werden. Diese Effekte werden vor allem durch die Aktivierung des parasympathischen Nervensystems erklärt, welches Heilungsprozesse und die Regeneration fördert. Dankbarkeit kann sich über die Ausschüttung von Serotonin, Oxytocin und Dopamin positiv auf unser Schmerzempfinden auswirken. Deshalb kann das Dankbarkeitstagebuch gut bei Personen mit chronischen Schmerzen zum Einsatz kommen. Dankbarkeit hilft uns dabei, Ängste und Depression zu reduzieren. Zusätzlich wird das Stresshormon Cortisol im Blut verringert. Bei Stress und seinen Komplikationen, wie Schlafstörungen oder Verdauungsproblemen kann das Dankbarkeitstagebuch sinnvoll unterstützen. Zusätzlich kann der Blutdruck durch das Gefühl der Dankbarkeit gesenkt werden, was höchstwahrscheinlich wieder mit der Aktivierung des Parasympathikus zusammenhängt. Zu guter Letzt können auch Entzündungen gelindert werden.

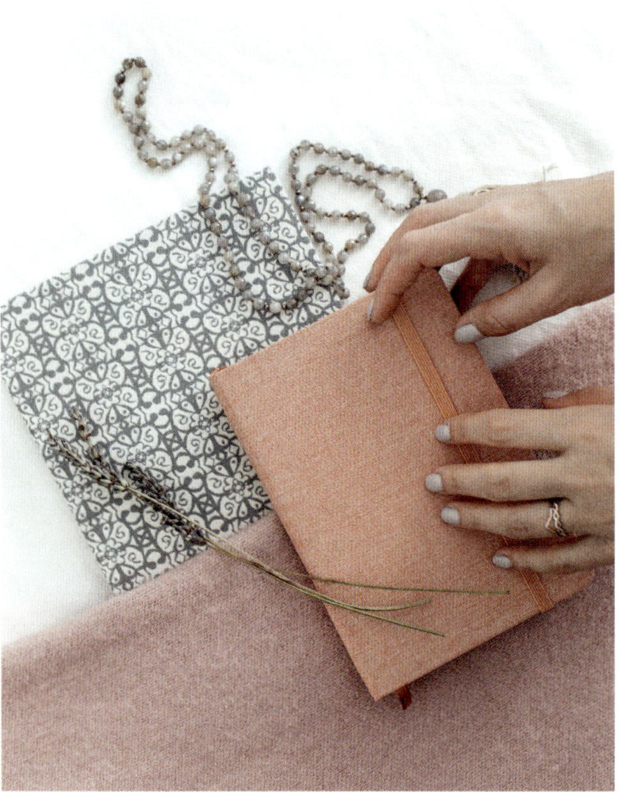

Ein Dankbarkeitstagebuch ist dann besonders wertvoll, wenn man es regelmäßig als kleines Ritual einführt. Du nimmst dir am Morgen oder am Abend Zeit, Dinge aufzuschreiben, für die du dankbar bist. Das können Kleinigkeiten sein wie ein Sonnenstrahl auf deiner Haut oder ein gutes Buch. Wichtig ist, dass du dich beim Schreiben mit dem Gefühl der Freude und der Dankbarkeit verbindest.

Erfolgstagebuch

Im Gegensatz zum Dankbarkeitstagebuch kann ein Erfolgstagebuch besonders hilfreich sein, wenn wir das Selbstwertgefühl anheben möchten. Mithilfe des Erfolgsjournals wirst du dir deiner Ziele bewusst und definierst einzelne Schritte, die das Ziel nicht allzu groß und bewältigbar aussehen lassen. Es geht nicht darum, eine lange To-do-Liste zu entwickeln, sondern vielmehr darum, langfristige Veränderungen und mehr Erfüllung im Alltag zu finden. Du kannst mit einem Erfolgsjournal nicht nur deine Prioritäten setzen, sondern auch deinen Fortschritt dokumentieren und feiern. Du kannst beispielsweise aufschreiben, welche Ziele du für die kommende Woche oder den kommenden Monat hast, warum du deine Ziele erreichen möchtest und welche Erfolge du erreichst hast. Schenke dabei kleinen und großen Erfolgen die gleiche Aufmerksamkeit. Oft neigen wir dazu, die großen Ziele im Blick zu haben und darüber die wichtigen kleinen Meilensteine zu vergessen. Ein schönes Ritual ist es, dich für deine Erfolge regelmäßig zu feiern.

Emotional Freedom Technique

Die Emotional Freedom Technique, kurz EFT, ist eine Klopftechnik, die an den Meridianen unseres energetischen Körpers angewendet wird. Über den Ayurveda als Energiemedizin hast du auf Seite 96 schon einiges erfahren. Das Klopfen, auch Tapping genannt, entstammt eher der „energetischen Psychologie" als klassischen psychotherapeutischen Methoden und wird vor allem bei belastenden Emotionen oder inneren Konflikten gerne angewendet. Die Wirkung soll ähnlich der einer nadellosen Akupunktur sein. Die Meridianpunkte des Körpers werden durch leichtes Klopfen mit den Fingerspitzen (zwei bis drei Finger) stimuliert. Die EFT, wie sie nun praktiziert wird, wurde erstmals 1985 vom Amerikaner Gary Craig vorgestellt. Im Frühjahr des Jahres 2012 ist EFT als „evidenzbasierte Methode" von der APA (American Psychological Association) als wissenschaftlich fundierte Therapiemethode anerkannt worden. Vor allem Ängste, aber auch andere blockierende Emotionen, können mithilfe dieser Technik aufgelöst werden.

Uns ist es wichtig, noch einmal zu erwähnen, dass es bei der EFT nicht um eine toxische Positivität geht, sondern darum, den negativen Emotionen wirklich den Raum zu geben, den sie benötigen, ihren Nutzen zu hinterfragen und sie dann aber auch aktiv loszulassen und frei wählen zu können, welchen Emotionen du folgen möchtest.

Positive Gefühle können nämlich erst gestärkt werden, wenn unser Unterbewusstsein verstanden hat, wofür die negativen Emotionen gut sind, was sie uns sagen wollen. Wenn du dich wieder mit positiven Gefühlen verbinden möchtest, kannst du das über eine Erhöhung deiner eigenen Frequenz machen. Wenn Freude in dein Leben einziehen soll, musst du selbst in der Frequenz von Freude schwingen. Und das kann auf unterschiedliche Art und Weise funktionieren, zum Beispiel durch Tanzen. Tanzen kann die positiven Eigenschaften von Vata und somit Leichtigkeit und Freude fördern. Auch die Visualisierung oder das Dankbarkeitstagebuch, welches du nun schon kennengelernt hast, können helfen, dich mit positiven Dingen zu verbinden.

Der Vorteil von EFT ist, dass du es wirklich zu jeder Tages- und Nachtzeit anwenden kannst. Du brauchst theoretisch nur einen Ort, an dem du dich geborgen und sicher fühlst. Das kann auch bedeuten, dass du einen kurzen Spaziergang in die Natur unternimmst und dich dort mit einer Decke auf die Erde setzt. Diese zusätzliche Verbindung zur Erde beziehungsweise die Nähe zur Natur hat einen besonders entspannenden Effekt auf unser Nervensystem und kann so die Wirkung der Methode noch weiter verstärken. Nachfolgend erklären wir dir, wie genau du EFT für dich anwendest und so belastende Emotionen hinter dir lässt.

ANLEITUNG:

EFT ist sehr unkompliziert anzuwenden. Lies dir die einzelnen Schritte zunächst einmal durch und verstehe, was genau du machen sollst.

Schritt Nr. 1 – Problemsatz formulieren: Als Erstes formulierst du für dich möglichst konkret, was dich aktuell belastet. Versuche die Emotion, die mit dem Problem verbunden ist, zu identifizieren, und formuliere daraus deinen Problemsatz. Dieser könnte zum Beispiel so aussehen: „Ich bin wütend, weil …", „Ich habe jetzt schon solche Angst, dass …".

Schritt Nr. 2 – Bewertung des Gefühls: Wie intensiv oder belastend fühlt sich diese Emotion für dich an? Bewerte die Intensität auf einer Skala von 1 bis 10.

Schritt Nr. 3 – Klopfen: Nun beginnen wir mit dem Klopfen. Du klopfst 6- bis 20-mal mit den Fingerspitzen von zwei bis drei Fingern die verschiedenen Meridianpunkte ab und sprichst dabei innerlich folgenden Satz: „Ich liebe und akzeptiere mich so, wie ich bin, auch wenn … (ich Angst habe, ich furchtbar wütend bin)." Hier setzt du einfach dein Problem beziehungsweise dein belastendes Gefühl ein. Auf der Grafik erkennst du, welche Punkte du abklopfen solltest.

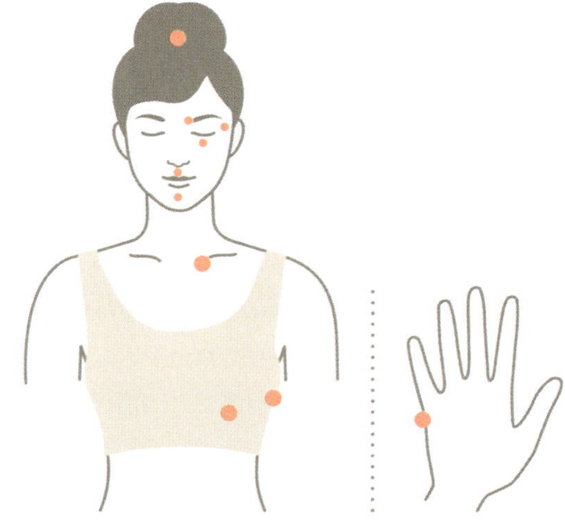

- Handaußenkante
- Kronenpunkt oben am Kopf
- Beginn der Augenbrauen
- Seitlich am Auge
- Unter dem Auge
- Unter der Nase
- Unter der Unterlippe
- Am Schlüsselbein wird mit der flachen Hand geklopft
- Seitlich unter dem Arm
- Unter der Brust

Schritt Nr. 4 – Bewertung des Gefühls: Nach der ersten Klopfrunde kannst du das Gefühl erneut bewerten. Vielleicht ist es nun schon etwas geringer in seiner Intensität. Wiederhole den Schritt Nr. 3 mehrmals, bis die Intensität des Gefühls deutlich weniger geworden ist und du die Möglichkeit hast, alles aus einer gelassenen Perspektive zu betrachten.

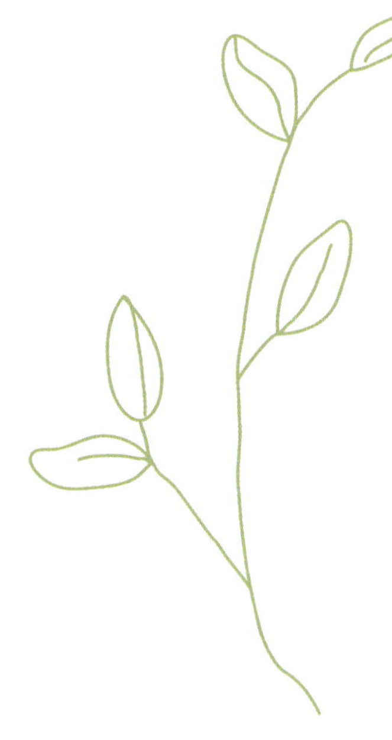

AYURVEDISCHE HAUSAPOTHEKE: 11 HEILPFLANZEN

Im Ayurveda werden seit Jahrtausenden Heilpflanzen eingesetzt. Diese gehören nicht nur zum ganzheitlich gesunden Lebensstil, sondern die Pflanzenheilkunde ist ein fester Bestandteil der ayurvedischen Medizin. Wir stellen dir die gängigsten Heilpflanzen und Präparate vor und zeigen dir, wann sie sinnvoll zum Einsatz kommen.

In diesem Kapitel lernst du die Grundlagen der Heilpflanzenkunde in der ayurvedischen Medizin kennen. Wir werden dir erklären, was Heilkräuter überhaupt sind, und den Unterschied zwischen der westlichen Pharmakologie und der ayurvedischen Phytotherapie beleuchten. Der Ayurveda unterscheidet sich bei der Analytik und Anwendung der Pflanzen grundsätzlich von der westlichen Phytotherapie.

Abgrenzung westliche und ayurvedische Pflanzenheilkunde

WESTLICHE PHYTOPHARMAKOLOGIE	AYURVEDISCHE PHYTOTHERAPIE
Chemische und biochemische Analyse gibt Aufschluss über die Wirksubstanz, allgemeine Wirkung und Wirkrichtung	Beurteilung erfolgt nach den wahrnehmbaren Eigenschaften (z.B. Wirkung auf den Stoffwechsel, körperliche und geistige Funktionen, Wirkung auf die Doshas)

Die ayurvedische Pflanzenlehre wird Dravya Guna genannt und umfasst ein tiefgehendes Wissen über Heilpflanzen, über deren Wirkung, Dosierung und unterschiedliche Zubereitungsvarianten. In der ayurvedischen Medizin wird die Heilpflanzenlehre als ein fundierter Teilbereich betrachtet, für den ein eigener Ausbildungszweig und tiefes Fachwissen vorausgesetzt wird. Neben dem Wissen rund um die Pflanzen an sich sind Kenntnisse wie die fachgerechte Zubereitung, aber auch die innere Haltung gegenüber den Pflanzen und der Natur essenziell.

Beachte: Jedes Mittel, das eine Wirkung hat, kann auch eine Nebenwirkung haben oder in Interaktion mit anderen Stoffen treten. Wenn du also nicht genau weißt, ob sich die Heilkräuter mit bestimmten Medikamenten vertragen, solltest du dringend jemanden zurate ziehen, der oder die sich damit auskennt.

Die Dosierung der Heilkräuter ist immer individuell zu betrachten. Schließlich ist diese von Körpergewicht, Körpergröße, Alter, Hersteller und vielem mehr abhängig. Dementsprechend bekommst du von uns in diesem Werk auch kaum Dosierungen zu den einzelnen Heilkräutern vermittelt, sondern in Kapitel 4 lediglich allgemeine Anwendungshinweise. In diesem Kapitel stellen wir dir die am häufigsten eingesetzten ayurvedischen Heilkräuter vor. Möchtest du sie anwenden, solltest du dich an die Dosierungsangaben des Herstellers halten. Eine Absprache vor der Heilkräuter-Anwendung mit Ayurveda-Expert*innen halten wir ebenfalls für sinnvoll.

Was sind Heilpflanzen?

Als Heilpflanzen werden Pflanzen bezeichnet, die aufgrund ihrer Inhaltsstoffe und Wirkstoffe in Medizin und Naturmedizin eingesetzt werden – zum Erhalt der Gesundheit oder zur Heilung von Krankheiten. Sie stellen die Grundlage vieler Naturheilmittel und Medikamente dar. Medikamente, die aus Heilpflanzen gewonnen werden, bezeichnet man als Phytopharmaka. Klassischerweise werden Heilpflanzen zum Beispiel bei Erkältungen, Entzündungen, Rheuma, Kopfschmerzen oder Bluthochdruck angewendet. Darüber hinaus können sich Heilpflanzen positiv auf Verdauung und Fruchtbarkeit auswirken. Auch bei der Entwässerung können sie helfen. Es gibt verschiedene Möglichkeiten, Heilpflanzen einzusetzen: frisch, getrocknet oder als Saft, aber auch in Form von Gewürzen, Aufgüssen oder Tees, Tinkturen oder als Salbe. Die Dosierung spielt bei jeder Anwendung eine zentrale Rolle, denn in überdosierter Form können auch Heilpflanzen giftig werden. Aus diesem Grund ist es oft so schwer, zwischen Heilpflanze und Giftpflanze zu unterscheiden. Ein und derselbe Pflanzenstoff kann in geringer Menge heilend und in zu großer Menge giftig wirken.

Was sind Phytopharmaka?

Schon seit Jahrtausenden setzen Menschen Pflanzen zur Behandlung von Krankheiten ein. Dieses ursprüngliche Wissen bildet bis heute die Grundlage für viele Arzneimittel. Pflanzliche Arzneimittel, die auf einem oder mehreren pflanzlichen Inhaltsstoffen beziehungsweise Wirkstoffen beruhen, werden als Phytopharmaka bezeichnet. In der Pharmazie bezeichnet man die Rohstoffe von Pflanzen, die die Basis pflanzlicher Arzneimittel bilden, als Arzneidrogen. Die frischen oder getrockneten Stoffe bleiben naturbelassen und können zerkleinert oder unverarbeitet verwendet werden. Die Arzneidrogen bilden das Ausgangsmaterial für Phytopharmaka. Das fertige Phytopharmakon kann als Trockenextrakt in Form von Granulat, Tabletten, Kapseln und Dragees erhältlich sein oder auch als arzneiliches Öl oder Salbe.

Phytopharmaka sind wie herkömmliche Arzneimittel zulassungspflichtig. Das bedeutet, dass nationale Zulassungsbehörden diese auf Qualität, Wirksamkeit und Unbedenklichkeit prüfen müssen, bevor sie auf den Markt kommen. Viele ayurvedische Heilpflanzen und Gewürze sind nicht als Arzneimittel zugelassen und so dürfen ihnen rechtlich gesehen auch keine heilenden Fähigkeiten zugeschrieben werden. Sie gelten hierzulande vielmehr als Nahrungsergänzungsmittel. Im Rahmen einer Ayurveda-Therapie wirst du von deinem Ayurveda-Arzt oder deiner Ayurveda-Ärztin die Heilpflanzen meist in einer medizinischen Dosierung bekommen. Wenn du sie selbst im freien Handel kaufst, handelt es sich um Nahrungsergänzungsmittel.

Was sind Nahrungsergänzungsmittel (NEM)?

Nahrungsergänzungsmittel sind dafür gedacht, unseren Stoffwechsel zusätzlich zur alltäglichen Ernährung mit Vitaminen, Mineralstoffen und anderen Nährstoffen zu versorgen, die eine ernährungsspezifische oder physiologische Wirkung haben. Die Stoffe können allein oder in unterschiedlichen Kombinationen angeboten werden. Da sie in konzentrierter und dosierter Form eingenommen werden, erwirbt man sie in der Regel als Tabletten, Pillen, Pastillen, Brausetabletten, Pulver, Trinkampullen oder Kapseln. Dadurch sehen sie Arzneimitteln auf den ersten Blick sehr ähnlich. Dies darf jedoch nicht darüber hinwegtäuschen, dass sie sich rechtlich und in ihrem Zweck stark von Arzneimitteln unterscheiden.

Im Gegensatz zu Arzneimitteln bedarf es bei Nahrungsergänzungsmitteln (NEM) keiner offiziellen Zulassung. NEMs werden von staatlicher Seite weder auf ihre Wirksamkeit noch Sicherheit überprüft. Dafür ist allein der Hersteller verantwortlich. Du kannst also nicht davon ausgehen, dass NEMs grundsätzlich sicher und gesundheitsfördernd sind. Sie sollten nicht unbedarft eingenommen und die empfohlene Tagesdosis nicht überschritten werden. Unsicherheiten hinsichtlich möglicher Wechselwirkungen mit Medikamenten sollten mit den behandelnden Expert*innen besprochen werden.

Auch wenn es leichter ist, eine Tablette einzuwerfen, anstatt lieb gewonnene Routinen aufzubrechen, sollten Nahrungsergänzungsmittel bei einer Nährstoffunterversorgung nicht grundsätzlich die erste Wahl darstellen. Sie ersetzen keine gesunde und ausgewogene Ernährung und auch keinen präventiven Lebensstil. Zunächst einmal darf geschaut werden, ob eine Veränderung der eigenen Essgewohnheiten bereits Erfolge erzielen kann, was oft schon eine Unterversorgung ausgleicht und es unnötig macht, zusätzlich NEMs einzunehmen.

Viele ayurvedische Heilpflanzen fallen in den Bereich der Nahrungsergänzungsmittel oder der Lebensmittel. Eben weil die gesetzliche Regulierung und Kontrolle fehlt, ist es wichtig, die entsprechenden Produkte nur bei vertrauensvollen Anbietern mit einem hohen Qualitätsstandard zu erwerben. Studien haben belegt, dass importierte ayurvedische Produkte mitunter mit Schwermetallen wie Blei, Quecksilber und Arsen belastet sind. Vor allem vom privaten Bezug aus dem Ausland wird deswegen abgeraten. Am besten ist es, nur Produkte zu kaufen, die nachweislich nach dem ISO-9001-Standard – sie ist die meistverbreitete Norm im Qualitätsmanagement und legt die Mindestanforderungen an Produkt- beziehungsweise Dienstleistungsqualität fest – hergestellt wurden. Auf Seite 164 findest du noch eine Checkliste, die du heranziehen kannst, um herauszufinden, ob die Qualität von Produkten wirklich hochwertig ist.

Pflanzlich gleich harmlos?

Mit den Begriffen „rein pflanzlich" oder „natürlich" verbinden wir häufig auch eine gewisse Unbedenklichkeit. Denn was aus der Natur kommt, kann doch für uns nicht schädlich sein. Unbewusst setzen wir mit dieser Natürlichkeit auch Sicherheit und Harmlosigkeit voraus. Tatsächlich sieht die Wahrheit jedoch anders aus. Nur weil es sich um ein pflanzliches Präparat oder eine Pflanzenzubereitung handelt, heißt das nicht, dass sie immer bedenkenlos eingenommen werden können und keine ungünstigen Nebenwirkungen oder Wechselwirkungen verursachen.

Der Verkauf exotischer Pflanzen oder Pflanzenzubereitungen bedarf keiner amtlichen Zulassung, sondern der Verkäufer beziehungsweise Hersteller allein ist für die Sicherheit verantwortlich. Wenn der Unternehmenssitz im Ausland liegt, ist es fast unmöglich, ihn für den Vertrieb von unerforschten oder teilweise sogar giftigen Substanzen zur Rechenschaft zu ziehen. Ebenso gibt es keine rechtsverbindliche Liste zugelassener Pflanzen in Nahrungsergänzungsmitteln. Pflanzliche Mittel können sehr potente und wirksame Arzneimittel sein, die eine kraftvolle Unterstützung für unsere Gesundheit darstellen können. Dabei ist es aber essenziell, dass die eingesetzten Heilpflanzen in ihrer Gänze verstanden werden, um so auch Nutzen und Risiko abschätzen zu können. Dies gilt vor allem auch bei organisch Kranken, Schwangeren oder immungeschwächten Menschen. Es ist wichtig, dass wir uns bewusst machen, dass wir beim Einsatz von NEMs trotz alledem über eine gewisse Art der „Medikation" sprechen, welche in der richtigen Dosierung für die richtige Person eine tolle Unterstützung sein kann. Diese setzt aber ein fundiertes, pflanzenheilkundliches Wissen voraus, vor allem wenn es in therapeutischen Dosierungen verabreicht wird.

Hochwertige ayurvedische NEMs finden und auswählen

Nachdem wir die Relevanz hochwertiger pflanzlicher Produkte besprochen haben, fragst du dich sicher, wie du denn überhaupt an diese ayurvedischen Nahrungsergänzungsmittel kommst und worauf du achten musst, um hochwertige Produkte zu finden. Nahrungsergänzungsmittel, egal ob ayurvedisch oder nicht, sollten im Allgemeinen nur die Stoffe enthalten, die du deinem Körper auch wirklich zuführen möchtest. Achte darauf, dass keine künstlichen Füllstoffe oder andere Zusätze enthalten sind, die möglicherweise für die bessere Aufnahme der Nährstoffe oder für die Einnahme der Kapsel zugesetzt sind.

Zu vermeidende Zusatz- und Füllstoffe in Nahrungsergänzungsmitteln

TITANOXID (E171)	Laut europäischer Behörde für Lebensmittelsicherheit ist unsicher, ob dieser Stoff für den menschlichen Verzehr geeignet ist, er gilt als entzündungsfördernd.
MANNIT/MANNITOL (E421)	Süßungsmittel, Trenn- oder Füllmittel
SILIZIUMDIOXID (E551)	Trennmittel, Füllstoff, Trägerstoff und Emulgator, seine Wirkung im Körper ist bisher nicht vollständig geklärt.
POLYSORBAT 80 (E433)	Emulgator, Stabilisator, mögliche Wirkungen auf Darmflora und ggf. entzündungsfördernd
CARRAGEEN (E407)	Abführende Wirkung möglich, Geliermittel, Verdickungsmittel
AROMA-, FARB- UND GESCHMACKSSTOFFE	Sie haben in Nahrungsergänzungsmitteln keinen Nutzen.
SÜSSSTOFFE (ASPARTAM, SORBITOL, SUCROSE ETC.)	Sie können die Darmflora aus dem Gleichgewicht bringen.

Selbstverständlich können wir hier nicht alle möglichen ungünstigen Stoffe aufzählen. Wenn du dir allerdings die Zutatenliste des Nahrungsergänzungsmittels anschaust und Begriffe nicht kennst, lohnt es sich, diese beispielsweise auf der Website der Verbraucher Initiative e. V. *www.zusatzstoffe-online.de* nachzulesen.

Im Ausland produzierte Nahrungsergänzungsmittel können teilweise problematisch sein. Viele ayurvedische Produkte stammen aus dem EU- oder Nicht-EU-Ausland. In Deutschland gelten besonders strenge Richtlinien vor allem in Bezug auf die Hygiene und die Schadstoffkontrollen. Bei Herstellern aus der EU oder anderen Staaten wie den USA sollte man vorsichtig sein. Es gelten hier andere Regeln und Vorschriften als bei uns sowie unterschiedliche Grenzwerte für Schadstoffe oder Inhaltsstoffe.

Nahrungsergänzungsmittel und ihre Siegel

Es gibt eine Vielzahl schöner und bunter Siegel, die aber meistens keinen wissenschaftlichen Hintergrund haben, sondern nur als Marketing eingesetzt werden. Die meisten Siegel haben nichts mit verbesserten Kontrollen zu tun. Einige Hersteller nutzen sehr bewusst nichtssagende Testsiegel, bei denen die Produkte nicht wissenschaftlich untersucht werden. Ein hervorragendes Gütesiegel ist das HACCP-Siegel (Hazard Analysis and Critical Control Points). Hierbei müssen die Hersteller gewisse Kontrollmaßnahmen (Laboranalysen) und Hygienevorschriften einhalten und gewährleisten, dass alle Gefahren, die durch Stoffe oder andere Dinge auf Lebensmittel übergehen können, vermieden werden. Auch das TÜV-Siegel sowie die DIN-Normen helfen dir dabei, die Qualität des Herstellers zu überprüfen. Das Bio-Zeichen dürfen nur die Nahrungsergänzungsmittel tragen, deren Hersteller Bio-zertifizierte Produkte verwenden. Dazu müssen sie sich an die EU-Öko-Verordnung halten. Bio-Produkte enthalten in der Regel keine Rückstände von Pflanzenschutzmitteln. Dennoch können sie Risiken bergen. Sie können nämlich natürliche Schadstoffe oder unzulässige neue Pflanzen enthalten. Der Vorteil von Bio-Nahrungsergänzungsmitteln ist der, dass die Produkte neben den Vitaminen und Mineralstoffen häufig auch sekundäre Pflanzenstoffe enthalten, die einen möglichen synergetischen Effekt besitzen.

CHECK:

Für die Qualität von NEMs und ayurvedischen Heilkräutern spricht Folgendes:

- Bio-Qualität ist gegeben.
- Der Herstellungsort ist klar ersichtlich und von seriösem Ursprung.
- Neben dem Herstellungsort wird auch das Ursprungsland der Inhaltsstoffe angegeben.
- HACCP-Siegel, TÜV-Siegel und/oder DIN-Normen
- Unbekannte Stoffe über *www.zusatzstoffe-online.de* geprüft
- Herstellungsverfahren nach dem ISO-9001-Standard

Die Energetik der Heilpflanzen und Gewürze

Im Folgenden möchten wir dir aufzeigen, nach welchen Prinzipien Heilpflanzen und Gewürze im Ayurveda klassifiziert werden. Dabei geht es sowohl um die allgemeine Wirkweise als auch um die Energetik der Heilpflanzen. Dieser Teilbereich der ayurvedischen Medizin wird als ayurvedische Phytotherapie (Dravya Guna) bezeichnet. Der Begriff „Dravya" bedeutet so viel wie „Substanz" (Lebensmittel, Kräuter und so weiter). Guna bedeutet die Eigenschaft. Sie untersucht, wie eine Substanz den menschlichen Körper beeinflusst. Dravya beschreibt, welche der fünf Elemente vorherrschend in einer Pflanze zu finden sind. Die Elemente geben, wie bei den Doshas, Aufschluss darüber, welche Eigenschaften die Pflanze besitzt und welchen Geschmack sie beinhaltet. Betrachtet werden außerdem die Eigenschaft (Guna), die Wirkung auf die Doshas (Karma), der Geschmack (Rasa), die Potenz (Virya), der Geschmack nach der Verdauung und die außergewöhnliche Wirkung (Prabhava) der entsprechenden Substanz.

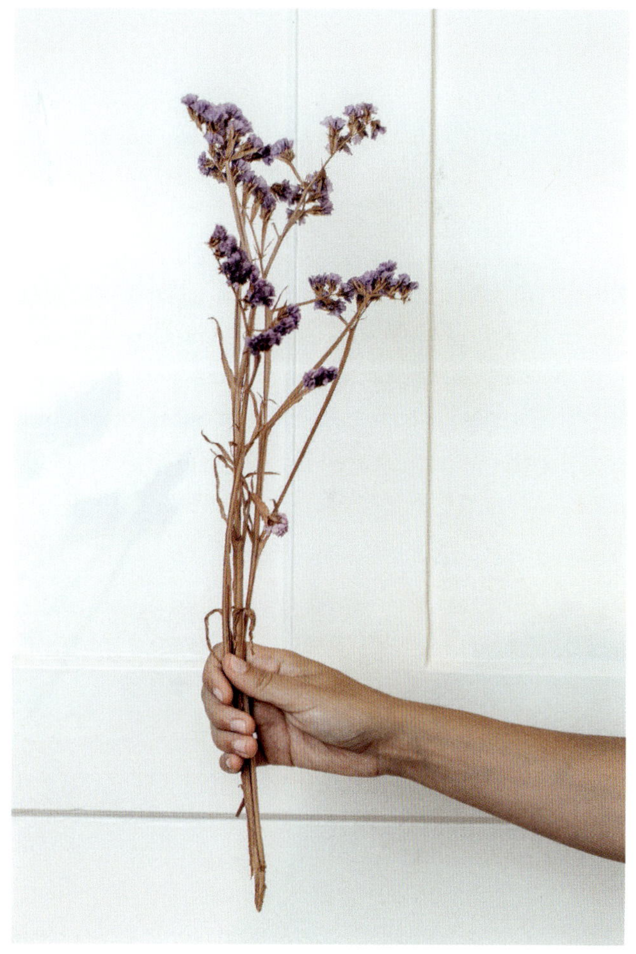

Eigenschaft (Guna): Bei den Gunas geht es um die Eigenschaften der Pflanze, die erfühlt werden können und welche Wirkung diese Eigenschaften dann auf den Körper haben.

Geschmack (Rasa): Im Ayurveda wird davon ausgegangen, dass bereits der Geschmack (Rasa) auf der Zunge eine Wirkung hervorruft. Daher ist der erste, initiale Geschmack der Heilpflanze ein wichtiger Bestandteil. Hierbei kommen die klassischen sechs Geschmacksrichtungen (süß, sauer, salzig, scharf, bitter, adstringierend) zum Tragen.

Geschmäcker und die Zuordnung der Heilpflanzen

GESCHMACK	ENTSTEHUNG	WIRKUNG
Süß	Entsteht, wenn die Heilpflanze Zucker, Kohlenhydrate, Stärke oder Schleim enthält	Anabole Wirkung, nährend, stärkend, besänftigend, beruhigend, einhüllend, schleimbildend, schützend > Vermehrt Ojas > Beruhigt Vata und Pitta
Sauer	Entsteht, wenn viele Säuren, wie z. B. Fruchtsäuren, enthalten sind	Regt den Säftefluss an, appetitanregend, aktiviert die Lebenskräfte
Salzig	Ist meist mineralischen Ursprungs, wenn die Pflanzen die Mineralien durch die Erde oder salziges Meerwasser aufnehmen	Wirkt appetitanregend, stimuliert den Speichelfluss, wirkt abführend, flüssigkeitsbindend > Beruhigt Vata
Scharf	Entsteht, wenn aromatische Öle enthalten sind	Wirkt reinigend, regt den Stoffwechsel an, wirkt schweißtreibend, regt den Kreislauf an > Verringert Kapha
Bitter	Entsteht bei einem hohen Anteil an Bitterstoffen in der Pflanze	Wirkt appetitanregend, fiebersenkend, blutreinigend, hautreinigend, mildernd > Verringert Pitta
Herb/zusammenziehend	Entsteht bei einem hohen Anteil an Gerbstoffen in der Pflanze	Hemmt die Schweißbildung, stillt Durchfall, wirkt austrocknend, unterstützt die Wundheilung, strafft und stärkt Muskel- und Bindegewebe > Verringert Pitta und Kapha

Geschmack nach der Verdauung (Vipaka): Der Geschmack auf der Zunge kann von dem Geschmack nach der Verdauung abweichen. Durch das Einwirken der Verdauungssäfte kann sich der Geschmack verändern und somit auch die Wirkung. Dieser Aspekt spielt in der ayurvedischen Heilpflanzenlehre eine große Rolle, ist in der westlichen Phytotherapie jedoch unbekannt. Beispielsweise wird Ingwer auf der Zunge als scharf wahrgenommen, nach der Verdauung aber als süß eingestuft und kann daher auch von Pitta-Typen in moderaten Mengen genossen werden. Nach dem Verzehr dauert es sechs bis acht Stunden, bis der durch die Verdauung hervorgerufene Geschmack wirksam wird. Von den sechs ayurvedischen Geschmacksrichtungen bleiben für die Beschreibung des Geschmacks nach der Verdauung nur drei übrig: süß, sauer und scharf.

GENERELL GILT:

- Süßes Vipaka entsteht durch süße und salzige Rasas.
- Saures Vipaka entsteht durch saure Rasas.
- Scharfes Vipaka entsteht durch bittere, scharfe und adstringierende Rasas.

Zu diesen Grundsätzen gibt es recht viele Ausnahmen. Vipaka hat einen ausgeprägten Effekt auf die Konstellation der Doshas. Heilpflanzen oder verwandte Stoffe, die auf der Zunge geschmacklich kaum wahrnehmbar sind, haben ein schwächeres Rasa und dafür ein stärkeres Vipaka. Der Geschmack nach der Verdauung (Vipaka) hat also eine größere klinische Relevanz als der Geschmack auf der Zunge (Rasa). Dies gilt insbesondere im Hinblick auf eine langfristige Einnahme.

Wirkkraft (Virya): Virya wird oftmals übersetzt mit „wodurch die Substanz wirkt" und beschreibt damit den thermischen Effekt einer Pflanze: Wirkt die Pflanze eher kühlend oder erhitzend? Mit der thermischen Potenz wird auch häufig die Vitalkraft einer Pflanze beschrieben. Die Zuordnung ist folgendermaßen:

ERHITZEND STEHT IN ZUSAMMENHANG MIT:

- Scharf, sauer und salzig

KÜHLEND STEHT IN ZUSAMMENHANG MIT:

- Bitter, süß und zusammenziehend

Wirkung (auf die Doshas, mentale und spirituelle): Neben den oben genannten Aspekten besitzen die ayurvedischen Heilpflanzen und Gewürze auch allgemeine Wirkungen auf die Doshas. Die Wirkung auf die drei Doshas wird vor allem durch die Gunas, die Eigenschaften, bestimmt. Hat eine Pflanze die Eigenschaften von Vata, also trocken, leicht, rau, hart etc., dann wird dieser Anteil bei der Anwendung auch Vata-aggravierend wirken. Sind die Gunas dagegen schwer, ölig, schleimig etc., dann vermehrt sich hierdurch das Kapha-Dosha. Genauso wird das Pitta-Dosha vermehrt, wenn die Eigenschaften der Pflanze scharf, heiß oder trocken sind. Die Wirkung der Pflanzen und Gewürze auf der mentalen und spirituellen Ebene wird durch die „geistigen" Gunas Sattva,

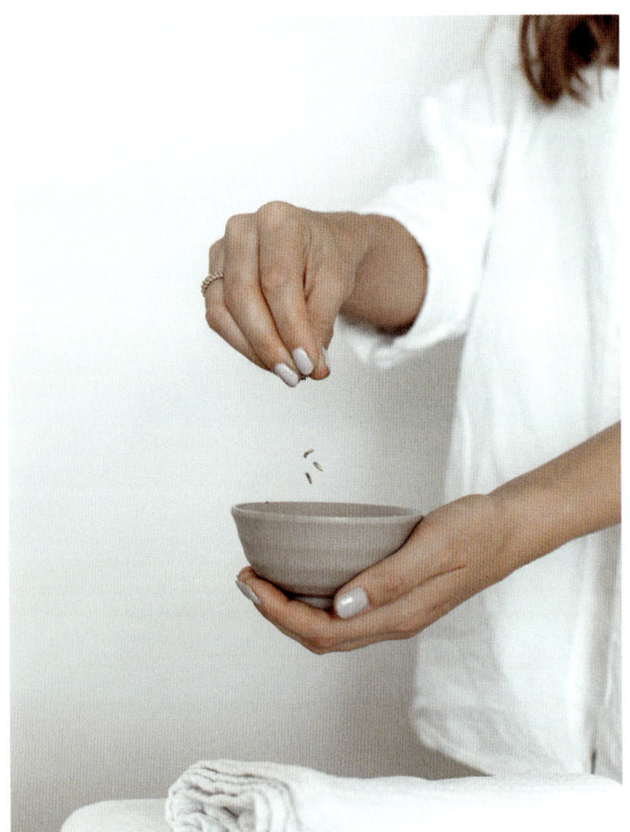

Rajas und Tamas bestimmt. Diese können nur bedingt naturwissenschaftlich erklärt werden. Pflanzen von sattvischer Qualität beruhigen und klären den Geist. Sie öffnen das Bewusstsein, fördern Gelassenheit, wirken erfrischend und reinigend. Oftmals sind sie eher kühlend. Typische Beispiele sind Aloe vera, Lavendel, Sandelholz und Rosenblüten. Pflanzen der Rajas-Qualität wirken eher erhitzend und besitzen eine anregende Wirkung auf Körper und Geist. Sie wirken stimulierend, auch auf die Sexualität, und schmecken häufig scharf. So gehören zum Beispiel Zwiebeln, Knoblauch, schwarzer Pfeffer und Chilischoten dazu. Tamas-Pflanzen besitzen eher eine dämpfende, erdende Wirkung. Sie können die Sinne betrüben und werden gerne bei übermäßiger Nervenaktivität bei einer Vata-Störung eingesetzt. Hierzu gehört beispielsweise Baldrian.

Prabhava (die besondere Wirkung): Es gibt Substanzen, die unseren Organismus auf eine Art und Weise beeinflussen, die sich nicht durch Rasa, Virya, Vipaka oder die Gunas erklären lässt. Die ayurvedischen Regeln stoßen hier an ihre Grenzen und können nicht herangezogen werden, um den Effekt der Substanz zu verstehen. Diese Wirkung jenseits der allgemeingültigen Norm wird als Prabhava bezeichnet. Sie stellt die Ausnahme von der Regel dar. Ein Beispiel für Prabhava ist Alkohol: Wir kennen seine Wirkung auf den Verstand, können diese aber aus ayurvedischer Sicht nicht vollumfassend erklären.

Ohne eine fundierte Ausbildung ist es nicht immer einfach, die Heilpflanzen den verschiedenen Geschmäckern und den einzelnen Stadien zuzuordnen. Du kannst dich trotzdem mithilfe folgender Fragen tiefer mit den Pflanzen auseinandersetzen. Wie sehen sie aus und wie fühlen sie sich an? Wie schmecken sie? Welchen Geschmack nimmst du wahr, wenn du sie länger kaust? Dafür bieten sich vor allem frische und getrocknete Heilpflanzen an.

Ashwagandha

Diese besondere Heilpflanze (Withania somnifera L.) trägt den Spitznamen Schlafbeere oder auch Indischer Ginseng. Sie ist eine mehrjährige, buschige Pflanze, deren Wurzeln im Winter gesammelt werden. Im Ayurveda werden fast ausschließlich die Wurzeln von Ashwagandha verwendet.

Wirkung: Wie der hierzulande eingesetzte Ginseng soll auch Ashwagandha eine stärkende Wirkung besitzen. Wörtlich übersetzt bedeutet der Sanskritname „das, was den Geruch eines Pferdes hat", was vor allem auf die Sexualkraft von Pferden anspielen soll. Ashwagandha gilt im Ayurveda als eines der besten Mittel zur Stärkung des Nervensystems. Es soll den Geist stärken und klären und so Sattva vermehren. In der westlichen Pharmakologie wird es nicht eingesetzt, obwohl in Tiermodellen unter anderem antioxidative, stressreduzierende und neuroprotektive Wirkungen nachgewiesen werden konnten. Gut untersucht ist hierbei vor allem der Inhaltsstoff Withaferin A.

Einsatz: Ashwagandha ist eines der am meisten geschätzten Verjüngungsmittel der ayurvedischen Medizin. Es wird vor allem als allgemeines Stärkungsmittel zur Vermehrung von Ojas, aber auch zur Stärkung des Nervengewebes, als sogenanntes Medhya Rasayana, eingesetzt. Außerdem gilt es als Stärkungsmittel für das Muskelgewebe und es unterstützt das Agni. Im Ayurveda kommt Ashwagandha in verschiedenen Variationen zum Einsatz, häufig aber als Churna, also in Pulverform. Hier wird es gerne zur Behandlung von Erkrankungen des Nervensystems wie Schwindel, Schmerzen oder Schlaflosigkeit, bei Appetit- und Verdauungsschwäche, Blähungen, Übelkeit, Erbrechen, bei sexueller Schwäche oder bei Infektanfälligkeit und Immunschwäche eingesetzt.

AYURVEDISCHE EIGENSCHAFTEN:

- Geschmack (Rasa): bitter, herb
- Eigenschaften (Guna): leicht
- Wirkkraft (Virya): erhitzend
- Geschmack nach Verdauung (Vipaka): süß
- Wirkung auf die Doshas: verringert Kapha, beruhigt Vata
- Mentale und spirituelle Wirkung (Sattva, Rajas, Tamas): fördert Sattva
- Stoffwechselenergie: stärkt Agni
- Prabhava (Sonderwirkung): mental stärkende Wirkung (Medhya)
- Mögliche Anwendungsbereiche: Schwindel, Schlaflosigkeit, Schmerzen, stressbedingter Bluthochdruck, Appetit- und Verdauungsschwäche, Blähungen, Übelkeit, Erbrechen, Koliken, sexuelle Schwäche, Neurodermitis, Muskelschwäche, Infektanfälligkeit, Fieber, als Rasayana für Rasa und Mamsa Dhatu

Brahmi

Brahmi (Bacopa monnieri L.) oder Indisches Wassernabelkraut ist eine anspruchslose Pflanze, die in sumpfigen Regionen Indiens gedeiht. *Charaka Samhita*, das bedeutende Ayurveda-Kompendium, beschreibt Brahmi als eine der wichtigsten Pflanzen. Das macht sich schon im Namen bemerkbar. Das Wort „Brahmi" bedeutet so viel wie „Schöpfer des Universums" und deutet den hohen Stellenwert der Heilpflanze im Ayurveda an.

Wirkung: Es ist die berühmteste ayurvedische Heilpflanze zur Stärkung der Hirnleistung. Sie wirkt also wie Ashwagandha auf das Nervengewebe, vermehrt Ojas und Sattva und wird als Medhya Rasayana, als Nerventonikum, bezeichnet. Aus ayurvedischer Sicht soll sie den Intellekt stärken und die geistigen Leistungen verbessern. Nach ayurvedischem Verständnis beruhigt sie das Vata-Dosha.

Einsatz: Brahmi wird gerne bei nervösen Zuständen, Konzentrationsstörungen und hoher Stressbelastung eingesetzt, ist jedoch auch bei Obstipation, Blähungen, schmerzhafter Regelblutung, Schwächezuständen und bei Haarausfall geeignet.

Auch in der westlichen Medizin konnte beim Einsatz von Brahmi in klinischen Studien eine Steigerung der geistigen Leistungsfähigkeit, wie beispielsweise der Merkfähigkeit beobachtet werden. Die beste verfügbare Qualität an Brahmi-Pulver wird durch Gefriertrocknung gewonnen, aber auch ätherische Öle kommen zur Anwendung.

AYURVEDISCHE EIGENSCHAFTEN:

- Geschmack (Rasa): bitter, herb, süß
- Eigenschaften (Guna): leicht, flüssig
- Wirkkraft (Virya): kühlend
- Geschmack nach Verdauung (Vipaka): süß
- Wirkung auf die Doshas: beruhigt Vata
- Mentale und spirituelle Wirkung (Sattva, Rajas, Tamas): vermehrt Sattva, vermehrt Ojas
- Stoffwechselenergie: stärkt Agni
- Prabhava (Sonderwirkung): Stärkungsmittel für das Nervensystem, ayurvedisches Antiepileptikum
- Mögliche Anwendungsbereiche: nervöse Störungen, Konzentrationsschwäche, Stressbelastungen, Anspannung, Husten, Verstopfung, Blähungen, Schwächezustände

Gokshura

Gokshura (Tribulus terrestris) wächst in Indien, aber auch in Europa, und verwendet wird häufig die ganze Pflanze. In der westlichen Phytotherapie wird Gokshura nicht als Arzneimittel eingesetzt, sondern lediglich als Nahrungsergänzungsmittel betrachtet.

Wirkung: Im Ayurveda ist Gokshura vor allem aufgrund seiner Vata-beruhigenden Eigenschaften hoch angesehen.

Einsatz: Gokshura wird besonders als Mittel bei Störungen des Urogenitalsystems sehr geschätzt und ayurvedisch zur Aktivierung der Harnausscheidung bei Harnverhalt oder gestörter Blasenentleerung, zum Schutz der Schleimhäute der Harnwege und bei Blasenentzündungen oder Vata-bedingten Verdauungsstörungen eingesetzt. Außerdem wird es im Ayurveda gerne als Mittel genutzt, um den Blutdruck zu senken.

AYURVEDISCHE EIGENSCHAFTEN:

- Geschmack (Rasa): süß
- Eigenschaften (Guna): schwer, ölig
- Wirkkraft (Virya): kühlend
- Geschmack nach Verdauung (Vipaka): süß
- Wirkung auf die Doshas: beruhigt Vata und Pitta
- Mentale und spirituelle Wirkung (Sattva, Rajas, Tamas): vermehrt Sattva, vermehrt Ojas
- Stoffwechselenergie: keine beschrieben
- Mögliche Anwendungsbereiche: nervöse Störungen, vor allem Vata-Störungen, Herzschwäche, Appetitlosigkeit, Blähungen, Obstipation, Blasenentzündung, Steinleiden der Harnwege, Muskelschmerzen, Blutungen, Schwächezustände

THERAPEUTENWISSEN

Warum hat ein Mittel wie Gokshura, das vor allem auf den Urogenitaltrakt wirkt, blutdrucksenkende Effekte? Ein Bluthochdruck kann sowohl durch Erkrankungen der Niere entstehen als auch Erkrankungen der Niere nach sich ziehen. Die Nieren nehmen über Nerven und über Hormone Einfluss auf den Blutdruck. Nimmt die Durchblutung der Niere ab, schüttet diese vermehrt Hormone aus, die den Blutdruck stimulieren sollen. Dadurch werden die Blutgefäße eng gestellt, wodurch der Blutdruck ansteigt. Eine eingeschränkte Nierenfunktion kann den Blutdruck auch dadurch erhöhen, dass zu viel Volumen (Wasser und Salze) im Körper zurückbleiben. Hier setzen viele gängige Blutdruckmedikamente an. Sogenannte Diuretika erhöhen die Wasserausscheidung, sodass sich der Blutdruck normalisieren kann.

Guduchi

Im Sanskrit gibt es viele Bezeichnungen für Guduchi (Tinospora cordifolia). Einer der Beinamen ist Amrita, was so viel bedeutet wie „die Unsterblichkeit Verleihende" oder „Nektar".

Wirkung: Die westliche Medizin konnte in unterschiedlichen Studien verschiedene Wirkungen nachweisen. Vor allem die leberschützenden, stressausgleichenden und immunmodulierenden Effekte sind zu betonen. Aus ayurvedischer Sicht reinigt, kräftigt und verjüngt Guduchi die Gewebe und soll so dabei helfen, bis ins hohe Alter fit und gesund zu bleiben.

Einsatz: Im Ayurveda wird Guduchi gerne bei Pitta-Störungen wie Fieber, bestimmten Hauterkrankungen, Leber- und Gallenkrankheiten eingesetzt. Außerdem soll es bei einem Vata-Ungleichgewicht hilfreich sein, weil es als Medhya Rasayana, also als Nerventonikum, gilt und Sattva vermehrt. Auch bei Kapha-Störungen mit Ödembildungen oder bei Diabetes mellitus wird es im Ayurveda gerne verwendet.

Bitte beachte: Das in Guduchi enthaltene Berberin kann bei exzessiver Zufuhr die Vitamin-B-Aufnahme hemmen und Übelkeit verursachen.

AYURVEDISCHE EIGENSCHAFTEN:

- Geschmack (Rasa): bitter, herb
- Eigenschaften (Guna): leicht
- Wirkkraft (Virya): erhitzend
- Geschmack nach Verdauung (Vipaka): süß
- Wirkung auf die Doshas: beruhigt alle drei Doshas
- Mentale und spirituelle Wirkung (Sattva, Rajas, Tamas): vermehrt Sattva
- Stoffwechselenergie: Agni-anregend, reduziert Ama
- Mögliche Anwendungsbereiche: Mittel der Wahl bei Gicht, blutreinigend, Verjüngungsmittel, Leber- und Gallenerkrankungen, zur Verbesserung von Gedächtnisleistung und Konzentration, zur Säurereduktion, bei Erbrechen, Wurmerkrankungen, Fieber

Manjistha

Die sogenannte Färberwurzel (Rubia cordifolia) wurde früher zum Färben von Stoffen verwendet. Heute kommt die getrocknete Wurzel im Rahmen der ayurvedischen Phytotherapie zum Einsatz.

Wirkung: Diese Heilpflanze ist im Ayurveda vor allem aufgrund ihrer starken blutreinigenden Wirkung bekannt. Wenn Pitta erhöht ist, wird die Haut durch die Hitze leicht gerötet und irritiert. Die meisten Hauterkrankungen werden über eine Reinigung des Blutes durch vorwiegend bittere Nahrungs- oder Heilmittel wie etwa Manjistha behandelt. Manjistha gilt als eine der stärksten blutreinigenden Pflanzen. Mit seinen bitteren Eigenschaften wirkt Manjistha beruhigend und dämpft das Pitta-Dosha wieder.

Einsatz: Bei Erkrankungen der Leber wie beispielsweise Gelbsucht oder bei Stauungen des Lymphsystems wird sie gerne verwendet. Bei Hauterkrankungen und äußerlichen Entzündungen empfiehlt der Ayurveda eine Paste aus Manjistha-Pulver (Churna) und Honig. Eine Paste aus Molke, Süßholz und Manjistha-Pulver wird zur Gewebeheilung bei Knochenbrüchen äußerlich angewendet. Manjistha wird gerne bei Pitta- und Kapha-Disbalancen eingesetzt.

AYURVEDISCHE EIGENSCHAFTEN:

- Geschmack (Rasa): bitter, herb und süß
- Eigenschaften (Guna): trocken, schwer
- Wirkkraft (Virya): erhitzend
- Geschmack nach Verdauung (Vipaka): scharf
- Wirkung auf die Doshas: beruhigt Kapha und Pitta
- Mentale und spirituelle Wirkung (Sattva, Rajas, Tamas): keine beschrieben
- Stoffwechselenergie: keine beschrieben
- Mögliche Anwendungsbereiche: Hautkrankheiten, Wundheilung, Akne, Leberschwäche, Verbrennungen, Haarausfall, Schuppen, Lymphödem

ANWENDUNGEN FÜR ZU HAUSE

Manjistha-Pasten

Bei Hautkrankheiten wie Juckreiz oder Akne kann Manjistha, äußerlich angewendet, die Haut beruhigen und zum Strahlen bringen.

- 1 TL Manjistha-Pulver
- 1 EL Honig

1-mal pro Woche beide Anteile zu einer Paste vermischen und auf der Haut verstreichen. 10 bis 15 Minuten einwirken lassen und dann mit etwas lauwarmem Wasser abspülen. Vorher solltest du die Paste erst einmal auf einem kleinen Hautstreifen probieren, um zu sehen, wie deine Haut reagiert.

Manjistha wird auch eingesetzt, um die Gewebeheilung eines gebrochenen Knochens zu unterstützen:

- 100 g Molke
- 1 TL Süßholz
- 1 EL Manjistha-Pulver

Zutaten mischen und auf einer kleinen Hautstelle Hautverträglichkeit testen. 1-mal täglich 10 bis 15 Minuten einwirken lassen, dann lauwarm abspülen. Nur auf geschlossenen Wunden anwenden.

Musta

Dieses ayurvedische Heilkraut wird aus der Wurzelknolle des Nussgrases (Cyperus rotundus L.) gewonnen.

Wirkung: Musta wirkt über die Agni-Stärkung appetitfördernd und Ama-reduzierend, sodass auch durch Ama bedingte Schwächezustände oder Müdigkeit verbessert werden kann. Musta in Kombination mit Ingwer ist ein hervorragendes Mittel, um Agni anzuregen, und kann so bei Stoffwechselerkrankungen zum Einsatz kommen. Die Pitta-reduzierende und gleichzeitig stark zusammenziehende Wirkung erklärt die guten Effekte bei Darmentzündungen.

Einsatz: Musta wird vor allem gegen Erkrankungen im Verdauungstrakt wie beispielsweise Durchfall oder Darmentzündungen eingesetzt. Im westlichen Raum wurde Musta bei Verdauungsstörungen, Kopfschmerz und bei Lebererkrankungen verwendet. Neben Pitta bringt es auch Kapha ins Gleichgewicht und wird so aus ayurvedischer Sicht bei Ödembildung und zur Gewichtsreduktion eingesetzt.

AYURVEDISCHE EIGENSCHAFTEN:

- Geschmack (Rasa): bitter, herb, scharf
- Eigenschaften (Guna): trocken, leicht
- Wirkkraft (Virya): kühlend
- Geschmack nach Verdauung (Vipaka): scharf
- Wirkung auf die Doshas: beruhigt Kapha und Pitta
- Mentale und spirituelle Wirkung (Sattva, Rajas, Tamas): keine beschrieben
- Stoffwechselenergie: stärkt Agni
- Mögliche Anwendungsbereiche: Verdauungsstörungen, Durchfall, Erbrechen, Ama-Zustände, Juckreiz, Konzentrations- und Gedächtnisschwäche, Fieber, Schwächezustände

Sariva

Sariva oder auch Indische Sarsaparilla genannt, wird aus der getrockneten Wurzel der Kletterpflanze Hemidesmus indicus gewonnen.

Wirkung: Im Ayurveda wird es vor allem wegen seiner reinigenden und zugleich regenerierenden Wirkung gelobt. Traditionelle Schriften betonen besonders seine fiebersenkende, stuhlgangfördernde, leberschützende und blutreinigende Wirkung. Sariva ist ein wichtiger ayurvedischer „Blutreiniger". Verunreinigtes Blut (Raktadushti) kann gemäß der ayurvedischen Lehre zu Blutungen, Entzündungen, Hauterkrankungen, Infektionen und Gicht führen.

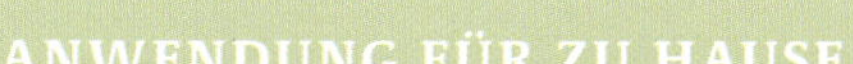

ANWENDUNG FÜR ZU HAUSE

Sarivatee

Als Tee kann die Heilpflanze ihre Wirkung gut entfalten und schmeckt nebenbei noch köstlich.

- 1 TL Pulver
- 1 l heißes Wasser
- etwas Pflanzenmilch

Sariva kann einfach als Tee zubereitet werden. 1 Teelöffel Pulver mit 1 Liter heißem Wasser übergießen. 8 bis 10 Minuten ziehen lassen, dann den Tee abgießen und über den Tag verteilt trinken. Je nach Hersteller können die Mengenangaben variieren.

Einsatz: Im Ayurveda kommt Sariva vor allem bei Hauterkrankungen wie der Psoriasis, bei Diabetes mellitus, bei Durchfall, bei Appetitmangel, Ama-Belastung und schwacher Verdauung zum Einsatz. Sariva ist außerdem in der Heilkräuter-Mischung „Manjishtadi Kvatha" in Kombination mit Manjistha zu finden, die zur Blutreinigung verwendet wird.

AYURVEDISCHE EIGENSCHAFTEN:

- Geschmack (Rasa): süß
- Eigenschaften (Guna): ölig, schwer
- Wirkkraft (Virya): kühlend
- Geschmack nach Verdauung (Vipaka): süß
- Wirkung auf die Doshas: beruhigt alle drei Doshas
- Mentale und spirituelle Wirkung (Sattva, Rajas, Tamas): keine beschrieben
- Stoffwechselenergie: Agni-stärkend
- Mögliche Anwendungsbereiche: Appetitlosigkeit, Durchfall, Hautkrankheiten, Gicht, Husten, Asthma bronchiale, Blasenentzündungen

Shallaki

Der Indische Weihrauch (Boswellia serrata), Shallaki, wächst zwischen kargen Felsen und Klippen in trockenen Gegenden Indiens. Er ist eine hochverehrte Heilpflanze und das aus dem Baum gewonnene Gummiharz galt als sehr wertvoll.

Wirkung: Shallaki wird besonders gerne zur Behandlung entzündlicher Krankheiten eingesetzt, so beispielsweise auch bei der Colitis ulcerosa, einer chronisch entzündlichen Darmerkrankung. Für diese Wirkung ist vor allem die Boswelliasäure verantwortlich. Sie entfaltet je nach Struktur antiphlogistische, also entzündungshemmende, immunmodulierende, antibakterielle und cholesterinsenkende Eigenschaften. Shallaki hat die Eigenschaft, Ojas und Sattva zu vermehren.

Einsatz: Im Ayurveda wird Shallaki auch bei nervösen Störungen, Durchfallerkrankungen, Menstruationsbeschwerden und ausbleibender Menstruation sowie bei Hautkrankheiten, Fieber und entzündlichen Rheumaerkrankungen eingesetzt.

Beachte: Gelegentlich traten nach der Einnahme Juckreiz und selten Übersäuerungen des Magens auf.

AYURVEDISCHE EIGENSCHAFTEN:

- Geschmack (Rasa): süß, bitter, scharf
- Eigenschaften (Guna): ölig, schwer
- Wirkkraft (Virya): erhitzend
- Geschmack nach Verdauung (Vipaka): süß
- Wirkung auf die Doshas: beruhigt alle drei Doshas
- Mentale und spirituelle Wirkung (Sattva, Rajas, Tamas): vermehrt Sattva und Ojas
- Stoffwechselenergie: keine beschrieben
- Mögliche Anwendungsbereiche: nervöse Störungen, Asthma bronchiale, Durchfall, ausbleibende Regelblutung, Hautkrankheiten, Gicht, Fieber

Shatavari

Shatavari (Asparagus racemosus) oder Wilder Indischer Spargel ist eine der wichtigsten ayurvedischen Pflanzen, besonders für Frauen. Wörtlich übersetzt bedeutet Shatavari „einhundert Männer besitzend", was auf die enorme Kraft als Aphrodisiakum hindeuten soll. Verwendet wird vor allem die Wurzelknolle und weniger die Blätter der Pflanze.

Wirkung: Shatavari ist nährend, stärkend und besänftigend. Diese Wurzelknolle soll aus ayurvedischer Sicht eine stärkende Kraft auf das Fortpflanzungsgewebe besitzen. Es wird in allen klassischen Texten als Verjüngungsmittel, also als Rasayana, für die Frau hervorgehoben.

Einsatz: Neben der Verjüngung wird es zur Stärkung des Nervengewebes und zur allgemeinen Stärkung eingesetzt. Besonders geläufig ist der ayurvedische Einsatz bei Kinderwunsch. Es ist also nicht verwunderlich, dass es als das hilfreichste Mittel für Frauen angesehen wird. Nach ayurvedischem Verständnis reduziert Shatavari Vata und Pitta und vermehrt Kapha.

AYURVEDISCHE EIGENSCHAFTEN:

- Geschmack (Rasa): süß, bitter
- Eigenschaften (Guna): ölig, schwer
- Wirkkraft (Virya): kühlend
- Geschmack nach Verdauung (Vipaka): süß
- Wirkung auf die Doshas: beruhigt Vata und Pitta, vermehrt Kapha
- Mentale und spirituelle Wirkung (Sattva, Rajas, Tamas): vermehrt Sattva
- Stoffwechselenergie: Agni-stärkend
- Mögliche Anwendungsbereiche: unerfüllter Kinderwunsch, Blasenentzündungen, Brustentzündungen, Nervosität, Konzentrationsschwäche, Schmerzen, allgemeine Schwäche

Triphala

Triphala ist kein eigenständiges Heilkraut, sondern eine Mischung aus den getrockneten Früchten der Pflanzen Emblica officinalis (Amalaki), Terminalia bellirica (Bibhitaki) und Terminalia chebula (Haritaki). Mit dieser pflanzlichen Mischung kommt man meist schon früh im Ayurveda in Kontakt, denn Triphala wird für viele verschiedene Anwendungsbereiche eingesetzt. In den traditionellen ayurvedischen Schriften wird Triphala als Allheilmittel gefeiert. Das Mittel soll das Potenzial besitzen, einen Menschen ohne Krankheiten und körperlichen Verfall 100 Jahre alt werden zu lassen.

Wirkung: Der Ayurveda geht davon aus, dass viele Erkrankungen im Verdauungstrakt entstehen, und hier liegt auch die Hauptwirkung von Triphala. Deshalb gilt es im Ayurveda als eines der essenziellen Heilmittel. Mittlerweile weiß man durch zahlreiche wissenschaftliche Studien, dass sich Triphala tatsächlich in vielfältiger Weise positiv auf den Körper und unsere Gesundheit auswirken kann. Im Ayurveda wird Triphala als mildes Abführmittel beschrieben, in geringer Dosis wird es jedoch eher als Darmstärkungsmittel verschrieben. Als Kraut, das auf alle drei Doshas wirkt, schreibt der Ayurveda Triphala eher eine stuhlregulierende Wirkung als eine alleinige abführende Wirkung zu. Die Wirkungen der drei Früchte gehen vor allem auf Antioxidantien wie Gallussäure, Tannine, Ellagsäure und Chebulinsäure und andere bioaktive Verbindungen wie Flavonoide, Saponine, Anthrachinone, Fettsäuren, Aminosäuren und Vitamin C zurück.

Einsatz: Wissenschaftliche Studien konnten jedoch auch andere Anwendungsgebiete nachweisen. So konnten die Anwendungsbereiche auf das Herz-Kreislauf-System, metabolische Störungen, bakterielle und mykotische Infektionen, die Zahngesundheit und Stressreduktion ausgeweitet werden.

THERAPEUTENWISSEN

Bei einer starken Vata-Störung kann Triphala zunächst die Vata-Störung erhöhen und sollte dann nur in einer minimalen Dosis, mit Ghee gemeinsam oder gar nicht eingenommen werden.
Es gilt im Ayurveda als Rasayana, als Kraut, welches Ojas im Körper steigert. Deshalb kann Triphala auch in einer niedrigen Dosierung zur Prävention und inneren Stärkung über einen längeren Zeitraum eingenommen werden.

Die besonderen Effekte von Triphala auf den Verdauungstrakt sind im Ayurveda deshalb wichtig, weil man davon ausgeht, dass Krankheiten häufig im Verdauungssystem entstehen. Es ist also auch nicht verwunderlich, dass sich daraus positive Effekte auf andere Organsysteme ergeben. Allen voran trifft das bei metabolischen Störungen zu wie Diabetes und Adipositas. Eine gesunde Darmflora hilft, Nährstoffe aufzunehmen und Giftstoffe auszuleiten. Einige klinische Studien konnten bereits zeigen, dass Triphala die Reduktion von Gewicht und Körperfett fördert. Neben dem gewichtsregulierenden Effekt wurde in klinischen Studien auch die Senkung des Nüchtern-Blutzuckerspiegels und Nüchtern-Seruminsulinspiegels festgestellt. Sowohl die Regulierung des Blutzuckerspiegels als auch die Reduktion des Gesamtcholesterins und der Triglyceride stellen eine wichtige Reduktion kardiovaskulärer Risikofaktoren dar. Triphala kann damit eine wirksame Komponente zur begleitenden Behandlung von Herz-Kreislauf-Erkrankungen sein.

Es entfaltet seine Wirkung für alle drei Doshas gleichermaßen, das bedeutet, es lässt sich sowohl bei einem Vata-, Pitta-, als auch bei einem Kapha-Ungleichgewicht einsetzen.

AYURVEDISCHE EIGENSCHAFTEN:

- Geschmack (Rasa): süß, sauer, zusammenziehend, bitter
- Eigenschaften (Guna): leicht, trocken
- Wirkkraft (Virya): kühlend, erhitzend
- Geschmack nach Verdauung (Vipaka): scharf, süß
- Wirkung auf die Doshas: beruhigt alle drei Doshas
- Mentale und spirituelle Wirkung (Sattva, Rajas, Tamas): keine beschrieben
- Stoffwechselenergie: Agni-stärkend
- Mögliche Anwendungsbereiche: Diabetes, Augenkrankheiten, Hautkrankheiten, Verstopfung, Fieber, Geschmacksverlust

Tulsi

Tulsi oder auch Tulasi (Ocimum tenuiflorum), auch Heiliges Basilikum genannt, ist in Indien überall bekannt und für seine spirituellen Eigenschaften geschätzt. Der einjährige Busch wird in fast jedem indischen Haushalt und als heilige Pflanze auch in der Nähe von Tempeln angebaut und bei religiösen Zeremonien verwendet, um Herz und Geist für Liebe und Hingabe zu öffnen.

Wirkung: Tulsi besitzt laut Ayurveda magenstärkende, appetitanregende und schweißtreibende Wirkungen.

Einsatz: Laut Ayurveda unterstützen die verwendeten Tulsi-Blätter die normale Funktion der Atemorgane und werden so gerne bei Erkältungen eingesetzt. Auch Verdauungsstörungen, nervöse Herzbeschwerden und Harnwegserkrankungen sind typische Einsatzgebiete. Die Samen der Pflanze werden traditionell zur Behandlung von Blasenentzündungen verwendet. In klinischen Studien konnte eine Verbesserung von Ängsten, Konzentrationsvermögen, Stressgefühlen und Depressionen gezeigt werden. Das liegt vermutlich an der Vata-besänftigenden Wirkung. Auch das Kapha-Dosha kommt ins Gleichgewicht, wohingegen Pitta vermehrt wird.

AYURVEDISCHE EIGENSCHAFTEN:

- Geschmack (Rasa): scharf, bitter, zusammenziehend
- Eigenschaften (Guna): leicht, trocken, scharf
- Wirkkraft (Virya): erhitzend
- Geschmack nach Verdauung (Vipaka): scharf
- Wirkung auf die Doshas: Samen und Blätter reduzieren alle drei Doshas, die getrocknete Pflanze reduziert Kapha und Vata und vermehrt Pitta
- Mentale und spirituelle Wirkung (Sattva, Rajas, Tamas): vermehrt Sattva und Ojas
- Stoffwechselenergie: verdauungsanregend
- Mögliche Anwendungsbereiche: Appetitlosigkeit, Fieber, Asthma bronchiale, Herzstärkung, Erkältungskrankheiten, Beruhigung

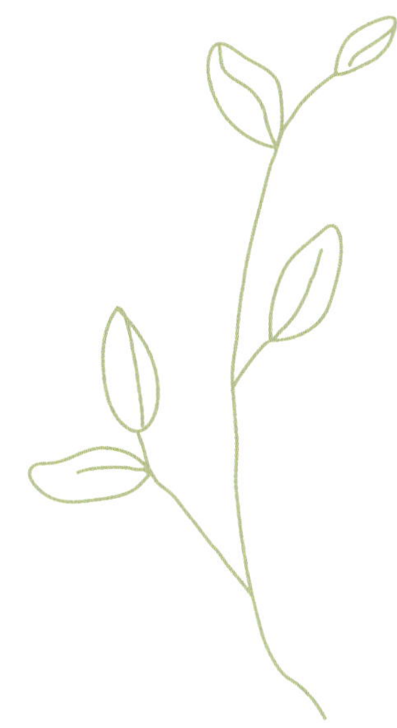

AYURVEDISCHE HAUSAPOTHEKE: 21 GEWÜRZE

Gewürze haben im Ayurveda einen besonderen Stellenwert. Sie dienen als kleine Gesundheitshelfer, die mithilfe der Mahlzeiten oder über äußere Anwendungen ins alltägliche Leben integriert werden und so ihre Wirkung auf einfache Weise entfalten.

Gewürze sind kleine Helferlein, die jedermann zu Hause haben sollte, um Alltagsbeschwerden vorzubeugen und zu behandeln. Nachfolgend möchten wir dir die für uns 21 wichtigsten Gewürze der ayurvedischen Heilküche vorstellen. Jedes Gewürz kann immer in unterschiedlichen Formen zur Anwendung kommen, wie zum Beispiel als Pulver oder Kapseln oder frisch in Form von Samen, Wurzeln und Blättern.

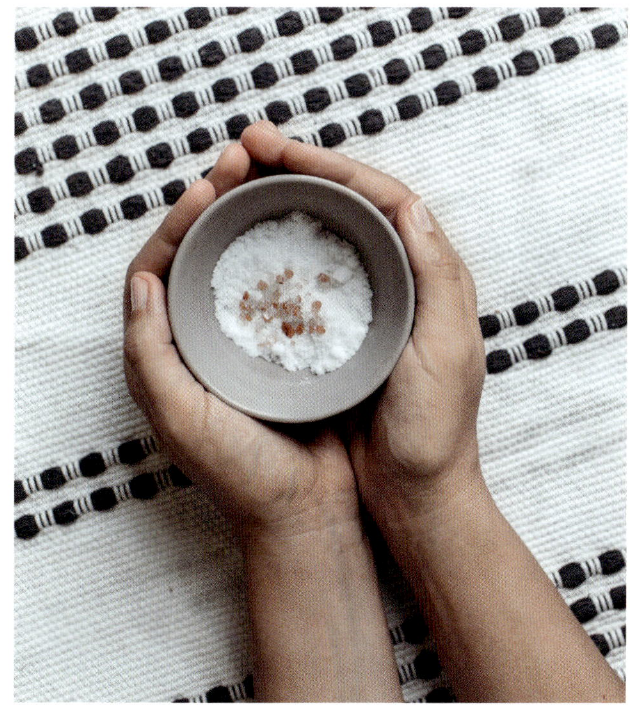

Gewürze besitzen einzigartige Eigenschaften und können so die Doshas individuell ausgleichen. Um zu verstehen, wie diese Gewürze tatsächlich wirken, ist die Zuordnung zu den sechs Geschmacksrichtungen, der Virya und Vipaka genauso wichtig wie bei den ayurvedischen Heilkräutern. Auf Seite 167 haben wir dir diese Begriffe schon einmal ausführlich erklärt.

Was sind Gewürze?

Ohne Gewürze würde das Kochen wohl nur halb so viel Spaß machen. Sie sind eine tolle Möglichkeit, der eigenen Kreativität freien Lauf zu lassen, neue Kombinationen auszuprobieren und Gerichten das gewisse Extra zu verleihen. Gewürze werden für mehr Geschmack und Geruch bei der Zubereitung von Speisen verwendet. Sie kommen frisch oder getrocknet zum Einsatz. Ein Gewürz kann ein Nebenprodukt beziehungsweise ein bestimmter Teil einer Pflanze sein oder auch ein Kraut oder ein Pilz. Den Pflanzen selbst dient die Würzeigenschaft häufig zum Schutz gegen Schädlinge. Weltweit gibt es circa 40 bekannte Gewürze. Viele sind in Vergessenheit geraten. Dazu kommen noch regionale Pflanzen, die zum Würzen von Gerichten verwendet werden. Gewürze dürfen weder technisch verarbeitet noch mit anderen Stoffen gemischt werden. Werden Gewürze miteinander kombiniert, bezeichnet man dies als Gewürzmischung, die wiederum einen eigenen Namen bekommt.

Das deutsche Lebensmittelgesetz definiert Gewürze als „Teile bestimmter Pflanzen, die nicht mehr als technisch notwendig bearbeitet werden und die wegen ihres natürlichen Gehaltes an Geschmacks- und Geruchsstoffen als würzende oder geschmacksgebende Zutaten geeignet oder bestimmt sind." Gewürze gelten in der westlichen Medizin, anders als im Ayurveda, nicht als Heilmittel. Deshalb darf man hierzulande auch keine oder nur sehr wenige gesundheitsbezogene Aussagen tätigen. Im Ayurveda werden Gewürze oft in ihrer Potenz mit Arzneimitteln gleichgestellt und werden dementsprechend vielfältig eingesetzt.

Wir stellen dir die Gewürze analog der Heilpflanzen vor. Möchtest du zu den Rubriken der ayurvedischen Eigenschaften nachlesen, kannst du das auf Seite 165 tun.

Beachte: Auch wenn bei einem Gewürz keine Nebenwirkungen, Wechselwirkungen und Kontraindikationen bekannt sind, gilt jedoch bei allen Gewürzen, die du neu in deine Ernährung einführst: Dein Körper sollte sich zunächst daran gewöhnen. Steigere die Dosis also langsam und achte auf die Signale deines Körpers.

Unter dem QR-Code findest du Rezepte zu Gewürzmischungen für alle drei Doshas, die du dir selbst anmischen kannst.

www.suedwest-verlag.de/ ayurveda-sprechstunde

Ajwain

Ajwain (Ajowan) ist eine Gewürzpflanze, die vor allem in nordindischen und arabischen sowie in zentralasiatischen Regionen beheimatet ist. Ihre kleinen getrockneten Früchte (Samen) erinnern an Selleriesamen und geschmacklich ähnelt Ajwain aufgrund seiner Schärfe Thymian. In Deutschland wird Ajwain auch gerne als Königskümmel bezeichnet.

Wirkung: Die Wirkung der Früchte geht vor allem auf das ätherische Öl Thymol zurück, welches fungizide und bakterizide Wirkungen aufweist. Deshalb wird es auch gerne zur Verbesserung der Darmflora eingesetzt und kommt häufig in Mundwasser oder Zahnpasta zum Einsatz. Thymol gibt es sogar als Wirkstoff in Vaginalkapseln zur Bekämpfung von Pilzinfektionen. Die ätherischen Öle lösen sich besonders gut in Fett, sodass es sich anbietet, Ajwain in Öl anzurösten und das Gemisch dann weiterzuverwenden.

Einsatz: Die Geschmäcker, die Ajwain vereint, sind scharf und bitter. Sie sorgen dafür, dass vor allem das Kapha-Dosha reduziert wird. Die Kombination erhöht auch die Eigenschaften ölig und heiß, was bei einem Vata-Überschuss günstig ist. Auch die erhitzende Wirkung von Ajwain ist zum Ausgleich beider Doshas gut geeignet. Ajwain wird ayurvedisch gerne für Verdauungsbeschwerden eingesetzt, die sowohl durch Vata als auch durch Kapha verursacht sein können. Vielleicht hast du bisher noch nicht viel von Ajwain gehört, aber der Geruch wird dir sicherlich bekannt sein. Ajwain verleiht Husten- und Bronchialtees oftmals ihren typischen Duft. Durch die schleimlösende Wirkung von Ajwain macht diese Verbindung natürlich auch Sinn. Zusätzlich wird es im Ayurveda gerne zur Fiebersenkung eingesetzt.

AYURVEDISCHE EIGENSCHAFTEN:

- Geschmack (Rasa): scharf, bitter
- Eigenschaften (Guna): ölig, heiß
- Wirkkraft (Virya): erhitzend
- Geschmack nach Verdauung (Vipaka): scharf
- Wirkung auf die Doshas: verringert Kapha, beruhigt Vata
- Mentale und spirituelle Wirkung (Sattva, Rajas, Tamas): reduziert Tamas
- Stoffwechselenergie: beseitigt tief sitzendes Ama und vitalisiert Prana (Vitalenergie), löst Blockaden
- Mögliche Anwendungsbereiche: hilft bei Verdauungsbeschwerden, Gastritis, Appetitlosigkeit, ist blutreinigend, entkrampfend, schleimlösend, entblähend, entkrampfend, lindert Völlegefühl, Psoriasis

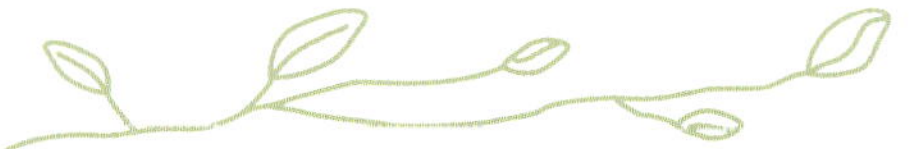

ANWENDUNGEN FÜR ZU HAUSE

Samenmischung

Die Mischung kann bei Blähungen, Krämpfen und Völlegefühl unterstützend wirken.

- ½ TL getrocknete Ajwainsamen
- 1 EL Ghee oder Olivenöl

Die getrockneten Samen in einem Mörser zerdrücken und mit dem Ghee oder Olivenöl vermengen. Die Mischung kann dann 1- bis 3-mal täglich kurz vor den Mahlzeiten eingenommen werden. Zum Nachspülen gerne etwas heißes Wasser oder Ingwerwasser nehmen.

Dampfinhalation

Will man vor allem Kapha-Eigenschaften reduzieren, hilft eine Dampfinhalation.

- ½ bis 1 TL getrocknete Ajwainsamen
- 1 l heißes Wasser
- Schüssel
- Handtuch

Die getrockneten Samen in einem Mörser zerdrücken und dann in eine Schüssel heißes Wasser geben. Bleibe mit dem zugedeckten Kopf 10 bis 15 Minuten über der Schüssel. Achte nur darauf, dass der Wasserdampf nicht zu heiß ist und du dich nicht verbrühst. Lässt der Geruch der ätherischen Öle nach, können weitere zerstoßene Samen hinzugegeben werden.

Beachte: Eine zu hohe Dosierung kann Kopfschmerzen oder Erbrechen auslösen und sollte vermieden werden. Auch in der Schwangerschaft und während der Stillzeit sollte auf die Anwendung verzichtet werden.

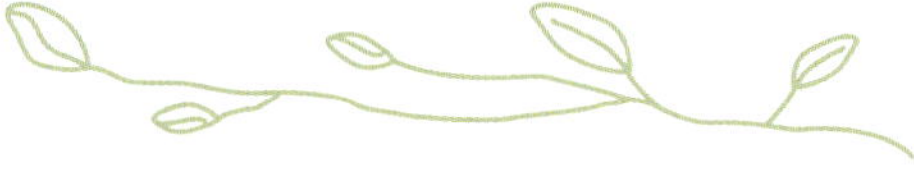

Anis

Anis ist eine 30 bis 50 Zentimeter hoch wachsende Pflanze aus dem Nahen Osten, deren Geschmack hierzulande häufig in Weihnachtsgerichten und -gebäck verwendet wird.

Wirkung: Schulmedizinisch wird das ätherische Öl aus den Anisfrüchten verwendet, da ihm zum Beispiel eine krampflösende und schleimlösende Wirkung zugeschrieben wird. Sternanis hingegen kommt von einem bis zu 10 Meter hoch wachsenden Baum und findet medizinisch eher selten Verwendung. Anis kennen viele aus den typischen Anis-Fenchel-Kümmel-Tees zur Verbesserung gastrointestinaler Probleme.

Einsatz: Ayurvedisch wird Anis ebenfalls gerne bei Erkrankungen des Magen-Darm-Traktes eingesetzt. Seine beruhigenden Eigenschaften helfen vor allem, das Vata-Dosha ins Gleichgewicht zu bringen. Auch der süße Geschmack wirkt beruhigend auf das Vata-Dosha. Die Geschmacksrichtungen scharf und bitter sorgen für die nötige Kapha-Reduktion. Diese Wirkung machen wir uns vor allem bei bronchialen Verschleimungen zunutze. Da Anis stark erhitzend wirkt, kann es das Pitta-Dosha erhöhen.

AYURVEDISCHE EIGENSCHAFTEN:

- Geschmack (Rasa): süß, scharf, bitter
- Eigenschaften (Guna): leicht, ölig, schnell wirkend
- Wirkkraft (Virya): erhitzend
- Geschmack nach Verdauung (Vipaka): süß
- Wirkung auf die Doshas: Vata- und Kapha-vermindernd, Pitta-vermehrend
- Mentale und spirituelle Wirkung (Sattva, Rajas, Tamas): vermehrt Sattva
- Stoffwechselenergie: stärkt Agni
- Mögliche Anwendungsbereiche: verdauungsfördernde und appetitanregende Wirkung, beruhigt den Darm und die Nerven, hilft bei Blähungen, Übelkeit und Erbrechen, Hirn- und Augentonikum, hilfreich gegen Husten, Asthmamittel, schlaffördernd, antibakteriell

AUS UNSERER PRAXIS

Anis beruhigt Magen und Darm. Einfach nach dem Essen einige Samen gut kauen.

Beachte: Kontraindikationen von Anis sind unter anderem eine Beifußallergie, da hier Kreuzallergien auftreten können, und auch in der Schwangerschaft sollte Anis vermieden werden.

Asafoetida

Asafoetida oder auch Asant wird aus der Wurzel einer kleinen krautigen Pflanze gewonnen, sein Geruch erinnert an Zwiebeln oder Knoblauch.

Wirkung: Asafoetida wird im Ayurveda hauptsächlich bei Beschwerden im Magen-Darm-Trakt eingesetzt. Es gleicht das Vata-Dosha aus und löst so Krämpfe des Verdauungstraktes. In geringen Dosen (maximal eine Prise) wirkt es entblähend und soll die Darmflora verbessern. Auch die Agni-stärkende Wirkung verbessert die Stoffwechsel- und Verdauungskraft des Körpers. Ähnlich dem Knoblauch hat es eine beruhigende Wirkung auf die Sinnesorgane.

Einsatz: Asafoetida wird nicht nur für Verdauungsbeschwerden eingesetzt, sondern auch bei akuten Verschleimungen. Die Homöopathie verwendet die Wurzel gerne bei der Behandlung von Migräne und nervösen Unruhezuständen. Dementsprechend ist es nicht verwunderlich, dass Asafoetida zum Ausgleich von Vata und Kapha eingesetzt wird. Pitta-Personen müssen vorsichtig sein, weil es eine stark Pitta-aggravierende Wirkung haben kann.

AYURVEDISCHE EIGENSCHAFTEN:

- Geschmack (Rasa): scharf
- Eigenschaften (Guna): leicht, ölig, scharf
- Wirkkraft (Virya): erhitzend
- Geschmack nach Verdauung (Vipaka): scharf
- Wirkung auf die Doshas: Kapha- und Vata-beruhigend, Pitta-steigernd
- Mentale und spirituelle Wirkung (Sattva, Rajas, Tamas): vermehrt Rajas und Tamas
- Stoffwechselenergie: stärkt Agni
- Mögliche Anwendungsbereiche: Verdauungsbeschwerden, Würmer, Atemwegserkrankungen wie Asthma, menstruationsfördernd, harntreibend, schleimlösend, angstlösend

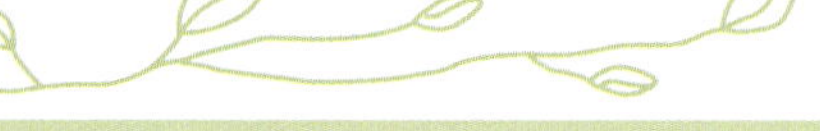

ANWENDUNG FÜR ZU HAUSE

Asafoetida als Gewürzmischung
Diese Gewürzmischung wird gerne bei Blähungen und zur Stärkung des Agnis eingesetzt.

- 1 gestr. TL Hingvashtaka Churna
- 1 TL Ghee oder Olivenöl

Asafoetida finden wir zusammen mit anderen Gewürzen auch häufig in Hingvashtaka. Mittags und abends kurz vor den Mahlzeiten das Pulver (Hingvashtaka Churna) mit Ghee oder Olivenöl vermischen und einnehmen. Danach gerne etwas warmes Wasser trinken.

Beachte: Ungerösteter Asafoetida kann Reizungen und Entzündungen des Verdauungstraktes verursachen. Nicht einnehmen, wenn Leber- und Hirnerkrankungen bestehen.

Bockshornklee

In der ayurvedischen Küche ist Bockshornklee unter dem Namen Methi bekannt. Ursprünglich stammt er aus Westasien, mittlerweile wird er auch in Europa angebaut.

Wirkung: Schulmedizinisch ist vor allem der hohe Gehalt an sekundären Pflanzenstoffen interessant, da dieser das Gewürz zu einem starken Antioxidans macht. Bockshornklee entfaltet seine Wirkungen nicht nur im Verdauungstrakt in Form der Verdauungsförderung und der Appetitanregung, sondern besitzt blutreinigende Eigenschaften und unterstützt das Immunsystem. Bockshornklee ist reich an Eisen, Magnesium und Kalzium. Neben der Einnahme als Pulver im Essen werden die Samen auch zur Herstellung von Tee verwendet.

Einsatz: Die Blätter und die Samen der Pflanze werden im Ayurveda gerne zur Bekämpfung von Kapha-Störungen eingesetzt, weil sie besonders bitter sind. Dem Bockshornklee wird eine antidiabetische Wirkung zugeschrieben, sodass er von Ayurveda-Therapeut*innen zur Regulierung des Blutzuckers und Cholesterinspiegels empfohlen wird. In den letzten Jahren bestätigen auch schulmedizinische Studien diese Wirkung.

Außerdem wird Bockshornklee gerne bei Müttern eingesetzt, die Probleme mit dem Stillen haben. Die Phytoöstrogene sollen den Körper dabei unterstützen, den Milchfluss anzuregen. Wissenschaftlich ist die Wirkung noch nicht ausreichend geklärt.

AYURVEDISCHE EIGENSCHAFTEN:

- Geschmack (Rasa): scharf, bitter
- Eigenschaften (Guna): ölig
- Wirkkraft (Virya): erhitzend
- Geschmack nach Verdauung (Vipaka): scharf
- Wirkung auf die Doshas: verringert Vata und Kapha, erhöht Pitta
- Mentale und spirituelle Wirkung (Sattva, Rajas, Tamas): keine beschrieben
- Stoffwechselenergie: stärkt Agni
- Mögliche Anwendungsbereiche: Haarausfall, Bronchitis, Asthma, Fieber, Verdauungsstörungen, Arthritis, Diabetes, Muskel- und Körperschmerzen, Appetitlosigkeit

ANWENDUNG FÜR ZU HAUSE

Bockshornklee zum Gurgeln

Hilft bei Rachenentzündungen und Heiserkeit.

– 1 EL Bockshornkleesamen
– 500 ml Wasser

Die Samen 15 Minuten kochen, dann abseihen. Morgens und abends 1 Esslöffel des Tees zum Gurgeln verwenden.

Beachte: Bockshornklee bei Gerinnungsstörungen oder entsprechender Medikation mit Vorsicht verwenden. Pitta-anregende Wirkung kann zu Durchfall oder Schwitzen führen.

Chili

Chili ist als Gewürz weltweit bekannt und erhältlich. Die frischen und/oder getrockneten Schoten der vielfältigen Capsicum-Arten kommen ursprünglich aus Mittel- und Südamerika, vermutlich auch aus Asien, und wurden von vielen der südlichen Erdkugelbewohner wie den Azteken und Mayas als Würzmittel verwendet. In der westlichen Medizin werden Chili-Zubereitungen auch heute noch gerne äußerlich zur Behandlung von schmerzhaften Muskelverspannungen eingesetzt.

Wirkung: Frische Chilis enthalten bis zu dreimal so viel Vitamin C wie Zitrusfrüchte. Der Wirkstoff Capsaicin entfaltet im Körper schmerzlindernde Wirkungen. Dieser Effekt wird vor allem bei mehrfacher Anwendung beobachtet. Anfangs kann Capsaicin Brennen, Jucken oder auch Schmerz auslösen, nach mehrmaliger Anwendung besitzt es jedoch einen antinozizeptiven Effekt. Dieser beschreibt eine Senkung der Empfindlichkeit gegenüber Schmerzreizen. Zusätzlich kann Capsaicin die Fettverbrennung beeinflussen. Das soll vor allem an der gesteigerten Wärmeproduktion liegen, die dann zusätzliche Energie verbrennt. Es soll auch das Hungergefühl speziell auf Fettiges, Salziges und Süßes vermindern. In Tierversuchen wurde außerdem ein Effekt auf den Cholesterinspiegel beschrieben. Hier kam es zu einer Senkung des „schlechten" LDL-Cholesterins ohne Senkung des „guten" HDL-Cholesterins. Capsaicin ist vor allem im Mark von Chilis enthalten, weniger in den Kernen.

THERAPEUTENWISSEN

Normalerweise empfiehlt der Ayurveda den Einsatz von Chili nicht bei bekannter Gastritis oder Schleimhautgeschwüren. Neuere Studien weisen aber tatsächlich auf eine schleimhautschützende Wirkung hin. Capsaicin reguliert den Säurefluss im Magen und wirkt zudem anregend auf die Schleimsekretion. So schützt es die Magenschleimhaut vor irritierenden Stoffen. Es kann beispielsweise begleitend als Schutz der Magenschleimhaut bei einer Therapie mit NSAR (nicht steroidale Antirheumatika) gegeben werden. Wir würden dennoch den Einsatz bei akuten Entzündungen mit offenen Schleimhautstellen wie Geschwüren aus ayurvedischer Sicht vermeiden.

Einsatz: Ayurvedisch entspricht Chili dem scharfen Geschmack. Neben Pfeffer oder Ingwer kommt Schärfe auch gerne mithilfe von Chili ins Essen. Chili ist noch schärfer als Pfeffer, sodass vor allem Personen mit Entzündungen oder starker Pitta-Störung aufpassen sollten.

Es verstärkt die trockenen und leichten Eigenschaften des Körpers und wirkt durchdringend. Es erhitzt den Körper von innen heraus und der scharfe Geschmack bleibt auch nach der Verdauung noch erhalten. Es wirkt auf Kapha reduzierend. Für Vata kann es aufgrund der erhitzenden Wirkung in Maßen beruhigend wirken. Pitta wird durch Chili jedoch stark gereizt. Äußerlich wird es gerne als Paste verwendet, um Schmerzen im Bewegungsapparat zu lindern. Bei Appetitlosigkeit oder Stoffwechselerkrankungen kann Chili aus ayurvedischer Sicht gut eingesetzt werden.

AYURVEDISCHE EIGENSCHAFTEN:

- Geschmack (Rasa): scharf
- Eigenschaften (Guna): leicht, trocken, durchdringend
- Wirkkraft (Virya): erhitzend
- Geschmack nach Verdauung (Vipaka): scharf
- Wirkung auf die Doshas: Kapha- und Vata-beruhigend, stark Pitta-reizend
- Mentale und spirituelle Wirkung (Sattva, Rajas, Tamas): vermehrt Rajas
- Stoffwechselenergie: regt Agni stark an
- Mögliche Anwendungsbereiche: Appetitlosigkeit, verdauungsfördernd, Ama, bei chronischem Kältegefühl, Verstopfung der Nasennebenhöhlen, Stärkung von Herz und Kreislauf, Fettverbrennung, Schmerzlinderung, Muskelverspannungen

AUS UNSERER PRAXIS

Zur äußerlichen Anwendung bei Kreuzschmerzen oder Muskelschmerzen können Chiliflocken verwendet werden. Einfach ein altes Baumwolltuch mit lauwarmem Wasser anfeuchten und etwa 1 Esslöffel Chiliflocken daraufstreuen. Dann das Tuch für 5 bis 10 Minuten auf die schmerzenden Bereiche des Rückens legen. Sollte die Haut zu stark brennen oder sollten starke Rötungen auftreten, muss die Anwendung abgebrochen werden. Alternativ bekommst du auch rezeptfreie Chilisalben in der Apotheke.

Beachte: Äußerlich sollte Chili nicht angewendet werden, wenn offene Stellen oder Entzündungen auf der Haut zu sehen sind. Innerlich sollte der Konsum bei Kindern, in Schwangerschaft und Stillzeit reduziert oder darauf komplett verzichtet werden. Auch eine bekannte Überempfindlichkeit gegenüber Chili stellt eine Kontraindikation dar.

Chyavanprash/Amalaki

Chyavanprash ist ein ayurvedisches Fruchtmus, welches aus Amla, der Indischen Stachelbeere, gewonnen und mit Honig und einer Vielzahl verschiedener Kräuter eingekocht wird.

Wirkung: Amla ist eine in Indien sehr verehrte Frucht, weil ihr zahlreiche Wirkungen zugesprochen werden. Für uns ist vor allem die ausgleichende Wirkung auf alle drei Doshas interessant. In der ayurvedischen Tradition hat das Mus im Familienleben einen hohen Stellenwert und wird Kindern als gesundheitsförderndes Mittel häufig pur, in eine warme Milch eingerührt oder zum Essen gegeben.

Einsatz: Chyavanprash wird gerne als Rasayana eingesetzt, das die Widerstandkräfte erhöhen soll. Es enthält alle sechs Geschmacksrichtungen, sodass es besonders ausgleichend wirkt. Ayurvedische Einsatzbereiche sind vor allem Auszehrungs- und Erschöpfungszustände, Steigerung von Stabilität und die Unterstützung bei Genesungsprozessen jeglicher Art.

AYURVEDISCHE EIGENSCHAFTEN:

- Geschmack (Rasa): enthält alle Geschmacksrichtungen außer salzig
- Eigenschaften (Guna): spitz, trocken
- Wirkkraft (Virya): kühlend
- Geschmack nach Verdauung (Vipaka): süß
- Wirkung auf die Doshas: beruhigend
- Mentale und spirituelle Wirkung (Sattva, Rajas, Tamas): vermehrt Sattva
- Stoffwechselenergie: stärkt Agni
- Mögliche Anwendungsbereiche: innere Stärkung, Infektprävention, Unterstützung des Immunsystems, magensäurereduzierend, Tonikum für Haare, Nägel und Haut

ANWENDUNGEN FÜR ZU HAUSE

Amla-Mus
Dieses Mus kann täglich morgens zum Frühstück verzehrt werden. 1 gehäufter Teelöffel reicht hier meist aus. Er kann pur verzehrt oder in warme Milch eingerührt werden.

Amalaki- Fruchtpulver
Die getrockneten Früchte als Fruchtpulver eignen sich ebenfalls zur innerlichen Anwendung. Nimm täglich 1 Teelöffel der pulverisierten Trockenfrucht (Amalaki Churna) morgens und abends in einem Glas warmem Wasser unabhängig von den Mahlzeiten zu dir. Der regelmäßige Genuss der Früchte verspricht laut Ayurveda ein langes und gesundes Leben.

Beachte: Das Fruchtmus sollte bei Diabetes oder Übergewicht besser vermieden werden, um den Blutzuckerspiegel und die Fülle nicht noch weiter zu fördern.

Dill

Dill, auch Gurkenkraut genannt, stammt ursprünglich aus Vorderasien, wird heute jedoch weltweit angebaut. In Deutschland wird Dill besonders gerne bei Fischgerichten eingesetzt.

Wirkung: Die Wirkungen von Dill basieren größtenteils auf seinen ätherischen Ölen und Mineralstoffen wie Kalium oder Kalzium. Dill wird bei Problemen im Verdauungstrakt eingesetzt. Er hat eine beruhigende Wirkung und wirkt krampflösend. Letzteres ist auch bei Menstruationsbeschwerden hilfreich.

Einsatz: Weitere Anwendungsgebiete sind nervöse Beschwerden, Blähungen und Appetitlosigkeit. Äußerlich kann Dillöl bei einem Blähbauch auf dem Bauch einmassiert werden. Zur Beruhigung bei Magen-Darm-Beschwerden kann Tee aus Dillsamen verwendet werden. Dillsamen entfalten die Geschmacksrichtungen scharf und bitter im Körper. Dennoch sind sie gut geeignet, um das Vata-Dosha ins Gleichgewicht zu bringen.

AYURVEDISCHE EIGENSCHAFTEN:

- Geschmack (Rasa): scharf, bitter
- Eigenschaften (Guna): leicht, trocken, stechend
- Wirkkraft (Virya): erhitzend
- Geschmack nach Verdauung (Vipaka): scharf
- Wirkung auf die Doshas: Kapha- und Vata-beruhigend, Pitta-steigernd
- Mentale und spirituelle Wirkung (Sattva, Rajas, Tamas): keine beschrieben
- Stoffwechselenergie: stärkt Agni
- Mögliche Anwendungsbereiche: krampflösend, entzündungshemmend, Regelschmerzen, Asthma, Arthrose, Spasmen, Rheumaschmerzen

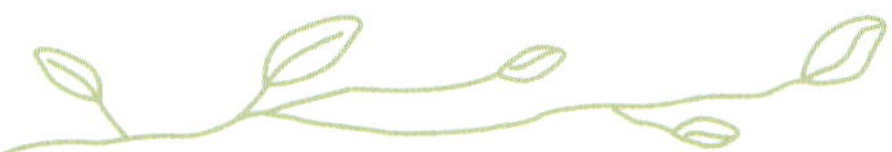

ANWENDUNG FÜR ZU HAUSE

Dillsamentee

Bei Blähungen und Magen-Darm-Störungen kannst du Dill als Tee verwenden.

- 1 TL Dillsamen
- 250 ml kochendes Wasser

Die Dillsamen mit dem Wasser überbrühen und 5 bis 10 Minuten ziehen lassen. Den Tee dann 2- bis 3-mal täglich schluckweise trinken. Alternativ kannst du auch 1 bis 2 Tropfen Dillöl in einen Kräutertee deiner Wahl (z. B. Anis-Fenchel-Kümmel-Tee) mischen.

Beachte: Wenn Dill selbst gesammelt wird, sollte man Vorsicht walten lassen. Unter den Doldenblütlern gibt es einige giftige Arten. Vor allem mit dem Schierling kann es zu Verwechslungen kommen. Außerdem ist der frische Saft der Dillpflanze fototoxisch, es kann zu entzündlichen Hautreaktionen kommen, wenn die Haut mit dem Saft und gleichzeitiger Sonneneinstrahlung in Berührung kommt.

Fenchel

Der Gewürzfenchel ist eine etwa 1,5 Meter hohe Staude, die auch ganz einfach auf dem Balkon wächst. Dieses Gewürz kennen viele sicher von den üblichen Verdauungs- oder Stilltees.

Wirkung: In der Pflanzenheilkunde werden sowohl die Früchte (Samen) als auch die ätherischen Öle von Fenchel zur Behandlung von krampfartigen Verdauungsbeschwerden verwendet. Fenchel schmeckt süß, scharf und bitter und beruhigt sowohl das Vata- als auch das Pitta-Dosha. Fenchelsamen beruhigen und kurbeln gleichzeitig das Verdauungsfeuer an. Es ist eines der wenigen Gewürze, die innerlich kühlend wirken. Deshalb ist es auch bei Pitta-Problematiken gut einsetzbar.

Einsatz: Fenchelsamen werden besonders gerne bei Verdauungsbeschwerden eingesetzt. Im Ayurveda wird Fenchel zur Reduktion von Vata- und Pitta-Störungen verwendet. Hierzu zählen beispielsweise Blähungen oder auch Darmkrämpfe, aber auch Kapha-Störungen wie schleimiger Husten stellen eine Indikation dar.

AYURVEDISCHE EIGENSCHAFTEN:

- Geschmack (Rasa): süß, scharf, bitter
- Eigenschaften (Guna): leicht, trocken, teils ölig
- Wirkkraft (Virya): kühlend
- Geschmack nach Verdauung (Vipaka): süß
- Wirkung auf die Doshas: verringert Vata und Pitta, Kapha-ausgleichend
- Mentale und spirituelle Wirkung (Sattva, Rajas, Tamas): vermehrt Sattva
- Stoffwechselenergie: regt Agni mild an
- Mögliche Anwendungsbereiche: Verdauungsschwäche, Appetitlosigkeit, Magen- und Kopfschmerzen, Erkältungen, Asthma, Keuchhusten, Blähungen, Koliken

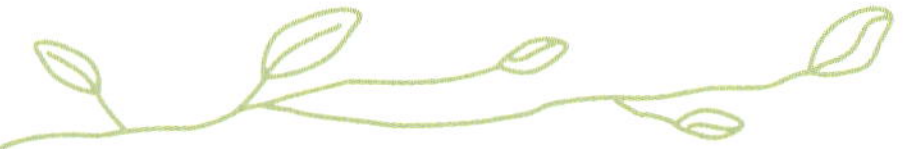

ANWENDUNG FÜR ZU HAUSE

Fenchelwasser

Fenchelwasser kann bei Blähungen, Durchfall oder Koliken verwendet werden – sogar für kleine Kinder.

- 1 TL Fenchelsamen
- 1 l kaltes Wasser
- Sieb oder Baumwolltuch (z. B. Stoffwindel)

Die Samen im Wasser für mindestens zwei Stunden einweichen lassen und zum Schluss ausstreichen oder mit einem Tuch auswringen.

Für kleine Kinder das Fenchelwasser 4- bis 5-mal täglich schluckweise über einen Teelöffel verabreichen. Fenchelwasser kann bei Blähungen noch wirksamer werden, wenn die Fenchelsamen mit Anissamen und Kamillenblüten gemischt werden. Erwachsene können gerne bis zu drei Tassen täglich trinken.

Flohsamenschalen

Indischer Flohsamen, auch als Flohsamenschalen, Plantago afra oder Plantago psyllium bezeichnet, ist eine häufig verwendete Arzneipflanze.

Wirkung: Arzneilich wirksam sind die Samen der Pflanze. In der äußersten Schicht der Samenschalen kommen große Mengen an Schleimstoffen vor, die unter anderem aus den Zuckern Xylose, Arabinose und Galacturonsäure aufgebaut sind. Daneben findet sich in den Samen reichlich Öl.

Einsatz: Flohsamenschalen haben eine anerkannte medizinische Wirkung bei chronischer Verstopfung zur Erweichung des Stuhls, nach rektalen Untersuchungen, bei Analfissuren und Hämorrhoiden. Auch beim Reizdarmsyndrom können Flohsamenschalen angewendet werden. Es kann ein bis drei Tage dauern, bis sich die Wirkung bemerkbar macht.

Welche Menge es braucht und wie oft die Flohsamen angewendet werden müssen, um die Verdauung anzuregen, ist individuell verschieden. Deshalb sollten die Flohsamenschalen zu Beginn vorsichtig dosiert werden. Der Darm kann sonst mit Blähungen, vermehrten Darmgeräuschen und Blähbauch reagieren. Meist ist ½ bis 1 Teelöffel pro Tag mit zwei großen Gläsern lauwarmem Wasser eingenommen ein guter Einstieg. Ausreichend Flüssigkeit zu sich zu nehmen ist wichtig, weil die Samen eine große Quellkraft besitzen.

AYURVEDISCHE EIGENSCHAFTEN:

- Geschmack (Rasa): süß
- Eigenschaften (Guna): schwer, ölig, schleimig
- Wirkkraft (Virya): kühlend
- Geschmack nach Verdauung (Vipaka): süß
- Wirkung auf die Doshas: Vata- und Pitta-reduzierend
- Mentale und spirituelle Wirkung (Sattva, Rajas, Tamas): keine beschrieben
- Stoffwechselenergie: keine beschrieben
- Mögliche Anwendungsbereiche: Durchfall, Reizdarm, Hämorrhoiden, Analfissuren, Verstopfung, Hautkrankheiten

Gewürznelken

Nelken sind eigentlich keine Samen oder Früchte, sondern vielmehr getrocknete Blütenknospen des Gewürznelkenbaums (Syzygium aromaticum). Im deutschsprachigen Raum werden Gewürznelken, oder auch kurz Nelken, besonders gerne in der herzhaften Winterküche eingesetzt. Sie können ganz oder auch gemahlen verwendet werden. Letzteres finden wir häufig in der Weihnachtsbäckerei.

Wirkung: Wie bei so vielen Gewürzen ist auch bei Gewürznelken das ätherische Öl der entscheidende Faktor. Das in den kleinen Knospen enthaltene Eugenol soll das Wachstum von Pilzen, Viren und Bakterien hemmen, die Verdauung anregen und auch gegen Blähungen und Völlegefühl helfen.

Einsatz: Im Mundraum wird das ätherische Öl gerne bei Problemen mit Zahnfleischentzündungen eingesetzt, da es leicht schmerzlindernd, entzündungshemmend und örtlich betäubend wirken soll. Hierbei kannst du 1 Tropfen des ätherischen Öls in 300 Milliliter lauwarmes Wasser geben und dieses dann morgens und abends zum Gurgeln verwenden.

Ayurvedisch wirkt es vor allem auf Kapha und Pitta beruhigend. Einerseits wird Kapha durch den scharfen und bitteren Geschmack besänftigt, andererseits besitzen Gewürznelken auch kühlende Eigenschaften, die für Pitta gut geeignet sind.

Beachte: Nelken sollten nicht in zu großen Mengen gegessen werden, weil die Schärfe dann doch zu reizend sein kann. Auch bei offenen Mundgeschwüren, Alkoholabhängigkeit und auf leeren Magen können Nelken eine stark irritierende Wirkung besitzen und sollten nur in Maßen und mit Vorsicht verzehrt werden.

AYURVEDISCHE EIGENSCHAFTEN:

- Geschmack (Rasa): scharf, bitter
- Eigenschaften (Guna): leicht, durchdringend, fettig
- Wirkkraft (Virya): kühlend
- Geschmack nach Verdauung (Vipaka): scharf
- Wirkung auf die Doshas: Kapha- und Pitta-beruhigend
- Mentale und spirituelle Wirkung (Sattva, Rajas, Tamas): keine beschrieben
- Stoffwechselenergie: stärkt Agni
- Mögliche Anwendungsbereiche: Zahnschmerzen, Zahnfleischentzündungen, Sinusitis, lokale Schmerzen, Husten, Erkältung, Asthma, Appetitlosigkeit, Magenverstimmungen, Blähungen, Völlegefühl

Ingwer

Im Ayurveda gilt der Ingwer (Zingiber officinale) als große Medizin, die äußerlich und innerlich angewendet wird sowie in vielen Komplexpräparaten zu finden ist. Kaum eine Wurzel hat in den letzten Jahren mehr Aufmerksamkeit bekommen als Ingwer. In jedem Supermarkt findet man mittlerweile kleine Ingwer-Shots, die mehr Apfelsaft beinhalten als die wertvolle Wurzel. Neben der frischen Wurzel gibt es die getrocknete Wurzel auch als Pulver oder als Tabletten und in Kapselform. Ingwer wurde als Heilmittel außerhalb Indiens bereits im antiken Griechenland und Rom verwendet.

Wirkung: Im Ayurveda kennen wir schon lange die Vorzüge von Ingwer und verwenden ihn für verschiedenste Bereiche. Die Wurzel erwärmt den Körper und entfacht das Agni. So beruhigt sie nicht nur das Vata-Dosha und reduziert Kapha, sondern hilft unter anderem, den Gallenfluss anzuregen. Der Appetit wird angeregt und die Verdauung so gefördert. Außerdem soll Ingwer das Immunsystem unterstützen. Durch den süßen Geschmack nach der Verdauung kann Ingwer sogar bei Pitta-Problemen in Maßen zum Einsatz kommen.

Einsatz: Ingwer wurde 2018 sogar zur Heilpflanze des Jahres gekürt, was vermutlich auch an der großen Auswahl an Anwendungsbereichen liegt. Neben dem Einsatz zur Erkältungsvorbeugung wird auch die Verwendung bei Reiseübelkeit immer beliebter. Seit Jahrhunderten wird Ingwer in der asiatischen Medizin zur Schmerzbehandlung bei muskuloskelettalen Erkrankungen eingesetzt. Eine Metaanalyse zeigte, dass Ingwerpräparate ähnlich effektiv Schmerzen bei Arthrose lindern können wie herkömmliche Schmerzmittel (NSAR) – ohne deren kardiovaskuläre und gastrointestinale Nebenwirkungen. Hierbei wurde eine Tagesdosis von 500 bis 1000 Milligramm verwendet. Außerdem verbesserte Ingwer auch die Beweglichkeit der Patient*innen.

Neben der entzündungs- und schmerzlindernden Wirkung von Ingwer werden auch viele positive Wirkungen auf den Verdauungstrakt beschrieben. Beispielsweise kann Ingwer in einer Dosierung von ½ bis 1 Gramm, drei Tage lang vor einer Chemotherapie verabreicht, die Übelkeit um 40 Prozent reduzieren. In der dazugehörigen Studie wurden den Proband*innen zweimal täglich Ingwer in Kapselform verabreicht und die durch die Chemotherapie verursachte Übelkeit konnte schon ab dem ersten Tag reduziert werden.

Ingwer basiert vor allem auf dem scharfen Geschmack. Im Ayurveda wird am liebsten die frische Wurzel oder das Pulver verwendet. Die frische Wurzel fördert die Eigenschaften schwer, trocken und scharf und hat dadurch sowohl eine beruhigende Wirkung auf Vata als auch eine reduzierende Wirkung auf Kapha. Die getrocknete Wurzel fördert die Eigenschaften leicht und ölig. Auch diese beiden Eigenschaften wirken positiv auf Vata und Kapha. Die erhitzende und austrocknende Wirkkraft scheint für Pitta eher ungeeignet. Tatsächlich ist Ingwer – abhängig von Tageszeit, Zubereitung und Menge – auch für Pitta gut geeignet.

AYURVEDISCHE EIGENSCHAFTEN:

- Geschmack (Rasa): scharf
- Eigenschaften (Guna): leicht, ölig (getrocknete Wurzel), schwer, trocken, scharf (frische Wurzel)
- Wirkkraft (Virya): erhitzend
- Geschmack nach Verdauung (Vipaka): süß (getrocknete Wurzel), scharf (frische Wurzel)
- Wirkung auf die Doshas: beruhigt Vata und reduziert Kapha (ohne Pitta zu erhöhen)
- Mentale und spirituelle Wirkung (Sattva, Rajas, Tamas): vermehrt Sattva, vermehrt Ojas
- Stoffwechselenergie: entfacht Agni
- Sonderwirkung (Prabhava): aphrodisierend
- Mögliche Anwendungsbereiche: verdauungsfördernd, immunisierend, Steigerung des Galleflusses, antientzündlich, schmerzlindernd, antioxidativ, appetitanregend, bei Halsschmerzen, Übelkeit, Erbrechen

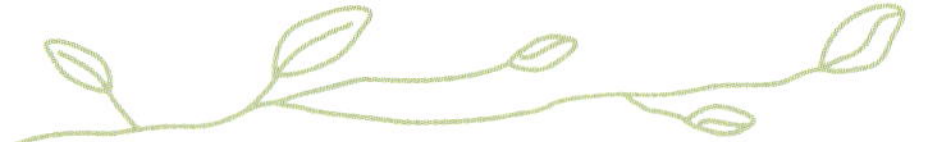

ANWENDUNG FÜR ZU HAUSE

Ayurvedische Anti-Erkältungs-Mischung

Die Kombination aus diesen Heilkräutern ist besonders potent, da sie sich in ihrer Wirkung gut ergänzen.

- 1 TL Ingwerpulver
- 1 TL Koriandersamen
- 1 TL Kreuzkümmelfrüchte
- 200 ml Wasser

Eine Abkochung aus den Gewürzen zubereiten, dabei das Wasser von 200 auf 50 Milliliter herunterkochen, dann abseien. Die eine Hälfte abends vor dem Schlafen, die andere kalt am nächsten Morgen trinken.

Beachte: Bei der gleichzeitigen Einnahme von blutgerinnungshemmenden Medikamenten aus der Gruppe der Vitamin-K-Antagonisten wie Marcumar kann der gerinnungshemmende Effekt durch Ingwer noch gesteigert werden. Auch bei bekanntem Magengeschwür oder Entzündungen im Verdauungstrakt sollte Ingwer nur in reduziertem Maß oder gar nicht verwendet werden.

Kardamom

Kardamom (Elettaria cardamomum) ist ein großes mehrjähriges Kraut. Es zählt zu den Ingwergewürzen. Die kleinen Samen werden auch zur Verfeinerung von Currys oder Kaffee verwendet. Letzteres ist ein guter Hinweis für alle Kaffee-Junkies: Kardamom kann Kaffee besser verträglich machen.

Wirkung: Die gesundheitlichen Wirkungen entfalten sich vor allem aufgrund der ätherischen Öle der Samen. Diese sind jedoch bei Licht und Luft sehr instabil, sodass die Wirkung sich besonders bei frisch gemahlenen Samen entfaltet und weniger im Pulver steckt.

Einsatz: Im Ayurveda wird Kardamom gerne genutzt, um das Agni anzuregen. So soll es bei Völlegefühl und Verdauungsproblemen wie Blähungen oder Krämpfen hilfreich sein. Der frische Geschmack von Kardamom erinnert häufig an Menthol oder Eukalyptus, so ist es nicht verwunderlich, dass das Kauen der Kapseln auch dem Erfrischen des Atems dient. Durch die anregende Wirkung auf den Gallenfluss und den Stoffwechsel wird Kardamomwasser gerne zur Unterstützung beim Abnehmen empfohlen.

AYURVEDISCHE EIGENSCHAFTEN:

- Geschmack (Rasa): scharf, süß
- Eigenschaften (Guna): leicht, trocken
- Wirkkraft (Virya): kühlend
- Geschmack nach Verdauung (Vipaka): süß
- Wirkung auf die Doshas: Tridosha-ausgleichend
- Mentale und spirituelle Wirkung (Sattva, Rajas, Tamas): vermehrt Sattva und Ojas
- Stoffwechselenergie: stärkt Agni
- Mögliche Anwendungsbereiche: Steigerung der Verdauungskraft, appetit- und verdauungsanregend, harntreibend, bei Schwächegefühl, Mundgeruch, Blähungen, Völlegefühl, Übelkeit, Verschleimungen, Asthma

ANWENDUNG FÜR ZU HAUSE

Kardamomwasser

Mit Kardamomwasser lässt sich der Stoffwechsel hervorragend anregen.

- 1 EL Kardamomsamen
- 750 ml kaltes Wasser
- 250 ml heißes Wasser

Kardamomsamen mörsern oder grob mahlen, mit heißem Wasser übergießen und 15 Minuten ziehen lassen, dann sieben, mit kaltem Wasser verdünnen, über den Tag verteilt trinken.

Beachte: Bei Personen mit Überempfindlichkeit können allergische Reaktionen auftreten. Vorsicht bei Gallensteinen, die Verwendung kann aufgrund der Aktivierung des Gallenflusses Koliken auslösen. Der übermäßige Verzehr von Kardamom in Schwangerschaft und Stillzeit kann das Verdauungssystem des Kindes überfordern.

Koriander

Wie Dill gehört Koriander (Coriandrum sativum) zu den Doldengewächsen. Die sehr junge Korianderpflanze hat hingegen Ähnlichkeiten mit Anis. Mit Koriander verbinden wir häufig frische asiatische Gerichte, tatsächlich finden wir die Pflanze aber genauso in Mitteleuropa.

Wirkung: Die Koriandersamen enthalten das ätherische Öl Linalool. Diesem Öl werden hemmende Wirkungen auf Bakterien zugeschrieben. Außerdem soll es krampflösend und entblähend wirken.

Einsatz: Ayurvedisch gesehen gilt Koriander als ein perfektes Sommergewürz. Aufgrund seiner ausgleichenden Wirkungen auf Pitta und Agni kann es den Stoffwechsel im Sommer regulieren, das erhöhte Pitta reduzieren und Agni anregen. Zusätzlich schreibt man Koriander auch positive Effekte auf die Psyche zu. So soll er Vata regulieren und die Konzentrationsfähigkeit steigern oder auch bei Blähungen hilfreich sein. Darüber hinaus kann er bei Reizbarkeit oder Erschöpfung zum Einsatz kommen.

AYURVEDISCHE EIGENSCHAFTEN:

- Geschmack (Rasa): bitter, scharf (Samen), bitter, herb (Kraut)
- Eigenschaft (Guna): leicht, penetrierend (Samen), leicht, trocken (Kraut)
- Wirkkraft (Virya): weder erhitzend noch kühlend (Samen), kühlend (Kraut)
- Geschmack nach der Verdauung (Vipaka): scharf (Samen), scharf (Kraut)
- Wirkung auf die Doshas: Tridosha-ausgleichend
- Mentale und spirituelle Wirkung (Sattva, Rajas, Tamas): vermehrt Sattva, vermehrt Ojas
- Stoffwechselenergie: stärkt Agni
- Mögliche Anwendungsbereiche: Ama-verbrennend, gedächtnisstärkend, reguliert den Vata-Fluss, urinvermehrend, Kraut zusätzlich: unterstützend bei Allergien, für die Augen und als Saft gegen Insektenstiche

Kreuzkümmel

Kreuzkümmel (Cuminum cyminum) wird heute weltweit kultiviert, stammt ursprünglich vermutlich aus Asien oder Ägypten. Er wird etwa 30 bis 90 Zentimeter hoch. Mit seinem kräftig würzigen Geschmack verfeinert er in der ayurvedischen Küche so manches Gericht. Aber auch die gesundheitlichen Effekte werden gerne genutzt.

Wirkung: So soll Kreuzkümmel verdauungsfördernd und entzündungshemmend wirken. Vor allem die sekundären Pflanzenstoffe, Mineralstoffe, Vitamine und ätherischen Öle verleihen dem Gewürz seine besondere Wirkung. Es wirkt antioxidativ und schützt so unsere Zellen vor oxidativem Stress. Darüber hinaus wirkt Kreuzkümmel antibakteriell, entzündungshemmend und soll sich positiv auf den Blutdruck und den Fettstoffwechsel auswirken.

Einsatz: Das ätherische Öl des Kreuzkümmels, Cuminaldehyd, wird gerne zur Anregung der Produktion der Verdauungssäfte verwendet. Durch die vermehrte Ausschüttung von Speichel, Magensäure und Gallensäuren wird eine Verbesserung der Verdauungsleistung bewirkt. Zusätzlich soll Kreuzkümmel die Bewegungen des Darms stimulieren und einen blutzuckerregulierenden Effekt bei Diabetes-Patient*innen besitzen. Die ätherischen Öle von Kreuzkümmel werden gerne in Kombination mit Koriander und Muskat zur Beschwerdelinderung bei Arthrose eingesetzt, da sie die Entzündungen hemmen und die Durchblutung der Gelenke erhöhen sollen.

Ayurvedisch wirkt der Kreuzkümmel aufgrund seiner erhitzenden Effekte auf die Doshas Vata und Kapha reduzierend. Die Kapha-reduzierende Wirkung geht vor allem vom scharfen Geschmack aus, wohingegen die Vata-reduzierende Wirkung durch den süßen Geschmack beeinflusst wird.

AYURVEDISCHE EIGENSCHAFTEN:

- Geschmack (Rasa): scharf, süß
- Eigenschaften (Guna): leicht, trocken
- Wirkkraft (Virya): erhitzend
- Geschmack nach Verdauung (Vipaka): scharf
- Wirkung auf die Doshas: verringert Vata und Kapha
- Mentale und spirituelle Wirkung (Sattva, Rajas, Tamas): keine beschrieben
- Stoffwechselenergie: stärkt Agni
- Mögliche Anwendungsbereiche: Verdauungsbeschwerden, Appetitverlust, Husten, Übergewicht, Fettstoffwechselstörung, Menstruationsbeschwerden, Diabetes, Arthrose

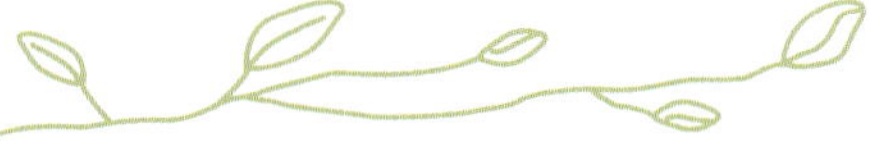

ANWENDUNG FÜR ZU HAUSE

Gewürz-Booster

Diese Mischung lindert Beschwerden bei Arthrose.

- 1 Messerspitze Kreuzkümmelpulver
- 1 Messerspitze Korianderpulver
- 1 Messerspitze Muskatpulver

Morgens und abends ins Essen mischen. Deine Mahlzeit sollte Öl enthalten, da der Wirkstoff Cumin fettlöslich ist. Die Wirkung soll bei Männern nach ein bis eineinhalb Monaten und bei Frauen nach zwei bis drei Monaten einsetzen.

Beachte: Ähnlich zum Kardamom kann es bei der Einnahme von Kreuzkümmel bei bestehenden Gallensteinen zu Krämpfen kommen.

Kurkuma

Kurkuma (Curcuma longa) wird auf Sanskrit als Haridra bezeichnet, was so viel heißt wie „das, was die Ausstrahlung der Haut verbessert". Die gelbe Wurzel ist Bestandteil einer mehrjährigen, krautigen Pflanze, deren Blätter bis zu 1,2 Meter hoch wachsen können. Sie ist nicht nur als eigenständiges Gewürz und als Curry-Bestandteil bekannt, sondern wird aufgrund ihrer gesundheitlichen Wirkungen immer beliebter.

Wirkung: Das in Kurkuma enthaltene Curcumin hilft dabei, entzündliche Antworten des Körpers zu kontrollieren. Dieser Effekt soll noch gestärkt werden, wenn man zusätzlich schwarzen Pfeffer verwendet. Schulmedizinisch wurden die Wirkungen von Kurkuma bisher nur mittels Labor- oder Tierversuchen bestätigt. Die meisten Humanstudien weisen zu große Mängel auf, als dass verlässliche Aussagen möglich wären.

Einsatz: Im Ayurveda wird die Kurkumaknolle seit Jahrtausenden eingesetzt. Hier wird vor allem von krampflösenden und verdauungsfördernden Effekten gesprochen. Kurkuma wird ayurvedisch eingesetzt, um die Produktion und Ausschüttung der Gallensäuren zu erhöhen und so die Verdauungskraft zu stärken. Dadurch wird vor allem die Fettverdauung gefördert. Er kommt besonders gerne bei Völlegefühl, Übelkeit, Appetitlosigkeit, Verstopfung, Bauchkrämpfen, Druck und Schmerzen im Oberbauch zum Einsatz. Durch die erhitzende Wirkung werden Vata und Kapha, durch den bitteren Geschmack Pitta ausgeglichen.

Beachte: Je nach Empfindlichkeit und Dosierung kann Kurkuma oder Curcumin-Extrakt zu Blähungen, Übelkeit oder Schmerzen im Verdauungstrakt führen. Die Förderung der Gallensäureproduktion kann ähnlich wie bei Kreuzkümmel und Kardamom zu krampfartigen Beschwerden bei bekannten Gallensteinen führen. Für Schwangere, Stillende und Personen mit Überempfindlichkeiten und Allergien gilt bei Kurkuma-Nahrungsergänzungsmitteln Vorsicht, weil hier auch teils allergische Reaktionen bekannt sind.

AYURVEDISCHE EIGENSCHAFTEN:

- Geschmack (Rasa): bitter, scharf
- Eigenschaften (Guna): leicht, trocken
- Wirkkraft (Virya): erhitzend
- Geschmack nach Verdauung (Vipaka): scharf, reinigend, stoffwechselanregend
- Wirkung auf die Doshas: verringert alle drei Doshas
- Mentale und spirituelle Wirkung (Sattva, Rajas, Tamas): vermehrt Sattva, vermehrt Ojas
- Stoffwechselenergie: stärkt Agni
- Mögliche Anwendungsbereiche: Völlegefühl, Übelkeit, Appetitlosigkeit, Verstopfung, Bauchkrämpfe, Druck und Schmerzen im Oberbauch, Förderung der Fettverdauung, Entzündungen des Darmtraktes, Verschleimungen der Nasennebenhöhlen, Ekzeme, Nesselsucht, Gürtelrose

Pippali

Der lange Pfeffer, Pippali (Piper longum), gilt im Ayurveda als eine sehr bedeutsame Pflanze. Von der kleinen Kletterpflanze, die vor allem in den heißeren Gebieten Indiens wächst, werden die Früchte verwendet und zum üblichen Churna, also Pulver, verarbeitet.

Wirkung: Aus ayurvedischer Sicht stärkt Pippali unsere Verdauungskraft, unser Agni, reduziert Stoffwechselrückstände, das Ama, und befreit unsere Körperkanäle, die Srotas. Pippali besitzt also vor allem verdauungsfördernde Eigenschaften.

Einsatz: Er wird gerne bei Appetitlosigkeit, Übelkeit oder auch Übersäuerung eingesetzt. Zusätzlich natürlich bei vielen Störungen, die mit einer Ama-Belastung einhergehen können, wie Diabetes, Fettstoffwechselstörungen oder auch Hauterkrankungen. Im Ayurveda beschreibt man Vata- und Kapha-reduzierende Effekte von Pippali und bei normalem Verzehr keine Erhöhung des Pitta-Doshas. Bei einem Kapha-Ungleichgewicht kann Pippali mit Wasser oder auch mit Honig eingenommen werden. Honig dient hier als Trägerstoff. Zur Vata-Reduktion kann auch gerne Ghee oder Milch verwendet werden, um die austrocknende Wirkung zu reduzieren.

Beachte: Bei akuten Entzündungen oder aktiven Blutungen der Magen-Darm-Schleimhaut sollte auf Pippali verzichtet werden.

AYURVEDISCHE EIGENSCHAFTEN:

- Geschmack (Rasa): scharf, bitter, süß
- Eigenschaften (Guna): ölig, leicht, spitz
- Wirkkraft (Virya): leicht erhitzend
- Geschmack nach Verdauung (Vipaka): süß
- Wirkung auf die Doshas: Vata- und Kapha-reduzierend
- Mentale und spirituelle Wirkung (Sattva, Rajas, Tamas): vermehrt Sattva und Ojas
- Stoffwechselenergie: stärkt Agni
- Mögliche Anwendungsbereiche: metabolisches Syndrom, Übergewicht, Diabetes, Fettstoffwechselstörungen, Schilddrüsenunterfunktion, Ama-Zustände, Schleimreduktion

THERAPEUTENWISSEN

Als eines der wirksamsten Mittel wird Pippali gerne auch in Form von Treppenkuren eingesetzt. Die Treppenkur besitzt ihren Namen durch die stufenweise Erhöhung und im Verlauf auch Verminderung der Pippali-Dosis. Die Treppenkur wird über 13 Tage angewendet und gilt als eine der intensivsten Ama-Therapien. Eine Treppenkur kann Pitta jedoch reizen und sollte nur nach vorheriger Abklärung mit Ayurveda-Therapeut*innen durchgeführt werden.

Safran

Safran (Crocus sativus) gilt als das teuerste Gewürz der Welt. Es wird aus den Blüten der Krokusart Crocus sativus gewonnen, die nur zwei Tage im Jahr blühen. Das Herauszupfen der Safranfäden ist komplette Handarbeit und kann nicht von einer Maschine übernommen werden, da sonst die Qualität des Safrangewürzes darunter leiden würde. Um ein Kilo Safran herzustellen, braucht es bis zu 200 000 Krokusblüten.

Wirkung: In den kostbaren Safranfäden finden sich Karotinoide und das ätherische Öl Safranal. Dem Safran werden stimmungsaufhellende und euphorisierende Eigenschaften zugeschrieben. In klinischen Studien zur antidepressiven Wirkung von Safran konnte eine bessere Wirkung als Placebos und eine vergleichbare Wirkung mit Antidepressiva wie Imipramin und Fluoxetin festgestellt werden. Außerdem soll er der Stärkung von Leber, Milz und Herz zuträglich sein und eine Linderung von Magenbeschwerden bewirken. Safran wirkt zudem appetitanregend.

Einsatz: In der Naturheilkunde wird Safran unter anderem bei der Behandlung von Schmerzen, zum Beispiel bei Kopfschmerzen, eingesetzt. Im Ayurveda werden vor allem Vata-reduzierende Eigenschaften beschrieben, die bei Nervenleiden wie beispielsweise Epilepsie oder auch bei leichten bis mittleren Depressionen unterstützend sein können. Aufgrund seiner euphorisierenden Eigenschaft wird Safran in Indien auch gerne als starkes Aphrodisiakum empfohlen.

AYURVEDISCHE EIGENSCHAFTEN:

- Geschmack (Rasa): scharf, bitter
- Eigenschaften (Guna): ölig
- Wirkkraft (Virya): erhitzend
- Geschmack nach Verdauung (Vipaka): scharf
- Wirkung auf die Doshas: verringert und harmonisiert alle drei Doshas
- Mentale und spirituelle Wirkung (Sattva, Rajas, Tamas): vermehrt Ojas und Sattva
- Stoffwechselenergie: keine beschrieben
- Mögliche Anwendungsbereiche: Kopfschmerzen, Migräne, Stimmungsaufhellung, Erkältung, Schleimlösung, Unterstützung der Milchbildung, Libidoverlust

Salz

Es gibt verschiedene Salze, die beim Essen zum Einsatz kommen können: Meersalz, Steinsalz, Kala Namak – Schwarzsalz – oder auch Himalaja-Salz.

Wirkung: Der menschliche Körper benötigt Kochsalz zur Regulation des Wasserhaushalts, für den Knochenstoffwechsel und die Muskel- sowie Nervenfunktion. Bei starkem Schwitzen, Fieber und Erkrankungen wie zum Beispiel Durchfall und Erbrechen entstehen schnell höhere Salzverluste, sodass die Zufuhr gesteigert werden muss. Aus ayurvedischer Sicht regt Salz den Stoffwechsel an, hemmt die Wasserausscheidung und schärft die Sinne. Meersalz entstammt verdunstetem Meerwasser, dieses Salz hat die geringste Wirkung auf den Verdauungstrakt. Steinsalz hingegen wird aus trockenen Steinen gewonnen und wirkt Agni-stärkend und stoffwechselanregend. Steinsalz ist das verträglichste Salz, weil es Pitta nicht reizt. Gleichzeitig kann es jedoch auch den Körper „austrocknen". Typisches Kochsalz hat eine verdauungsanregende Wirkung zwischen Meer- und Steinsalz. Kala Namak, das indische Schwarzsalz, enthält Schwefelwasserstoff, welches für den unverkennbaren Geruch des Salzes verantwortlich ist, wenn es mit Flüssigkeit in Berührung kommt.

Einsatz: Der salzige Geschmack ist besonders interessant zur Reduktion des Vata-Doshas. Er fördert das Kapha-Dosha, sodass Krämpfe gelöst werden können. Bei Krämpfen oder nach starkem Schwitzen kann Salz also sehr sinnvoll sein. Kala Namak besitzt vor allem kühlende Eigenschaften und wird deshalb gerne bei Entzündungen, Verdauungsstörungen oder auch Sodbrennen empfohlen.

Beachte: Zu viel Salz kann der Körper nicht gut verarbeiten und reagiert dann gegebenenfalls mit einer Zunahme von Pitta, sodass Durchfall, Entzündungen und unreine Haut entstehen können.

AYURVEDISCHE EIGENSCHAFTEN:

- Geschmack (Rasa): salzig
- Eigenschaften (Guna): trocken
- Wirkkraft (Virya): erhitzend
- Geschmack nach Verdauung (Vipaka): süß
- Wirkung auf die Doshas: harmonisiert Vata, erhöht Pitta und Kapha
- Mentale und spirituelle Wirkung (Sattva, Rajas, Tamas): vermehrt Rajas
- Stoffwechselenergie: stärkt Agni
- Mögliche Anwendungsbereiche: Krämpfe, nach starkem Schwitzen, Elektrolytverlust, Verstopfung

Schwarzer Pfeffer

Der sogenannte Piper nigrum ist eine bis zu 5 Meter hohe Kletterpflanze, aus dessen Blüten sich die runden Früchte entwickeln. Die schwarzen Pfefferkörner erhält man, indem die Früchte unreif geerntet und getrocknet werden. Der schwarze Pfeffer ist wohl in jedem noch so minimalistisch ausgestatteten Gewürzregal zu finden. Er scheint ein so alltägliches Gewürz zu sein und entfaltet doch viele positive Kräfte.

Wirkung: Pfeffer enthält über 200 verschiedene Inhaltsstoffe, wobei aus schulmedizinischer Sicht vor allem das Alkaloid Piperin interessant ist. Dieser Inhaltsstoff wird traditionell bei Erkältungen und Grippe, aber auch bei Verdauungsproblemen und Diabetes bis hin zu rheumatischen Erkrankungen und Muskelschmerz empfohlen. Wissenschaftlich konnten die verdauungsanregenden, antidiabetischen und antiasthmatischen Wirkungen nachgewiesen werden. Sogar das Bundeszentrum für Ernährung berichtet von der verdauungsfördernden Wirkung des im schwarzen Pfeffer enthaltenen Piperin, da es die Speichel- und Magensaftsekretion anregt. Zudem soll Piperin die Aufnahme von Nährstoffen fördern und antifungal, antimikrobisch, schleimlösend und antioxidativ wirken.

Einsatz: Im Ayurveda wird Pfeffer gerne verwendet, um die Verdauungskraft zu stärken. So unterstützt er das Agni, kurbelt den Appetit an und hilft bei der Reduktion von Ama. Durch den scharfen Geschmack und den erhitzenden Effekt erhöht schwarzer Pfeffer das Pitta-Dosha. Die Wärme beruhigt hingegen das Vata und Kapha wird durch die trockenen, leichten und scharfen Eigenschaften reduziert. Da die Pfefferkörner Rajas vermehren, sollte man sie am Abend nur in geringer Form verwenden, um den Nachtschlaf durch die abendliche Anregung nicht zu beeinflussen.

Beachte: Schwarzer Pfeffer wird unter normalen Umständen eher gut vertragen. Die Menge ist aber vor allem bei Erkrankungen oder Problemen im Verdauungstrakt und auch in der Schwangerschaft entscheidend.

AYURVEDISCHE EIGENSCHAFTEN:

- Geschmack (Rasa): scharf, bitter
- Eigenschaften (Guna): leicht, trocken, scharf
- Wirkkraft (Virya): erhitzend
- Geschmack nach Verdauung (Vipaka): scharf
- Wirkung auf die Doshas: verstärkt Pitta, beruhigt Vata, reduziert Kapha
- Mentale und spirituelle Wirkung (Sattva, Rajas, Tamas): vermehrt Rajas
- Stoffwechselenergie: stimuliert Agni
- Mögliche Anwendungsbereiche: fiebersenkend, entzündungshemmend, immunstärkend, verdauungsfördernd, schleimlösend, bei Pilzbesiedlung, Diabetes, Nährstoffmangel

Senfkörner

Als Senfkörner werden die Samen der Senfpflanze (Sinapis alba) bezeichnet. Sie gehört zur Familie der Kreuzblütler. Ihre Heimat ist der Süden und Osten Europas. Sie ist verbreitet bis nach Indien und China. Meerrettich und Senf waren viele Jahrhunderte lang die einzige Möglichkeit, Schärfe in unsere Mahlzeiten zu bringen. Später kamen Chili und Pfeffer dazu.

Wirkung: Neben der typischen Senfpaste bietet es sich an, Gerichte mit Senfkörnern zu verfeinern. Aus ayurvedischer Sicht sind sie besser für den Körper geeignet, kurbeln das Verdauungsfeuer an und reinigen die Körperkanäle, die Srotas. Senfkörner werden am besten in der Pfanne in etwas Öl oder Ghee zubereitet, damit sie ihr volles Aroma entfalten können. Wenn sie beginnen, in der Pfanne zu springen, sind sie fertig. Besonders gut geeignet sind Senfkörner, um Kohlgemüse leichter verdaulich zu machen. Dieser Effekt kommt vor allem Vata-Typen zugute, da er es ihnen ermöglicht, im Winter bei den für sie so belastenden Kohlsorten zuzugreifen.

Neben der innerlichen Anwendung wird Senfsaat auch gerne zur Herstellung von Wickeln zur äußerlichen Anwendung genutzt. Diese können die Durchblutung erhöhen und sollen entzündungshemmend und entspannend wirken. Bei Schwangeren, Kindern oder Personen mit Überempfindlichkeit sollte diese Methode nur mit Vorsicht zur Anwendung kommen, weil sie wirklich stark erhitzend und brennend sein kann.

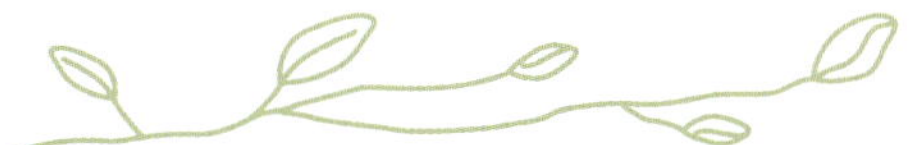

ANWENDUNG FÜR ZU HAUSE

Senfwickel

Senfwickel erwärmen und entspannen und lindern so Schmerzen. Traditionell können sie auch bei akuter Bronchitis eingesetzt werden.

- Senfmehl (am besten frisch gemahlen) von 2 bis 3 EL Senfkörnern (ergibt ca. 3 bis 4 EL Senfmehl)
- 250 ml Wasser
- Baumwolltuch (z. B. Stoffwindel)
- Wolltuch

Senfmehl mit 50 °C warmem Wasser zu einem dicken Brei verarbeiten. Den Brei 5 bis 10 Minuten ziehen lassen. Dann auf ein Baumwolltuch streichen und mit der Breiseite auf die Brust oder die schmerzende Partie legen. Mit einem Wolltuch fixieren. Wenn kein besonderes Brennen erfolgt, maximal 10 Minuten einwirken lassen. Dann den Wickel abnehmen und die Haut abwaschen.

Die mit dem Senfwickel versehene Hautpartie darf nicht zu groß sein. Als Faustregel gilt: maximal 1½ Handteller der Person. Außerdem sollte der Wickel sofort abgenommen werden, wenn starkes Brennen auftritt.

Einsatz: Die Hitze und Schärfe der Senfkörner beruhigen das Vata und reduzieren Kapha. Deshalb wird Senf auch gerne zur Gewichtsreduktion empfohlen. Für Pitta kann die Schärfe hingegen ungünstig sein, deshalb sollte bei einer Pitta-Störung darauf verzichtet werden.

Beachte: Wird die äußerliche Anwendung zu lange oder zu hoch dosiert angewendet, drohen Hautreizungen und Hautschäden wie Blasenbildungen und Verbrennungen. Hinweise können starkes Brennen und starke Rötung sein. Man sollte die äußerliche Anwendung zunächst an einer kleinen Stelle testen, um auch Kontaktallergien vorzubeugen.

Die innerliche Anwendung kann schleimhautreizende Wirkungen wie Sodbrennen, Übelkeit oder andere Magen-Darm-Beschwerden auslösen. In seltenen Fällen treten sogar Nierenreizungen auf. Diese können auch bei äußerlicher Anwendung auftreten, weil das Senföl durch die Haut aufgenommen wird und so zu den Nieren gelangen kann.

AYURVEDISCHE EIGENSCHAFTEN:

- Geschmack (Rasa): scharf
- Eigenschaften (Guna): leicht, penetrierend
- Wirkkraft (Virya): heiß
- Geschmack nach Verdauung (Vipaka): scharf
- Wirkung auf die Doshas: beruhigt Vata und Kapha, verstärkt Pitta
- Mentale und spirituelle Wirkung (Sattva, Rajas, Tamas): vermehrt Rajas
- Stoffwechselenergie: stärkt Agni, reduziert Ama
- Mögliche Anwendungsbereiche: Verdauungs- und Menstruationsbeschwerden, Kältegefühl, Muskelverspannungen, Appetitlosigkeit, erhitzend, abschwellend, stimulierend, antirheumatisch, appetitanregend, entzündungshemmend, durchblutungsfördernd

Zimt

Es gibt Ceylon-Zimt und Cassia-Zimt. Beide Arten werden aus der getrockneten Rinde von Zimtbäumen (Cinnamomum verum) gewonnen. Diese haben ihren Ursprung häufig in Sri Lanka, China oder Bangladesch. Bei der Verwendung von Zimt sollte man definitiv die Qualität beachten. Cassia-Zimt enthält eine große Menge an Cumarin. Dieser natürlich vorkommende Aromastoff kann bei kleinen Kindern ungünstig sein, bei Menschen mit Leberschäden diese noch weiter vergrößern und auch Entzündungen im Körper fördern. Eine Überdosierung mit Cassia-Zimt kann zu Kopfschmerzen, Übelkeit und Schwindel führen. Dementsprechend solltest du vor allem Ceylon-Zimt verwenden. Dieser enthält im Gegensatz zu Cassia-Zimt kaum Cumarin. Da Cassia-Zimt günstiger ist, wird er häufig in Fertigprodukten (Zimtsterne) oder fertigen Gewürzmischungen (auch Tees) verwendet.

Wirkung: Schulmedizinisch wurde in Zimt ein besonders hoher Gehalt an Antioxidantien festgestellt. Außerdem senkte die Einnahme von 120 Milligramm Zimt am Tag das „schlechte" Cholesterin LDL und half sogar dabei, das „gesunde" Cholesterin HDL bei Diabetes-Typ-2-Patient*innen zu erhöhen.

Zusätzlich gibt es mittlerweile einige Studien, die eine Verringerung der Blutzuckerwerte bei Diabetes-Typ-2-Patient*innen beschreiben. Hier soll es nach einer täglichen Einnahme von ½ bis 2 Teelöffeln Zimt zu einer Reduktion der Blutzuckerwerte um bis zu 29 Prozent kommen. Diese Wirkung basiert vor allem auf der Steigerung der Glukoseaufnahme ins periphere Gewebe. Diese Effekte entsprechen denen der in der Therapie des Typ-2-Diabetes eingesetzten Antidiabetika.

Einsatz: Ayurvedisch gesehen wird Zimt besonders gerne bei Störungen eingesetzt, die das Vata- und das Kapha-Dosha betreffen. Die Geschmacksrichtungen von Zimt sind süß, scharf und bitter. Die Eigenschaften, die Zimt fördert, sind leicht, scharf und trocken. Durch die erhitzende Wirkung ist es dennoch Vata-beruhigend. Bei diesen Eigenschaften wird das Kapha-Dosha gut reduziert. Zimt kann jedoch das Pitta-Dosha erhöhen, sollte also bei starker Pitta-Disbalance nicht eingesetzt werden. Zimt wirkt außerdem stärkend auf das Agni und vermehrt die Qualitäten Sattva und Ojas.

Beachte: Durch die austrocknende und erhitzende Wirkung sollte Zimt in der Schwangerschaft reduziert eingenommen werden. Gleiches gilt bei Magen- oder Darmgeschwüren oder einer bekannten Überempfindlichkeit.

AYURVEDISCHE EIGENSCHAFTEN:

- Geschmack (Rasa): scharf, bitter, süß
- Eigenschaften (Guna): leicht, trocken, scharf
- Wirkkraft (Virya): erhitzend
- Geschmack nach Verdauung (Vipaka): scharf
- Wirkung auf die Doshas: Vata-beruhigend, Kapha-reduzierend, Pitta-vermehrend
- Stoffwechselenergie: stärkt Agni
- Mentale und spirituelle Wirkung (Sattva, Rajas, Tamas): vermehrt Sattva und Ojas (feinste Lebensenergie)
- Mögliche Anwendungsbereiche: appetit- und kreislaufanregend, antidiabetogen, entzündungshemmend, antibakteriell, entgiftend, entblähend, wirkt anregend auf die Darmtätigkeit, Reduktion von Völlegefühl

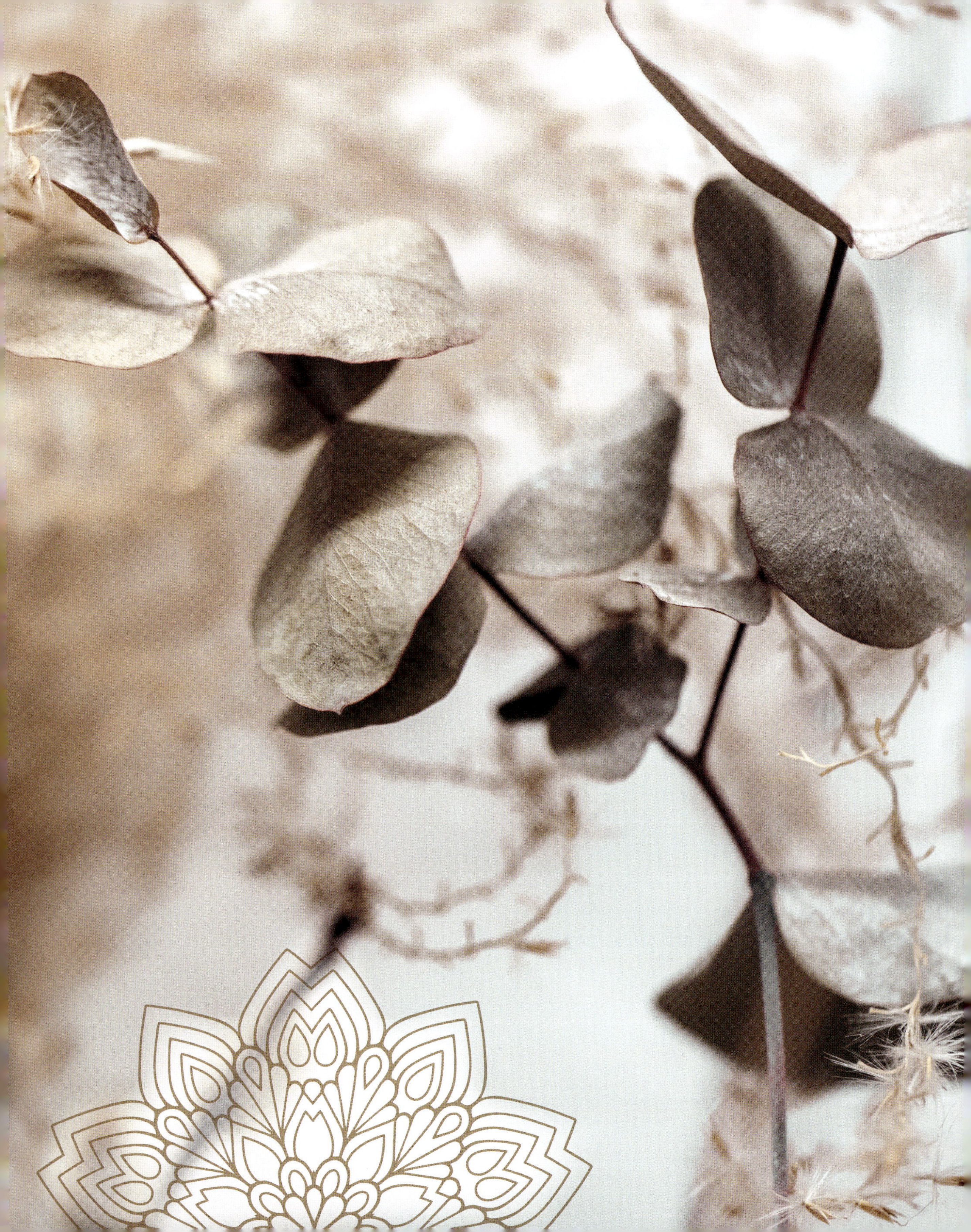

KAPITEL 4

GESUND WERDEN

Unser aktueller westlicher Lebensstil ist von vielen ungünstigen Faktoren geprägt: Stressbelastung, Zeitnot, mangelnde Bewegung, fehlende Entspannung. Diese Lebensumstände ziehen zahlreiche oft vermeidbare Volkskrankheiten wie Diabetes mellitus, Rückenschmerzen oder Erschöpfung nach sich und belasten uns wie auch unser Gesundheitssystem. Wir möchten dir in diesem Kapitel zeigen, was du mithilfe des Ayurveda selbst tun kannst, um Krankheiten einzudämmen und deine Gesundheit mehr wertzuschätzen und zu fördern.

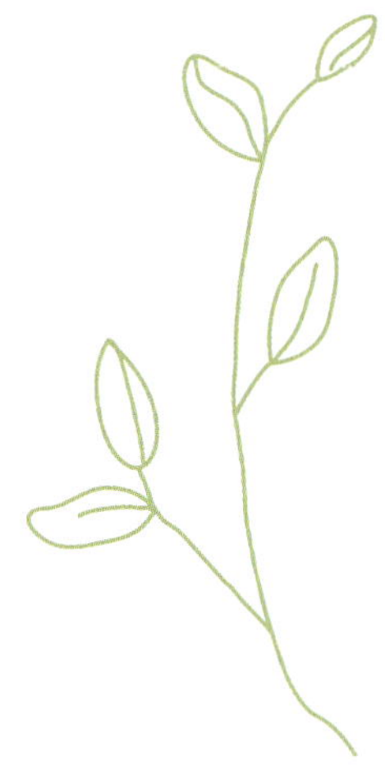

AYURVEDA UND UNSER LEBENSSTIL

Zu oft hetzen wir durch den Tag: Die Anforderungen im Beruf empfinden wir meist als stressig und belastend, statt uns zu bewegen, sitzen wir zu oft und zu lange, uns fehlt die Zeit zum Kochen und wir konsumieren vorgefertigte, ungesunde Lebensmittel.

Wir wollen es provokant formulieren: Unser moderner Lebensstil ist ziemlich „anti-ayurvedisch". Denn noch nie haben wohl so viele von uns so losgelöst von der Natur gelebt wie heute. Unser Sein ist von einer enormen Schnelligkeit, Digitalisierung und Technisierung geprägt. Oftmals vertrauen wir mehr auf die Fitnessuhren an unserem Handgelenk, die verschiedene Parameter unserer Gesundheit den ganzen Tag über tracken, als unserem inneren Gefühl, wie es uns geht. Es braucht mittlerweile eher ein bewusstes Aussteigen oder zumindest ein Reduzieren vieler dieser Einflüsse, um wirklich wieder in eine natürliche Balance zu finden.

Parallel werden Gesundheit und das gesunde Leben als ein anhaltender Megatrend beschrieben und die Gesundheitsbranche boomt. Wie passt das zusammen? Wir alle wünschen uns wahrscheinlich nichts sehnlicher als ein gesundes und zufriedenes Leben, und doch haben wir oftmals nicht gelernt oder über die Jahre wieder verlernt, wie wir diesen Wunsch umsetzen. So versuchen wir uns mit verschiedenen Tools zu helfen, die (vermeintlich) mehr Gesundheit und Wohlbefinden versprechen. Einfache, langfristig durchgeführte Routinen, wie sie der Ayurveda bietet, erscheinen nicht spektakulär und oftmals nicht so aufregend wie neue Technik-Tools, sind aber meistens sehr viel wirksamer. Eine Quickfix-Lösung, die sich optimal in unseren effizienten Alltag einbauen lässt, ist nur vordergründig eine tolle Lösung; doch ein nachhaltiger, gesunder Lebensstil braucht vor allem eines: dass du dich wieder mehr auf dich selbst und deine Bedürfnisse fokussieren kannst und darfst. Dazu brauchst du nicht nur Motivation, sondern auch Raum, Leerlauf und Ruhe, um dich wirklich mit dir selbst auseinanderzusetzen. Was willst du? Was brauchst du? Wie kannst du wieder mehr zu dir selbst finden? Nicht umsonst ist der Ayurveda ein stringentes ganzheitliches Konzept, welches all diese Aspekte deines individuellen Seins berücksichtigt und stärken möchte.

Welche Doshas unseren Alltag bestimmen

Bist du diesem Buch Kapitel für Kapitel gefolgt und nicht erst hier eingestiegen, wird die folgende Aussage dich nicht verwundern: Es sind vor allem das feurige und umsetzungsfreudige Pitta-Dosha sowie das sehr dynamische Vata-Dosha, die unsere heutige Zeit ganz besonders prägen. Insgesamt können wir feststellen: Unsere Gesellschaft leidet an einer Pitta-Vata-Disbalance.

Diesen Zusammenhang möchten wir dir auf Dosha-Ebene noch etwas genauer erklären, da er augenöffnend sein kann. Wenn du dir die Attribute des Vata-Doshas nochmals vor Augen führst, sind vor allem folgende prägend: Vata ist eine stark treibende Kraft, die eine kraftvolle Dynamik erzeugen kann. Dies gilt sowohl auf der kleinsten elementaren Ebene wie auch im großen Ganzen. Zusätzlich hat Vata die Eigenschaft, sehr subtil und grenzenlos zu sein. Dementsprechend häufig wird Vata auch mit einer kraftvollen Grenzenlosigkeit assoziiert. Vata hat zusätzlich die Fähigkeit, die anderen Doshas zu bewegen. Du kannst dir bildlich vorstellen, wie das Vata-Dosha wie ein Blasebalg unser feuriges Pitta-Dosha ganz schön aktivieren und zum Lodern bringen kann. Ein übermäßig loderndes Pitta-Dosha kann durch seine spezifischen Charaktereigenschaften wiederum konsumierend und „verbrennend" wirken. Über kurz oder lang kann diese Vata-Pitta-Dynamik zu einem „Verbrennen" unseres wichtigen Kapha-Doshas führen. Die Qualitäten unserer Kapha-Eigenschaften werden so auf körperlicher wie auch psycho-emotionaler Ebene abgebaut und minimiert. Nicht umsonst sind wir in stressigen Phasen dünnhäutiger oder sagen sprichwörtlich: „Das geht mir an die Substanz." Somit geht über die Zeit ein wertvoller und notwendiger Gegenspieler der Vata-Pitta-Kombination verloren, ein Teufelskreis entsteht, der sich mehr und mehr verstärkt.

Kapha – das Luxusgut unserer Zeit

Eine Klientin von Janna bemerkte einmal so treffend, dass das Kapha-Dosha das neue Luxusgut unserer Zeit sei, und wir finden, dieses Sinnbild trifft es auf den Punkt. Deshalb dürfen wir alle in unserem Alltag darauf achten, ungünstige Vata-Stimulanzien zu minimieren und dafür mehr hochwertige Kapha-Komponenten in unser Leben zu integrieren.

Denn wenn wir keine nährenden Kapha-Bestandteile in unser Leben holen, passiert vor allem eines: Unser ganzes System versucht, dies selbst zu kompensieren. Was passiert? Wir sehnen uns so nach Ruhe und Regeneration und sind doch innerlich so überreizt und angespannt, dass uns oft nur eine Art Betäubung bleibt, mit der wir versuchen, das Fehlende auszugleichen. Dies kann sich durch einen Serienmarathon auf der Couch, intensive Social-Media-Aktivitäten oder auch Alkohol und sogenanntes Comfort-Food wie Chips oder auch Schokolade zeigen. Das Problem dabei ist: Was sich zuerst zwar entspannend anfühlt, bringt uns weder in eine wirkliche Regeneration noch tut es uns aktuell gut oder fördert langfristig unsere Gesundheit. Dementsprechend ist es eine sinnvolle Strategie, wenn wir überlegen, wie wir das Kapha-Dosha jeden Tag nicht als Luxus, sondern als eine Lebensnotwendigkeit in unseren Alltag integrieren.

Übersicht Vata-Antreiber und Kapha-Ausgleich

Vata-Stimulanzien

- Übermäßige Nutzung von Handy und Elektrogeräten
- Fehlender Kontakt zur Natur
- Wenig Erdung im Leben
- Hochverarbeitete, künstliche Lebensmittel
- Künstliche Lichtquellen
- Ständiger Leistungsdruck
- Unregelmäßiger Tagesablauf
- Innere Konflikte
- Schnelligkeit
- (Innere) Unruhe
- Viele Außenimpulse

Nährende Kapha-Qualitäten zum Ausgleich

- Ausreichend Schlaf
- Ausschalten aller elektronischen Geräte
- Meditation
- Sanfte körperliche Bewegung
- Draußen sein in der Natur
- Lesen
- Lebensmittel, die das Kapha vermehren (siehe Seite 81)

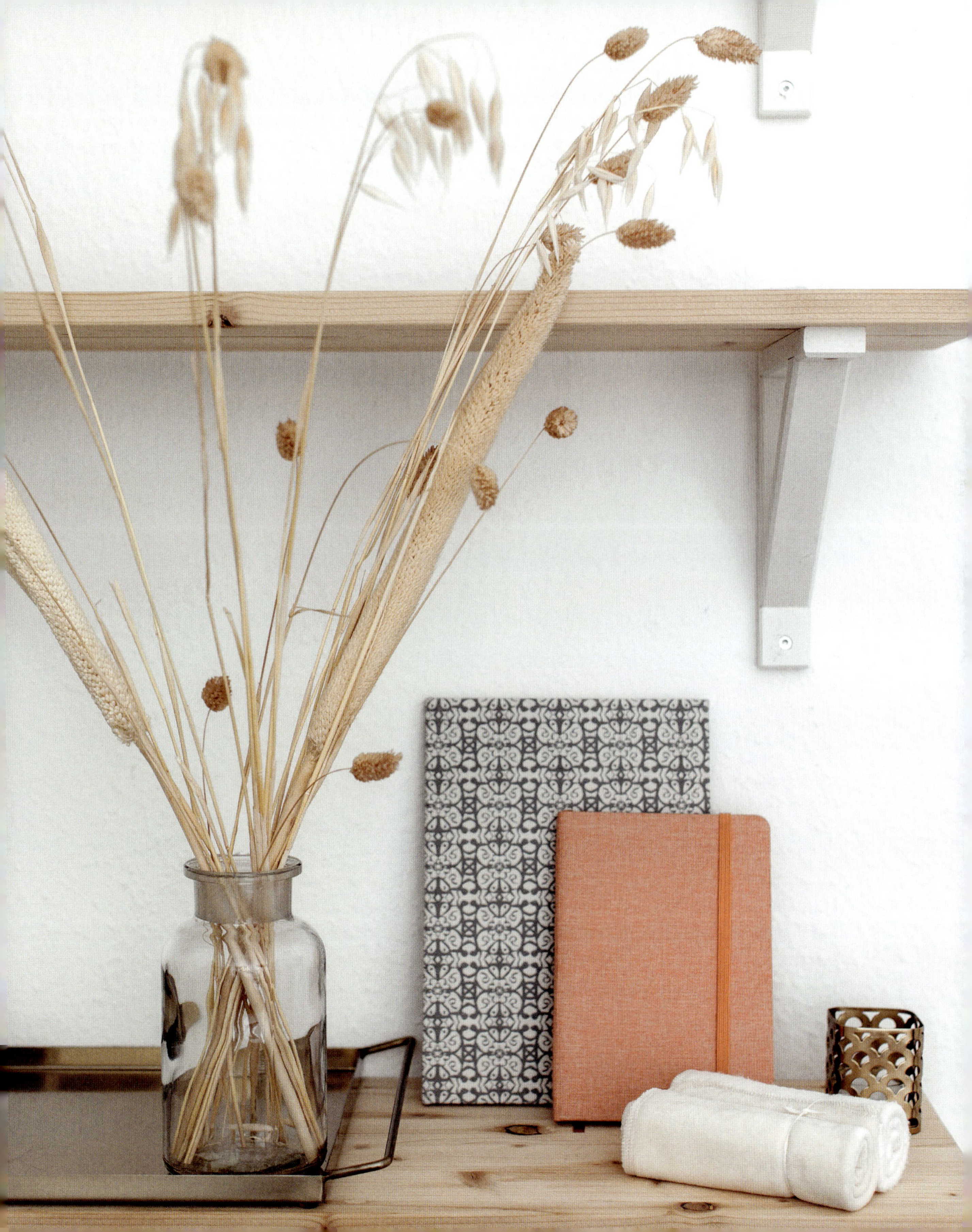

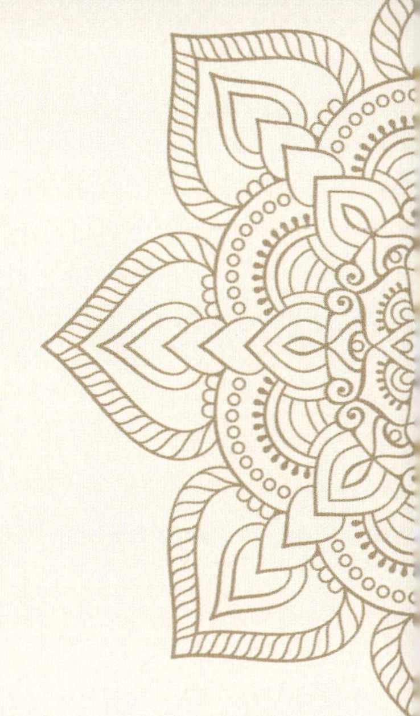

Orientierung im Kapitel

Dieses letzte Kapitel stellt den wertvollen Kern unseres Buches dar. Wir gehen hier auf die wichtigsten und häufigsten Krankheitsbilder und Symptome wie Diabetes mellitus, Schilddrüsenfunktionsstörungen und Schlafstörungen ein.

Wir möchten dir nicht nur die Möglichkeit geben, mithilfe des Ayurveda selbstbestimmt für deine Gesundheit etwas zu tun, sondern dir auch die medizinischen Hintergründe näherbringen. Uns ist es wichtig, dass du die Entstehung und die Ursachen der Erkrankungen sowohl aus medizinischer als auch aus ayurvedischer Sicht verstehst. Denn nur über das Verstehen können wir aktiv unsere Gesundheit als wichtigstes Gut schützen. Bei den Behandlungsempfehlungen stehen für uns der Präventionsgedanke und die Ganzheitlichkeit im Vordergrund, sodass wir dir immer wieder Ratschläge zu Ernährung und Lebensstil, aber auch zur Verbesserung der mentalen Gesundheit mitgeben.

DIE UNTERKAPITEL SIND IMMER GLEICH AUFGEBAUT:

- **Leitfaden:** Jedes Kapitel beginnt mit einem Leitfaden. Diesen Leitfaden kannst du wie eine Landkarte nutzen, um einen Überblick über die wichtigsten Aspekte der Erkrankungen zu bekommen. Du erfährst hier, welche medizinischen Untersuchungen sinnvoll sind, welches Dosha vermutlich aus dem Gleichgewicht geraten ist, und die wichtigsten Ernährungs- und Lifestyle-Aspekte und konkrete ayurvedische Behandlungsoptionen.

- **Symptome aus medizinischer Sicht:** Zunächst erklären wir die jeweiligen Erkrankungen und Symptome aus medizinischer Sicht und geben erste Tipps zur schulmedizinischen Behandlung.

- **Symptome aus ayurvedischer Sicht:** Dann betrachten wir die Erkrankungen und Symptome aus ayurvedischer Sicht und erklären, welches Dosha-Ungleichgewicht dazu geführt haben könnte. Viele Erkrankungen können durch ein Ungleichgewicht in jedem der drei Doshas hervorgerufen werden – mit jeweils spezifischen Ausprägungen. Andere werden nur von zwei oder einem Dosha-Ungleichgewicht verursacht.

- **Konkrete Hilfestellungen zur Behandlung** und Prävention findest du im Teil der Behandlungsstrategien, gefolgt von hilfreichen Rezepten für zu Hause. Die Rubrik „In der Therapie" soll dir zeigen, was zusätzlich in einer professionellen Ayurveda-Praxis durchgeführt werden kann, um dich bei deinem Genesungsprozess oder zur Prävention von Erkrankung zu unterstützen.

- **Die Kästen:** Außerdem haben wir für dich immer wieder Kästen eingebaut, die dir Zusatzinfos und weiterführende Tipps geben sollen. Sie sind teilweise auch schon in den vorherigen Kapiteln aufgetaucht. Hierzu zählt der Kasten „Aus unserer Praxis". Dieser Kasten enthält unser persönliches Erfahrungswissen. Der Kasten „Therapeutenwissen" richtet sich an Ayurveda-Coaches und Gesundheits-Expert*innen, die ihr Wissen zusätzlich vertiefen möchten.

- **Rubrik „Vorsicht":** Zu deiner eigenen Sicherheit haben wir die Kategorie „Vorsicht" eingefügt, die dir wie ein Wegweiser die Symptome aufzeigt, bei deren Auftreten es sinnvoll ist, professionelle Hilfe in einer ärztlichen Praxis aufzusuchen.

KRANKHEITEN DES BEWEGUNGSAPPARATS

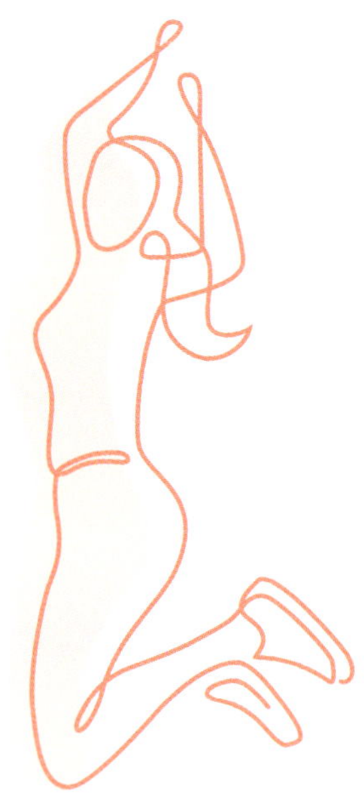

LEITFADEN:

Medizinische Untersuchung

- Körperliche Untersuchung
- Ggf. Röntgen der Wirbelsäule, MRT oder CT, bei Kopfschmerzen auch vom Schädel
- Bei Fieber: Laboruntersuchung auf Infektionen

Welches Dosha ist aus dem Gleichgewicht?

- Meist ist das Vata-Dosha ursächlich.
- Pitta bringt Entzündungen, Rötungen und Überwärmung mit sich.
- Kapha zeigt sich in Schwellungen und dumpfen Schmerzen.

Wichtigste Ernährungsaspekte

- Dosha-gerechte Ernährung
- Warme Mahlzeiten
- Regelmäßige Mahlzeiten
- Leicht verdauliche Mahlzeiten (weniger tierische Produkte, eher Suppen, Eintöpfe, leichte Gemüse-Getreide-Gerichte)

Wichtigste Lifestyle-Aspekte

- Bewegung nicht komplett vermeiden
- Yoga zur Verbesserung von Verspannungen und Schmerzen
- Meditation, Pranayama zur Verminderung von Stress (die Stress-Schmerz-Verbindung beachten)
- Ausreichend Schlaf
- Selbstmassagen
- Schleimlösung, wenn Kopfschmerzen z. B. durch Kapha bedingt sind

Therapeuten-wissen

- Manuelle Therapie, am ehesten Abhyanga zum Vata-Ausgleich und Kati Basti bei lokalen Schmerzen
- Shirodhara bei Kopfschmerzen
- Folgende Heilkräuter und Gewürze können zum Einsatz kommen:
  Ashwagandha: wirkt degenerativem Prozess entgegen, Hirntonikum, reduziert allgemein Vata
  Brahmi: Vata-Reduktion, Hirntonikum, stresslösend, bei mentalen Co-Faktoren gut geeignet
  Chili: Capsaicin wirkt schmerzlindernd, gut bei gleichzeitiger Ama-Belastung oder Kapha-Störung, äußerlich als Paste bei Muskelverspannungen und Schmerzen
  Fenchel: Einsatz bei Kopfschmerzen, Tridosha-ausgleichend
  Guduchi: Verjüngung und Gewebeaufbau, Stressreduktion, Nerventonikum, für alle drei Doshas geeignet
  Ingwer: therapeutische und prophylaktische Wirkung bei Migräne
  Safran: Einsatz bei Kopfschmerzen
  Shallaki: entzündungshemmend, schmerzlindernd

Viele Erkrankungen schränken unseren Bewegungsapparat erheblich ein, wie zum Beispiel Osteoporose, Arthrose oder Arthritis, aber auch Kopfschmerzen durch Muskelverspannungen und Blockaden. Tatsächlich ist eine Störung in der Lendenwirbelsäule die häufigste Schmerzursache. Dabei sind allein 85 Prozent aller Kreuzschmerzen unspezifisch, das heißt, man findet für sie keine körperliche Ursache. Und genau da kann die ayurvedische Sichtweise weiterhelfen.

Unser Bewegungsapparat besteht aus unseren Knochen, Gelenken, Muskeln, Sehnen und Bändern. Aus ayurvedischer Sicht wird er eindeutig vom Vata-Dosha dominiert, vor allem die Beweglichkeit und die Funktionen der (Skelett-)Muskulatur stehen unter dem Einfluss von Vata. Aber auch das Nervensystem, die Sehnen, Bänder, Knochen und die Gelenke werden als funktionelle Einheiten den Vata Vyadhi, den Vata-bezogenen Erkrankungen im Bereich des Bewegungsapparats, zugeordnet.

 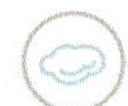 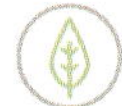

Kreuzschmerzen

Oftmals sprechen wir im Alltag nicht von Kreuz-, sondern von Rückenschmerzen. Der Begriff „Rückenschmerz" gibt uns jedoch keinen Aufschluss darüber, wo genau die Beschwerden bestehen, zwischen den Schultern abwärts bis einschließlich Gesäß ist hier alles möglich. Zudem erlaubt uns dieser Begriff keinen Rückschluss darauf, welche Struktur die Schmerzen genau verursacht, also ob Nerven, Muskeln, Knochen oder andere Strukturen die Schmerzauslöser sind. Sprechen wir im Alltag von Rückenschmerzen, sind meist Schmerzen im unteren Bereich des Rückens gemeint, sogenannte Kreuzschmerzen. In diesem Bereich befinden sich die Lendenwirbelsäule, das Kreuzbein und das Steißbein.

Akute Rückenschmerzen klingen in den meisten Fällen innerhalb weniger Tage von selbst wieder ab. Halten die Beschwerden länger als zwölf Wochen an, spricht man von chronischen Rückenbeschwerden. Die Ursachen für Kreuzschmerzen sind vielfältig. Oft haben sie einen psychosomatischen Ursprung. Unter den sogenannten unspezifischen Kreuzschmerzen leiden etwa 85 Prozent der Rücken-Patient*innen in Deutschland. Diese Beschwerden erfordern dann häufig ein individuelles Therapiekonzept, um die Beschwerden zu lindern und die Patient*innen wieder beruflich und sozial zu integrieren.

Kreuzschmerzen in der Medizin

Ursache: Betroffene leiden in den meisten Fällen unter unspezifischen Kreuzschmerzen, was bedeutet, dass kein Hinweis auf eine zu behandelnde, somatisch-pathologische Ursache besteht. Und damit glauben wir in der westlichen Medizin allzu oft, die Schmerzursache nicht beseitigen zu können.

Therapie: Die schulmedizinische Therapie ist größtenteils auf die medikamentöse Schmerzreduktion ausgelegt, denn ständige Schmerzen lassen die Nerven empfindlicher werden, das Schmerzempfinden kann sich steigern und die Betroffenen empfinden Schmerzen, auch wenn die körperlichen Ursachen behandelt wurden. Weitere wichtige Maßnahmen sind die schrittweise schmerzfreie Leistungssteigerung, die Bewegungstherapie, zum Beispiel in Form von Reha-Sport, und supportive Maßnahmen wie die progressive Muskelrelaxation oder eine Verhaltenstherapie, um Vermeidungsstrategien zu durchbrechen. Es ist wichtig, dass Menschen, die unter Rückenschmerzen leiden, nicht anfangen, Bewegung generell zu vermeiden. Dadurch verschlimmern sich die Symptome meist noch. Liegt eine Blockade der Wirbelkörper vor, können auch osteopathische oder chiropraktische Maßnahmen hilfreich sein.

Neben der Symptomlinderung sollten wir vorbeugen, um unspezifischen Kreuzschmerz langfristig in den Griff zu bekommen. Wie sieht die tägliche Belastung aus? Lassen sich die Arbeitsbedingungen verbessern, zum Beispiel durch eine ergonomische Arbeitsplatzgestaltung?

Risikofaktoren: Langzeitsitzen, Bewegungsmangel, Übergewicht, Fehlbelastung und einseitige Belastung, ungesunde Ernährung, Rauchen, psychische Belastungen, schwere körperliche Arbeit oder Unzufriedenheit am Arbeitsplatz können die Anfälligkeit für Kreuzschmerzen erhöhen. Stress oder andere psychische Belastungen führen über das vegetative Nervensystem zu einer erhöhten Muskelspannung, wodurch Rückenschmerzen entstehen, sich aber auch verschlimmern können. Dauerhaft verspannte Muskeln können mit der Zeit körperliche Veränderungen bewirken und zu Degenerationen der Knochen und Gelenke führen.

Kreuzschmerzen als Vata-Störung

Viele Erkrankungen des Bewegungsapparates haben ihren Ursprung im Vata-Ungleichgewicht. Das Vata-Dosha ist für die Beweglichkeit in unserem Körper verantwortlich. Wenn es aus dem Gleichgewicht gerät, kann die Beweglichkeit eingeschränkt sein. Die häufigste Ursache für Rückenschmerzen aufgrund einer Vata-Störung sind vor allem Stress und Bewegungsmangel. Dann bergen meist Vata-verschlimmernde Lebensweisen wie schwere körperliche Arbeit oder eine Fehlhaltung durch nichtergometrische Bedingungen beim Arbeiten auf lange Sicht das Risiko, dass eine Gewebeschädigung entstehen kann. Das passiert vor allem dann, wenn die Trockenheit des Vata-Doshas sich über Jahre ungehindert ausbreiten kann. Faktoren des Lebensstils und der Ernährung, die das

Vata-Dosha erhöhen und gemieden werden sollten, findest du auf Seite 212. Die Gewebeschädigung kann das Vata-Dosha dann weiter verschlechtern, wie es beispielsweise bei Arthrosen der Fall ist. Dann steht die Regeneration der betroffenen Gewebe im Vordergrund. Auch Kapha und Pitta können durch die Vata-Störung gereizt werden, sodass sich weitere Symptome als Hinweise eines Ungleichgewichts zeigen können.

Ama ist ein Störfaktor, der häufig zusätzlich für Rückenschmerzen verantwortlich ist. Ama sind die Stoffwechselrückstände, die im Körper verbleiben, wenn Nahrung nicht richtig verdaut wird. Das passiert beispielsweise, wenn man schon wieder isst, bevor die vorangegangene Mahlzeit vollständig verdaut ist, also bei Zwischenmahlzeiten und Naschereien. Bei einer Vata-Störung ist dein Agni meist nur schwach und sehr wechselhaft, wodurch sich Ama im Gewebe ansammeln kann, was die Beweglichkeit zusätzlich einschränkt.

Pitta-Mitbeteiligung

Das Pitta-Dosha kann durch die Vata-Störung selbst aus dem Gleichgewicht gebracht werden oder Ursache für das Vata-Ungleichgewicht sein. Ein erhöhtes Pitta geht mit folgenden Eigenschaften einher: heiß, sich ausbreitend, scharf, flüssig und leicht. Breiten sich diese Eigenschaften im Körper aus, so können Entzündungen, Hautirritationen oder auch Gewebedurchbrüche auftreten. Schmerzen äußern sich bei einer Pitta-Störung meist mit folgenden Symptomen: brennend, pochend, heißer Schmerz mit Anspannung oder Druckschmerz, der vor allem mittags oder mitternachts auftritt oder sich erhöht. Häufig erkennt man die entzündlichen Pitta-Anteile anhand von Rötungen und Erwärmung. Die Schmerzen werden durch Wärme weiter getriggert.

Kapha-Mitbeteiligung

Innerhalb der Gelenke sorgt Kapha für genügend Synovialflüssigkeit, eine Art Gelenkschmiere, um diese geschmeidig zu halten. Auch das Kapha-Dosha kann an Schmerzen beteiligt sein. Dann nehmen vor allem die Eigenschaften schwer, dumpf, kalt, klebrig, starr und zähflüssig zu. Die Zunahme dieser Qualitäten kann das Vata-Dosha ebenfalls stören und sorgt dann für Kreuzschmerzen. Der Schmerz sitzt dann tief im Gewebe und fühlt sich vor allem dumpf an. Kalter Schweiß, Verschleimungen, Ergüsse und Schwellungen sind Hinweise darauf, dass das Kapha-Dosha in einem unguten Maße erhöht ist. Durch die starren Eigenschaften von Kapha lässt sich der Schmerz gut lokalisieren. Das kann bei reinen Vata-Schmerzen teils schwierig sein, bei denen Unregelmäßigkeit und Wechselhaftigkeit im Vordergrund stehen. Die Schmerzen kommen und gehen. Die Kapha-Beteiligung kann eine Schmerzspitze am Vormittag oder in den frühen Abendstunden sowie eine besondere Anfälligkeit im Frühjahr und Spätwinter hervorrufen. Um den Schmerz besser zu unterscheiden, empfehlen wir, für ein paar Tage ein Schmerztagebuch zu führen.

Behandlungsstrategie

Die Basis der Behandlung bilden wie immer die Empfehlungen zur Ernährung (siehe Seite 70ff.) und zum Lebensstil. Hierbei ist vor allem auf Vata-ausgleichende Maßnahmen zu achten. Besonders gut können stationäre ayurvedische Behandlungen solche Erkrankungen des Bewegungsapparates verbessern. Chronische Deformationen von Knochen und Gelenken wie bei der Arthrose gelten als Spätkomplikationen und lassen sich nicht mit ayurvedischen Maßnahmen korrigieren.

VATA-AUSGLEICHENDE MASSNAHMEN

Wärme: Aus ayurvedischer Sicht ist äußerliche Wärme zum Beispiel in Form von Ölanwendungen sehr wertvoll zur Vata-Reduktion. Diese können mehrfach am Tag als Teilkörpermassage selbst zu Hause angewendet werden. Ab Seite 140 haben wir dir einige mögliche Anwendungen beschrieben.

Bewegung: Auch Yoga ist ein bewährter Weg, um den Körper zu stärken und gleichzeitig das Körpergefühl zu verbessern. Es ist wichtig, dass du lernst, wo tatsächlich deine Grenzen liegen. Menschen mit Rückenschmerzen neigen nämlich häufig dazu, Bewegung komplett zu vermeiden. Bewegung ist jedoch einer der wichtigsten Faktoren, um Rückenschmerzen zu verringern. Sie sollte nur angemessen sein und dich nicht überfordern. Durch Yoga kannst du deine Beweglichkeit verbessern, die mentale Balance wiederherstellen und dich im Alltag gegenüber Stress und Anforderung besser abgrenzen. Achtsames Yoga hilft nicht nur, die notwendige Stützmuskulatur aufzubauen, sondern auch die Leistungsgrenze zu erhöhen, ohne die Schmerzen zu steigern. Die Asanas dürfen sich zu Beginn an den Richtlinien für Vata orientieren (siehe Seite 151). Bewegung sollte regelmäßig stattfinden, mindestens dreimal pro Woche.

Stressreduktion und Routinen: Vor allem bei chronischen Rückenschmerzen ist die mentale Ebene unfassbar wichtig. Rückenschmerzen werden durch Stress oder emotionale Belastung oftmals getriggert – die Schmerzen nehmen zu. Versuche, durch die Gesundheitsrituale ab Seite 128 Stress im Alltag zu reduzieren.

AUS UNSERER PRAXIS

Auch Nackenschmerzen beziehungsweise Schmerzen im Bereich der Halswirbelsäule werden den Vata Vyadhi zugeordnet. Hier haben wir neben den herkömmlichen Maßnahmen gute Erfahrungen mit der Anwendung von Nasya gemacht (siehe Seite 129f.). Hierzu setzen wir bevorzugt Narayana Thailam ein, ein bekanntes ayurvedisches Kräuteröl. Liegt außerdem eine Kapha-Beteiligung mit Taubheit oder Schweregefühl vor, sollte man eine Nasenreinigung mit Salzwasser ausprobieren (siehe Seite 132).

PITTA-AUSGLEICHENDE MASSNAHMEN

Kühlung: Bei brennenden Pitta-Schmerzen im Rücken sollten vor allem schmerzlindernde Anwendungen wie Kühlung und Ruhe eingesetzt werden. Kühlende Lebensmittel zur Pitta-Reduktion können Kokosöl, Minze oder auch Gurke sein. Kokosöl kannst du bei Rückenschmerzen äußerlich anwenden: einfach auf die betroffene Stelle auftragen und einmassieren.

THERAPEUTENWISSEN

Physiotherapie ermöglicht es, die eigene Belastungsgrenze besser wahrzunehmen. Sind die Rückenschmerzen unter Kapha-Mitbeteiligung entstanden, darf in der manuellen Therapie gerne mit mehr Druck gearbeitet werden.

KAPHA-AUSGLEICHENDE MASSNAHMEN

Bewegung: Vor allem bei einer Kapha-Mitbeteiligung ist Bewegung ein wichtiges Tool. Viele Personen mit Rückenschmerzen vermeiden Bewegung. Das ist allerdings in den meisten Fällen ein großer Fehler. Wir müssen die Beweglichkeit des Rückens wiederherstellen und die Rücken- und Bauchmuskulatur stärken. Am besten geht das zum Beispiel durch Yoga. Hier dürfen leichte Yoga-Flows durchgeführt werden. Drehungen, Seit-, Vor- und Rückbeugen helfen, die Muskulatur zu stärken und die Beweglichkeit der Wirbelsäule zu fördern. Am besten machst du die Übungen nicht allein, sondern lässt dich in einem Yogakurs von erfahrenen Yogalehrer*innen anleiten. Solltest du mit Yoga schon vertraut sein, kannst du die Übungen natürlich auch für dich zu Hause durchführen. Achte dann darauf, dass du keine Schmerzen hast, sondern die Grenzen deines Körpers achtest. Außerdem trainiert ein täglicher strammer Spaziergang von circa 30 Minuten die Bauch- und Rückenmuskeln.

IN DER THERAPIE

Neben Ernährung und Lebensstil können auch die Therapiezweige der Ausleitung und der manuellen Therapie hilfreich sein. Über die normale Ausleitung mittels Virechana, also das Abführen, kann überschüssiges Vata gut eliminiert werden, noch wirksamer können Einläufe sein, mehr dazu erfährst du auf Seite 123f.

Eine professionelle Abhyanga-Anwendung in der Ayurveda-Praxis kann den Rücken durch die Wärme entspannen und das Vata-Dosha reduzieren. Auch lokale Dauerölanwendungen, sogenannte Kati Basti (Seite 122), sind hilfreich.

Ama verengt die kleinen Kanäle, Srotas, in unserem Körper. Wenn wir Ölanwendungen durchführen und gleichzeitig eine starke Ama-Belastung besteht, kann dies zu Beschwerden wie Kopfschmerzen führen. Denn die durch die Massage gelösten Giftstoffe können dann nicht gut abfließen. Deshalb ist es wichtig, Ölanwendungen nur reduziert zu verwenden, um Ama nicht weiter zu steigern. Sollte Ama ein Teil der Ursache sein, ist die Ama-Reduktion immer die erste und wichtigste Aufgabe. Bei einer schweren Ama-Belastung erweist sich eine professionelle Ayurveda-Therapie als sinnvoll. Mehr dazu erfährst du auf Seite 86f.

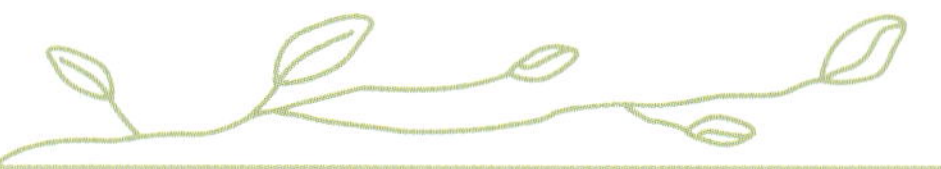

ANWENDUNGEN FÜR ZU HAUSE

Johanniskraut-Ölauszug

Das Öl gibt Rücken und Seele eine Extraportion Wärme und Entspannung.

- 3 EL blühendes Johanniskraut (oberes Drittel des Johanniskrauts bei Sonnenschein abschneiden oder getrocknet aus Apotheke)
- 250 ml Bio-Olivenöl (oder ein anderes hochwertiges Pflanzenöl)
- sauberes, gut verschließbares Glas (wenn möglich Braunglas für den Schutz der Flüssigkeit, ca. 250 ml Inhalt)
- Baumwolltuch (z. B. Stoffwindel)

Die Blüten und Blätter abstreifen und zerkleinern. Das Glas bis zur Hälfte mit dem Johanniskraut befüllen. Mit Olivenöl aufgießen, bis alle Pflanzenteile vollständig bedeckt sind. Vier Wochen ziehen lassen (dunkel, Zimmertemperatur), zwischendurch schütteln, dann mithilfe des Tuchs abseihen. Das Öl ins Glas füllen, dunkel lagern.

Den schmerzenden Rücken mit 1 Esslöffel des Johanniskraut-Ölauszuges für einige Minuten gut einreiben. Die Anwendung eignet sich für eine Woche und kann täglich durchgeführt werden.

Beachte: Nach dem Einölen Sonne und Solarium meiden.

Liebstöckelbad

Liebstöckel kann bei rheumatischen Beschwerden helfen. Er wirkt entwässernd, antibakteriell, antientzündlich, harnsäurelösend, durchblutungsfördernd und krampflösend.

- 3 EL Liebstöckelwurzel, zerkleinert und getrocknet aus der Apotheke
- 500 ml Wasser
- Baumwolltuch (z. B. Stoffwindel)

Liebstöckel für vier bis sechs Stunden ins kalte Wasser geben. Dann kurz aufkochen. Deckel darauf und für rund 30 Minuten ziehen lassen. Durch das Baumwolltuch gießen und gut auswringen. Den Sud dem warmen, aber nicht heißen Badewasser hinzufügen. Das Bad bis zu 20 Minuten genießen.

Ackerschachtelhalmtee

Die enthaltene Kieselsäure stärkt Skelett, Knochen, Haare, Nägel. Die zusammenziehende und aufbauende Kraft stärkt das Bindegewebe.

- 3 EL Ackerschachtelhalm
- 1 l Wasser

Das Kraut im kalten Wasser ansetzen und mindestens drei Stunden stehen lassen. Dann den Tee zum Kochen bringen. Der Tee sollte 15 Minuten köcheln. Im Anschluss etwa 5 Minuten ziehen lassen, abseihen und über den Tag verteilt trinken.

Lavendelbad

Ein Lavendelblütenbad beruhigt, fördert den Schlaf und hilft verspannten Muskeln.

- 50 g Lavendelblüten
- 1 l Wasser
- Sieb

Die Lavendelblüten im Wasser zum Kochen bringen, 10 Minuten zugedeckt ziehen lassen. Lavendel absieben und den Sud ins Badewasser geben, 30 Minuten genießen.

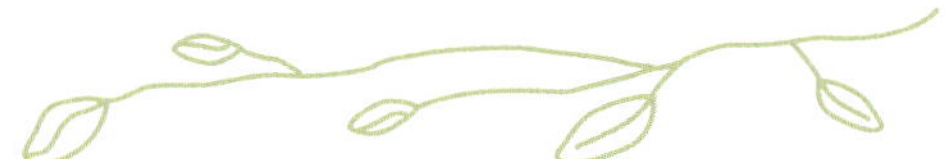

Vorsicht!

Es gibt ein paar Symptome, bei denen du hellhörig werden solltest und bei denen ein Besuch in einer Praxis nicht nur sinnvoll, sondern auch lebensnotwendig sein kann. Dann handelt es sich nämlich meist um einen spezifischen Rückenschmerz, der durch eine oder mehrere der folgenden Ursachen bedingt ist.

Bei einer Fraktur haben die Betroffenen meist einen lokalen Klopfschmerz über der Wirbelsäule und einen Stauchungsschmerz, wenn die Wirbel aufeinandergepresst werden. Auch ausstrahlende Schmerzen können ein Hinweis auf eine Fraktur sein. Ist durch die Fraktur der Nerv gestaucht, kann es zu Sensibilitätsstörungen, anomalen Körperempfindungen wie Kribbeln und Taubheitsgefühlen bis hin zu Paresen, Lähmungen, kommen. Hierbei sind die Muskeleigenreflexe vermindert oder ausgefallen. Eine Fraktur ist dann wahrscheinlich, wenn du beispielsweise ein Trauma oder einen Unfall hattest oder eine Osteoporose besteht beziehungsweise bestehen kann. Generell solltest du bei ausstrahlenden Schmerzen handeln, weil hier auch eine Beeinträchtigung der Nerven vorliegen kann wie zum Beispiel beim Bandscheibenvorfall. Auch bei starkem Nachtschmerz, Fieber, Nachtschweiß und Gewichtsverlust solltest du eine Arztpraxis aufsuchen.

Ein schwerwiegender Verlauf eines Bandscheibenvorfalls kann zum Conus-Cauda-Syndrom führen, bei dem die Betroffenen unter einer sogenannten Reithosenanästhesie, Blasen- und Mastdarmentleerungsstörungen oder auch Impotenz mit gegebenenfalls Sensibilitätsstörungen oder schlaffen Lähmungen der Beine leiden. Bei der Reithosenanästhesie kommt es zu einer Sensibilitätsstörung im Bereich des Anus, der Genitalien sowie der Innenseite der Oberschenkel. Hierbei handelt es sich um eine absolute Notfallsituation, die einen sofortigen operativen Eingriff erfordert.

Spontan einschießende, stechende Schmerzattacken, ein spontaner brennender Dauerschmerz oder ein Nachlassen des Schmerzes mit zunehmender Lähmung sollten ebenfalls medizinisch abgeklärt werden. Hierbei kann es sich um Neuropathien handeln, die schwerwiegende Grunderkrankungen zur Ursache haben können.

 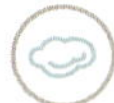 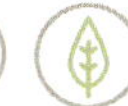

Kopfschmerzen

Kopfschmerzen gehören zu den häufigsten Schmerzsyndromen; laut WHO stellen Kopfschmerzen global eine der zehn häufigsten Erkrankungen dar. Und auch in unserer Arbeit als Ayurveda-Ärztinnen sind Kopfschmerzen einer der häufigsten Beratungsanlässe. Insbesondere chronische Verläufe bedeuten nicht nur Schmerzen unterschiedlicher Intensität, sondern häufig auch eine starke Beeinträchtigung der Lebensqualität und einen hohen Leidensdruck. Es ist also wichtig, die spezifische Ursache von Kopfschmerzen zu verstehen, um dann durch eine ganzheitliche Therapie gezielte Hilfe zu finden.

Kopfschmerz in der Medizin

Ursachen: In der Medizin unterscheiden wir zwischen den primären und den sekundären-Kopfschmerzen sowie den Neuralgien, die häufig mit Kopf- und Gesichtsschmerzen einhergehen. Die primären Kopfschmerzen weisen den Schmerz als Hauptsymptom auf, ohne dass eine andere Erkrankung dahintersteckt. Die primären Kopfschmerzen sind auch die häufigsten Kopfschmerzformen. Hierzu zählen der Spannungskopfschmerz und die Migräne. Die sekundären Kopfschmerzen sind deutlich seltener und werden durch Erkrankungen, wie beispielsweise durch ein Schädel-Hirn-Trauma, verursacht.

Der Spannungskopfschmerz ist der häufigste Kopfschmerztyp. Er tritt häufig beidseitig, frontal auf der Stirn, am Hinterkopf oder über den gesamten Schädel verteilt auf. Die Betroffenen beschreiben den Schmerz als dumpf-drückend wie ein Engegefühl und schildern meist eine leichte bis mäßige Intensität. Er wird nicht durch körperliche Aktivität verstärkt und es gibt auch meist keine vegetativen Begleitsymptome. Gegebenenfalls empfinden die Betroffenen Licht oder Geräusche als unangenehm oder entwickeln bei der chronischen Form Übelkeit.

Risikofaktoren: Die Ursache ist medizinisch noch unzureichend verstanden, dennoch kennt man Risikofaktoren wie depressive Verstimmungen, Angst, psychosozialen oder muskulären Stress. Aktuell geht man davon aus, dass es aufgrund von Fehlbelastungen in der Muskulatur zu einer erhöhten Schmerzempfindlichkeit kommt. Auch hier gibt es eine episodisch, also sporadisch, und eine chronisch auftretende Form. Es wird erst dann von einem chronischen Kopfschmerz gesprochen, wenn an durchschnittlich 15 Tagen pro Monat über mindestens drei Monate Kopfschmerzen bestanden.

Therapie: Neben gängigen medikamentösen Behandlungsstrategien werden bei beiden Formen auch medizinische Entspannungstechniken und manuelle Therapie in Form von Massagen empfohlen. Zu beachten ist, dass Kopfschmerzen auch durch Schmerzmittel verursacht werden können. Hier sprechen wir dann vom medikamenteninduzierten Kopfschmerz. Die Gefahr besteht, wenn ein Mensch mehr als 15 Tage pro Monat NSAR (nicht steroidale Antirheumatika) wie Aspirin oder Paracetamol einnimmt.

Kopfschmerz als Vata-Störung

Sowohl Erkrankungen des Bewegungsapparates als auch Erkrankungen des Nervensystems werden im Ayurveda der großen Gruppe der Vata Vyadhi zugeordnet. Kopfschmerzen als Symptom können jedoch, wie generelle Schmerzen, von allen Doshas beeinflusst werden. Die klassische ayurvedische Literatur beschreibt elf Kopfschmerzerkrankungen unter dem Begriff „Shiroraga". Ist das Vata-Dosha der Hauptauslöser der Kopfschmerzen, leiden die Betroffenen an plötzlich auftauchenden, stechenden und starken Kopfschmerzen, die vor allem nachts auftreten. Es können auch Begleitsymptome vorhanden sein, die den Leitsymptomen einer Vata-Störung entsprechen wie Trockenheit der Haut und der Schleimhäute, Blähungen, innere Unruhe, Verstopfung oder andere Verdauungsstörungen. Die Ursachen für die Vata-Störung können vielfältig sein. Hierzu gehören eine Fehlernährung, Bewegungsmangel, zu viel Kälte, insbesondere dann, wenn der Kopf ihr ausgesetzt ist.

Steht die Vermutung einer Vata-Störung im Raum, sollte deshalb auf jeden Fall auch die mentale Ebene betrachtet werden. Der Lebensstil sollte dann auf Faktoren wie Stress, Erschöpfung und emotionale Überlastung überprüft werden: Reisen, abrupte Veränderungen und Emotionen wie Angst, Erschöpfung und Überreizung können Auslöser für die Kopfschmerzen sein. Denn jegliche Art von mentaler Überstimulation, Sorgen und Stress können das Vata-Dosha weiter aus dem Gleichgewicht bringen. Der klassische Spannungskopfschmerz, der in der westlichen Medizin beschrieben wird, kann also am ehesten der Vata-Störung zugeordnet werden.

Kopfschmerz als Pitta-Störung

Ist das Pitta-Dosha der ursächliche Faktor der Kopfschmerzen, stehen die Eigenschaften des Feuerelements im Vordergrund. Deshalb leiden die betroffenen Personen hier unter brennenden Kopfschmerzen. Sie haben häufig das Gefühl, dass ihr Kopf glüht. Häufig berichten sie auch von geröteten Augen, einem geröteten Gesicht, Lichtempfindlichkeit oder sogar Nasenbluten. Auch emotional kann das Pitta-Dosha Einfluss zeigen, indem Reizbarkeit, Wut und Ärger zunehmen. Kommt zu diesen Symptomen noch eine starke Empfindlichkeit im Kopfbereich, kann das ein Hinweis darauf sein, dass durch das Pitta-Ungleichgewicht das Blutgewebe, Rakta Dhatu, mitbetroffen ist. Ein weiterer Hinweis für einen durch Pitta bedingten Kopfschmerz ist eine Besserung in der kühlenden Nachtphase.

Kopfschmerz als Kapha-Störung

Bei einem durch das Kapha-Dosha verursachten Kopfschmerz steigen vor allem die Eigenschaften dumpf, schwer, träge, kalt und schleimig an. Die Kopfschmerzen fühlen sich also häufig dumpf und schwer an und die Betroffenen klagen über Trägheit und Müdigkeit. Auch das Kälteempfinden kann zunehmen. Medizinisch können wir diese Art von Kopfschmerzen zum Beispiel mit einer chronischen Verschleimung der Nasennebenhöhlen erklären, denn hier setzt sich der Kapha-Schleim in den oberen Atemwegen fest. Durch die Zunahme des Wasserelements kann es außerdem auch zu Schwellungen im Gesichtsbereich kommen. Begleitsymptome sind zusätzlich vermehrter Speichelfluss, Übelkeit, Erbrechen und Verschleimungen in den Lungen. Durch Nässe, vermehrte Trägheit wie beim Tagesschlaf und Kälte können die Symptome sich verschlimmern.

Behandlungsstrategie

Ernährung und Lebensstil sollten an die jeweilige Störung angepasst werden (zur Dosha-gerechten Ernährung siehe Seite 75ff.).

VATA-AUSGLEICHENDE MASSNAHMEN

Wärme: Wärme in jeglicher Hinsicht reduziert die Beschwerden, hier kann mit Wärmelampen oder warmen Auflagen gearbeitet werden. Dies ist vor allem dann sinnvoll, wenn die Kopfschmerzen aufgrund von Verspannungen im Schulter-Nacken-Bereich auftreten. Die Wärme sollte nicht direkt am Kopf eingesetzt werden. Ein heißes Bad oder der Besuch eines Thermalbads können Verspannungen und Stress lösen und so die Kopfschmerzen verringern. Diese Maßnahmen können auch präventiv mehrfach im Monat eingesetzt werden, wenn du immer wieder unter Kopfschmerzen leidest.

Auslöser meiden: Trigger wie Schlafmangel, unregelmäßige Ernährungsgewohnheiten und übermäßige körperliche Aktivität sollten vermieden werden. Vata-bedingte Schmerzen reduzieren sich nach Nahrungsaufnahme, am Vormittag und Mittag, bei warmem Wetter und feuchter Wärme, im Frühling und Sommer.

Stressreduktion und Routinen: Liegt der Vata-Störung eine starke alltägliche Stressbelastung zugrunde, können eine Verhaltenstherapie und Entspannungstechniken helfen. Auf Seite 143ff. findest du unsere täglichen Rituale. Mit ihnen beugst du Stress und emotionaler Belastung effektiv vor. Generell sind Routinen für das Vata-Dosha sehr wichtig. Alles, was Unregelmäßigkeit oder Wechselhaftigkeit mit sich bringt, kann die Kopfschmerzen schnell verschlimmern. Auch die manuelle Therapie kann sinnvoll sein, vor allem als Selbstmassage der Schulter-Nacken-Muskulatur wie auch als professionelle Massage.

Ergonomische Umgebung: Um Fehlhaltungen und damit das Risiko von Spannungskopfschmerzen zu reduzieren, sollte auch die Ergonomie am Arbeitsplatz betrachtet und gegebenenfalls angepasst werden.

PITTA-AUSGLEICHENDE MASSNAHMEN

Auslöser meiden: Ist das Pitta-Dosha die Hauptursache der Kopfschmerzen, können Wärmeanwendungen diese noch verschlimmern. Hitze, Ärger und Konkurrenzsituationen können die Schmerzen verstärken und sollten deshalb vermieden werden. Außerdem verstärken sie sich zwischen den Mahlzeiten sowie bei Alkoholkonsum oder dem Essen von sehr sauren, salzigen und scharfen Lebensmitteln. Sie sind bei grellem Licht stärker und reduzieren sich in der Nacht zwischen den Pitta-Zeiten. Auch Schlafmangel und körperliche Anstrengung führen zur Schmerzverstärkung.

Routinen: Zur Pitta-Reduktion bieten sich vor allem kühlende Maßnahmen an. Deshalb eignen sich besonders Schlaf und Ruhe. Ein rhythmischer Lebensstil ist auch bei einem Pitta-Überschuss sinnvoll und darf mit angemessener körperlicher Belastung kombiniert werden. Um belastenden Emotionen wie Wut und Aggression Raum zu schenken, kann Yoga ein guter Begleiter sein. Hier eignen sich vor allem Hüftöffner wie Hocke, Taube und Winkelhaltung, um die Emotionen zu verarbeiten. Weitere Yoga-Asana-Gruppen, die für das Pitta-Dosha gut geeignet sind, findest du auf Seite 151.

ANWENDUNGEN FÜR ZU HAUSE

Mädesüßtee

Der Tee lindert leichte Kopfschmerzen.

- 1 EL getrocknetes Mädesüß
- 250 ml kochendes Wasser

Die getrockneten Blüten mit dem Wasser übergießen und den Tee 20 Minuten ziehen lassen. Dann warm, schluckweise genießen. Die Tagesdosis von 2,5 bis 3,5 Gramm sollte nicht überschritten werden. Vom Mädesüßtee können täglich zwei Tassen getrunken werden.

Hinweis: Bei Überdosierung kann es zu Übelkeit kommen. Den Tee sollte man nicht länger als drei Wochen in dieser Menge konsumieren.

Ingwertee

Er hilft besonders bei Kopfschmerzen und Migräne, die mit Übelkeit verbunden sind.

- 2 cm dickes Stück frischen Bio-Ingwer, in Scheiben geschnitten
- 500 ml kochendes Wasser

Den Ingwer übergießen und für 15 Minuten zugedeckt ziehen lassen. Dann den Ingwer abseihen und den Tee in kleinen Schlucken trinken.

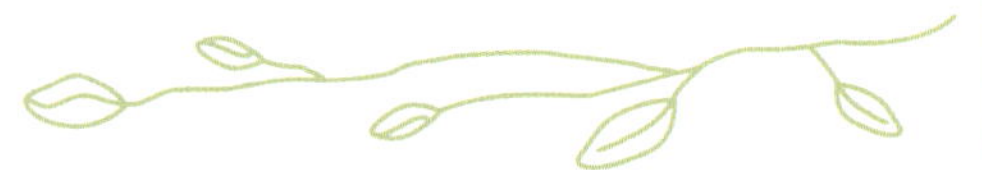

KAPHA-AUSGLEICHENDE MASSNAHMEN

Wärme: Die Kopfschmerzsymptome bei einer Kapha-Störung können wie bei einer Vata-Störung durch Wärme verbessert werden. Neben den lokalen Anwendungen darf der Körper durch Bewegung aktiviert und erwärmt werden. Ein schnellerer Spaziergang in der Natur, an der frischen Luft, ist hierfür bestens geeignet.

Ernährung: Neben den generellen Empfehlungen zur Ernährung bei einer Kapha-Störung (Seite 77) können Nahrungskarenz beziehungsweise Fasten sehr hilfreich sein.

Routinen: Sind die Betroffenen stark von Verschleimungen betroffen, unterstützt Nasya oder die Nasenspülung, um das Kapha-Dosha zu reduzieren (siehe Seite 129).

IN DER THERAPIE

Vor allem bei chronischen Kopfschmerzen kann es sinnvoll sein, eine Panchakarma-Kur mit professionellen Ausleitungsverfahren durchzuführen. Bei allen Kopfschmerzformen wird hierbei mit speziellen Einläufen gearbeitet, um das Vata-Dosha mithilfe von Ölen und Heilkräutern zu balancieren. Zur Vata-Reduktion bietet sich eine Abhyanga an (siehe Seite 121).

Ein Kapha-Kopfschmerz kann zusätzlich mit induziertem Erbrechen und die Pitta-Form mit abführenden Maßnahmen therapiert werden. Zur Reinigung des Blutgewebes wird im Ayurveda mit Aderlass oder auch Blutegel-Therapie gearbeitet. Bei Kopfschmerzen, nicht nur vom Vata-Typ, werden auch lokale Techniken wie Shirodhara, der Stirnguss, oder Shirobasti, ein Kopfbad, angewendet. Bei Massagen können auch die Vitalpunkte, die sogenannten Marma-Punkte, ähnlich wie bei einer Akupressur behandelt werden.

Vorsicht!

Primäre Kopfschmerzen sind meist harmlos, handelt es sich um einen sekundären Kopfschmerz, also Kopfschmerzen in Zusammenhang mit einer Erkrankung oder Verletzung, ergeben sich Warnsymptome, sogenannte Red Flags, die man beachten sollte. Treten diese Warnsymptome auf, sollte umgehend eine medizinische Diagnostik eingeleitet werden.

Hierzu zählt ein sogenannter Vernichtungskopfschmerz. Das ist ein stärkster noch nie da gewesener Kopfschmerz und ein Hinweis für eine Hirnblutung. Wenn zusätzlich zum Kopfschmerz Fieber auftritt, kann eine Infektion dahinterstecken. Auch bei Lähmungen sollte genau hingeschaut werden, da es sich um einen Schlaganfall handeln kann. Wenn nach einem Trauma Kopfschmerzen, Übelkeit und eine abnorme Schläfrigkeit oder sogar eine Bewusstseinstrübung auftreten, kann dies ein Hinweis für eine Blutung sein. Auch sollte auf eine Nackensteifigkeit geachtet werden, die ein Zeichen für eine Reizung der Hirnhäute sein kann. Eine Beugung des Kopfes ist dabei aufgrund von starken Schmerzen nur eingeschränkt möglich. Hier kann die Ursache bei einer Blutung oder einer bakteriellen Hirnhautentzündung liegen. Auch Bluthochdruck kann Spannungskopfschmerzen auslösen (siehe ab Seite 294).

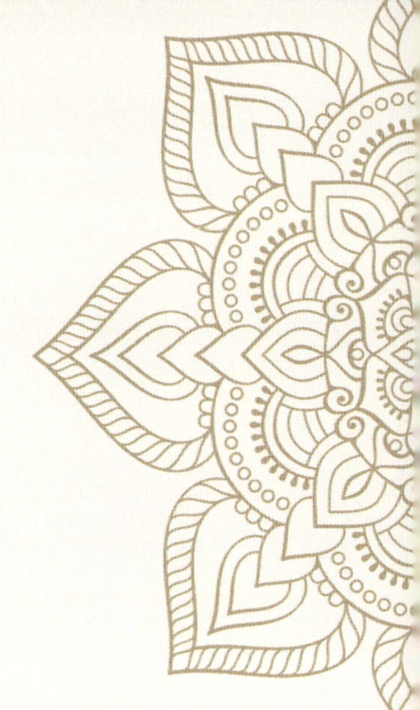

Migräne

Die Migräne ist neben dem Spannungskopfschmerz die häufigste Kopfschmerzursache.

Bei Migräne handelt es sich um immer wiederkehrende, meist einseitig lokalisierte Kopfschmerzen, die oftmals mit Übelkeit, Erbrechen, Geräusch- und Lichtempfindlichkeit einhergehen. Die Kopfschmerzen liegen meist im Stirn- und Schläfenbereich oder am Hinterkopf und sie halten in der Regel zwischen vier und 72 Stunden an. Bei etwa 10 bis 30 Prozent der Betroffenen kommt es zusätzlich zu sogenannten Aura-Phänomenen wie zum Beispiel Ausfällen des Sehens oder unvollständigen Lähmungen, die nicht länger als eine Stunde anhalten.

In der Medizin gibt es einige Theorien über die pathophysiologischen Ursachen der Migräne, bisher aber noch keine eindeutigen Ergebnisse. Medizinisch benennen wir allerdings einige Triggerfaktoren wie zum Beispiel Wetterwechsel und Kälte, Genussmittel wie Alkohol, Nikotin, Schokolade und Rotwein, aber auch Lebensmittel wie Zitrusfrüchte und Milchprodukte. Auch Veränderungen des Schlaf-wach-Rhythmus oder Zeitverschiebungen können eine Migräne auslösen. Viele Betroffene klagen zusätzlich über Migräne besonders nach anstrengenden Lebensphasen, dies wird als sogenannte Feiertagsmigräne bezeichnet. Bei Frauen kann auch der Hormonhaushalt ein Trigger sein, besonders während der Menstruation oder bei Hormoneinnahme. Häufig werden den Migräne-Betroffenen Medikamente verabreicht, sowohl im Anfall selbst als auch zur Anfallsprävention. Aber auch die Lebensstiländerung mit Verbesserung des Stressmanagements, Ausdauersport oder Akupunktur werden vorbeugend empfohlen.

Migräne – ayurvedisch betrachtet

Im Ayurveda geht man davon aus, dass die treibende Kraft hinter der Migräne das Vata-Dosha ist. Insbesondere Menschen, die von Geburt an viel Vata in ihrer Konstitution tragen, können unter Migräne leiden. Aber auch das Pitta-Dosha hat einen Anteil an der Entstehung und Ausprägung der Migräne. Ist das Pitta zu hoch, breitet sich die Hitze im Kopfbereich aus. Die betroffenen Personen leiden dann vor allem unter Fotosensibilität, also Lichtempfindlichkeit, Sodbrennen, saurem Erbrechen und an Begleitsymptomen wie zum Beispiel Bluthochdruck, Hautsensibilität, Überforderung und angestauten Emotionen. Kapha wird häufig zusätzlich gestört. Hier folgen dann Symptome wie Übelkeit, Erbrechen oder Schweregefühl.

Wie bei anderen Kopfschmerzerkrankungen auch, kann die Behandlung der Migräne über Ernährungs- und Lebensstilempfehlungen hinsichtlich des Dosha-Ungleichgewichts behandelt werden. Auch die anderen Maßnahmen auf Seite 227f. können zu großen Teilen für die Migräne übernommen werden. Wichtig ist, die betroffenen Personen von Überforderung und Stress zu isolieren und ihnen Wege aufzuzeigen, wie sie lernen, ihr Energielevel immer auf einem gesunden Niveau zu halten. Sie müssen lernen, sich abzugrenzen und für ihre eigenen Bedürfnisse einzustehen, sie zu achten und ihnen dann auch nachzugehen.

KRANKHEITEN DES VERDAUUNGSTRAKTS

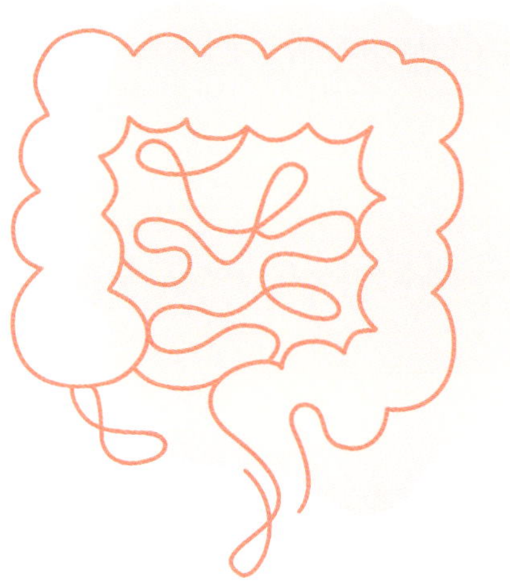

LEITFADEN:

Medizinische Untersuchung

- Körperliche Untersuchung
- Ultraschall des Bauchraums
- Laboruntersuchung (Leber, Bauchspeicheldrüse, Gallenblase, kleines Blutbild, Helicobacter pylori)
- EKG bei Oberbauchbeschwerden, Differentialdiagnose Herzinfarkt
- Urin
- Stuhluntersuchungen
- Tests auf Nahrungsmittelunverträglichkeiten

Welches Dosha ist aus dem Gleichgewicht?

- Anzeichen, dass Vata aus dem Gleichgewicht ist: Trockenheit, Verstopfung, innere Unruhe, Blähungen, Blähbauch
- Anzeichen, dass Pitta aus dem Gleichgewicht ist: Entzündungen, Blut im Stuhl, Rötungen, Durchfall, hitzige Emotionen
- Anzeichen, dass Kapha aus dem Gleichgewicht ist: schleimige Stuhlauflagerungen, träge Verdauung, Appetitlosigkeit, große Stuhlmengen
- Ama-Belastung testen und ggf. Ama-Reduktion

Wichtigste Ernährungsaspekte

- Dosha-gerechte Ernährung
- Warme Mahlzeiten
- Regelmäßige Mahlzeiten
- Leicht verdauliche Mahlzeiten (weniger tierische Produkte, eher Suppen, Eintöpfe, leichte Gemüse-Getreide-Gerichte)

Wichtigste Lifestyle-Aspekte

- Tägliche Bewegung
- Yoga zur Regulation der Verdauung (z. B. Drehungen wie Drehsitz, Krokodil oder Vorbeugen wie Kindsposition)
- Meditation o. Ä. zur Stressreduktion
- Ausreichend Schlaf zur Regeneration, Kapha-Typen benötigen eher weniger Schlaf
- Bauchmassage
- Kapalabhati bei Verstopfung, um die Verdauung anzukurbeln

Therapeutenwissen

- Ggf. Einläufe, Abführen
- Abhyanga oder Shirodhara bei stressbedingten Verdauungsbeschwerden
- Folgende Heilkräuter und Gewürze können zum Einsatz kommen:
  Amalaki: Tridosha, Agni-stärkend, bei Übersäuerung und Magenbeschwerden
  Ashwagandha: beruhigend, stressreduzierend
  Fenchelsamen: bei Blähungen, Koliken, Verdauungsbeschwerden, Tridosha
  Haritaki und Pippali: wenn Stuhlentleerung unvollständig erscheint
  Indische Flohsamenschalen: stuhlregulierend, flüssigkeitsbindend
  Koriandersamen: entzündungshemmend
  Ghee: zur Befeuchtung des Verdauungstraktes
  Guduchi: Verjüngung und Gewebeaufbau, Stressreduktion, Nerventonikum, für alle drei Doshas geeignet
  Muskat: bestes Anti-Durchfall-Mittel
  Musta: bei Kapha-Dominanz, Agni-anregend
  Triphala: in kleinen Mengen stuhlregulierend, in großen Mengen abführend

 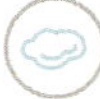 

Durchfall

Geht es um Störungen im Verdauungstrakt, empfinden die Betroffenen dies meist als sehr belastend. Ausgeprägter Durchfall kann den Alltag ganz schön beeinträchtigen und so neben Frustration und Ängsten auch Schamgefühle wecken. Es gibt keine einheitliche Definition, wann eine Diarrhö tatsächlich als solche betitelt werden kann. Anhaltspunkte liefern hier die Stuhlfrequenz mit über drei Stuhlentleerungen am Tag, einem Wassergehalt von über 75 Prozent und/oder einem Stuhlgewicht von über 250 Gramm. Bei akuten Durchfällen liegen häufig Infektionen, Lebensmittelunverträglichkeiten oder Lebensmittelvergiftungen vor. Auch eine durch Aufregung und Stress verursachte Überaktivität des Darms kann zu einem akuten Durchfall führen, wie wir das zum Beispiel vor Prüfungen kennen. Tritt der flüssige Stuhlgang häufiger und regelmäßiger auf, sollte man auf jeden Fall auf Ursachensuche gehen.

Durchfall in der Medizin

Ursachen: In der Schulmedizin teilen wir die Ursachen für Durchfall gemäß der Pathophysiologie, also den krankhaft veränderten Körperfunktionen, ein. Zu den häufigsten gehören:

– Malabsorptive und osmotische Diarrhö: Hierbei kommt es durch eine gestörte Verdauung oder eine verminderte Aufnahme von Nährstoffen und/oder der Zufuhr von schlecht beziehungsweise nicht aufnehmbarer Substanzen, wie Fruktose, Sorbit oder auch Xylit, zu mehr osmotisch wirksamen Substanzen im Darm. Osmotisch wirksame Substanzen wie Fruktose sind Stoffe, die also für ein übermäßiges Einströmen von Wasser in den Darm sorgen, weil ihre Dichte sehr groß ist. Das bedeutet, dass schlecht verdaute oder unverdaute Lebensmittel mehr Wasser in den Darm ziehen und so zu Durchfällen führen. Dies tritt häufig bei Menschen mit Intoleranzen auf.

– Hypermotile Diarrhö: Auch eine übermäßige Aktivität des Darms kann zu Durchfällen führen. Hier spricht man dann von der hypermotilen Diarrhö. Die Nahrung wird schneller durch den Darm geschleust und hat eine geringere Kontaktzeit mit der Darmschleimhaut. Nährstoffe können nicht richtig resorbiert werden und der Körper hat auch keine Zeit, dem Stuhl Wasser zu entziehen und ihn so ausreichend einzudicken. Das ist häufig der Fall bei einer Schilddrüsenüberfunktion (mehr dazu ab Seite 312) oder auch beim Reizdarmsyndrom (mehr dazu auf Seite 246).

– Durchlässige Darmschleimhaut: Wird die Darmschleimhaut durch Infekte oder auch durch Grunderkrankungen wie die chronisch entzündlichen Darmerkrankungen (CED) angegriffen, führt das zu einer defekten Darmschleimhaut. Dies kann dann die Durchlässigkeit der

Darmschleimhaut erhöhen. So gelangen wiederum osmotisch wirksame Substanzen über die Darmschleimhaut in den Darm und ziehen Flüssigkeit mit sich. Dieser Mechanismus tritt auch beim Leaky-Gut-Syndrom auf und führt zu Beschwerden. Liegt eine Infektion oder eine CED zugrunde, dann haben die Betroffenen häufig auch Blut im Stuhl.

– Sekretorische Diarrhö: Durch bestimmte Erreger werden Enzyme innerhalb der Darmschleimhaut blockiert, was zu einer gesteigerten Abgabe von Wasser und Chlorid in den Darm führt. Zu diesen Erregern zählen zum Beispiel die häufig bei Lebensmittelvergiftungen zu findenden Übeltäter Salmonellen.

Therapie: In der Schulmedizin versuchen wir, den Durchfall nicht aufzuhalten, wenn es nicht notwendigerweise sein muss. Durch die Medikamente, die den Durchfall stoppen, werden Krankheitsverlauf und -dauer meist negativ beeinflusst. Nur bei chronischem Durchfall wie bei den chronisch entzündlichen Darmerkrankungen, bei starker Dehydration, also Flüssigkeitsmangel, oder auch starken Elektrolytentgleisungen kann es sinnvoll sein, den Durchfall eindämmende Medikamente einzusetzen.

Ansonsten wird eher auf eine unterstützende Therapie gesetzt. Das bedeutet, die Betroffenen bekommen ausreichend Flüssigkeit und Elektrolyte, Schonkost und „Stopfkost" in Form von Reis oder Pellkartoffeln, die den Stuhlgang fester werden lassen. Zusätzlich wird empfohlen, sportliche Aktivitäten vorübergehend zu reduzieren und die Darmflora mit Probiotika zu unterstützen. Je nach Beschwerdebild gibt die Schulmedizin noch Medikamente gegen Übelkeit und Erbrechen und Antibiotika bei speziellen Erregern.

Durchfall als Vata-Störung

Im Ayurveda versuchen wir auch, zu Beginn einer Behandlung die Ursache für den Durchfall zu finden. Das Vata-Dosha basiert auf den Elementen Luft und Raum, so bringt Vata vor allem Eigenschaften wie trocken und rau mit sich. Wie soll das jetzt zum Durchfall passen? Wenn du dir die schulmedizinischen Pathomechanismen noch einmal verdeutlichst, wird schnell klar, was das Vata-Dosha mit Durchfall zu tun hat. Das Vata-Dosha wird auch als das „Bewegungsprinzip" bezeichnet. Liegt eine Vata-Störung vor, kann das also zu einer gesteigerten Bewegung im Körper führen. Und das registrieren wir dann nicht nur in Form von unruhigen Beinen oder einem Gedankenkarussell, sondern eben auch in übermäßigen Darmbewegungen. In solchen Fällen kommt es zu einer hypermotilen Diarrhö. Das kennst du vielleicht auch vor Prüfungen. Die Nervosität und die innere Unruhe nehmen zu, und schon meldet sich der Verdauungstrakt.

Bei einer manifesten Vata-Störung kann es jedoch auch zu einer Reduktion des Agni beziehungsweise zu einem unregelmäßigen Agni kommen. Ein unregelmäßiges Agni erkennst du beispielsweise an einem stark wechselhaften Hungergefühl. Mal brennt die Flamme groß, sodass sich Heißhunger entwickelt, mal ist die Flamme ganz klein und wir verspüren keinerlei Hungergefühl. In diesem Fall ist die Verwertung der Nahrung beeinträchtigt, sodass es bei einer anhaltenden Vata-Störung auch zu einer Malabsorption kommen kann, mit dem Resultat einer osmotischen Diarrhö.

Ein weiterer Mechanismus, der den Vata-Einfluss anschaulich macht, ist die paradoxe Diarrhö. Hierbei überwiegt im Verdauungstrakt eigentlich Trockenheit, die durch Vata verursacht wird, und es kommt zu Verstopfungen, die den Darmraum verengen. Hinter dem trägen Stuhl staut sich weiter Stuhl an, der durch Bakterien weiter und weiter zersetzt wird. Irgendwann kann dieser dünnflüssige Stuhl die verengte Passage passieren, und wir bekommen Durchfall. Das eigentliche Problem liegt aber nicht im dünnflüssigen Stuhl, sondern eben in der Trockenheit und der Verstopfung. Typische Symptome, die für eine Vata-Diarrhö sprechen, sind meist von Wechselhaftigkeit geprägt. So kann eine dünne, wässrige Konsistenz in eine festere Konsistenz übergehen, große Mengen zu kleinen Mengen oder der Stuhlabgang von geräuschlos zu geräuschvoll wechseln. Weitere Symptome sind schmerzhafte Stuhlabgänge, aber auch Bauchschmerzen oder Schmerzen im Oberkörper, trockene Schleimhäute, wie die Mundschleimhaut, ein fauliger Geruch und ein auf der Wasseroberfläche schwimmender Stuhlgang.

Durchfall als Pitta-Störung

Um den Unterschied zwischen Durchfall, der durch eine Pitta-Störung oder durch eine Vata-Störung verursacht ist, zu verstehen, hilft uns der Blick auf die medizinischen Ursachen.

Eine mangelhafte Verdauung oder eine ungenügende Aufnahme von Nährstoffen ist für Pitta meist ungewöhnlich, ist das Pitta-Dosha doch als Stoffwechsel- oder Umsatzprinzip bekannt. Aber bei einer Pitta-Störung kann es schon mal auftreten, dass der Nahrungsbrei nicht richtig verstoffwechselt wird. Die Zunahme des Pitta-Doshas geht mit einer Zunahme der Elemente Feuer und Wasser einher. Vor allem das Wasserelement stärkt die flüssigen Eigenschaften des Pitta-Doshas, was auch auf den Stuhlgang Einfluss nimmt. Die zunehmende Schärfe und Hitze des Pitta-Doshas hat oftmals Entzündungen im Verdauungstrakt zur Folge, die die Nährstoffaufnahme belasten. Symptome, die für eine Pitta-Dominanz sprechen, sind unter anderem eine dünne Stuhlkonsistenz, eine hohe Stuhlfrequenz, gelblich, grünlich, bläulich oder schwärzlich gefärbter Stuhlgang, Beimengungen von Blut oder Galle, sehr starker Stuhlgeruch, brennende Bauchschmerzen, Ekzeme, starke Schweißbildung, Hitzegefühl und auch starker Durst. Bei Durchfall aufgrund einer Pitta-Störung liegt also meist eine exsudativ-entzündliche Diarrhö vor, also eine Diarrhö, bei der durch eine Entzündung bedingt Blutbestandteile und Flüssigkeit aus dem betroffenen Gewebe austreten. Darunter fallen beispielsweise die chronisch entzündlichen Darmerkrankungen.

Aber Achtung! Die chronisch entzündlichen Darmerkrankungen besitzen häufig auch eine mentale Komponente, die durch das Vata-Dosha geprägt sein kann. Ein häufig beobachtetes Thema für die Betroffenen ist das Thema Abgrenzung. Es fällt ihnen schwer, sich von ihren eigenen und den Erwartungen von außen abzugrenzen. Die innere Unsicherheit hält sie davon ab, Dinge loszulassen. Menschen, die unter der chronisch entzündlichen Darmerkrankung Morbus Crohn leiden, sind emotional häufig gefangen in Angst und Sorge und dem Glaubenssatz, nicht gut genug zu sein. Wenn statt der Unsicherheit eher Ärger oder Frustration über die allgemeine Lebenssituation vorherrscht, ist die mentale Ebene mehr durch das Pitta-Dosha geprägt. Chronisch entzündliche Darmerkrankungen als sehr komplexe Erkrankungen lassen sich also nicht so einfach in die Pitta- oder Vata-Schublade schieben. So komplex, wie sie sind, ist auch die Behandlung, zu der ein schulmedizinischer Experte auf jeden Fall hinzugezogen werden sollte. Dennoch können wir ayurvedisch mithilfe von Ernährung, Lebensstil und Heilkräutern Unterstützung bieten (siehe Seite 240 Behandlungsstrategie Pitta).

Mal abgesehen von den chronisch entzündlichen Darmerkrankungen gibt es auch Infektionen mit speziellen Erregern, die zu dieser Art von Durchfällen zählen. Der wichtigste Hinweis ist hier Blut im Stuhl. Deshalb gehört diese Frage in jede gute Anamnese. Findet sich Blut im Stuhl, sollte eine Laboruntersuchung und eventuell eine Koloskopie, also eine Darmspiegelung, erfolgen, um auch andere Erkrankungen wie Tumore auszuschließen oder den potenziellen Erreger eindeutig zu identifizieren. Denn bei einigen dieser Erreger wie beispielsweise dem Campylobacter besteht eine Meldepflicht nach dem Infektionsschutzgesetz. Außerdem kann bei schwerem Verlauf auch der Einsatz von Medikamenten essenziell sein.

Der Dünndarm ist der Hauptsitz des Pitta-Doshas. Liegt hier eine Entzündung vor, kann dies zu einer chologenen Diarrhö führen. Gallensäuren werden in der Leber gebildet und über die Gallenwege in den Zwölffingerdarm abgegeben. Nachdem sie ihre Verdauungsfunktion im Dünndarm erfüllt haben, werden Gallensäuren normalerweise fast vollständig am Ende des Dünndarms wieder in den Körper aufgenommen. Passiert das nicht oder nicht ausreichend, gelangen die Gallensäuren in den Dickdarm, mit dem Effekt, dass wieder vermehrt Wasser in den Dickdarm fließt und es zu Durchfällen kommt. Diese Art des Durchfalls kann auch bei einer chronischen Entzündung der Bauchspeicheldrüse oder bei Zöliakie auftreten.

Bei der Abklärung einer Durchfallerkrankung ist es auch wichtig, auf Begleitsymptome zu achten. Ein saurer Atem, entzündliche Hautveränderungen oder Hitzesymptomatiken sind Hinweise auf eine Pitta-Störung und können mithilfe der Ernährung und des Lebensstils verbessert werden.

THERAPEUTENWISSEN

Eine letzte wichtige Ursache für Durchfall, die immer mitbedacht werden sollte, ist der Laxantienabusus, die Abhängigkeit von Abführmitteln. Abführmittel werden in diesem Fall häufig zur Gewichtsregulation bei Essstörungen eingenommen. Trifft dies zu, sollte definitiv eine professionelle medizinisch-psychiatrische Behandlung erfolgen.

Durchfall als Kapha-Störung

Das Kapha-Dosha fördert die Eigenschaften träge, langsam und schleimig im Körper. Nimmt das Kapha-Dosha überhand, leiden häufig unser Stoffwechsel und unsere Verdauung darunter. Alles läuft irgendwie im Schneckentempo ab und du fühlst dich schwer und träge. Auch die an der Verdauung beteiligten Stoffwechselorgane, wie Leber, Gallenblase oder auch die Bauchspeicheldrüse, arbeiten langsamer und Nahrung wird weniger gut verwertet. Ist Kapha der Verursacher von Durchfällen, sind diese meist schleimig und fettig anstelle von wässrig. Ursächlich sind die unzureichende Verdauung und dadurch eine osmotische Verlagerung von Wasser in das Darmlumen. Es handelt sich also am ehesten um eine osmotische Diarrhö aufgrund der unzureichenden Verdauung von Nahrungsmitteln.

Außerdem wird bei einer Kapha-Störung häufig auch das Agni vermindert und träge. Dadurch kann Ama entstehen und zu klebrigen Stuhlgängen führen, die dann fälschlicherweise für Durchfall gehalten werden. In jedem Fall sollten die Ama-Faktoren mitberücksichtigt werden. Auf Seite 86f. findest du Hinweise darauf, ob du Ama angesammelt hast oder nicht.

Weitere Hinweise dafür, dass das Kapha-Dosha die Ursache für die Stuhlveränderungen sein kann, sind schwere, fettige Stühle, gegebenenfalls mit Schleimauflagerungen, weißliche Färbung, übelriechend, häufig, aber geringe Mengen, das Gefühl einer inkompletten Entleerung mit fortbestehendem Stuhldrang, Übelkeit mit Abneigung gegenüber Nahrung, ein generelles Trägheitsgefühl im Körper, Müdigkeit, Wassereinlagerungen oder Verschleimungen der Atemwege. Ama-Symptome des Stuhls sind eine dünne, wässrige oder klebrige Konsistenz, große Mengen, Schleimauflagerungen, starker, meist fauliger Geruch und zusätzlich starke Bauchschmerzen und starke Speichelbildung. Im Vergleich zu Vata- oder Pitta-Störungen wird es hier also wichtiger, mit einer Aktivierung der Verdauung zu arbeiten, anstatt den Verdauungstrakt zu beruhigen (siehe Seite 244, Kapha-ausgleichende Maßnahmen).

Behandlungsstrategie

VATA-AUSGLEICHENDE MASSNAHMEN

Ist eine Vata-Störung die Ursache von Durchfällen, sollten drei Dinge auf jeden Fall beachtet werden: Öle und Fette, Wärme sowie Routinen.

Öle und Fette: Die Eigenschaften trocken und rau müssen mit Ölen ausgeglichen werden. Achte bei der Auswahl darauf, dass diese Öle nicht als schwer verdaulich gelten. Gute Vata-Öle sind Sesamöl, Ghee oder Olivenöl. Bei einer hypermotilen Diarrhö ist nicht ausreichend Zeit für die Verdauung, die Eigenschaft schnell steht hier im Vordergrund. Deshalb setzen wir therapeutisch Lebensmittel ein, die schnell verdaut werden können und gleichzeitig beruhigend auf das Vata-Dosha wirken. Auch hier ist Ghee gut geeignet, weil es speziell auf Vata und Pitta beruhigende Eigenschaften besitzt. Leicht verdaulich sind vor allem Kohlenhydrate. Getreide wirkt beruhigend und nährend, Gemüse vor allem vitalisierend. Lebensmittel, die leicht verdaulich sind, sind auch bei einer malabsorptiven Diarrhö von Vorteil.

Geschmack: Bei einer Vata-Störung solltest du Lebensmittel bevorzugen, die den Geschmacksrichtungen süß, sauer und salzig entsprechen. Der salzige Geschmack dient der Auffüllung der Elektrolyte, denn diese können bei Durchfall stark ausgeschwemmt werden. Zu viel Salz kann den Durchfall allerdings noch weiter anfeuern und sollte vermieden werden. Der saure Geschmack regt die verstärkte Ausschüttung der Verdauungssäfte an, wodurch die aufgenommene Nahrung leichter verstoffwechselt werden kann. Auch hier gilt allerdings, dass zu viele Lebensmittel mit saurem Geschmack abführend wirken können. Dies ist beispielsweise bei Kiwis der Fall. Welche Lebensmittel zu den jeweiligen Geschmacksrichtungen passen, kannst du auf Seite 73 nachlesen. Also ist bei Durchfall bei einer Vata-Störung vor allem der süße Geschmack förderlich.

Wärme: Das Vata-Dosha bringt außerdem die Eigenschaft kalt mit sich. Dementsprechend ist bei der Ernährung auf warme Mahlzeiten und wärmende Lebensmittel zu achten. Auch medizinisch ist es sinnvoll. In unserer Körpermitte befinden sich Rezeptoren, die dem Gehirn die Körperkerntemperatur übermitteln. Die Aufrechterhaltung dieser Temperatur ist für unseren Stoffwechsel und unseren Körper überlebensnotwendig. Deshalb versucht das Gehirn auch alles, diese Temperatur immer stabil zu halten. Bei eiskalten Getränken oder Speisen muss der Körper viel Energie aufwenden, um erst wieder die Temperatur herzustellen, um Nahrung vollständig verdauen zu können. Bei einer hypermotilen Diarrhö bleibt für diese Temperaturregelung quasi keine Zeit, sodass hier unverdaute Nahrung weitergeschleust wird. Warme Mahlzeiten sind also bei einem Vata-bedingten Durchfall essenziell.

Wärmende Lebensmittel haben einen zusätzlichen positiven Effekt auf das Vata-Dosha. Das Agni wird dadurch angeregt und die Nahrung kann besser verdaut werden. Den wärmenden Effekt kannst du zum Beispiel über Gewürze erreichen. Bei akuten Durchfällen kann es sich anbieten, auf Mahlzeiten zu verzichten, um Ruhe in den Verdauungstrakt zu bekommen. Bei einer Vata-Störung gilt Nahrung jedoch als erdend und beruhigend, dementsprechend können kleinere, dafür häufigere Mahlzeiten eingesetzt werden, wie zum Beispiel Möhren- oder Süßkartoffelstampf. Gegessen werden sollte jedoch nur, wenn keine Übelkeit oder Erbrechen besteht. Auf beruhigende Getränke, wie Kräutertees, sollte in keinem Fall verzichtet werden. Außerdem sollte die Nahrungsaufnahme in Ruhe ablaufen, um dem Körper auch von außen Ruhe zu signalisieren.

Neben der Wärme von innen ist Wärme von außen bei einer Vata-Störung sinnvoll. Aber Hitze von außen kann bei Durchfall kontraproduktiv sein! Denn durch den Durchfall verliert der Körper sowieso schon viele Elektrolyte, lassen wir uns zur Entspannung dann noch ein heißes Bad ein, schwitzen wir weitere Körpersalze aus und der Körper leidet darunter. Außerdem spielt da auch der Kreislauf häufig nicht mit. Wenn es sich um eine rein hypermotile Diarrhö handelt, die auf nervösen Zuständen beruht, kann das Ganze natürlich schon wieder ganz anders aussehen. Denn dann kann der wärmende Effekt der Badewanne eine Entspannungsreaktion auslösen und der Behandlung förderlich sein. Ansonsten kann es sinnvoll sein, lokal Wärme anzuwenden. Eine Wärmflasche oder ein Wärmekissen kann vor allem dann Abhilfe schaffen, wenn der Durchfall mit Bauchschmerzen und Krämpfen einhergeht. Die Wärme wirkt dann entspannend und schmerzlindernd.

Routinen: Halten die Durchfälle länger an und basieren auf einer Vata-Störung, beispielsweise bei nervösen Zuständen wie Angststörungen, dann sind Routinen und Regelmäßigkeit ein wichtiger Faktor im Alltag. Routinen schenken uns Ruhe und Sicherheit. Denn wenn etwas immer gleich abläuft, muss dein Geist fast keine innere Energie für eine Entscheidung und die Überlegungen rund um den Ablauf aufwenden. Routinen am Morgen können dich stärken und entspannt in den Tag starten lassen. Routinen am Abend helfen, dich zur Ruhe zu bringen und den Schlaf und somit die körpereigenen Selbstheilungskräfte zu fördern. Erarbeite dir also eine kleine Morgen- und Abendroutine, die dich zur Ruhe bringt, anstatt dich zu überfordern. Eine Routine braucht keine zwei Stunden zu dauern. Sie darf gerne auch nur 15 bis 20 Minuten in Anspruch nehmen (siehe Seite 128ff.).

Meditationen und Atemübungen können helfen zur Ruhe zu kommen. Nervosität ist ein typischer Hinweis für eine Vata-Störung und kann durch Achtsamkeitsübungen gut reduziert werden. Durch angeleitete Meditationen lernen Anfänger, sich auf eine Sache zu fokussieren, anstatt ihren unruhigen Gedanken zu folgen. Sind die innere Unruhe und Anspannung zu groß, kann eine Meditation jedoch schwierig werden. Dann können leichte Aktivitäten helfen. Ein langsamer Spaziergang durch die Natur kann neue Kraft schenken. In jedem Fall macht es Sinn, der Frage nachzugehen, woher die Hypermotilität kommt. Liegt eine körperliche Ursache wie eine Schilddrüsenüberfunktion vor? Oder sind doch mentale Faktoren führend? Je nachdem hat dann die Ernährung oder der Lebensstil Priorität bei Veränderungen.

PITTA-AUSGLEICHENDE MASSNAHMEN

Lebensmittel: Bei Entzündungen im Verdauungstrakt sollte die Ernährung vor allem auf antientzündlichen Lebensmitteln basieren. Bei akuten Durchfällen macht es auch bei einer Pitta-Störung Sinn, kurzzeitig auf Schonkost und „Stopfkost" umzusteigen, das bedeutet Süßkartoffelstampf oder ähnlich leicht verdauliche Mahlzeiten. Um sich gerade bei chronischen Erkrankungen auf lange Sicht hin vor Durchfällen zu schützen oder entstandene Entzündungen abzuheilen, ist eine Pitta-reduzierende Diät bis zur Herstellung des Gleichgewichts sinnvoll. Wir benötigen beruhigende Lebensmittel mit aufbauenden, nährenden Eigenschaften. Wir stellen dir einige im Kasten „Aus unserer Praxis" vor. Außerdem kann es sinnvoll sein, auf Lebensmittel zu verzichten, die Entzündungen im Körper fördern. Dazu gehören beispielsweise tierische Lebensmittel wie Fleisch und Milchprodukte. Aber auch Weizen und Zucker können Entzündungen im Körper fördern.

Geschmack: Bei einer Pitta-Störung bevorzugen wir die Geschmacksrichtungen süß, bitter und herb. Der süße Geschmack ist aufbauend und nährend, somit sind Nahrungsmittel, die diesem Geschmack angehören, gut geeignet. Die Geschmacksrichtungen bitter und herb besitzen austrocknende Eigenschaften, die bei Durchfallerkrankungen sinnvoll sein können. Der bittere Geschmack fördert die Produktion von Verdauungsenzymen, was helfen kann, die Nährstoffaufnahme zu verbessern. Dem herben Geschmack werden aus ayurvedischer Sicht zusätzlich entzündungshemmende Eigenschaften zugeschrieben, die besonders bei exsudativ-entzündlichen Diarrhöen interessant sind. Mehr zu den verschiedenen Geschmacksrichtungen kannst du ab Seite 71 nachlesen.

Gewürze: Man findet auch unter den Gewürzen einige, die antientzündliche Eigenschaften besitzen. Neben Kurkuma ist vor allem Fenchel bei Durchfallerkrankungen gut geeignet. Die Fenchelsamen werden in etwas Wasser eingeweicht und dann ausgepresst, sodass man den Saft der Fenchelsamen erhält (Anleitung siehe Seite 258). Dieser Saft kann dann über den Tag verteilt immer wieder mit etwas zimmerwarmem Wasser eingenommen werden, bis der Durchfall sich bessert.

Ernährung: Bei Diarrhöen aufgrund einer Pitta-Störung kann es sinnvoll sein, nicht allzu heiße und auch weniger scharfe Speisen zu sich zu nehmen, um die Hitze nicht noch weiter anzufeuern. Gekochte Speisen sind der Rohkost vorzuziehen, damit der Körper nicht zu viel Energie für die Verdauung aufwenden muss. Ayurvedisch gesehen hilfst du deinem Körper mit gekochten Speisen, Nährstoffe aus der Nahrung leichter aufzunehmen, was bei der Malabsorption durch die Entzündungen von Vorteil ist. In Fett gebratene oder sogar frittierte Speisen sind bei einer Pitta-Störung nicht sinnvoll. Wir wollen ja nicht noch mehr Öl ins Feuer gießen.

AUS UNSERER PRAXIS

Meist ist es bei Durchfall jeglicher Art sinnvoll, mit Schonkost zu starten. Das bedeutet, wir verzichten auf tierische und schwer verdauliche Mahlzeiten und konzentrieren uns auf eine bis zwei Zutaten pro Mahlzeit. Hier eignen sich beispielsweise Möhre oder Süßkartoffel, gekocht und zerstampft. Diese Nahrungsmittel gehören dem süßen Geschmack an und gelten als aufbauend und nährend. Auch Kartoffelstampf kann gut eingesetzt werden. Nach ein bis zwei Tagen können dann auch herbe und bittere Nahrungsmittel wie grünes Blattgemüse oder Brokkoli eingesetzt werden. Weitere Lebensmittel, die zur Pitta-Reduktion bei Durchfall eingesetzt werden können, sind Fenchel, Sellerie, Spargel und Chicorée sowie frisch gepresster Granatapfelsaft, Reis und Haferflocken. Auf saure Nahrungsmittel solltest du jetzt besser verzichten.

Gesunde, leichte Fette wie Ghee, Kokosöl oder Olivenöl dürfen in Maßen verwendet werden. Also bieten sich vor allem Zubereitungsformen wie Dünsten, Dämpfen oder Kochen an. Man sollte sich vor allem an Lebensmitteln orientieren, die die sattvische Qualität, also Ruhe und Klarheit, fördern und weniger Nahrungsmittel der Rajas-Qualität, also aufputschende Nahrungsmittel, verwenden, um den Körper und den Geist nicht noch innerlich anzutreiben. Vor allem dann, wenn zusätzlich emotionale Themen die Diarrhö triggern.

Bei chronisch entzündlichen Darmerkrankungen ist darauf zu achten, das Agni nicht weiter zu schwächen. Die Schwächung des Agnis und die Entstehung von Ama sind hier wirklich stark kontraproduktiv. Mehr dazu erfährst du ab Seite 84. Simple Mahlzeiten, die mit geringen Lebensmittelkombinationen auskommen, sind für den Verdauungstrakt jetzt förderlich.

Kühlung: Akute Durchfallerkrankungen treten häufiger im Sommer als im Winter auf. Aus ayurvedischer Sicht macht das auch Sinn. Denn im Sommer ist die Pitta-Energie in der Natur hoch und hat so einen größeren Einfluss auf unseren Körper. Deshalb sollten wir bei Durchfallerkrankungen im Sommer mit kühlenderen Maßnahmen arbeiten als bei Durchfallerkrankungen im Winter. Hier ist die Kühlung von außen bereits vorhanden. Die Nahrungsaufnahme in Hektik oder während stressigen Tageszeiten sollte vermieden werden, damit der Körper sich wirklich auf die Verdauung konzentrieren kann. Wie bei Vata sollten kalte Getränke natürlich vermieden werden. Sie kühlen zwar das Pitta ab, sorgen aber eben auch dafür, dass der Körper sehr viel Energie zur Wärmeerhaltung aufwenden muss und das Agni geschwächt wird. Empfehlenswert sind eher kühlende, lauwarme Kräutertees zum Beispiel aus frischer Minze.

Umgang mit Gefühlen: Auch im Alltag ist Abkühlung bei einer Pitta-Störung das A und O. Dies lässt sich sowohl auf körperliche als auch auf mental-emotionale Ebene übertragen. Hitzige Emotionen wie Wut, Frustration oder Aggressionen sollten hinterfragt und anerkannt werden. Jedes Gefühl hat eine wichtige Funktion und möchte die jeweilige Person auf etwas aufmerksam machen, was aktuell nicht stimmig ist. Deswegen ist es auf der einen Seite wichtig, sich den Emotionen zuzuwenden und zu verstehen, warum sie da sind und was sie einem sagen wollen. Das kann zum Beispiel über Meditieren oder Journaling erreicht werden.

Auf der anderen Seite ist die Verbindung mit positiven Emotionen wichtig. Es geht hier nicht um eine künstlich erschaffene Positivität, sondern darum zu lernen, dass Gefühle kein Schicksal sind. Man kann lernen, sich immer wieder mit positiven Gefühlen zu verbinden und so ein glücklicheres, leichteres Leben zu erschaffen. Aber eben eines, in der negative Emotionen nicht einfach nur zur Seite gedrängt, sondern anerkannt und verarbeitet werden. Hier kann ein Dankbarkeitstagebuch hilfreich sein. Solch ein Tagebuch hilft uns, uns auf die positiven Dingen des Tages zu fokussieren und uns mit ihnen zu beschäftigen. Die Tools zur Verarbeitung von Emotionen und zur Steigerung der Lebensfreude findest du ab Seite 143.

AUS UNSERER PRAXIS

Kaffee sollte sowohl bei der Vata- wie auch Pitta-bedingten Diarrhö vermieden werden. Kaffee schmeckt vorrangig bitter und ist somit ein Vertreter der Elemente Luft und Raum. Seine primären Eigenschaften sind leicht, trocknend, stimulierend und erhitzend. Beide Doshas werden hierdurch gereizt. Das im Kaffee enthaltene Koffein wirkt außerdem verdauungsfördernd. Und auch weitere Säuren, Gerb- und Bitterstoffe in der Kaffeebohne kurbeln die Verdauung an, da sie die Durchblutung fördern und somit die Darmbewegung verstärken.

Eine gute Alternative kann die Goldene Milch sein:
- 350 ml Hafermilch
- 1 TL Kurkuma
- 1 TL Kokosblütenzucker
- 1 Prise Zimt
- 1 Kardamomkapsel
- 1 Prise Ingwerpulver
- 1 Prise schwarzer Pfeffer

Erhitze die Milch und rühre dann alle Gewürze hinein. Kurz aufkochen lassen und lauwarm genießen.

Routinen: Bei einer Pitta-Störung bestehen häufig Entzündungen. Das Feuerelement ist im Körper also gerade übermäßig vorhanden. Dementsprechend sollten Routinen und Gewohnheiten in den Alltag integriert werden, die dabei helfen, sich innerlich abzukühlen. Eine sehr schöne Möglichkeit bieten hier die Atemübungen des Yoga, beispielsweise Sitali/Sitkari und auch die Wechselatmung, Nadi Shodhana, die zudem dabei helfen kann, wieder zur Ruhe zu kommen. Die Anleitung zu diesen Atemübungen findest du ab Seite 146. Generell ist Ruhe ein ganz wichtiger Faktor bei Pitta-bedingter Diarrhö, denn dadurch wird der Parasympathikus des autonomen Nervensystems aktiviert, der Teil, der für Regeneration und den Aufbau körpereigener Reserven sorgt. Durch die Aktivierung läuft im Körper eine Entspannungsreaktion ab, die die körpereigenen Selbstheilungskräfte aktiviert und die Entzündungen ausgleicht.

Bewegung: Bewegung, bei der man ins Schwitzen kommt, ist ebenso kontraproduktiv wie ein heißes Bad. Auch hier verliert man zusätzliche Körpersalze über den Schweiß. Das kann den Kreislauf verschlechtern. Übermäßige Aktivierung des Körpers führt außerdem zur

Aktivierung des Sympathikus, der für unsere Flucht-oder-Kampf-Reaktion zuständig ist. Das stimuliert die Nebennieren zur Ausschüttung von Cortisol. Cortisol, das sogenannte Stresshormon, erhöht den Puls, den Blutdruck und die Atemfrequenz und verstärkt die Durchblutung der Muskulatur. Die Energie, die dabei verwendet wird, fehlt erneut bei der Selbstheilung und der Verdauung. Dementsprechend sind entspannende Bewegungen wie beim Yin Yoga besser geeignet.

KAPHA-AUSGLEICHENDE MASSNAHMEN

Wie wir bereits festgestellt haben, kommt der Durchfall bei einer Kapha-Störung ursächlich durch eine träge Verdauung zustande, bei der es sich eigentlich um eine Verstopfung handelt.

ANWENDUNG FÜR ZU HAUSE

Frauenmanteltee

Die adstringierenden Eigenschaften des Frauenmantels ziehen die Darmschleimhaut zusammen, weshalb er bei leichten Durchfällen eine positive Wirkung erzielt.

- 2 TL Frauenmantel
- 250 ml kochendes Wasser

Den Frauenmantel mit dem kochenden Wasser übergießen. Etwa 10 Minuten zugedeckt ziehen lassen und dann abseihen. Bis zu drei Tassen am Tag genießen.

Agni stärken: Um die Verdauung anzuregen, braucht es ein stabiles und starkes Agni. Über die Geschmacksrichtungen scharf und bitter können das Agni und die Stoffwechselorgane gut angefeuert werden. Außerdem wirken die Geschmacksrichtungen scharf, bitter und herb austrocknend. Diese drei Geschmäcker sollten bevorzugt auf dem Teller landen. Alle Lebensmittel, die das Kapha-Dosha verstärken, sollten gering zum Einsatz kommen. Günstige Lebensmittel sind Auberginen, Brokkoli, Blumenkohl, Kartoffeln, Karotten, Äpfel, Birnen, Buchweizen, Gerste, Haferflocken, Chili und Pfeffer (mehr zu den Geschmacksrichtungen und Lebensmitteln findest du auf den Seiten 73 und 81).

Außerdem sind Mahlzeiten, die das Agni fordern oder gar mindern, nicht förderlich. So sollten große, schwere Mahlzeiten vermieden werden. Auch Salate gelten im Ayurveda als schwerer verdaulich, weil der Körper hier viel Energie zur Verstoffwechselung aufbringen muss. Rohkost ist also eher ungünstig. Aber auch Gerichte, die mit viel Fett zubereitet werden, können eine Kapha-Störung weiter vorantreiben. Wenn die betroffenen Personen nicht unter einem Mangelzustand leiden oder ausgezehrt sind, kann auch auf eine Mahlzeit am Tag verzichtet werden, um die Verdauung etwas zu entlasten. Hier bietet sich entweder das Weglassen des Frühstücks an mit frühem Mittagessen und frühem Abendessen oder das Weglassen des Abendessens mit spätem Frühstück und spätem Mittagessen. Die Entscheidung sollte sich auch nach dem persönlichen Wohlbefinden richten. Gegessen werden sollte sowieso nur, wenn Hunger vorhanden ist. Fehlender Hunger ist ein Zeichen dafür, dass der Verdauungstrakt gerade nicht bereit ist für eine weitere Nahrungsaufnahme. Mithilfe von Gewürzen kann der Hunger auch provoziert werden. Bei einer Kapha-Störung gibt es wenige Gewürze, die nicht erlaubt sind. Am besten sind Senfsamen, Ingwer, Chili oder auch schwarzer Pfeffer geeignet. Kalte Speisen und Getränke sollten vermieden werden, um das Agni nicht noch weiter zu belasten. Getränke wie Ingwerwasser können das Agni ankurbeln (siehe Seite 86).

Bewegung: Neben der Aktivierung des Verdauungsfeuers und Stoffwechsels über die Nahrung kann auch Bewegung helfen, deinen Stoffwechsel in Schwung zu bringen. Gerade in der morgendlichen Kapha-Zeit von 6 bis 10 Uhr kann es sinnvoll sein, lieber in die Laufschuhe zu steigen, anstatt beruhigende Atemübungen zu praktizieren. Neben dem Laufen sind vor allem Bewegungen gut, die dich richtig ins Schwitzen bringen. Es sei denn, du hast durch akuten Durchfall viele Elektrolyte verloren und fühlst dich nicht fit genug. Höre da auf jeden Fall auf dein Körpergefühl.

Routinen: Auch die Atmung kann dazu beitragen, die Verdauung anzuregen. Hier empfehlen wir besonders gerne die Atemübung Kapalabhati, die Feueratmung. Eine Anleitung dazu findest du auf Seite 147. Durch das stoßweise Ausatmen werden die Verdauungsorgane auf natürliche Weise massiert und Hitze im Körper erzeugt. Hitze führt immer dazu, dass sich der Kapha-Schleim verflüssigt. Das merkt man beispielsweise daran, dass man nach Kapalabhati plötzlich die Nase putzen muss. Die Nasendusche kann das Kapha aus den Nasennebenhöhlen verflüssigen. Auch das Ölziehen, das Zungenschaben und das warme Wasser am Morgen bringen den Kreislauf schon mal in Schwung und können die Kapha-Störung verbessern. Eine morgendliche Trockenmassage mit einem Garshan-Handschuh hilft, das Kapha-Dosha weiter zu reduzieren (alle Anwendungen findest du im Kapitel Gesundheitsrituale für zu Hause ab Seite 128). Fällt die Aktivierung am Morgen schwer, sollte auf jeden Fall eine Aktivierung am Nachmittag oder Abend stattfinden. Hierbei ist darauf zu achten, dass der Schlaf dadurch nicht beeinträchtigt wird. Yogaübungen, die für Kapha-Störungen gut geeignet sind, sind meist Rückbeugen oder auch Drehungen. Mehr zu dem Thema findest du auf Seite 152f.

Vorsicht!

Symptome, die auf einen potenziell bedrohlichen Verlauf hindeuten können, sind auf jeden Fall Blutbeimengungen im Stuhlgang. Auch akute, starke, krampfartige Bauchschmerzen, die plötzlich wieder aufhören, können ein Warnsignal darstellen. Dies ist der Fall, wenn eine Mesenterialischämie oder ein Mesenterialinfarkt vorliegt, also eine Verengung oder ein Verschluss der versorgenden Darmblutgefäße. Hierbei kommt es vor allem nach der Nahrungsaufnahme zu Schmerzen. Auch ein brettharter und stark druckempfindlicher Bauch sollte schulmedizinisch abgeklärt werden. Außerdem solltest du dringend ärztlichen Rat aufsuchen, wenn dein Puls zusätzlich bei über 100 Schlägen pro Minute liegt und der Blutdruck zu niedrig ist.

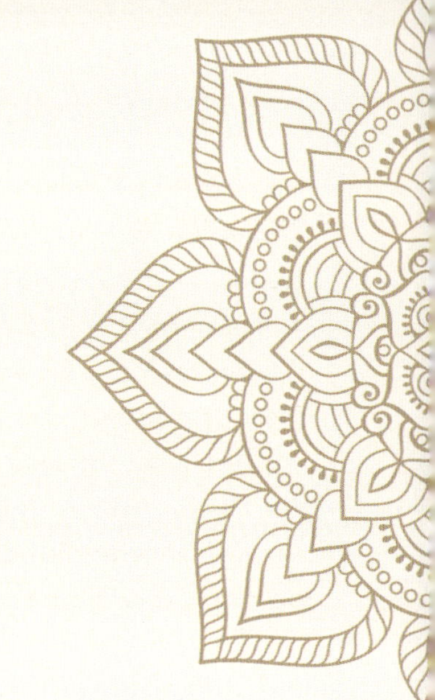

Reizdarmsyndrom

Das Reizdarmsyndrom ist eine sehr häufige Erkrankung, unter der fast jede zweite Person mit Verdauungsbeschwerden leidet.

Wir sehen häufig unspezifische Veränderungen des Stuhlgangs, die sich sowohl als Diarrhö als auch als Obstipation, also Verstopfung, darstellen können. Dazu kommen meist noch diffuse Bauchschmerzen oder andere Beschwerden wie Blähungen und Blähbauch. Die Diagnose Reizdarm wird in der Schulmedizin gestellt, nachdem andere Erkrankungen ausgeschlossen wurden, so erleben die Betroffenen häufig einen langen Leidensweg mit vielen diagnostischen Untersuchungen.

Der Mechanismus hinter dem Reizdarmsyndrom ist noch nicht vollständig verstanden. Häufig werden jedoch eine erhöhte Darmaktivität und eine Hypersensitivität der Organe festgestellt. Die Symptomatik wird meist durch emotionale Faktoren, wie Ärger und Stress, verschlimmert. Auch nach Darminfektionen wird ein Reizdarmsyndrom häufig beobachtet, vermutlich in den Fällen, in denen die Infektion eine erhöhte Empfindlichkeit des Darms nach sich zieht. Das Blutbild ist meist unauffällig, insbesondere wenn es sich um die Entzündungsparameter oder die Verdauungsenzyme handelt. Die Diagnose des Reizdarmsyndroms darf erst gestellt werden, wenn alle anderen möglichen Ursachen abgeklärt wurden, die Beschwerden chronisch, also länger als drei Monate anhaltend, auftreten und eine relevante Beeinträchtigung der Lebensqualität vorliegt. Warnhinweise, die gegen das Reizdarmsyndrom sprechen, sind nächtliche Diarrhöen, Fieber, Blut im Stuhl und Gewichtsverlust.

Wichtige therapeutische Maßnahmen in der Schulmedizin sind die ärztliche Aufklärung über die Harmlosigkeit des Reizdarmsyndroms, die Ernährungsumstellung und das Erlernen von Entspannungstechniken.

Reizdarm – ayurvedisch betrachtet

Jetzt betrachten wir die Symptome aus ayurvedischer Perspektive: Es findet sich einmal eine massive Wechselhaftigkeit innerhalb der Verdauung wie zum Beispiel der Wechsel zwischen Verstopfung und Durchfall mit verschiedensten Stuhlkonsistenzen. Zudem beschreiben die Betroffenen diffuse, wechselhafte Bauchschmerzen wie Krämpfe oder Missempfindungen. Diese und auch die Luftansammlungen im Bauchraum sowie die wechselnde Verträglichkeit verschiedener Lebensmittel sind Hinweise für eine Vata-Disbalance.

Somit orientieren sich die Therapiemaßnahmen an den Empfehlungen für eine Vata-Störung. Als Erstes stehen die Ernährungsanpassungen:

- Bevorzuge den süßen, sauren und salzigen Geschmack bei den verschiedenen Lebensmitteln.
- Bevorzuge eher simple Mahlzeiten ohne viele Variationen und Kombinationen.
- Nimm regelmäßig kleine warme Mahlzeiten zu dir. Welche Lebensmittel dazu gehören, kannst du auf Seite 79 nachlesen.
- Neben warmen Mahlzeiten sind auch hier warme Getränke vorteilhaft.
- Rohkost sollte bis zum Ausgleich der Störung vermieden werden.
- Um das Agni anzuregen und die Verdauung zu fördern, können Ingwer oder auch Anis, Fenchel und Kreuzkümmel zum Einsatz kommen.

In der allgemeinen Lebensführung ist das frühe Zubettgehen und ausreichend Schlaf wichtig. Eine morgendliche Ganzkörpermassage mit Sesamöl kann das Vata-Dosha weiter ausgleichen (siehe QR-Code auf Seite 120). Sollte hierfür keine Zeit sein, kann man auch auf lokale Teilkörpermassagen umsteigen. Diese findest du ab Seite 140.

Heilkräuter und Gewürze

Bei leichter Verstopfung hat sich eine Mischung aus Steinsalz, schwarzem Pfeffer und Hing (Asafoetida) bewährt, die man einfach beim Kochen verwenden kann. Bauchschmerzen und Blähungen können mit Fenchel- und Ingwertee gelindert werden (siehe Seiten 228, 258). Ein wichtiges Heilkraut in der Behandlung des Reizdarmsyndroms ist Triphala. Diese Mischung kann zur Wiederherstellung einer normalen Stuhlkonsistenz beitragen und die Darmschleimhaut aufgrund antioxidativer Wirkungen regenerieren. Die Dosierung richtet sich meist nach den Herstellerangaben. Die meisten Pulver können jedoch in einer Dosierung von 1 Teelöffel Pulver in einem Glas lauwarmem Wasser jeden Abend verwendet werden. Nach etwa drei Monaten kannst du eine Pause einlegen, um zu schauen, ob die Beschwerden sich gebessert haben. Um den Vata-Ausgleich mit Heilkräutern weiter zu fördern, kann es sinnvoll sein, nach Rücksprache mit einer ayurvedisch ausgebildeten Ärztin oder einem Arzt parallel zu Triphala auch Ashwagandha einzusetzen.

 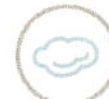 

Verstopfung

Neben den Durchfallerkrankungen sind auch Verstopfungen ein häufiges Krankheitsbild in unserer modernen, überwiegend sitzenden Gesellschaft. Der Bewegungsmangel führt dazu, dass alles etwas langsamer als üblich abläuft und die Organe auch nicht durch Muskel- oder Atembewegungen massiert und aktiviert werden. Der Pathomechanismus hinter chronischer Obstipation, also Verstopfung, die mehr als drei Monate anhält, ist noch nicht abschließend verstanden. Der Ayurveda hilft uns da weiter. Meist liegt aus ayurvedischer Sicht eine Trockenheit im Verdauungstrakt vor.

Verstopfung ist in jedem Alter möglich, betrifft aber häufiger Menschen über dem 65. Lebensjahr und mehr Frauen als Männer. Akute Verstopfungen regulieren sich entweder selbst oder können mit Ernährungs- oder Lebensstilveränderungen verbessert werden.

Verstopfung in der Medizin

Ursachen: Die chronische Obstipation teilt die Schulmedizin anhand ihrer Ursache ein. Wir sprechen von einer chronischen Verstopfung, wenn zwei der folgenden Symptome in den vergangenen sechs Monaten über mindestens zwölf Wochen bestanden haben. Zu den Symptomen zählen eine Stuhlfrequenz unter dreimal pro Woche, ein harter Stuhlgang und das Gefühl der unvollständigen Entleerung. Auch der Einsatz von manuellen Manövern zur Unterstützung der Darmentleerung bei über 25 Prozent der Stuhlgänge ist ein Hinweis für Verstopfung. Unter manuellen Manövern versteht man die Unterstützung der Stuhlentleerung zum Beispiel mit dem Finger. Starkes Pressen und/oder das Gefühl der analen Blockierung sind ebenfalls wichtige Hinweise. Das bedeutet: Auch bei einer normalen Stuhlfrequenz kann eine Obstipation vorliegen.

Hier unterscheiden wir zwischen der primären, also funktionellen, Obstipation und der sekundären Obstipation. Zu den primären Obstipationen gehören zum Beispiel die Normal-Transit-Constipation (NTC). Die NTC ist eine Verstopfung mit hartem Stuhl mit Passageschwierigkeiten bei normaler Darmpassagezeit. Die Ursache ist ungeklärt. Die NTC machen rund 60 Prozent der primären Obstipation aus. Und das macht deutlich, dass die Schulmedizin den Pathomechanismus hinter der Verstopfung noch nicht ganz verstanden hat.

Demgegenüber gibt es die Slow-Transit-Constipation (STC). Diese Form macht etwa 15 Prozent der funktionellen Obstipationen aus und sie zeichnet sich durch eine zu langsame Passage des Darminhalts aus (die zwei bis fünf Tage beträgt). Die Ursache liegt hier in einer Fehlfunktion des enterischen Nervensystems.

THERAPEUTENWISSEN

Das enterische Nervensystem besteht aus einem komplexen Nervengeflecht von Nervenzellen, das nahezu den gesamten Magen-Darm-Trakt durchzieht und das Empfinden und die Muskeln dort steuert. Es besitzt beim Menschen etwa 100 Millionen Nervenzellen, das sind etwa vier- bis fünfmal so viele Neuronen wie beim Rückenmark. Es regelt weitestgehend autonom die Bewegung und den Transport der Nahrung innerhalb des Verdauungstrakts. Dennoch wird es in seiner Grundaktivität vom vegetativen Nervensystem mit seinen Anteilen, dem Sympathikus und dem Parasympathikus, moduliert. Haben wir Stress, aktiviert sich der Sympathikus und sorgt für eine schnelle Entleerung, damit wir im nächsten Schritt im Kämpfen-oder-Flüchten-Modus handeln können.

Aus einem Grund, der schulmedizinisch noch nicht ausreichend geklärt ist, kommt es beim STC zu einer verlangsamten Darmpassagezeit. Einflüsse auf die Transitzeit können sowohl Funktionsstörungen im autonomen Nervensystem als auch Neuropathien, also gestörte Interaktionen zwischen Gehirn und enterischem Nervensystem, sein.

Eine weitere funktionelle Obstipation ist die Beckenbodendyssynergie. Sie macht rund 25 Prozent der primären Obstipationen aus und beschreibt eine anale Blockade, bei der paradoxerweise der Schließmuskel bei der Stuhlentleerung angespannt bleibt. Das bedeutet, die Betroffenen haben es verlernt, den Schließmuskel beim Stuhlgang zu entspannen. Sie blockieren sich also quasi selbst und können die Funktionen ihres Körpers nicht optimal koordinieren.

Für uns interessanter sind die sekundären Obstipationen, also die Verstopfung durch äußere Faktoren wie ungünstige Ernährung, Medikamente, anale Verletzungen, psychischen Stress oder situationsbedingte Obstipation, zu der die Verstopfung aufgrund eines Bewegungsmangels, zum Beispiel bei Bettlägerigkeit zählt.

Davon abzugrenzen sind systemische Erkrankungen, die ebenfalls Verstopfung verursachen können, wie beispielsweise Schilddrüsenunterfunktion, Multiple Sklerose, Diabetes mit Neuropathie, Schlaganfall, Demenz oder auch Magersucht und Zöliakie. Deshalb: Sollten Ernährungs- und Lebensstilanpassungen nicht hilfreich sein, kann eine Darmspiegelung sinnvoll sein.

Therapie: Eine zentrale therapeutische Maßnahme, die wir schulmedizinisch ergreifen würden, wäre eine Ernährungsumstellung mit schrittweiser Vergrößerung des Ballaststoffanteils und der Trinkmenge. Außerdem sollte die Bewegung gesteigert werden, um den Stoffwechsel und die Verdauung weiter anzuregen. Auch ein Toilettentraining kann eingesetzt werden, bei dem die Betroffenen 10 Minuten nach jeder Hauptmahlzeit zur Toilette gehen sollen, um den sogenannten gastrokolischen Reflex zu nutzen. Dieser Reflex bezeichnet eine vermehrte Darmbewegung, die circa 10 bis 15 Minuten nach Nahrungsaufnahme einsetzt und als Stuhldrang wahrgenommen wird. Sollte die Verstopfung aufgrund von Medikamenten ausgelöst sein, muss das mögliche Absetzen dieser durchdacht werden. Neben üblichen Abführmitteln gibt es auch alternativmedizinische Ansätze. Probiotika werden zum Beispiel bei funktioneller Obstipation, bei Verstopfung in der Schwangerschaft und beim Reizdarmsyndrom empfohlen. Daneben kann auch eine Bauchmassage des Dickdarms zur manuellen Therapie eingesetzt werden (siehe Seite 141).

Verstopfung als Vata-Störung

Das Vata-Dosha bringt die Eigenschaft trocken mit sich und sie ist maßgeblich für die Verstopfung als Vata-Störung verantwortlich. Diese Trockenheit breitet sich im Verdauungstrakt aus und führt neben trockenen Schleimhäuten eben auch zu trockenem, hartem Stuhlgang. Zudem wird der Dickdarm als der Hauptsitz von Vata verstanden. Wenn sich das Vata-Dosha also in unserem Körper erhöht, dann vom Dickdarm ausgehend. Täglicher Stuhlgang ist im Ayurveda ein absolut erstrebenswertes Gesundheitsziel, denn sobald die Entleerung unserer Abfallprodukte, Malas, nicht richtig abläuft, verbleiben sie im Körper und können hier Schäden anrichten.

Zusätzlich ist das Vata-Dosha als Bewegungsprinzip auch immer eng mit Störungen im Nervensystem oder bei Bewegungsabläufen beteiligt. Liegt also eine primäre Obstipation mit neuronaler Störung vor, würden wir diese dem Vata-Dosha zuordnen. Aber auch bei den sekundären Obstipationen werden wir bei Vata fündig. Zum Beispiel die Verstopfung aufgrund von Reisen oder emotionalen Belastungen. Durch ungünstige Ernährungsweisen kann das Vata-Dosha ansteigen und so Ursache der Verstopfung werden. In diesem Fall fällt es den Betroffenen häufig schwer, ausreichend zu trinken oder gesunde Fette, die die Schleimhaut befeuchten, in ihre Ernährung zu integrieren. Bei einer Vata-Störung ist auch das Agni meist vermindert oder wechselhaft. Beides kann dazu führen, dass die Verdauung nicht optimal läuft. Gerade das wechselhafte Agni kann Heißhungerattacken nach sich ziehen, die in Überessen münden und den Verdauungstrakt weiter überfordern. Wenn wir uns dann auch noch besonders trocken ernähren, also beispielsweise von Brot und anderen Backwaren, ist die Verstopfung schon vorprogrammiert. Die Vata-Störung bei der Obstipation kann schulmedizinisch vor allem der NTC zugeordnet werden.

Daran sollte man auch denken: Bei der paradoxen Diarrhö, die häufig mit Durchfall verwechselt wird, handelt es sich eigentlich um eine Verstopfung durch Vata-Einfluss (mehr auf Seite 235). In diesem Fall sollten auch die Maßnahmen einer Vata-Störung bei Obstipation greifen.

Verstopfung als Kapha-Störung

Ist das Kapha-Dosha in ein Ungleichgewicht geraten, vermehren sich die Eigenschaften träge, langsam und schwer im Körper. Auch das Agni wird von dieser Trägheit beeinflusst und brennt nur noch auf halber Flamme. Dadurch werden Nahrungsmittel und auch Emotionen nicht mehr richtig verdaut. Es bleiben Rückstände übrig, die die kleinsten Kanäle des Körpers, die Srotas, verstopfen können.

Schon allein die Trägheit einer Kapha-Störung kann im Darm zu einer chronischen Verstopfung führen. Schulmedizinisch deckt sich das zum Beispiel mit der STC (Slow-Transit-Constipation). Der Stuhl wird einfach sehr viel langsamer durch den Darm geleitet. Kommt zu der Kapha-Störung noch eine Ama-Belastung, kann der Stuhlgang klebrig werden. Die Betroffenen benötigen dann viel Toilettenpapier oder nutzen häufig die Klobürste. Außerdem hinterlässt diese Art von Verstopfung auch meist ein Gefühl einer unvollständigen Entleerung.

Sind die Srotas des Körpers durch Ama blockiert, kann oft in der Folge auch das Vata-Dosha nicht mehr durch unseren Körper fließen und verursacht weitere Probleme. Dann entwickelt sich aus der Kapha-Störung eine weitere Vata-Störung. Es kann dann sinnvoll sein, zunächst eine Ama-Reduktion durchzuführen, damit das Vata-Dosha ins Gleichgewicht gebracht wird, bevor man Maßnahmen für die Kapha-Störung einleitet. Denn die gegensätzlichen Ansätze in der Therapie könnten das Vata weiter reizen.

Behandlungsstrategie

Wie du weißt, sind das Vata-Dosha und das Kapha-Dosha ziemlich gegensätzlich. Dementsprechend müssen auch die Maßnahmen der individuellen Ursache angepasst werden. In einem unterscheiden sich die beiden jedoch nicht: in ihrer kalten Eigenschaft. Deshalb bringt Wärme beide Doshas in Balance.

VATA-AUSGLEICHENDE MASSNAHMEN

Öle und Fette: Bei der Verstopfung aufgrund einer Vata-Störung sind Öle ein wichtiges Stichwort. Vor allem Ghee wird gerne empfohlen, weil es die Schleimhäute befeuchtet und so der Trockenheit im Darm entgegenwirkt. Zu jeder Hauptmahlzeit kann problemlos 1 Esslöffel Öl/Fett hinzugegeben werden. Fette und Öle, die einen hohen Anteil an Omega-3-Fettsäuren besitzen, sind nicht nur zur Beseitigung von Trockenheit nützlich, sondern dienen auch der Darmschleimhaut. Dazu zählen zum Beispiel Leinöl oder Hanföl. Fette und Öle sind außerdem essenziell für die Aufnahme der fettlöslichen Vitamine.

Geschmack und Gewürze: Wir setzen bei Trockenheit besonders gerne die Geschmacksrichtung sauer ein. Der saure Geschmack vermehrt laut Ayurveda die Eigenschaften flüssig, wärmend und ölig im Körper. Er soll also dazu beitragen, Flüssigkeit in den Verdauungstrakt zu ziehen und die Verdauungsorgane zur Synthese der Verdauungsenzyme stimulieren. Lebensmittel von saurem Geschmack findest du auf Seite 73. Der saure Geschmack regt den Appetit, die Speichelförderung und die Verdauung an.

Gewürze können eine wichtige Komponente in der Ernährung werden. Fast alle Gewürze haben einen Agni-anregenden Effekt, der die Verdauung und den Stoffwechsel erleichtert, und gleichzeitig eine ausbalancierende Wirkung auf das Vata-Dosha.

Essgewohnheiten: Bei der Verstopfung ist es wichtig, auch die Art der Nahrungsaufnahme zu hinterfragen. Essen wir hektisch und kauen nicht genug, kann auch das die Verdauung belasten. Wir empfehlen jeden Bissen 20- bis 30-mal zu kauen. Außerdem ist es wichtig, wirklich nur dann zu essen, wenn auch Hunger da ist. Vor allem bei einer Vata-Störung kann das zum Problem werden. Denn Menschen, die viel Stress haben, vergessen häufig, auf die Signale ihres Körpers zu achten, und essen dann mal gar nicht und dann wieder sehr viel. Wichtig ist hier auch, den Lebensstil zu betrachten und das Körpergefühl mithilfe von Meditation und Achtsamkeitsübungen zu verbessern. Aber auch das Drumherum muss stimmen. Essen wir beispielsweise unter Stress und Zeitdruck, bei Streitgesprächen oder nach hitzigen Diskussionen oder sogar an einem schmutzigen und lauten Ort, so kann die Nahrung auf psycho-mentaler, energetischer und physiologischer Ebene der Gesundheit schaden. Zu bevorzugen ist also eine stressfreie und achtsame Nahrungsaufnahme.

Trinkgewohnheiten: Neben den Mahlzeiten ist auch der Flüssigkeitshaushalt ein wichtiger Faktor bei Stuhlunregelmäßigkeiten. Es sollte auf eine ausreichende Trinkmenge geachtet werden. Was ist hierbei entscheidend? Wichtig ist der Blick auf den Urin. Wir können an einer hellen bis fast durchsichtigen Farbe erkennen, dass wir genügend getrunken haben. Die Deutsche Gesellschaft für Ernährung (DGE) empfiehlt zwei bis drei Liter Wasser pro Tag. Diese Angabe gilt für die Aufnahme von Flüssigkeit einschließlich der Flüssigkeitszufuhr durch Nahrung. Deshalb solltest du etwa eineinhalb bis zwei Liter in Form von Flüssigkeit zu dir nehmen. Neben Wasser können auch Kräutertees hilfreich sein, um den

AUS UNSERER PRAXIS

Heißes Zitronenwasser am Morgen ist ein guter Verdauungs-Booster. Ein Glas lauwarmes Wasser mit etwas Salz verrührt und auf nüchternen Magen getrunken, kann den Entleerungsreiz des Darms auslösen und aktiv gegen die Verstopfung wirken.

Aber auch der süße Geschmack kann bei Verstopfung nützlich sein. Zum Beispiel kannst du lauwarmes Honig-Zitronen-Wasser mit je etwa 1 Teelöffel hochwertigem Honig und frischem Zitronensaft auf 200 Milliliter lauwarmem Wasser einnehmen.

Magen-Darm-Trakt ins Gleichgewicht zu bringen. Hier sind ebenfalls fast alle Gewürze und Kräuter gut zu gebrauchen.

Massagen: Normalerweise suchen wir bei einer Vata-Störung nach Maßnahmen, die uns zur Ruhe bringen. Was wir bei der Verstopfung aufgrund einer Vata-Störung aber eher forcieren möchten, ist eine Aktivierung der Verdauung. Die Verdauung ist hier nicht träge, wie bei einer Kapha-Störung, aber sie ist unregelmäßig und meist werden zu wenig Verdauungssekrete ausgeschüttet. Um also sowohl zur Ruhe zu kommen und sich zu erden als auch die Verdauung anzukurbeln und für Feuchtigkeit zu sorgen, bieten sich lokale Bauchmassagen an. Hierfür nimmst du auf 250 Milliliter Öl 1 bis 2 Tropfen des ätherischen Öls, je nachdem, wie konzentriert und rein das ätherische Öl ist. Es gibt aber auch spezielle Vata-Massage-Öle, die hier eingesetzt werden können. Wie du diese sanfte Bauchmassage durchführst, kannst du auf Seite 141 nachlesen. Die Bauchmassage kann helfen, die Darmentleerung in Schwung zu bringen. Sie kann nach dem Abendessen oder auch vor dem Schlafen durchgeführt werden. Am besten legt man zusätzlich 20 Minuten lang nach der Massage ein heißes Handtuch mit einer Wärmeflasche auf den Bauch.

Bewegung: Neben der manuellen Therapie in Form der Selbstmassagen kann auch Yoga dazu beitragen, die Verdauung zu stimulieren. Hier bieten sich sitzende Vorbeugen und sitzende oder liegende Drehungen an. Bewegung ist generell ein guter Weg, um die Verdauung anzukurbeln. Hier sollten natürlich keine anstrengenden Workouts gewählt werden, weil sie das Vata-Dosha weiter erhöhen würden. Yoga, leichtes Joggen oder Spazierengehen bieten sich aber bestens an.

THERAPEUTENWISSEN

Im Ayurveda gilt das typische heiße, abgekochte Wasser (siehe Seite 135f.) als eine Art Reinigungsmethode. Bei einer Vata-Störung hätte ein übermäßiger Konsum dieses Wassers einen weiteren gewebereduzierenden Effekt und ist somit ungeeignet. Es spült den Körper mehr durch und vermehrt dadurch die trockenen und leichten Eigenschaften des Vata-Doshas.

Routinen: Atemübungen können ebenso helfen, die Verdauung anzukurbeln. Vor allem Kapalabhati (siehe Seite 147) regt das Verdauungsfeuer an und hilft so, die Nahrung besser zu verdauen und zu verstoffwechseln. Um die innere Unruhe, die mit einer Vata-Störung einhergehen kann, gut in den Griff zu bekommen, unterstützen Routinen am Morgen und am Abend. Meditation und ausreichend Schlaf halten das Vata-Dosha in Balance und helfen damit dem Dickdarm bei der Entspannung. Mehr zum Thema Meditation kannst du in den Gesundheitsritualen auf Seite 143ff. nachlesen.

KAPHA-AUSGLEICHENDE MASSNAHMEN

Ernährung: Handelt es sich bei der Verstopfung um eine Kapha-Störung mit träger, verlangsamter Verdauung, dann muss zuallererst

THERAPEUTENWISSEN

Menschen mit einer Kapha-Störung können teilweise in ihrer Trägheit gefangen sein und nicht die nötige Motivation besitzen, von heute auf morgen alles zu verändern. Deswegen ist es bei einer manifesten Kapha-Disbalance ratsam, die Ernährung schrittweise umzustellen. Der Verdauungstrakt muss sich sowieso an die neue Ernährung gewöhnen. Außerdem ist es wirklich wichtig zu beurteilen, ob eine Vata-Störung mit vorhanden ist, um diese nicht weiter zu triggern.

die Nahrung betrachtet werden. Die Aufgabe besteht darin, alle Kapha-erhöhenden Lebensmittel zu identifizieren und sie durch geeignete leicht verdauliche Lebensmittel zu ersetzen.

Wir suchen also nach Übeltätern, die sowohl das Kapha-Dosha reizen als auch Ama erhöhen können (siehe Seiten 81 und 84). Liegt eine Ama-Belastung vor, sollten alle Lebensmittel, die Ama produzieren können, vom Nahrungsplan gestrichen werden. Hier ist auch der Blick auf die ungünstigen Nahrungsmittelkombinationen nötig (siehe Seite 278). Nahrungsmittel wie Fleisch, Käse und Backwaren sollten bei einer Kapha-Störung reduziert werden.

Geschmack und Gewürze: Um das Agni anzukurbeln und das Kapha-Dosha zu reduzieren, können die Geschmacksrichtungen scharf, bitter und herb eingesetzt werden. Der scharfe Geschmack erhöht die Verdauungskraft und reduziert mit seinen trockenen Eigenschaften das Kapha-Dosha. Hierzu zählen beispielsweise Chili, schwarzer Pfeffer, Ingwer, Senfsamen, Anis, aber auch rohe Zwiebeln, Knoblauch, Rettich und Radieschen. Der bittere Geschmack wird sogar medizinisch zur Aktivierung der Verdauungsorgane eingesetzt. Er aktiviert die Ausschüttung der Verdauungsenzyme von Bauchspeicheldrüse, Gallenblase und Leber. Im europäischen Raum wurde der bittere Geschmack häufig aus Lebensmitteln rausgezüchtet. Umso wichtiger wird deshalb der Einsatz von Gewürzen oder auch von (Wild-)Kräutern. Sie enthalten die Agni-stärkenden und Kapha-reduzierenden Eigenschaften. Viele Gewürze sind nicht nur bei Kapha-Disbalancen gut geeignet, sondern besitzen zusätzlich eine förderliche Wirkung auf das Vata-Dosha. Gewürze, die hier zum Einsatz kommen können, sind beispielsweise Kurkuma und Asafoetida.

Gewürze spielen bei dieser Art der Verstopfung wirklich eine große Rolle. Das Agni muss wieder in Gang gebracht werden, damit die Nahrung wieder gut verstoffwechselt werden kann und der Darm entlastet wird. Dementsprechend ist auch eine reduzierte Ernährung mit zwei bis maximal drei Mahlzeiten am Tag gut geeignet. Diese Mahlzeiten sollten nicht übermäßig groß sein, sondern eher gering und dennoch nährstoffreich ausfallen, um das Agni nicht zu überfordern. Auch die Zubereitungsform sollte den Körper nicht beschweren, also nicht braten, sondern eher dünsten.

In der Anfangsphase kann es sinnvoll sein, auf schwer verdauliche Lebensmittel zu verzichten und wirklich leicht verdauliche Mahlzeiten auf den Speiseplan zu setzen. Das könnten zum Beispiel gut gewürzte Kitcharis sein. Ein Rezept für Kitchari findest du unter folgendem QR-Code.

www.suedwest-verlag.de/ ayurveda-sprechstunde

Bewegung: Die Trägheit des Kapha-Doshas darf mithilfe von Aktivität durchbrochen werden. Alles, was den Körper und den Geist anregt, kann helfen, die Verdauung zu fördern. Tägliche Bewegung ist wichtig, um den Stoffwechsel anzuregen, das Agni zu stärken und den Kapha-Überschuss zu reduzieren. Plane täglich mindestens 30 Minuten Bewegung in deinen Alltag ein. Hierbei ist es nicht unbedingt wichtig, welche Form der Bewegung du wählst. Alles, was Spaß macht und dich ins Schwitzen bringt, ist hervorragend geeignet. Vor allem am Morgen in der Kapha-Zeit kann es sinnvoll sein, sich zu aktivieren.

Auch der berufliche Alltag der Betroffenen sollte betrachtet werden. Geht die betroffene Person vor allem einer sitzenden Tätigkeit nach, lassen sich Übungen in den Alltag integrieren, die diesen Kreislauf unterbrechen. Auch ein Stehpult einzurichten, kann hilfreich sein. Das Stehen soll den Körper wieder in Fahrt bringen. Die Durchblutung verbessert sich und viele Menschen berichten über mehr Wohlbefinden, bessere Laune und auch eine höhere Produktivität. Während des Stehens arbeitet das Gehirn besser, sodass auch die Konzentration gesteigert werden kann. Zusätzlich können kurze Pausen genutzt werden, um sich im Büro zu dehnen oder bewusst zu atmen. Denn über die Atmung bewegen wir unser Zwerchfell auf und ab. Diese Bewegung massiert auf ganz natürliche Weise unsere Verdauungsorgane.

Auch am Abend kann es sinnvoll sein, ein wenig Bewegung in den Alltag zu bringen. Vor allem dann, wenn dieser generell eher sitzend verbracht wird. Hierbei sollte darauf geachtet werden, die Bewegungen nicht zu anregend zu gestalten, um den Nachtschlaf nicht zu stören. Gut geeignet ist eine Yin-und-Yang-Yogapraxis. Das bedeutet, es werden erst anregende, stoffwechselfördernde Yoga-Asanas gewählt und in einem Flow praktiziert, um die Praxis dann mit einigen liegenden und sitzenden Positionen zu beenden, die bis zu 5 Minuten gehalten werden. Besonders gut geeignet sind hierbei Drehungen, wie der Drehsitz, Ardha Matsyendrasana, oder auch Rückbeugen, wie der Bogen, Dhanurasana. Als sitzende oder liegende Positionen zur Beruhigung am Abend eignen sich die liegende Drehung, Jathara Parivartanasana, oder die sitzende Vorbeuge, Paschimottanasana. Durch die tiefe Bauchatmung kannst du in diesen Positionen die inneren Organe massieren und die Verdauung unterstützen (mehr zum Thema Yoga ab Seite 150).

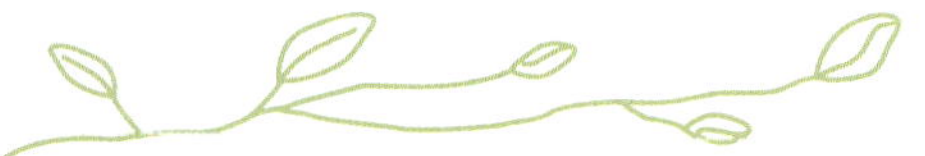

ANWENDUNG FÜR ZU HAUSE

Flohsamenwasser

Flohsamenschalen können bei Verstopfungen leicht abführend wirken.

- 1 TL Flohsamenschalen
- 180 ml warmes Wasser

Die Flohsamen einrühren, kurz ziehen lassen und morgens auf nüchternen Magen trinken. Du kannst sie wie bei einer Kur über eine gewisse Zeit einnehmen oder präventiv anwenden. Wichtig: viel trinken! Flohsamenschalen ziehen Wasser in den Darm und lockern so den Stuhl auf. Fehlt Flüssigkeit, wirken sie verstopfend. Solltest du nach der Einnahme Blähungen bekommen, liegt es vielleicht daran, dass dein Körper nicht an Ballaststoffe gewöhnt ist. Dann mit ½ Teelöffel starten.

Routinen: Morgens kann zusätzlich zur Bewegung auch Kapalabhati zur Aktivierung des Agni praktiziert werden. Um den Stoffwechsel anzukurbeln, bietet es sich bei Verstopfung aufgrund einer Kapha-Störung an, mit einem heißen Ayurveda-Wasser zu starten. Auch Ingwer und Zitrone können eingesetzt werden, um den Stoffwechsel weiter zu aktivieren. Zungenschaben und Ölziehen eignen sich gut, um den Körper zu reinigen. Bei einem stark verschleimten Gefühl in den Nasennebenhöhlen kann auch eine morgendliche Nasendusche angewendet werden. Alle Routinen findest du ab Seite 128.

Massagen: Im Gegensatz zur Vata-Störung können wir bei einer Kapha-Störung auf Ölungen von außen verzichten. Die manuelle Therapie in Form einer Bauchmassage und die Wärmeanwendung ist dennoch sinnvoll, um einerseits die Darmträgheit zu reduzieren und andererseits die kalten Eigenschaften des Kapha-Doshas auszugleichen. Bei einer Kapha-Störung kann also die Bauchoberfläche rund um den Bauchnabel in Verdauungsrichtung trocken massiert werden. Mehr zu der Bauchmassage findest du auf Seite 141.

Vorsicht!

Wie auch beim Durchfall gibt es bei der Obstipation einige Anzeichen, bei denen du hellhörig werden und professionelle Hilfe in Anspruch nehmen solltest. Zum einen wenn Blut im Stuhl oder am Toilettenpapier zu finden ist. Das kann ein Hinweis darauf sein, dass Schleimhaut oder auch der Anus beschädigt sind. Auch wenn sich bei chronischer Verstopfung keine Besserung trotz Einhaltung ALLER Maßnahmen und mental stabiler Ebene einstellt, sollte eine schulmedizinische Abklärung erfolgen.

Ab einem gewissen Alter kann auch eine Darmspiegelung sinnvoll sein, um etwaige Stenosen, zum Beispiel aufgrund eines Karzinoms, auszuschließen. Kommen zu der Verstopfung noch andere Symptome wie massive Abgeschlagenheit, Nachtschweiß, Fieber oder eine starke und schnelle Gewichtsabnahme in wenigen Wochen dazu, dann sollten ebenfalls diagnostische Untersuchungen eingeleitet werden.

Blähungen/Blähbauch

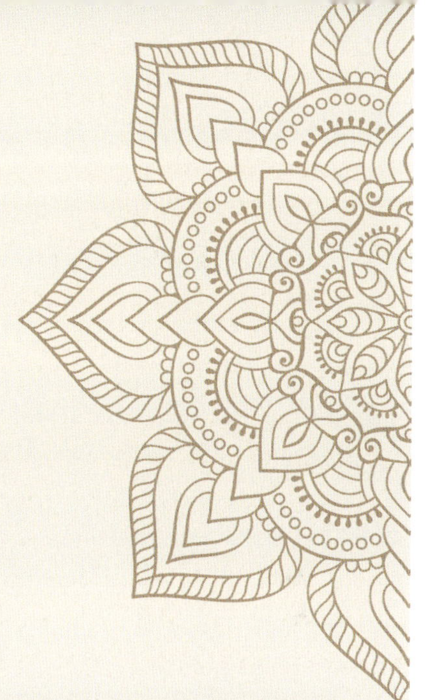

Bei Luftansammlungen im Bauch und dem Drang, sie rauszulassen, kann der Ayurveda uns weiterhelfen.

Die Ursachen für Blähungen können vielfältig sein: Neben Nahrungsmittelunverträglichkeiten sind auch ein Ungleichgewicht der Darmflora oder einfach eine ungünstige Ernährungsweise mit vielen blähenden Lebensmitteln mögliche Übeltäter. Es macht Sinn, ein Ernährungstagebuch zu führen, um mögliche Verbindungen zwischen Lebensmitteln und Beschwerden aufzudecken. Gibt es hier zunächst keinen Anhaltspunkt, können weitere Labortests und eine Ultraschalluntersuchung sinnvoll sein. Durch eine Stuhluntersuchung kann eine Fehlbesiedelung mit Pilzen, möglichen Parasiten oder anderen Keimen diagnostiziert werden, gerade nach einem Aufenthalt im Ausland sollte das untersucht und ausgeschlossen werden.

Nahrungsmittelunverträglichkeiten können über Atemtests oder Blutuntersuchungen herausgefunden werden. Zusätzlich können die Blutwerte der Verdauungsorgane, wie die GGT für die Gallenblase und Leber oder die Lipase für die Bauchspeicheldrüse, gecheckt werden, um ihre Funktion einzuschätzen. Medizinisch kann der Bauch außerdem mittels Ultraschall untersucht werden. Die medizinische Behandlung von Blähungen ist dann abhängig vom Untersuchungsergebnis. Sollte beispielsweise eine Fehlbesiedelung mit Pilzen festgestellt werden, dann sollte die Ernährung zuckerfrei gestaltet werden, da Zucker die Hauptnahrungsquelle der Pilze darstellt. Zu der Therapie bei Nahrungsmittelunverträglichkeiten findest du ab Seite 346 viele Möglichkeiten.

Blähungen – ayurvedisch betrachtet

Bei der Vielzahl an möglichen Ursachen für Blähungen kann uns der Ayurveda gut weiterhelfen. Luftansammlungen werden nämlich besonders häufig bei Vata-Störungen oder auch bei Ama-Zuständen beobachtet. Deshalb sollten wir auf mögliche andere Symptome eines Vata-Ungleichgewichts achten und die Ernährung sowie den Lebensstil an die Störung anpassen. Ist Ama mit beteiligt (siehe Seite 86f.), sollte auch das Verdauungsfeuer angeregt und die Ama-auslösenden Faktoren vermieden werden. Sind die Ernährung und der Lebensstil der Ursache entsprechend angepasst, können Heilkräuter eingesetzt werden, um weitere Linderung zu erreichen. Die Ernährung und der Lebensstil sind die Basis, erst wenn diese Basis steht, ist die Verdauung bereit, Heilkräuter auch wirklich aufzunehmen.

Heilkräuter und Gewürze

Hingvastaka Churna ist in der Ayurveda-Therapie ein gutes Mittel, um Blähungen bei einer Vata-Störung zu reduzieren. In dieser Mischung ist unter anderem Asafoetida enthalten, welches krampflösend und beruhigend auf den Verdauungstrakt wirken soll. Auch Ajwain wird gerne bei Blähungen, aber auch bei Krämpfen und Völlegefühl eingesetzt. Wie du Ajwain dafür verwenden kannst, kannst du auf Seite 184 nachlesen. Unter den Anwendungen im Kasten rechts und im Kapitel „Gesund bleiben" findest du ab Seite 181 auch weitere Gewürze, die bei Blähungen gut eingesetzt werden können. Hierzu zählen vor allem Fenchel, Anis, Kreuzkümmel und Kardamom.

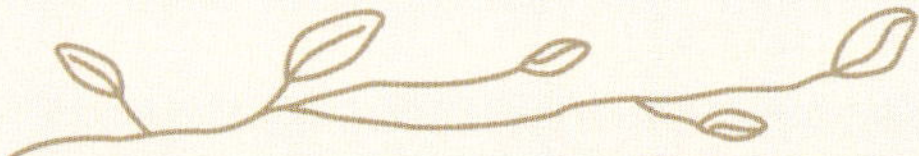

ANWENDUNGEN FÜR ZU HAUSE

Dillsamentee

Rezept siehe Seite 191.

Fenchelsamentee

Fenchelsamen sind für alle Konstitutionen geeignet, besonders gut helfen sie bei Verdauungsbeschwerden wie Blähungen.

- 1 TL Fenchelsamen
- 200 ml kochendes Wasser

Fenchelsamen zerdrücken und mit dem kochenden Wasser aufgießen. 10 Minuten ziehen lassen und abseihen. Bis zu 3-mal täglich zwischen den Mahlzeiten trinken.

Schafgarbentee

Schafgarbe hat eine magenstärkende und entkrampfende Wirkung und verhindert so Blähungen.

- 2 TL Schafgarbenkraut
- 250 ml kochendes Wasser

Das Schafgarbenkraut mit kochendem Wasser übergießen. Für 10 bis 15 Minuten zugedeckt ziehen lassen. Dann die Schafgarbe abseihen und den Tee trinken. Bis zu drei Tassen täglich zwischen den Mahlzeiten.

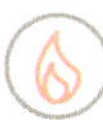 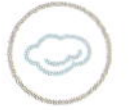 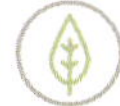

Gastritis

Unter Gastritis verstehen wir eine Entzündung der Magenschleimhaut. Magenbeschwerden stellen in Deutschland eine weitverbreitete Gesundheitsstörung dar. In den Arztpraxen ist die Gastritis eine der häufigsten Diagnosen. Bei einer Befragung aus dem Jahr 2009 gaben 20,5 Prozent der Befragten an, schon einmal eine Entzündung der Magenschleimhaut oder des Zwölffingerdarms gehabt zu haben, wobei Frauen deutlich stärker davon betroffen sind als Männer.

Wir unterscheiden in der Schulmedizin zwischen der akuten und der chronischen Gastritis. Die akute Entzündung klingt üblicherweise innerhalb weniger Tage von alleine ab, wohingegen die chronische Form länger bestehen bleibt und meist behandlungsbedürftig ist.

Gastritis in der Medizin

Ursachen akute Gastritis: Bei der akuten Gastritis handelt es sich um eine kurzfristige Entzündung, die in den meisten Fällen von selbst rückläufig ist. Ursächlich können ein exzessiver Alkoholkonsum, starkes Rauchen, Medikamente und auch Stress sein. Hier leiden die Betroffenen unter Schmerzen im Oberbauch, Erbrechen, Übelkeit, Völlegefühl, Aufstoßen oder auch Blähungen.

THERAPEUTENWISSEN

Eine Dauerlösung sollten Protonenpumpenhemmer keinesfalls sein. Sie führen unter anderem zu einem erhöhten Risiko einer Darmfehlbesiedelung mit dem Bakterium Clostridium difficile, was zu starken Durchfällen führen kann. Außerdem sollten sie nicht von heute auf morgen abgesetzt werden, weil dadurch ein sogenanntes Rebound-Phänomen auftreten kann, welches dazu führt, dass der Magen wieder vermehrt Säure produziert und dadurch die Beschwerden wieder zunehmen.

Therapie akute Gastritis: Bei der akuten Gastritis können mithilfe von Ernährungs- und Lebensstilanpassungen die Beschwerden deutlich gelindert werden. Hier konzentriert sich die Schulmedizin auf eine magenschonende Diät mit Kaffee-, Alkohol- und Nikotinverzicht und gegebenenfalls einem vorübergehenden Verzicht auf Nahrung. Medikamentös werden gerne Protonenpumpenhemmer wie Omeprazol oder Pantoprazol verschrieben.

Ursachen chronische Gastritis: Die chronische Gastritis wird schulmedizinisch nach ihrer Ursache eingeteilt. Die Typ-A-Gastritis macht etwa 5 Prozent aller chronischen Entzündungen aus. Sie wird als Autoimmungastritis bezeichnet, obwohl ihre tatsächliche Ursache eher unbekannt ist. Vermutet wird, dass einige Fälle als Folge einer Helicobacter-pylori-Infektion übrig bleiben. Bei der Typ-A-Gastritis kommt es zu einer autoimmunen Zerstörung der Belegzellen im Magen. Die Belegzellen, auch Parietalzellen genannt, sind verantwortlich für die Produktion der Magensäure und des Intrinsic-Faktors. Treten die Magenbeschwerden in Kombination mit anderen Autoimmunerkrankungen wie der Hashimoto-Thyreoiditis auf, sollte die Abklärung einer Typ-A-Gastritis erfolgen.

Rund 60 Prozent der Betroffenen einer chronischen Magenschleimhautentzündung leiden unter einer sogenannten Typ-B-Gastritis, die durch das Helicobacter-pylori-Bakterium ausgelöst wird. Bei dieser Infektion kommt es zu einer verminderten Schleimproduktion und einer erhöhten Säureproduktion im Magen. Die Entzündungen finden sich dann häufig im Mageneingang. Oft verlaufen diese Magenschleimhautentzündungen sogar asymptomatisch. Bleibt die Infektion lange unentdeckt, kann es zu einer Verminderung der Magensäureproduktion kommen, was wiederum das Risiko für Magenkarzinome steigert. Tatsächlich bleibt die Infektion lange unentdeckt und führt später zu Geschwüren im Magen oder im Zwölffingerdarm.

Die dritte Form der Magenschleimhautentzündung ist die Typ-C-Gastritis. Sie gilt als chemische Gastritis, die häufig durch Medikamente oder andere schädliche Stoffe wie hoher Alkoholkonsum oder Rauchen verursacht wird. Zu den Medikamenten gehören nicht steroidale Antirheumatika (NSAR) wie Ibuprofen, Diclofenac oder ASS, vor allem, wenn sie in Kombination mit Cortisol oder Antidepressiva (Serotonin-Wiederaufnahmehemmer) eingenommen werden. Auch bei dieser Form kann es im schlimmsten Fall zu Magengeschwüren mit der Gefahr einer Magenblutung kommen.

Bei allen Formen der Gastritis leiden die Betroffenen an Oberbauchschmerzen, gegebenenfalls in Kombination mit Übelkeit oder Völlegefühl. Die Schmerzen treten nüchtern oder auch nach der Nahrungsaufnahme auf. Neben vermehrtem Aufstoßen kann auch ein verminderter Appetit mit schneller Sättigung bei starkem Hungergefühl auftreten. Bei dieser rein schulmedizinischen Einteilung wird das Thema der Psychosomatik größtenteils vernachlässigt. Das wird besonders deutlich, wenn wir uns der Gastritis aus ganzheitlicher Sicht widmen.

Therapie chronische Gastritis: Bei Typ-B-Gastritis ist aufgrund der Komplikationen, die durch eine fehlende Behandlung zu erwarten sind, eine Antibiotika-Therapie angeraten. Meist müssen verschiedene Antibiotika kombiniert werden. Wichtig ist eine Erfolgskontrolle nach vier bis sechs Wochen mit erneuter Helicobacter-Diagnostik und die Darmregeneration mithilfe von Prä- und Probiotika. In dieser Regenerationsphase können auch ayurvedische Heilkräuter wie Triphala sinnvoll sein (siehe Seite 178). Bei der Typ-C-Gastritis ist es vor allem wichtig, die ursächlichen Faktoren zu meiden und einen gesunden Lebensstil zu etablieren.

Gastritis als Vata-Störung

Entzündungen sind ja eher das charakteristische Symptom von Pitta-Störungen. Dennoch kann es im Zuge von Vata-Störungen zu einer Magenschleimhautentzündung kommen. Hast du viel Luft im Bauch, trockene Haut und Schleimhäute, starke innere Unruhe und rissige Nägel, können das Hinweise darauf sein, dass das Vata-Dosha aus dem Gleichgewicht ist. Die übermäßige Luft im Körper kann das Agni zeitweise ganz schön anfeuern und über diesen Prozess das Feuer zum Lodern bringen. Das ist vor allem dann der Fall, wenn das überschüssige Vata-Dosha sich nicht mehr ausreichend durch den Körper bewegen kann, weil die Srotas durch Ama blockiert werden. Ama sammeln wir dann an, wenn wir eine ungünstige Ernährungs- oder Lebensweise pflegen. So wie beispielsweise bei der Typ-C-Gastritis.

Gastritis als Pitta-Störung

Entzündungen werden am ehesten dem Pitta-Dosha zugeordnet und die Gastritis ist mit hoher Wahrscheinlichkeit auf ein Pitta-Ungleichgewicht zurückzuführen. Wirklich sichergehen können wir, wenn sich noch weitere typische Pitta-Anzeichen finden, wie saurer Geschmack im Mund, Durchfall, Hautunreinheiten oder Emotionen wie Wut und Frustration. Dann können wir das Pitta-Dosha behandeln. Vor allem die Typ-B- und die Typ-C-Gastritis können aus ayurvedischer Sicht dem Pitta-Dosha zugeordnet werden, aber auch akute Magenschleimhautentzündungen können aufgrund eines Pitta-Überschusses entstehen. Die Typ-B-Gastritis ist eine klassische Infektionskrankheit, die häufig über eine lange Zeit unentdeckt bleibt. Bakterielle, virale und auch mykotische Infektionen werden ayurvedisch gesehen gerne dem Pitta-Dosha zugeordnet.

Bei der Typ-C-Gastritis führen vor allem Medikamente oder auch Drogenmissbrauch (Alkohol und Rauchen) zu einer Entzündung, was sich klar dem Pitta-Dosha zuschreiben lässt.

Behandlungsstrategie

Vorneweg: Eine manifeste, chronische Gastritis sollte auch immer schulmedizinisch mitbetreut werden. Es können Komplikationen auftreten, wie Magengeschwüre oder Blutungen, und es wäre fahrlässig, hier auf die diagnostischen und therapeutischen Möglichkeiten der Schulmedizin zu verzichten. Aber vor allem bei einer akuten Gastritis und einer Typ-C-Gastritis kann die Ernährung ein wichtiger Faktor bei der Beschwerdelinderung sein.

VATA-AUSGLEICHENDE MASSNAHMEN

Liegen Hinweise auf eine Vata-Störung vor, sollte vermieden werden, weiteres Ama anzuhäufen (siehe Seite 84ff.).

Ernährung: Um das Vata-Dosha auszugleichen und das Verdauungssystem zu entlasten, ist es ratsam, auf kleinere, leicht verdauliche Mahlzeiten umzusteigen. Zu Beginn dürfen diese Mahlzeiten sogar flüssig oder breiig sein und aus leichter Kost bestehen wie zum Beispiel Wurzelgemüse oder leicht verdaulichen Getreidesorten wie Hafer. Auch Kitchari-Gerichte (siehe Seite 255) können hilfreich sein. Nach und nach sollte dann der Kostaufbau erfolgen. Ein wichtiger Leitfaden ist dabei das Hungergefühl. Hat die betroffene Person keinen Hunger, brennt das Agni nicht stark genug. Je nachdem, wie fortgeschritten die Entzündung ist, kann das ein Zeichen für eine verminderte Ausschüttung von Verdauungsenzymen oder auch Magensäure sein. Das Agni muss dann zunächst angeregt werden, damit die Nahrung langsam aufgebaut werden kann (siehe Seite 82).

Ist Vata bei der Magenschleimhautentzündung das Hauptproblem, dann sollten die Empfehlungen zur Ernährung bei einer Vata-Störung eingehalten werden. Du findest eine Tabelle mit allgemeinen Empfehlungen auf Seite 75.

Stressreduktion: „Das schlägt mir auf den Magen!" Vielleicht hast auch du schon mal diesen Wortlaut verwendet. Emotionen können uns belasten und so auf körperlicher Ebene Schäden verursachen. Lang anhaltender Stress führt zu einer dauerhaft schlechten Durchblutung des Verdauungstrakts. Dadurch bildet die Magenschleimhaut weniger Schleim und wird anfälliger für Angriffe der Magensäure. Sodbrennen oder Magenschleimhautentzündungen sind mögliche Folgen. Stress bringt natürlich nicht nur das Vata-Dosha aus dem Gleichgewicht, sondern kann ebenso das Pitta-Dosha ins Ungleichgewicht stürzen. Deshalb kann Stressreduktion ein wichtiger Teil bei einer Gastritis sein. Um Stress effektiv zu reduzieren, können natürlich Rituale helfen. Mehr zum Thema Stressreduktion auf Seite 140ff.

PITTA-AUSGLEICHENDE MASSNAHMEN

Geschmack: Bei der Gastritis braucht es gleich mehrere Geschmäcker, die zum Einsatz kommen sollten:

- Der süße Geschmack gilt ayurvedisch als gewebeaufbauend und steht somit auch der Magenschleimhaut regenerativ zur Seite.
- Der bittere Geschmack regt die Verdauungsorgane an und steigert den Fluss der Verdauungsenzyme. Dadurch kann Nahrung besser verstoffwechselt werden und die Nährstoffaufnahme verbessert sich.
- Der herbe Geschmack hat eine zusammenziehende Wirkung, und das eben auch auf die Gefäße. Er wirkt im Körper austrocknend und entzündungshemmend. Die entzündungshemmende Komponente möchten wir uns zunutze machen. Der austrocknende Effekt kann dann sinnvoll sein, wenn wir die Magenschleimhaut regenerieren möchten. Der zusammenziehende Effekt könnte jedoch auch die Durchblutung vermindern, was wie bei übermäßigem Stress zu einer geringeren Schleimproduktion führen könnte. Auch das macht ayurvedisch gesehen Sinn: Neben dem Pitta-Dosha wird auch das Kapha-Dosha durch den herben Geschmack reduziert.

Somit sollten wir bei einer Gastritis vor allem die süße Geschmacksrichtung bevorzugen und erst dann die anderen Geschmacksrichtungen verwenden.

Ernährung: Die generellen Empfehlungen zur Ernährung bei einer Pitta-Störung sollten eingehalten werden (Seite 76). Ayurvedisch betrachtet gehören Lebensmittel wie Weizenprodukte,

Fleisch- (vor allem Schweinefleisch) und Milchprodukte sowie Nachtschattengewächse wie Kartoffeln und Tomaten zu den Lebensmitteln der Rajas-Qualität. Sie besitzen einen anregenden Effekt auf den Körper und können die Pitta-Qualitäten weiter erhöhen. Deshalb sollten auch sie eine Zeit lang reduziert werden.

Anbei noch einige wirksame Ernährungsregeln:
- Entzündungshemmende Lebensmittel, wie Omega-3-haltige Öle und Fette, also Leinöl, Hanföl und Olivenöl, sind gut geeignet. Wir sollten mit Ölen jedoch bei einer Pitta-Störung etwas sparen, um kein „Öl ins Feuer" zu gießen.
- Auch Gewürze wie Kurkuma, Kardamom und Ingwer dürfen in der Ernährung zum Einsatz kommen.
- Um den Magen nicht zu überlasten sind eher kleinere Mahlzeiten zu bevorzugen. Bei einer Pitta-Störung kann der Appetit aber sehr groß sein. Hier hilft es, ausreichend zu trinken, um das Feuer etwas auszulöschen. Es eignen sich besonders gut Kräutertees wie Kamille-, Fenchel-, Salbei-, Schafgarbe- oder Löwenzahntee.
- Regelmäßige Mahlzeiten helfen dem Körper, sich an diesen Ablauf zu gewöhnen und sich auf die Nahrungsaufnahme vorzubereiten. Die Nahrungsaufnahme selbst sollte dann in Ruhe erfolgen. Essen unter dem Einfluss starker Emotionen wie Wut oder Aggression sollte vermieden werden, denn dann ist meist nicht die beste Verdauungskraft vorhanden.
- Ist das Agni übermäßig aktiv, sollte nicht auf Mahlzeiten verzichtet werden, damit die Magenschleimhaut nicht weiter angegriffen wird, sondern das Agni die Nahrung verarbeiten kann.

Routinen: Beim Lebensstil verhält es sich ähnlich, wie wir bei einer Vata-bedingten Gastritis besprochen haben. Auch bei Magenschmerzen können belastende Emotionen oder nicht verarbeitete Konflikte beziehungsweise Stress eine Ursache sein. Ist das Pitta-Dosha aktiv, können Wut, Aggressionen und Frustration im Vordergrund stehen. Um Heilung zu erfahren, müssen wir uns diesen inneren Blockaden widmen und ihnen Raum geben. Routinen helfen, Stress zu reduzieren und Körper und Geist ein Gefühl von Sicherheit zu vermitteln. Welche Rituale hierbei nützlich sind, zeigen wir ab Seite 128. Analysiere den Lebensstil und nimm gegebenenfalls Anpassungen vor, die helfen, mit belastenden Emotionen besser umzugehen. Einige Tools haben wir ab Seite 143 beschrieben.

Ein ruhiger Start in den Morgen gleicht sowohl das Vata- als auch das Pitta-Dosha aus. Ist das Pitta-Dosha vorrangig betroffen, sind kühlende Elemente am Morgen sinnvoll. Besonders dann, wenn neben der inneren Hitze noch äußere dazukommt. Kühlende Elemente können beispielsweise eine lauwarme Dusche sein oder abkühlende Atemübungen wie Sitali/Sitkari.

Je nach Stresslevel im Alltag können Ruhepausen unterstützend sein. Hier ist wirklich alles erlaubt, was guttut: ein Spaziergang in der Natur, kurze Trinkpausen mit einer Tasse Tee, Atemübungen im Büro und vieles mehr. Am Abend ist es ebenfalls sinnvoll, den Tag in Ruhe ausklingen zu lassen. Auf Alkohol und Rauchen sollte natürlich verzichtet werden, ebenso wie auf sehr anregende Serien, Filme oder Bücher. Das kann den Schlaf beeinträchtigen, der für die

ANWENDUNG FÜR ZU HAUSE

Kamillen-Rollkur
Die Kamille ist das beliebteste Heilmittel bei Magen- und Darmbeschwerden. Das Heilkraut kann eine entkrampfende, antibakterielle, schmerzlindernde und entzündungshemmende Wirkung haben.

- 3 EL Kamillenblüten
- 350 ml kochendes Wasser

Kamillenblüten mit dem Wasser übergießen und für 8 Minuten ziehen lassen. Den Tee abgießen, in eine Tasse füllen.

Achtung: Die Kamille darf nicht überdosiert werden und ist nicht für die Daueranwendung geeignet.

Ablauf Rollkur: Bei der Rollkur wird auf leeren Magen die Tasse Kamillentee in kleinen Schlucken getrunken.

- Dann legt man sich für 10 Minuten auf den Rücken,
- anschließend dreht man sich für 10 Minuten auf die linke Seite,
- danach legt man sich für weitere 10 Minuten auf die rechte Seite,
- zum Abschluss legt man sich für 10 Minuten auf den Bauch.
- Rollkur für höchstens vier Wochen praktizieren.

Tipp: In den Kamillentee können 15 bis 20 Tropfen Kamillentinktur hinzugefügt werden. Kamillentinktur ist in der Apotheke erhältlich. Denn das ätherische Öl in der Kamille ist bedingt wasserlöslich, weshalb der Tee beispielsweise bei Magenschleimhautentzündung nur eingeschränkt wirkt. Der alkoholische Auszug ist effektiver.

körpereigene Regeneration von großem Nutzen ist. Der Schlaf ist generell eine wichtige Komponente, wenn es um Entzündungen geht, weil wir hier den Körper abkühlen und in die Regeneration starten. Um dem erneuten Energieschub in der Pitta-Phase der Nacht zu entkommen, sollte die Schlafenszeit vor 22 Uhr beginnen. Acht Stunden Schlaf reichen dann meist aus, um ausgeruht in den nächsten Tag zu starten.

Bewegung: Die Rolle von körperlicher Belastung bei Erkrankungen im Magen-Darm-Trakt wird oft unterschätzt. Intensive Dauerbelastungen können Störungen der Beweglichkeit, der Sekretion, der Schleimhautdurchblutung sowie der darmassoziierten Immunabwehr verursachen. In Abhängigkeit von Belastungsart und -intensität kann sich sogar ein gastroösophagealer Reflux entwickeln, vor allem dann, wenn schnelle Druckerhöhungen auf die Körpermitte wie beim Rudern kompensiert werden müssen. Moderate Bewegungen können jedoch meist gut in den Alltag integriert werden. Hier sollte man darauf achten, die Belastungsintensität nicht zu schnell zu steigern. Bei leichten und mittleren Belastungen scheinen sich die Magensekretion, der Säuregehalt und die Bewegungen des Magens nicht nennenswert zu verändern. Vor allem bei Pitta-Problematiken sollte der Sport nicht komplett reduziert werden. Wir brauchen eine gewisse körperliche Belastung, um das innere Feuer auch rauslassen zu können, wohingegen Sport als Wettkampf ungünstig ist und das Pitta weiter ansteigen lässt.

Vorsicht!

Sowohl bei einer akuten als auch bei einer chronischen Gastritis gibt es Zeichen, die man dringend beachten sollte, um einen potenziell schweren Verlauf zu vermeiden. Bei der akuten Gastritis sollten starke Bauchschmerzen, Bluterbrechen oder auch schwarzer Stuhlgang dringend abgeklärt werden. Dies können Hinweise darauf sein, dass eine aktive Magenblutung besteht und wir nicht mehr von einer harmlosen Magenschleimhautentzündung sprechen. Auch ein stark aufgeblähter, druckschmerzhafter Bauch sollte immer schulmedizinisch vorgestellt werden. Kommen zu den Bauchschmerzen auch starkes Erbrechen und Durchfälle hinzu, handelt es sich vielleicht eher um eine Infektion, die auch abgeklärt werden sollte. Bei der chronischen Gastritis ist die Gefahr einer Magenblutung aufgrund der Ausbildung von Magengeschwüren noch größer. Besteht hier also der Verdacht auf eine Magenblutung, sollte dies in jedem Fall schulmedizinisch behandelt werden. Bei einer lang anhaltenden Gastritis können außerdem regelmäßige Blutkontrollen wichtig sein, um eine Blutarmut und ihre Folgen auszuschließen.

AUS UNSERER PRAXIS

Es ist wichtig, eine Ama-Belastung abzuklären. Als erste Einschätzung dient der Test auf Seite 86f. Ist dies der Fall, muss Ama reduziert werden, ohne das Vata-Dosha noch weiter zu erhöhen. Das kann so manches Mal schwierig sein, weil Ama mithilfe von Schärfe verbrannt wird, Schärfe jedoch das Vata-Dosha aus dem Gleichgewicht bringen kann. Die Ama-Reduktion muss also sanft vorgenommen werden. Hier kann zum Beispiel mit frischem Ingwer gearbeitet werden. Einfach ein kleines Stück Ingwer klein schneiden oder reiben und in die Mahlzeiten integrieren. Alternativ kann auch etwa eine halbe Stunde vor den Mahlzeiten frischer Ingwertee getrunken werden. Auch die Leberwickel mit Scharfgabe, die wir dir auf Seite 266 vorstellen, können unterstützend wirken.

ANWENDUNGEN FÜR ZU HAUSE

1. BEI LEICHTEN VERDAUUNGS-BESCHWERDEN

Lavendel-Tinktur

Rezept siehe Seite 375.

Tipp bei schlechter Verdauung: Nach dem Essen Kardamom kauen, er beseitigt Mundgeruch und hilft bei schlechter Verdauung.

---

2. ZUR STÄRKUNG DER VERDAUUNGSKRAFT

Klassischer Agni-Trunk

Diese „Wunderwaffe" stabilisiert das Agni.

- 1 cm dickes Stück Ingwer
- 200 ml Wasser
- 1½ TL Kreuzkümmelsamen
- 5 Pfefferkörner
- ½ TL Bockshornkleesamen
- ¼ TL Salz
- optional: ¼ TL Vollrohrzucker

Ingwer schälen und in einem kleinen Topf mit Wasser erhitzen. Alle weiteren Zutaten hinzugeben, aufkochen und die Hitze reduzieren. Das Gewürzwasser 10 Minuten köcheln lassen. Das Getränk abkühlen lassen und die Gewürze abseihen. Den Agni-Trunk lauwarm trinken.

Tipp: Um die Verdauung anzuregen, empfiehlt der Ayurveda, 10 Minuten vor der Hauptmahlzeit den lauwarmen Agni-Trunk zu trinken.

Leberwickel mit Schafgarbe

Ein Leberwickel wirkt beruhigend auf das ganze Verdauungssystem und unterstützt es beim Abtransport von Giftstoffen und Ama.

- 5 TL getrocknetes Schafgarbenkraut
- 1 l kochendes Wasser
- Baumwolltuch (z. B. Stoffwindel)
- Wärmeflasche
- großes Handtuch oder Schal

Übergieße das getrocknete Schafgarbenkraut mit dem kochenden Wasser. Für 10 Minuten ziehen lassen und anschließend die Schafgarbe abseihen.

Dann das Baumwolltuch mit dem Schafgarbenaufguss befeuchten und das Tuch anschließend gut auswringen, sodass es nicht tropft. Lege dich auf den Rücken und platziere das Tuch auf deinem rechten Oberbauch, da, wo sich deine Leber befindet. Achte darauf, dass das Baumwolltuch nicht zu heiß ist! Anschließend wird um das Baumwolltuch ein Schal oder großes Handtuch gewickelt und eine Wärmeflasche darauf aufgelegt.

Warm zugedeckt den Leberwickel für etwa 30 Minuten wirken lassen, bevor du ihn entfernst.

Übelkeit und Erbrechen

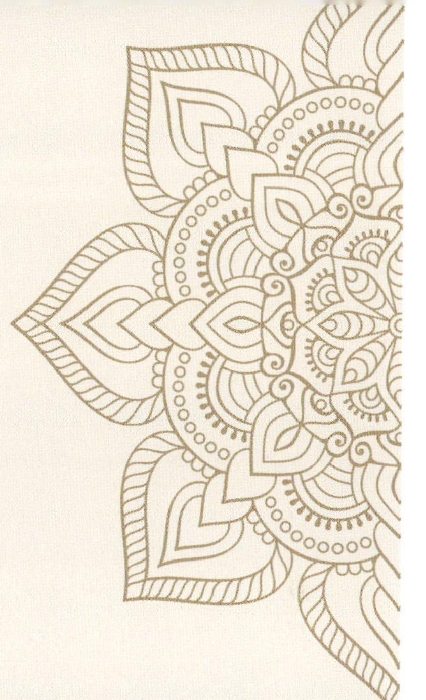

Das Brechzentrum im Gehirn verursacht Übelkeit und Erbrechen. Zum Glück handelt es sich bei Erbrechen in den meisten Fällen um eine harmlose Reaktion des Körpers, um schädliche Eindringlinge schnell wieder loszuwerden.

Übelkeit entsteht vermutlich dann, wenn unser Brechzentrum im Gehirn milde stimuliert wird. Eine stärkere Aktivierung verursacht hingegen Erbrechen. Übelkeit und Erbrechen können viele Ursachen haben, neben Infektionen auch Nahrungsmittelunverträglichkeiten oder Lebensmittelvergiftungen. Aber Erbrechen und Übelkeit müssen ihre Ursache nicht mal im Verdauungstrakt haben. Manchmal liegen auch psychosomatische Faktoren, eine Gehirnhautentzündung, ein Herzinfarkt oder ein Sonnenstich zugrunde. Deshalb ist es wichtig, genau hinzuschauen, was gerade aus dem Gleichgewicht geraten ist. Liegt die Ursache im Verdauungstrakt, sollten wir überprüfen, ob es Anzeichen dafür gibt, dass ein potenziell schwerwiegender Verlauf droht. Hinweise findest du im Abschnitt „Vorsicht!" auf den Seiten 245, 256 und 265. Sind das Erbrechen und die Übelkeit so stark, dass der Kreislauf beeinträchtigt ist und sich Schwäche und starke Erschöpfung ausbreiten, kann eine schulmedizinische Abklärung sinnvoll sein. Auch bei Erbrechen nach dem Verzehr von Pilzgerichten oder Konserven kann es wichtig sein, die Schulmedizin in die Behandlung und Diagnostik miteinzubeziehen.

Übelkeit – ayurvedisch betrachtet

Was kannst du tun, um Übelkeit und Erbrechen aus ayurvedischer Sicht zu verbessern? Zunächst einmal kann es helfen, in den ersten Stunden auf Nahrung zu verzichten. Im Vordergrund steht jetzt der Flüssigkeitshaushalt, das heißt konkret in kleinen Schlucken Wasser oder ungesüßten Tee einnehmen, um den Magen nicht zu sehr zu belasten oder zu reizen. Neben Kamillentee können auch Fenchel oder Salbei gut eingesetzt werden. Auch Gemüsebrühe ist nicht schlecht, weil sich dadurch der Elektrolythaushalt stabilisiert. Zu heiße oder zu kalte Getränke sollten genauso wie Kohlensäure oder Früchtetees, die viel Säure enthalten können, vermieden werden, weil der kranke Magen gegebenenfalls empfindlich reagieren wird.

Kostaufbau

Nach spätestens ein bis zwei Tagen kann dann der Kostaufbau langsam erfolgen. Hier kann man sich gut am eigenen Hungergefühl orientieren. Der Körper signalisiert damit, dass er nun wieder bereit ist, Nahrung aufzunehmen. Da das Agni jedoch vermutlich noch sehr schwach ist, sollte die Nahrung leicht verdaulich sein und warm zu sich genommen werden. Kleine Portionen sind selbstverständlich in dieser Zeit besser geeignet. Zum leichten Kostaufbau eignen sich aus ayurvedischer Sicht beispielsweise Reissuppen, Porridge oder gekochter Gemüsestampf aus süßen Gemüsesorten wie Pastinake, Süßkartoffel oder Möhren. Der Vorteil ist hierbei, dass all diese Lebensmittel eher dem süßen Geschmack zugeordnet werden und damit die schleimigen Kapha-Eigenschaften erhöhen. Nach ein paar Tagen kann dann auch warmes Fruchtmus oder Milchreis ausprobiert werden. Wenn du dich wieder wirklich kraftvoll fühlst und dein Agni wieder brennt, kannst du außerdem auf kleine normale Mahlzeiten umsteigen und so den Kostaufbau langsam beenden. Neben der Portionsgröße ist natürlich auch hier das „Wie" entscheidend. Iss langsam und unterstütze deine Verdauung, indem du entweder gut kaust oder deine Mahlzeiten pürierst, sodass der Verdauungstrakt nicht zu viel arbeiten muss. Frittierte, gebratene oder fettige Speisen haben nun natürlich absolut keinen Platz auf dem Speiseplan. Auch sehr säurehaltige oder scharfe Speisen können in der Zeit ungünstig sein. Kaffee und Schwarztee sollten daher auch für einige Zeit wegfallen. Kräutertees sind anfangs besser geeignet.

Viele Gewürze regen das Agni an und können so den Magen zu Beginn zu sehr reizen. Ingwer gilt als bewährtes Mittel, um Übelkeit und Brechreiz zu behandeln, entweder als Tee zubereitet oder auch in kleinen Mengen zum Kauen. Achte aber unbedingt auf die Reaktion des Magens.

Hausmittel

Neben der Ernährung können auch andere Hausmittel gegen Übelkeit und Erbrechen hilfreich sein. Liegt parallel ein starkes Hitzegefühl vor, kann das ein Hinweis auf einen Pitta-Überschuss sein. Hier kann ein kühles Tuch oder ein Waschlappen auf der Stirn helfen, um das Gefühl von Übelkeit oder auch Schwindel zu lindern. Außerdem kann der Kreislauf mit etwas kaltem Wasser über den Handgelenken aktiviert werden. Auch Lichtempfindlichkeit ist ein Hinweis auf eine Pitta-Störung. Finden wir eher Hinweise auf ein Vata-Ungleichgewicht, wie zum Beispiel Magenkrämpfe und Schwäche, kann ein warmes Körnerkissen oder eine Wärmflasche helfen, das Vata ins Gleichgewicht zu bringen. In jedem Falle sind Ruhe und Entspannung sehr wichtig. Nach einigen Tagen Bettruhe verlangt der Körper gegebenenfalls wieder nach etwas mehr Bewegung. Der Kreislauf kann dann mit langsamen Spaziergängen an der frischen Luft gefördert werden.

ANWENDUNGEN FÜR ZU HAUSE

Kamillentee

Kamille ist das beliebteste Heilkraut bei Magen-Darm-Problemen.

- 2 bis 3 TL getrocknete Kamillenblüten
- 250 ml kochendes Wasser

Die Blüten mit dem Wasser übergießen, abgedeckt für 10 Minuten ziehen lassen. Blüten abseihen und trinken.

Hinweis: Den Tee nicht überdosieren, er ist auch nicht für den Dauergebrauch geeignet.

Ingwertee

Ingwer hilft sehr gut gegen Übelkeit und Erbrechen, Rezept siehe Seite 228.

Zitronenmelissentee

Melisse hilft gegen Übelkeit, da sie krampflösend wirkt.

- 1 bis 2 TL getrocknete oder 1 Stängel frische Zitronenmelisse
- 200 ml kochendes Wasser

Die Melisse mit dem Wasser aufgießen und zugedeckt 10 Minuten ziehen lassen. Dann abseihen und den Tee trinken.

Beachte: Bei Schilddrüsenunterfunktion sollte der Zitronenmelissen-Aufguss nicht verwendet werden.

STOFF-WECHSEL-STÖRUNGEN

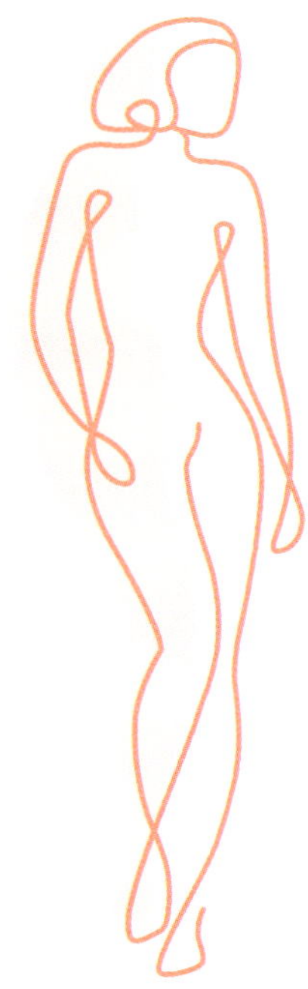

LEITFADEN:

Medizinische Untersuchung

- Körperliche Untersuchung
- Ultraschall des Bauchraums und der Schilddrüse
- Laboruntersuchung (Leber, Bauchspeicheldrüse, Gallenblase, kleines Blutbild, Blutzucker, Blutfette)
- EKG, weil Fettstoffwechselstörungen oder Diabetes das Herz-Kreislauf-System beeinträchtigen
- Blutdruck-Messungen
- Fußuntersuchungen (Folgeerkrankungen bei Diabetes)
- Urin

Welches Dosha ist aus dem Gleichgewicht?

- Anzeichen, dass Vata aus dem Gleichgewicht ist: Trockenheit, Verstopfung, innere Unruhe, Blähungen, Blähbauch, Schlafstörungen, vermehrter Bewegungsdrang, Gewichtsschwankungen
- Anzeichen, dass Pitta aus dem Gleichgewicht ist: übermäßiger Hunger, Gewichtsverlust, Entzündungen, Rötungen, Durchfall, hitzige Emotionen, Nährstoffmangel, gelbliche Haut
- Anzeichen, dass Kapha aus dem Gleichgewicht ist: träge Verdauung, Appetitlosigkeit, große Stuhlmengen, Gewichtszunahme, Wassereinlagerungen
- Ama-Belastung testen und ggf. Ama-Reduktion

Wichtigste Ernährungsaspekte

- Dosha-gerechte Ernährung
- Warme Mahlzeiten
- Regelmäßige Mahlzeiten
- Leicht verdauliche Mahlzeiten (weniger tierische Produkte, eher Suppen, Eintöpfe, leichte Gemüse-Getreide-Gerichte)

Wichtigste Lifestyle-Aspekte

- Morgenroutine: Ölziehen, Zungenschaben, heißes Wasser
- Bei Kapha-Problematik: schweißtreibende Bewegung und trockene Hitze
- Yoga zur Verbesserung des Körpergefühls
- Meditation o. Ä. zur Stressreduktion
- Ausreichend Schlaf zur Regeneration, Kapha eher weniger Schlaf
- Kapalabhati, um den Stoffwechsel anzukurbeln
- Garshan-Massage, ebenfalls stoffwechselanregend

Therapeutenwissen

- Panchakarma-Kuren
- Folgende Heilkräuter und Gewürze können zum Einsatz kommen:
  Amalaki: blutzuckersenkend, cholesterinsenkend
  Ashwagandha: bei Untergewicht, Stressreduktion, v. a. gut bei stressinduziertem Bluthochdruck, Stärkung, vermehrt Ojas
  Brahmi: Stressreduktion bei psychosomatischen Faktoren des Hochdrucks
  Chyavanprash: bei Untergewicht, Stärkung, Rasayana
  Gokshura: wirkt auf den Urogenitaltrakt, blutdrucksenkend, wird vor allem bei Wasseransammlungen empfohlen
  Guduchi: bestes antidiabetisches Mittel, beruhigend, bei fortgeschrittenem Diabetes gut geeignet
  Knoblauch: Herztonikum, Cholesterinsenkung, Blutdrucksenkung
  Kurkuma: blutzuckersenkend, aktiviert Ausscheidung von Fettsäuren
  Medohar Guggulu: Reduktion Fettgewebe
  Musta und Ingwer: Stoffwechselaktivator, Agni-stärkend
  Neem: sehr bitter, hilft, Fett aus dem Blut zu entfernen
  Pippali: Agni-Stärkung, Ama-Reduktion
  Trikatu: Agni-stärkend, unterstützt Fettverbrennung
  Triphala Guggulu: Reduktion des Fettgewebes, Therapie zum Abtragen der Gefäßablagerungen
  Zimt: verbessert Zuckeraufnahme im Gewebe

Als Stoffwechsel bezeichnen wir die Gesamtheit der physiologischen Vorgänge, die zur Energieerzeugung und zum Aufbau von Körperbestandteilen führen. Unser Stoffwechsel ist die Grundlage aller lebenswichtigen Vorgänge im Körper. Er findet auf Zellebene statt und ist nicht gleichzusetzen mit unserer Verdauung.

Nahrung wird erst verdaut und dann werden die Bestandteile der Nährstoffe über den Blutkreislauf zu unseren Zellen transportiert. In unseren Körperzellen werden diese Bestandteile dann verstoffwechselt, also abgebaut, in andere Stoffe umgebaut oder zu neuen Produkten aufgebaut. Die Verdauung ist also eher die Voraussetzung für Stoffwechsel. Unser Stoffwechsel dient der Energiegewinnung und wird wesentlich durch unser Hormon- und Nervensystem gesteuert. Wir unterscheiden im Körper verschiedene Stoffwechselvorgänge.

Kohlenhydratstoffwechsel: Der Kohlenhydratstoffwechsel ist vor allem bei Erkrankungen wie Diabetes mellitus interessant. Die Verdauung übernimmt hier die Aufspaltung der komplexen Kohlenhydrate aus der Nahrung in Einfachzucker (z. B. Glukose, Fruktose). Diese Zuckermoleküle gelangen dann über das Blut in die Zellen, wo der eigentliche Stoffwechselprozess stattfindet. Aus den Einfachzuckern gewinnt der Körper Energie. Sollte gerade genügend Energie zur Verfügung stehen, wird die Glukose in der Leber und der Muskulatur in Glykogen umgewandelt und so gespeichert. Sind diese Speicher irgendwann ebenfalls wegen Überfüllung geschlossen, wird Zucker in Fett umgewandelt und in den Fettdepots gespeichert.

Eiweißstoffwechsel: Beim Eiweißstoffwechsel entstehen aus Eiweißen durch unsere Verdauung Aminosäuren. Diese gelangen dann über die Blutbahn in die Zellen. Aminosäuren dienen sowohl der Energiegewinnung als auch dem Aufbau von Muskelzellen, Hormonen und Enzymen.

Fettstoffwechsel: Ein weiterer wichtiger Makronährstoff ist Fett. Fette dienen wie Kohlenhydrate der Energiegewinnung in den Zellen. Außerdem ist das Fettgewebe der wichtigste Energiespeicher unseres Körpers. Wir erleben immer wieder, dass Fette als etwas „Böses" betrachtet werden. Sie sind jedoch eine wichtige Grundlage für die Bildung von Hormonen und Botenstoffen. Übermäßige Fettsäuren speichert der Körper als Fettzellen für „schlechte Zeiten". Auch Vitamine und Mineralstoffe sind für unseren Körper überlebenswichtig und werden über die Nahrung aufgenommen. Zum Beispiel benötigen wir Kalzium und Phosphor zum Aufbau unserer Knochen. Am Knochen selbst findet auch ein ständiger Stoffwechsel statt. Jetzt gerade in diesem Moment baut dein Knochen sich auf und ab. Kalziumionen sind zusätzlich für die Muskelarbeit unerlässlich.

Unter Stoffwechselstörungen versteht man medizinisch pathologische Abweichungen im Stoffwechsel. Und auch ayurvedisch betrachtet liegt bei Stoffwechselerkrankungen häufig eine Störung des Agni mit nachfolgender Ama-Ansammlung vor. Ist der Stoffwechsel vermindert, ist einer der wichtigsten Schritte, Ama zu reduzieren und das Agni zu stärken.

 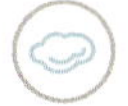 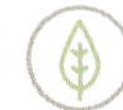

Übergewicht

Übergewicht gilt als ein essenzieller Risikofaktor für unsere wichtigsten Volkskrankheiten, auch wenn es von vielen Menschen immer noch unterschätzt wird. Es ist uns wichtig, an dieser Stelle zu betonen, dass es bei der Bewertung von Übergewicht nicht um den Vergleich mit einem künstlich erschaffenen Schönheitsideal geht, sondern dass sich um eine ernst zu nehmende Stoffwechselstörung handelt, die viele Folgeerkrankungen nach sich ziehen kann. Das Thema Übergewicht hat eine zunehmende Relevanz in unserer Gesellschaft. Eine Untersuchung aus dem Jahr 2017 zeigte, dass in Deutschland rund 52,7 Prozent der Erwachsenenbevölkerung übergewichtig (BMI > 25) war. Diese Werte ergaben einen Zuwachs von knapp 8 Prozent innerhalb von 20 Jahren. Frauen sind mit einer Übergewichts- und Adipositasrate von 43,1 beziehungsweise 14,6 Prozent seltener betroffen als Männer. Bei den männlichen Erwachsenen lag die Quote an Übergewicht bei 62,1 beziehungsweise an Adipositas bei 18,1 Prozent. Auch Kinder leiden zunehmend unter Übergewicht und den körperlichen sowie mentalen Folgen. Die Häufigkeit von Übergewicht (einschließlich Adipositas) bei Mädchen und Jungen im Alter von drei bis 17 Jahren betrug 2017 15,4 Prozent. Eine gesunde Ernährung und ein gesunder Lebensstil können dabei helfen, Übergewicht zu reduzieren und das Gewicht wieder ins Gleichgewicht zu bringen.

Übergewicht in der Medizin

Ursachen: Übergewicht entsteht aus schulmedizinischer Sicht dann, wenn wir täglich mehr Energie aufnehmen, als wir tatsächlich benötigen und verstoffwechseln können. Wir nehmen also zu, wenn wir mehr Essen aufnehmen, als unser Körper braucht, oder wenn wir uns weniger bewegen und die Energie nicht in Form von Muskelkraft verbrennen.

Aber auch Stoffwechselerkrankungen wie die Schilddrüsenunterfunktion können die Fetteinlagerung im Gewebe fördern. Außerdem können auch zu wenig Schlaf oder zu viel Stress den Cortisolspiegel erhöhen und so den Stoffwechsel verlangsamen. Auch bei psychischen Erkrankungen wie Depression oder Essstörungen ist das natürliche Hunger- und Sättigungsgefühl außer Kraft setzen, sodass die Betroffenen zu viel (oder zu wenig) essen. Zusätzlich können auch einige Medikamente den Appetit ankurbeln und die Wasser- und Fetteinlagerung im Körper fördern.

Schulmedizinisch berechnen wir mit zwei verschiedenen Formeln, ob das Gewicht ein Gesundheitsrisiko darstellt: mit dem Body-Mass-Index, kurz BMI, und dem Taille-Hüft-Verhältnis (Waist-to-hip-Ratio, kurz WHR). Der BMI beschreibt das Verhältnis von Körpergewicht zu Körpergröße. Liegt er über 24,9 Punkten, sprechen wir von Übergewicht. Beträgt er mehr als 29 Punkte, liegt sogar eine Adipositas

Grad 1 vor. Von einer Adipositas Grad 2 sprechen wir bei einem BMI zwischen 35 bis 39,9 und Grad 3 beschreibt alles über 39,9. Für das individuelle Gesundheitsrisiko ist neben dem Gewicht auch die Fettverteilung am Körper ausschlaggebend. Das Bauchfett, auch viszerales Fett genannt, setzt nämlich permanent krank machende Botenstoffe frei, wodurch der Blutdruck erhöht sowie Diabetes mellitus und Entzündungen ausgelöst werden können. Die WHR gibt das Verhältnis von Hüft- zu Taillenumfang an. Sie sollte bei Männern bei unter 1,0 und bei Frauen bei unter 0,85 liegen.

Therapie: Um Übergewicht aus schulmedizinischer Sicht zu reduzieren, gibt es also vor allem zwei Möglichkeiten: Mehr Energie verbrauchen, als aufzunehmen, oder weniger Energie aufzunehmen, als zu verbrauchen. Wir müssen also entweder kalorienreduziert essen oder unseren Stoffwechsel ankurbeln. Zumindest sind das die Lösungen, wenn keine andere Grunderkrankung oder Ursache hinter dem Übergewicht steckt. Auch ayurvedisch würden wir zunächst alle weiteren Symptome und Ursachen identifizieren und uns dann vor allem auf Agni, also den Stoffwechsel und die Verdauung, konzentrieren.

Übergewicht als Vata-Störung

Das Vata-Dosha besteht aus den Elementen Luft und Raum und ist normalerweise eher an katabolen, also abbauenden Stoffwechselvorgängen beteiligt. Dennoch kann es bei einer Störung auch zu einer Gewichtszunahme beitragen. Wie genau sieht dieser Mechanismus dann aus? Häufig basiert die Gewichtszunahme auf einem eingeschränkten Stoffwechsel. Nehmen wir einmal an, dass das Vata-Dosha aus irgendeinem Grund ansteigt, vielleicht Stress, vielleicht aber auch durch eine Vata-reizende Ernährung. Dann wird durch die zusätzliche Luft im Körper auch häufig das Agni beeinträchtigt. Wir sprechen dann von einem Vishama Agni, einem unregelmäßigen, wechselhaften Agni. Betroffene Personen leiden häufig unter Heißhungerattacken. Außerdem kann das Verdauungsfeuer schnell überlastet sein. Dadurch wird Nahrung nicht vernünftig verstoffwechselt und es entsteht Ama. Ama sind Stoffwechselrückstände im Körper, die sich in der extrazellulären Matrix, dem Gewebe im Zwischenraum zwischen den Zellen, ansammeln. Hier sorgen sie für eine erhöhte Zähigkeit und Stoffe können weniger gut in die Zellen hinein und aus den Zellen heraustransportiert werden. Das verschlechtert den Stoffwechsel und führt langfristig zur Gewichtszunahme.

Vergleichen wir wieder Schulmedizin mit dem Ayurveda, können wir auch hier Parallelen in den Risikofaktoren von Übergewicht erkennen. Bei einer Vata-Störung leiden die Betroffenen häufig auch unter einem mentalen Ungleichgewicht mit Ängsten und Sorgen oder auch an Schlafstörungen und Stress. Dies führt wiederum zur Erhöhung von Cortisol, welches durch die Erhöhung des Blutzuckers den Fettabbau verhindert, den Stoffwechsel verlangsamt und das natürliche Hunger- und Sättigungsgefühl vermindert.

Übergewicht als Kapha-Störung

Ist das Kapha-Dosha nicht im Gleichgewicht, können sich Schwere und Trägheit im Körper ausbreiten. Schon allein dieser Aspekt macht es leicht zu verstehen, warum eine Kapha-Störung zu Übergewicht führen kann. Der Pathomechanismus liegt jedoch noch tiefer als die alleinige Ausweitung des Kapha-Doshas im Körper. Eine Dominanz des Kapha-Doshas bedingt häufig auch eine Schwächung des Agnis. Das Manda Agni, also schwache Agni, ist häufig ursächlich bei metabolischen Störungen. Dabei wird dann häufig selbst leicht verdauliches Essen nicht vertragen und die Personen klagen immer wieder über Verdauungsbeschwerden. Durch die reduzierte Verdauungskraft kann Ama sich im Körper bilden, sammeln und ausbreiten. Das führt wiederum zu einer Blockade der Körperkanäle, der Srotas. Die blockierten Srotas führen auf der Ebene der Gewebe dann zu Stoffwechselstörungen. Abfallstoffe können nicht vernünftig abtransportiert werden und Nährstoffe nicht ausreichend aufgenommen und verarbeitet werden. Der Körper gerät so nicht nur in einen äußerlichen Füllezustand, sondern auch in einen Mangelzustand. Physiologisch versucht der Körper Giftstoffe, die nicht ausgeleitet werden können, in Fettzellen zu speichern, damit sie dem Körper ansonsten nichts anhaben können. So nehmen viele Menschen nicht ab, obwohl sie sich gesund ernähren. Ihr Stoffwechsel ist einfach nicht in der Lage, das alles zu stemmen. Wir brauchen also bei Übergewicht aufgrund einer Kapha-Störung eine Ernährungs- und Lebensweise, die den Stoffwechsel ankurbelt, anstatt ihn weiter zu belasten.

Behandlungsstrategie

VATA-AUSGLEICHENDE MASSNAHMEN

Umgang mit Hunger: Es ist vor allem wichtig, das unregelmäßige Agni zu stabilisieren und so das Vata-Dosha ins Gleichgewicht zu bringen. Besteht eine starke Ama-Belastung, sollte auch hier gegengelenkt werden. Das Agni kann durch einfache Maßnahmen reguliert und gestärkt werden, mehr dazu auf Seite 82. Wenn Hunger besteht, ist das ein gutes Zeichen. Dann kann sich die Nahrungsaufnahme nach dem Hungergefühl richten, damit sie wirklich nur dann stattfindet, wenn der Körper bereit dazu ist. Manchmal ist das aber bei einer Vata-Störung wirklich schwer zu erkennen, weil man das nötige Körpergefühl verloren hat und entweder keinen Hunger oder Heißhunger verspürt. Dementsprechend kann es sinnvoll sein, dein Agni vor den Hauptmahlzeiten mit Ingwer oder Pippali anzuregen, insbesondere dann, wenn eine Ama-Belastung vorliegt. Hier geht es nicht darum das Gefühl von Heißhunger zu vermehren, sondern ein gesundes Maß an Hunger zu entwickeln. Wir wollen durch Ingwer oder Pippali also den Hunger regulieren und ihn genau zu den Hauptmahlzeiten ankurbeln. Bei Heißhunger neigen wir dazu, auf eine schnelle, ungesunde Lösung zurückzugreifen. Hier helfen vorbeugend mehrere kleine Mahlzeiten, um das Vata-Dosha auszugleichen und das Verdauungsfeuer nicht zu überfordern. Die Mahlzeiten sollten leicht verdaulich und somit warm zubereitet sein. Es haben sich meist zwei bis drei kleine Hauptmahlzeiten bewährt. Je nachdem, wie groß der Hunger ist, kann eine gesunde Zwischenmahlzeit noch sinnvoll sein, um das Vata-Dosha weiter ins Gleichgewicht zu bekommen.

Lebensmittel: Bei Lebensmitteln, die das Agni fordern und das Vata noch weiter erhöhen, sollte man nun Vorsicht walten lassen. Dazu gehört unter anderem auch Rohkost. Rohkost und Salate werden in der Medizin natürlich gerne empfohlen, weil sie eine geringe Kaloriendichte besitzen und somit in Massen gegessen werden können. Das Agni muss hierbei jedoch viel Energie aufwenden, um die Nahrung zu verdauen und zu verstoffwechseln. Auch das Vata-Dosha wird durch kalte und rohe Speisen weiter angetrieben. Wir setzen in der Behandlung der Vata-Störung bei Übergewicht also auf Speisen, die uns helfen, das Vata Dosha zu reduzieren, und dennoch nicht zu kalorienreich sind. Wir empfehlen Speisen, die der Körper gut verstoffwechselt und ihn trotzdem eine gewisse Zeit sättigen. Gekochtes Gemüse steht deshalb besonders hoch im Kurs. Hier eignet sich für das Vata-Dosha Süßkartoffel, Möhre und anderes Wurzelgemüse. Auch leicht verdauliche Kohlenhydrate dürfen verwendet werden. Dazu zählen vor allem Reis, Haferflocken oder Quinoa.

Öle und Fette, üblicherweise ein wichtiger Bestandteil bei der Behandlung von Vata-Störungen, sollten bei Übergewicht reduziert verwendet werden, um die Energiezufuhr nicht zu stark zu erhöhen. Aber: Fette als Makronährstoffe stellen immer einen Teil einer gesunden Mahlzeit dar. Beispielsweise sind sie essenziell für die Aufnahme fettlöslicher Vitamine.

Geschmack und Gewürze: Der süße Geschmack ist gut geeignet, um das Vata-Dosha ins Gleichgewicht zu bringen, es sollte aber darauf geachtet werden, lediglich gesunde süße Lebensmittel zu verwenden. Auf Seite 73 findest du Lebensmittel zu den jeweiligen Geschmacksrichtungen. Um das Agni zu stärken, können auch Nahrungsmittel oder Gewürze vom bitteren und scharfen Geschmack zum Einsatz kommen. Generell ist das Arbeiten mit Gewürzen bei dieser Art von Störung gut geeignet. Denn die meisten Gewürze beruhigen das Vata-Dosha, wohingegen das Agni gestärkt wird.

Bewegung: Ist das Vata-Dosha dominant, können sich innere Unruhe, Sorgen und Stress ausbreiten. Um den Stoffwechsel nicht noch weiter runterzufahren, ist es sinnvoll, trotz der Vata-Störung nicht nur auf reine Ruhe und Entspannung zu setzen. Bewegung ist ein hilfreiches Mittel, um den Kreislauf anzuregen und den Stoffwechsel zu aktivieren. Dennoch sollte die Bewegung gezielt eingesetzt werden. Schweißtreibende und auslaugende Workouts sind bei einer Vata-Störung eher kontraproduktiv. Wir brauchen Bewegung, die hilft, den Kopf freizubekommen, den Stoffwechsel anzuregen, und nicht zu einer zusätzlich starken Erschöpfung führt. Gut geeignet sind regelmäßige, gleichmäßige Bewegungen wie leichtes Joggen. Aber auch Yoga kann helfen, körperliche Aktivität mit mentaler Beruhigung zu koppeln. Hilfreich sind auch kleine Spaziergänge als alltägliche Auszeiten, wenn das besser in den Alltag passt. Alles in allem macht es Sinn, tägliche moderate Bewegung in den Alltag zu integrieren.

KAPHA-AUSGLEICHENDE MASSNAHMEN

Lebensmittel und Geschmack: Wie bei der Vata-Störung auch ist es beim Thema Übergewicht durch Kapha-Einfluss vorrangig, das

Agni zu stabilisieren und zu stärken. Der Vorteil ist allerdings, dass der scharfe und bittere Geschmack, der das Agni ankurbelt, gleichzeitig das Kapha-Dosha reduziert. Dementsprechend sind die Geschmacksrichtungen scharf, bitter und herb zu bevorzugen. Die Geschmacksrichtungen süß, sauer und salzig können das Kapha-Dosha zusätzlich reizen, deshalb sind sie nur reduziert anzuwenden. Die Mahlzeiten sollten ebenso leicht verdaulich sein, damit das Agni nicht noch weiter geschwächt wird. Du kannst hier den Gemüseanteil der Mahlzeiten erhöhen, solltest aber auf Rohkost einige Zeit verzichten. Denn Rohkost würde das Agni zu sehr überfordern. Auch Fette und Proteine, wie in Hülsenfrüchten oder Fleisch, gelten eher als schwer verdaulich. Deshalb dürfen auch diese Lebensmittel bewusst reduziert werden. Dennoch sind sie natürlich wichtig, damit der Körper mit genügend Nährstoffen versorgt wird. Also sollten sie nicht einfach weggelassen werden. Eine Reduktion reicht bis zum ordentlichen Brennen des Agni vollkommen aus. Fertignahrung, frittierte und fettige Speisen sollten vermieden werden. Vor allem Fast Food hat häufig einen hohen Salz- und Zuckeranteil, der für die Kapha-Störung sehr ungünstig sein kann. Dünsten und Dämpfen sind neben Kochen die besten Zubereitungsarten bei einer Kapha-Störung.

Gewürze: Wenn schwer verdauliche Lebensmittel verzehrt werden möchten, können Gewürze Abhilfe schaffen. Besonders gut geeignet sind Senfsamen, Chili, Pfeffer oder auch Ingwer. Kardamom, Kreuzkümmel und Kurkuma helfen, den Fettstoffwechsel anzukurbeln. Speisen dürfen generell stark gewürzt werden. Zur Anregung des Stoffwechsels eignet sich zum Beispiel auch Kardamomwasser (Rezept siehe Seite 197).

Umgang mit Hunger: Wie bei der Vata-Störung ist es am Anfang möglich, die Mahlzeiten nach dem Hunger zu planen. Denn der Hunger gilt als Anzeichen, dass das Agni brennt. Dennoch sind regelmäßige Mahlzeiten wichtig, damit sich der Körper auf diesen Rhythmus einstellen kann. Dies führt dazu, dass er zu den festen Essenszeiten Verdauungsenzyme ausschüttet und sich dadurch die Verdauung verbessert. Je nach Hungergefühl sind zwei bis drei Hauptmahlzeiten gut geeignet. Gerade bei dieser Art der Störung ist es wichtig, die ungünstigen Nahrungsmittelkombinationen zu vermeiden, damit Ama nicht weiter gefördert wird. Mehr dazu findest du im Kasten „Aus unserer Praxis" auf Seite 278.

Die Zeit der Nahrungsaufnahme ist ayurvedisch gesehen ebenfalls wichtig. Die Zeit bis 10 Uhr morgens und die Zeit nach 18 Uhr abends wird im Ayurveda als Kapha-Zeit bezeichnet. In dieser Zeit sind der Körper, die Verdauung und der Stoffwechsel noch beziehungsweise wieder träge. Deshalb macht es Sinn, die Nahrungsaufnahme in den Zeitraum dazwischen zu legen. Besteht der Mahlzeitenplan aus zwei Mahlzeiten kann ein frühes Mittagessen und ein frühes Abendessen verzehrt werden. Liegen Hinweise auf eine Nebennierenschwäche oder ein hohes Stresslevel vor, kann es sinnvoll sein, das Frühstück nicht zu spät zu sich zu nehmen. Denn die lange Nahrungskarenz kann zusätzlichen Stress im Körper auslösen. Hier ist dann ein Modell mit drei Mahlzeiten besser.

AUS UNSERER PRAXIS

Der Ayurveda kennt ungünstige Lebensmittelkombinationen, die für viele zum Alltag gehören: zum Beispiel frisches Obst mit frischen Milchprodukten. Durch diese Verbindung können starke Gärungs- und Fäulnisprozesse entstehen, die sich durch Blähungen und Völlegefühl äußern.

Rohes Obst sollte laut Ayurveda nur allein als Zwischenmahlzeit gegessen werden und man sollte am besten zwei Stunden vor und nach dem Verzehr keine weiteren Mahlzeiten einnehmen. Ebenso treten die Gärungsprozesse bei der Kombination von rohem Obst und Getreide auf. Gedünstetes oder gekochtes Obst kann wiederum wunderbar kombiniert werden.

Auch die Kombination aus Milchprodukten und anderen tierischen Proteinen wie Fisch und Fleisch betitelt der Ayurveda als ungünstige Nahrungsmittelkombination. Der Ayurveda betont, dass tierische Eiweiße nicht miteinander gegessen werden sollten, da dadurch unweigerlich Ama entsteht. Zwar hat frische, ethisch gewonnene und nicht ultraerhitzte Bio-Vollmilch einen hohen Stellenwert als Rasayana, sollte jedoch nicht mit Fleisch oder Fisch kombiniert werden Auch Lebensmittel wie Käse oder Alkohol gehören zu diesen ungünstigen Nahrungsmitteln.

Weitere ungünstige Nahrungsmittelkombinationen sind frisches Obst mit frischem Gemüse, wie man es teils in Salaten zu sich nimmt. Diese können ebenfalls nicht optimal gleichzeitig verdaut werden und bilden somit Ama. Gedünstetes Obst und Gemüse kann als Alternative wunderbar kombiniert werden. Zusätzlich soll die Kombination aus kalten Getränken oder Eis und warmer Speisen laut Ayurveda eine toxische Wirkung im Darm hervorrufen. Der Körper möchte kalte Getränke oder eiskalte Speisen im Magen aufheizen. Bis der Körper den gesamten Mageninhalt wieder auf die gewünschte ideale Verdauungstemperatur (37 °C) aufgeheizt hat, beginnen Bestandteile der bereits im Magen angekommenen Speisen zu gären, dadurch entsteht Ama. Du solltest also eine halbe Stunde vor sowie nach und natürlich auch während den Mahlzeiten nichts oder maximal eine Tasse Tee/heißes Wasser trinken.

Bewegung: Um das Kapha-Dosha weiter zu reduzieren, ist Bewegung von großer Bedeutung. Anfangs kann es schwierig sein, die Kapha-Trägheit zu überwinden, weil sie sich nicht nur körperlich, sondern auch mental niederschlägt. Menschen mit einer Kapha-Störung unterstützt es, sich feste Termine in den Kalender einzutragen oder sich mit anderen zu verabreden, um die Verpflichtung und die Motivation zu stärken. Besonders die morgendliche Aktivierung kann helfen, die Kapha-Trägheit schon früh loszuwerden. Anders als beim Übergewicht aufgrund einer Vata-Störung darf die Bewegung hier den Körper ganz schön ins Schwitzen bringen. Deshalb sind beispielsweise Intervalltrainings gut geeignet. Ein Intervalltraining kann zum Beispiel so gestaltet werden, dass du zwischen strammem Gehen und Laufen hin- und herwechselst. Genauso kannst du ein Intervalltraining auf einem Fahrrad durchführen. Dafür fährst du 2 bis 5 Minuten schneller und dann 2 Minuten langsamer. Auch Schwimmen ist für dich gut geeignet.

Bewegung hilft nicht nur dabei, das Kapha-Dosha zu reduzieren, sondern auch das Agni anzuregen. Neben Bewegung können auch Atemübungen bei diesem Aspekt hilfreich sein. Die yogische Atemübung Kapalabhati unterstützt dabei, das Agni zu fördern. Die Nasendusche löst Schleimansammlungen in den Nasennebenhöhlen, die mit Kapha-Störungen gerne einhergehen. Anleitungen findest du ab Seite 129.

Massagen: Bei Ölungen wird das Öl über die Massage in die Haut eingearbeitet. Es fließt dann durch die Srotas und die verschiedenen Körpergewebe und kann über den Blutkreislauf in den Verdauungstrakt abgegeben werden. Ölungen von außen sollten bei Übergewicht aufgrund einer Kapha-Störung oder einer starken Ama-Belastung vermieden werden, da sie bei blockierten Körperkanälen, Srotas, nicht gut abtransportiert werden können. Aber Trocken- oder Pulvermassagen helfen, überschüssiges Gewebe zu reduzieren. Die Anleitung zur Garshan-Massage findest du auf Seite 142.

Routinen: Über den Tag verteilt können immer wieder kleine Aktivierungen sinnvoll sein. So kann man als Routine einen kleinen Spaziergang nach jeder Hauptmahlzeit in den Alltag integrieren. Zusätzlich zur körperlichen Aktivierung kann es hilfreich sein, sich auch mental zu aktivieren, um die Kapha-Trägheit zu überwinden. Die mentale Kapha-Trägheit kann dazu führen, dass dein innerer Schweinehund zu groß ist und du immer wieder lieber auf dem Sofa verweilst, anstatt dich für Sport oder Ähnliches aufzuraffen. Neue Fertigkeiten, Sprachen oder Ähnliches zu lernen, kann hier eine großartige Lösung darstellen. Es holt dich aus deiner Komfortzone heraus und hilft dir so, auch andere wichtige Ernährungs- und Lebensstilanpassungen umzusetzen.

Vorsicht!

Übergewicht kann viele Folgeerkrankungen verursachen. Neben Diabetes können auch andere Stoffwechselprobleme entstehen. Auch Fettstoffwechselstörungen können sich hieraus entwickeln, die gegebenenfalls zu Komplikationen am Herzen führen. Handelt es sich um massives Übergewicht, also Adipositas, gilt es, auf die Gelenke zu achten, da bei ihnen eine Instabilität durch die übermäßige Last auftreten kann. Wir müssen also den Körper ganzheitlich betrachten und nicht nur das Übergewicht als einzelnes Symptom bekämpfen. Deshalb ist es gut, die aktuelle körperliche Verfassung zu testen, bevor man in die Gewichtsreduktion startet, damit potenzielle weitere Erkrankungen ausgeschlossen werden.

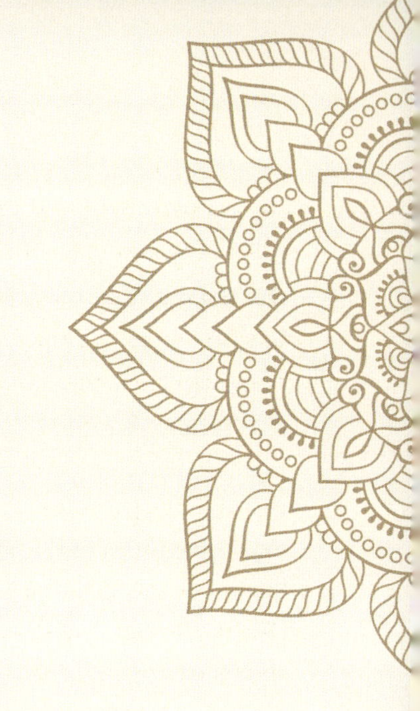

Heißhunger

Hunger und Sättigung sind zwei Gefühle, die unserem Körper zeigen, wann wir neue Energie benötigen und wann wir ausreichend Energie zu uns genommen haben. Viele Menschen haben jedoch den Bezug zu diesen Empfindungen verloren.

Viele Menschen wissen nicht mehr, wie sich Hunger tatsächlich anfühlt, und verwechseln ihn mit Appetit. Das Sättigungsgefühl macht sich erst bemerkbar, wenn der Magen bereits übermäßig gefüllt ist. Zu den Regulationszentren, die diese Gefühle steuern, gehören Anteile des Hypothalamus und Teile des Hirnstamms, der Medulla oblongata. Außerdem findet eine kurzfristige Regulation über chemische und mechanische Reize im Verdauungstrakt statt.

In einem Zustand, in dem wir keinen Hunger empfinden, sind unsere Energiespeicher in der Leber, die Glykogenspeicher, gut gefüllt. Einige Zeit nach der Nahrungsaufnahme sinkt der Blutzuckerspiegel und diese Glykogenspeicher entleeren sich nach und nach. Über verschiedene Rezeptoren in Magen und Leber wird das vegetative Nervensystem im Hypothalamus aktiviert und das Hungergefühl schließlich ausgelöst. Unter anderem ist an diesem Prozess das Hormon Ghrelin beteiligt, das von der Magenschleimhaut ausgeschüttet wird. Neben dem Abfall des Blutzuckerspiegels erklärt eine weitere Theorie die Entstehung des Hungergefühls mit der Abnahme der Wärme im Körper. Dem Körper ist sehr daran gelegen, die Körperkerntemperatur immer aufrechtzuerhalten. Denn nur dann können alle Körperfunktionen vernünftig ablaufen. Bei so ziemlich allen Prozessen, die im Körper ablaufen, entsteht als Nebenprodukt Wärme. Steht dem Körper nicht ausreichend Energie zur Verfügung, können diese Prozesse nicht optimal ablaufen und die Wärmeproduktion reduziert sich. Dies soll dann ein weiteres Zeichen des Körpers sein, Nahrung und damit neue Energie aufzunehmen.

Das Sättigungsgefühl setzt dann ein, wenn die mechanischen Rezeptoren an Magen- und Dünndarmwand durch Dehnung des Magens und Dünndarms aktiviert werden. Sie senden ans Gehirn das Zeichen, Sättigung zu signalisieren. Über den Anstieg des Blutzuckers und die Ausschüttung einer Reihe von Hormonen wird dann ein Sättigungsgefühl entwickelt, der Hunger lässt nach.

Die langfristige Regulation des Hungergefühls und vor allem die Beständigkeit des eigenen Körpergewichts wird über unser Fettgewebe selbst geregelt. Unser Gehirn registriert kontinuierlich den Insulinspiegel und die Menge der im Körper vorhandenen Fettreserven. Das Fettgewebe schüttet permanent das Hormon Leptin aus. Dieses Hormon ist der Gegenspieler des Ghrelin und dämpft das Hungergefühl. Adipöse Patient*innen besitzen einen dauerhaft hohen Leptinspiegel, durch den die Zielneuronen langsam eine Resistenz entwickeln und so kein Sättigungsgefühl mehr eintritt.

Heißhunger beschreibt einen plötzlich auftretenden Drang nach sofortiger Nahrungsaufnahme. Oftmals bezieht sich dieses Verlangen auf bestimmte Nahrungsmittel, wie etwas Süßes oder etwas Salziges. Diese spezielle Form des Hungers kann physische oder psychische Ursachen haben. Liegt dem Heißhunger eine physiologische Ursache zugrunde, kann es sich zum Beispiel um einen akuten Abfall des Blutzuckerspiegels (Hypoglykämie) handeln. Das liegt entweder daran, dass wir zu viel unserer Energie in kurzer Zeit verbraucht haben wie beispielsweise beim Sport oder dass die letzte Mahlzeit nur aus einfachen Kohlenhydraten bestanden hat. Einfache Kohlenhydrate aus Weizenprodukten oder zuckerhaltigen Lebensmitteln oder Getränken werden so schnell verstoffwechselt, dass es zunächst zu einem großen Anstieg und dann zu einem starken Abfall des Blutzuckerspiegels kommt, der Heißhunger begünstigen kann. Dementsprechend hilft es, sich bei immer wiederkehrenden Heißhungerattacken die Ernährung anzuschauen und etwaige Ursachen zu eliminieren.

Neben körperlichen Ursachen können auch starke Emotionen oder Stress zu Heißhungerattacken führen. Stress führt zur Erhöhung des Cortisolspiegels. Cortisol wiederum steigert die Bildung von Glukose aus den Glykogenspeichern, was zu einer Erhöhung des Blutzuckerspiegels mit vermehrter Produktion von Insulin führt. Es leeren sich also erneut unsere Energiespeicher aus und das Insulin baut wiederum den Blutzucker im Blut ab. Wir bekommen Hunger. Die permanente Insulinausschüttung ist vor allem bei Übergewicht ungünstig, weil hierdurch der Fettabbau, die Lipolyse, vermindert wird. Regelmäßige Heißhungerattacken können außerdem Symptome von Essstörungen wie Adipositas oder Bulimie sein.

Heißhunger – ayurvedisch betrachtet

Im Ayurveda ist Heißhunger häufig ein Zeichen eines Vata- oder eines Pitta-Ungleichgewichts. Wie kann das Vata-Dosha Heißhunger provozieren? Ist das Vata-Dosha beispielsweise durch Stress erhöht, führt dies häufig zuallererst zu einem unregelmäßigen Agni. Dieses unregelmäßige Agni hat den Nachteil, dass Lebensmittel nicht mehr vernünftig verstoffwechselt werden können. Durch diese Nahrungsmittelrückstände bildet sich Ama, welches die Srotas, die kleinen Kanäle im Körper, verstopft. Ist das der Fall, ist Vata gefangen. Das Vata-Dosha möchte sich jedoch frei durch den Körper bewegen können. Kann die Luft nicht entweichen, wirbelt sie das Agni immer wieder auf. Ein Vata-Überschuss in Kombination mit einer Ama-Belastung kann also dazu führen, dass das unregelmäßige Agni immer mal wieder plötzlich aufflammt und so Heißhungerattacken. bedingt. Beides, ein Vata- und ein Pitta-Überschuss, bringt häufig einen Heißhunger nach süßen Lebensmitteln mit sich, denn beide Doshas werden durch den süßen Geschmack ins Gleichgewicht gebracht.

Das Pitta-Dosha kann bei Zunahme ebenfalls das Agni beeinträchtigen. Wir sprechen dann von einem übermäßigen Agni, Tikshna Agni. Allein dieses übermäßige Agni kann schon zu einem übermäßigen Hungergefühl führen. Es gibt aber noch weiterführende Gründe für Heißhungerattacken bei einem Tikshna Agni. Denn durch die übermäßige Verdauungskraft wird Nahrung so stark verstoffwechselt, dass nur noch Asche übrig bleibt. Dies ist zum Beispiel bei der Schilddrüsenüberfunktion der Fall. Doch Asche bringt uns keine Nährstoffe. Wir geraten also in einen Nährstoffmangel, den wir über die Ernährung ausgleichen müssen. Mehr dazu findest du ab Seite 308 (Schilddrüsenüberfunktion). In jedem Fall macht es Sinn, sich das Symptom Heißhunger näher anzuschauen und die Ursache zu ermitteln, um hier wieder eine gute Balance herzustellen. Ein Fenchelsamentee beugt Heißhunger vor. Ein Rezept findest du auf Seite 258.

 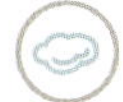 

Untergewicht

Vergleicht man die Anzahl von untergewichtigen und übergewichtigen Menschen, leiden in Deutschland deutlich mehr Menschen an Übergewicht. Dennoch empfinden viele Betroffene Untergewicht als sehr belastend. Menschen mit Untergewicht sind häufig genauso Vorurteilen ausgesetzt wie Menschen mit Übergewicht. Dabei können nicht nur psychische Erkrankungen wie die Anorexia nervosa zu Untergewicht führen. Oftmals stecken auch Nahrungsmittelunverträglichkeiten oder ein massiv gesteigerter Stoffwechsel dahinter. Deshalb ordnen wir das Thema bei den Stoffwechselstörungen ein.

Untergewicht in der Medizin

Symptom: Wie beim Übergewicht orientieren wir uns bei der Definition des Untergewichts am Body-Mass-Index (BMI). Ist das Körpergewicht in Relation zur Körpergröße zu gering, dann sprechen wir von Untergewicht. Dies liegt dann vor, wenn der BMI unter 18,5 ist.

Ursachen: Viele Betroffene sehen sich mit dem Vorurteil konfrontiert, sie hätten eine Essstörung entwickelt, um so dünn zu sein. Essstörungen wie die Bulimia nervosa und die Anorexia nervosa machen jedoch nur einen Teil der Betroffenen aus. Natürlich ist Untergewicht ein wichtiger Hinweis auf eine Essstörung. Aber wir können und sollten auch nicht im Umkehrschluss immer davon ausgehen, dass eine untergewichtige Person unter einer Essstörung leidet. Wichtige weitere Ursachen, die man in Betracht ziehen muss, sind zum Beispiel eine unklare Appetitlosigkeit, Nahrungsmittelunverträglichkeiten, die mit Durchfall einhergehen und folglich zu einer Unterversorgung führen, oder eine zu kalorienarme Ernährung. Zu Letzterer kann es kommen, wenn viele Nahrungsmittelunverträglichkeiten bestehen. Auch ein Nährstoffverlust, der beispielsweise durch eine Verdauungsstörung hervorgerufen wird, kann Untergewicht begünstigen ebenso wie ein durch Darm- oder Nierenerkrankungen verursachter Eiweißverlust. Auch wenn der Stoffwechsel erhöht ist wie bei einer Schilddrüsenüberfunktion, bei Diabetes mellitus Typ 1 oder einer Nebenniereninsuffizienz, kommt es leicht zu Untergewicht.

Therapie: Bei dieser Menge an möglichen Ursachen wird natürlich auch klar, dass neben einer fundierten Ursachenforschung ein ganzheitlicher Therapieansatz notwendig ist, um zu verstehen, was ein Mensch mit Untergewicht tatsächlich benötigt. Mit einer reinen Steigerung der Kilokalorien-Zufuhr, am besten noch gekoppelt mit einem Verzicht auf Bewegung, ist es nicht getan. Wir brauchen ganzheitliche Ansätze, um eine Lösung zu finden. Der Ayurveda hilft uns dabei.

Untergewicht als Vata-Störung

Das Vata-Dosha wird mit den Eigenschaften leicht, schnell und beweglich beschrieben. So ist es nicht verwunderlich, dass Untergewicht mit einer Zunahme von Vata in Zusammenhang stehen kann. Vata steht für den katabolen Stoffwechsel, also den Gewebeabbau. Wie genau kann eine Vata-Störung nun aber Untergewicht verursachen? Das Vata-Dosha mindert das Agni, wodurch Nahrung nicht gut verstoffwechselt werden kann. Es kommt zu einer mangelhaften Nährstoffaufnahme und in Folge zu einer Unterversorgung mit Gewichtsabnahme. Nehmen die schnellen Vata-Eigenschaften zu, kann das dazu führen, dass der Nahrungsbrei zu schnell durch den Darm geleitet wird. Auch hier kann der Körper nicht genügend Nähr- und Baustoffe aus der Nahrung aufnehmen und wir nehmen ab. Du kannst die Vata-Zunahme also zum Beispiel an Durchfall erkennen oder auch an trockener Haut und Schleimhäuten, innerer Unruhe oder großer Erschöpfung. Dein Körper gewinnt einfach keine Energie mehr aus der Nahrung. Umso wichtiger ist es, mit Ernährung und Lebensstil wieder eine gesunde Basis aufzubauen. Auch bei den unterschiedlichsten Ursachenszenarien brauchen wir – ayurvedisch betrachtet – vor allem eines: eine Verbesserung der Nährstoffverwertung und den Ausgleich des Vata-Doshas.

Untergewicht als Pitta-Störung

Was passiert, wenn ein Feuer ziemlich stark brennt? Richtig, das Feuerholz ist in Sekundenschnelle abgebrannt. Ungefähr das passiert, wenn das Pitta zu stark ist und das Agni anfeuert. Nahrung wird zu stark verbrannt und laut Ayurveda zu Asche verarbeitet. Asche enthält keine Nährstoffe und wir gelangen in einen Nährstoffmangel. Dadurch kann sich kein neues Gewebe aufbauen und auch die Energieversorgung ist eingeschränkt. Der Körper greift dann auf Energiereserven zurück und wir nehmen ab. Zunächst beschränkt sich das auf die Glukosespeicher, dann auf die Fettspeicher und später auch auf die Proteinspeicher unseres Körpers. Der Nährstoffmangel im Blut sorgt dafür, dass auch alle weiteren Gewebe nicht gebildet werden können. Im Ayurveda bauen alle Gewebe aufeinander auf. Gibt es irgendwo ein Problem, werden die nachfolgenden Gewebe entweder gar nicht oder in minderwertiger Qualität aufgebaut (siehe Seite 101). So kann es bei massivem Untergewicht auch zur Osteoporose oder einem Verlust der Fertilität kommen. Es ist also wichtig, das Pitta-Dosha ins Gleichgewicht zu bringen, Agni zu stabilisieren und Gewebe erneut aufzubauen. Ein Symptom, was definitiv für eine Pitta-Störung spricht, ist massiver Hunger. Das Agni brennt so stark, dass du eigentlich den ganzen Tag essen könntest. Dies ist ein wichtiger Unterschied zur Vata-Störung. Hier kommt es höchstens zu unregelmäßigen Heißhungerattacken, die dann auch schnell gestillt werden können. Vielleicht kannst du außerdem eine große Hitze in deinem Körper wahrnehmen oder dass du dich ständig gereizt fühlst. Weitere Hinweise dafür, dass das Pitta-Dosha im Ungleichgewicht ist, erhältst du mit dem Prakriti-Vikriti-Test ab Seite 46.

Behandlungsstrategie

VATA-AUSGLEICHENDE MASSNAHMEN

Neben der Ernährung ist der Lebensstil eine wichtige Komponente, wenn es um die Behandlung von Untergewicht aufgrund einer Vata-Störung geht.

Ernährung: Bei Untergewicht kann es natürlich Sinn machen, rein schulmedizinisch die Energie der Nahrungszufuhr zu erhöhen, also die Kalorien. Wenn der Verdauungstrakt jedoch nicht in der Lage ist, diese zusätzliche Energie zu verwerten, wird all das nichts nutzen. Und genau das beschreiben viele Menschen, die unter Untergewicht aufgrund einer Vata-Störung leiden. Sie essen und essen und essen und nehmen dennoch ab. Zuallererst sollte unsere Ernährung uns nähren und das Verdauungsfeuer regulieren.

Bei dieser Art der Vata-Störung ist es sinnvoll, mit mehreren kleinen Mahlzeiten zu arbeiten. Dadurch wird das Agni nicht zu stark belastet, mehrere Mahlzeiten vergrößern die Chance, all die Nährstoffe auch wirklich aufzunehmen. Wir können also beispielsweise mit drei Hauptmahlzeiten und ein bis zwei Zwischenmahlzeiten arbeiten. Hier sollten wir dennoch darauf achten, dass die Mahlzeiten möglichst leicht verdaulich sind, um das Agni nicht zu belasten.

Geschmack: Liegt eine zu schnelle Verdauung vor mit mehrfachen Stuhlabgängen pro Tag, müssen wir die Kapha-Eigenschaften im Körper steigern. Das erreichen wir beispielsweise mithilfe des süßen Geschmacks. Der süße Geschmack ist zusätzlich sehr nährend und hilft, Gewebe in hoher Qualität aufzubauen.

Lebensmittel: Die Mahlzeiten dürfen ruhig alle Makronährstoffe enthalten: Fette, Kohlenhydrate und auch einen kleinen Anteil an Proteinen. Proteine gelten als Baustoffe und sind wichtig, um die Gewebe aufzubauen. Fette und Kohlenhydrate als Energielieferanten benötigen die Betroffenen ebenso, denn der Energieverlust ist bei einer Vata-Störung sehr hoch. Besonders gute Energielieferanten sind getrocknete Datteln. Aber Achtung: Bei einer Vata-Störung können zu viele Trockenfrüchte die trockenen Eigenschaften des Vata-Doshas erhöhen. Kombiniert man sie mit gesunden Fetten wie Nussmus oder legt man sie über Nacht in Wasser ein, werden sie leichter verdaulich. Auch zubereitet als Energy Balls stellen sie einen wirklich guten und nährstoffreichen Snack dar. Gute Öle und Fette bei einer Vata-Störung sind beispielsweise Sesamöl oder auch Ghee. Leinsamenöl besitzt eine anregende Wirkung und kann ungünstig sein. Frische Milch ist aus ayurvedischer Sicht ein gewebeaufbauendes Lebensmittel, welches das Agni – im Gegensatz zu Käse oder Fleisch – nicht stark belastet.

Gewürze: Als Snacks können auch Getränke, wie die Goldene Milch oder ein heißer Chai-Latte, dienen. Denn auf diese Art können wir die Kraft der Gewürze nutzen. Hilfreiche Gewürze bei Untergewicht aufgrund einer Vata-Störung können die sein, die einerseits das Agni stärken, aber nicht zu sehr ankurbeln. Wir möchten die Hitze nicht zu sehr steigern, um kein übermäßiges Agni zu erzeugen. Das wäre kontraproduktiv. Sternanis wirkt harmonisierend, Muskat beruhigend. Chyavanprash kann ebenfalls gut verwendet werden (mehr dazu auf Seite 190).

Stressreduktion und Routinen: Entspannung und Ruhe sind immer ein großer und wichtiger Teil bei einer Vata-Störung, aber vermutlich beim Thema Untergewicht noch zentraler. Denn es liegt eine Überaktivität des gesamten Organismus vor, die sich mittlerweile auch in Auszehrung zeigt. Wir suchen also morgendliche und abendliche Möglichkeiten, um zur Ruhe zu kommen. Die Ruhe und die Entspannung können dann noch mit Wärme kombiniert werden. Wärme sowohl von außen als auch von innen. Ein heißes Bad mit einem guten Buch oder einfach entspannender Musik, ein Tag in der Sauna mit anschließender Ölmassage oder auch ein Tag im Rahmen der Familie und Freunde, der so richtig schön die Herzenswärme aktiviert. Alles, was nicht nur den Körper, sondern auch die Seele nährt, ist gegen die Auszehrung gut geeignet.

Öle und Massagen: Zusätzlich zu Wärme sind äußere Ölungen ebenfalls eine perfekte Nahrung für deinen Körper. Im Ayurveda verwenden wir Ölmassagen als therapeutische Maßnahme, um Gewebe auf- oder abzubauen, zu stärken oder zu schützen. Deshalb kann es sinnvoll sein, Teil- und Ganzkörpermassagen in den Alltag zu integrieren (siehe Seite 120 und 140ff.). Du kannst dich beispielsweise morgens vor dem Duschen massieren oder abends vor dem Zubettgehen.

PITTA-AUSGLEICHENDE MASSNAHMEN

Ernährung: Innerhalb der Ernährung brauchen wir vor allem Nahrungsmittel, die schwer verdaulich sind und dennoch viele Nährstoffe beinhalten, denn wir wollen dem übermäßigen Agni etwas zum Arbeiten geben und gleichzeitig den Körper und die Gewebe nähren. Bei einem übermäßigen Agni haben wir zweierlei Möglichkeiten und sollten auf den Hunger achten, der uns sagt, welches die passende ist. Wir können wieder mehrere kleinere Mahlzeiten in den Ernährungsplan integrieren oder drei große Mahlzeiten bevorzugen. Wichtig ist natürlich, wenn der Hunger sehr groß ist, dass die Personen sich nicht zu den großen Mahlzeiten überessen. Ist dies der Fall, kann die Version mit mehreren kleineren Mahlzeiten besser geeignet sein. Abkühlung über Gewürze ist ebenfalls eine gute Strategie. Salz sollte reduziert und Gewürze wie frische Minze, frischer Koriander oder Melisse in den Mahlzeitenplan aufgenommen werden

Frittierte, fettige Speisen oder Fast Food sollten vermieden werden. Getränke sollten möglichst lauwarm zu sich genommen werden. Eiskalte Getränke und Speisen führen eher dazu, dass der Körper wieder versucht, sich innerlich zu erhitzen, das Feuer also erst mal erlischt, der Körper dann jedoch sehr viel Energie aufwenden muss, um es wiederherzustellen. Das benötigt zusätzliche Energie, die bei Untergewicht sowieso nur in geringem Maße vorhanden ist.

Lebensmittel und Geschmack: Bei einem übermäßigen Agni aufgrund einer Pitta-Störung vertragen die Betroffenen häufig keine sauren und salzigen Lebensmittel. Diese Nahrungsmittel erzeugen Verdauungsprobleme wie Durchfälle. Bei einer Pitta-Störung macht es Sinn, sich auf die Geschmacksrichtungen süß, bitter und herb zu fokussieren, wobei natürlich dem süßen Geschmack eine sehr wichtige Rolle zukommt. Der süße Geschmack ist besonders gut zum Gewebeaufbau geeignet und nährt alle Gewebe. Hier kann man auf süße Gemüsesorten, süße Getreidesorten und süße Obstsorten zurückgreifen. Mehr dazu findest du auf Seite 71f.

Als Getreide bietet sich vor allem auch Gerste an. Gerste ist eine schwer verdauliche und dennoch stark nährstoffreiche Getreideart. Sie wird gerne bei starken Agni-Zuständen empfohlen, so auch bei der Schilddrüsenüberfunktion. Sie kann wie jedes andere Getreide gekocht zubereitet werden. Liegt tatsächlich ein starkes Agni vor, darf auch Rohkost verzehrt werden. Denn auch hier haben wir besonders viele Nährstoffe in einem schwer verdaulichen Mantel verpackt. Auch Hülsenfrüchte liefern viele wertvolle Nährstoffe und gelten eher als schwer verdaulich. Sie dürfen bei dieser Art der Störung gerne zum Einsatz kommen. Käse und Fleisch sind ebenfalls schwer verdauliche Lebensmittel. Sie gehören aber größtenteils zur Gruppe der Lebensmittel mit Rajas-Qualität. Sie wirken also sehr anregend. Sie sollten daher, wenn überhaupt, nur reduziert zur Anwendung kommen. Fette sind ebenfalls wichtig. Sie dienen nicht nur als Energielieferant, sondern auch als wichtige Trägerstoffe. Durch Fette können einige Vitamine oder auch Wirkstoffe aus Kräutern besser vom Körper aufgenommen werden. Gute Fette für eine Pitta-Störung sind beispielsweise Sonnenblumenöl, Kokosöl, Ghee, Rapsöl und Olivenöl. Öle und Fette sind wichtig, die Mahlzeiten sollten jedoch nicht im Öl triefen. Denn Öl ins Feuer zu gießen, ist keine gute Idee.

Stressreduktion und Routinen: Wie bei einer Vata-Störung ist es bei Untergewicht aufgrund einer Pitta-Störung sinnvoll, Ruhe und Entspannung in den Alltag zu integrieren, um den Stoffwechsel nicht noch weiter zu steigern. Entspannende oder auch abkühlende Aktivitäten sind nun gut geeignet. Leichtes, moderates Training im Wald und zu Randzeiten, also am Morgen oder am Abend, helfen, mit Bewegung abzuschalten und sich dennoch nicht weiter zu erhitzen. Auch entspannende Yogastile wie Yin Yoga können hier eine gute Alternative sein.

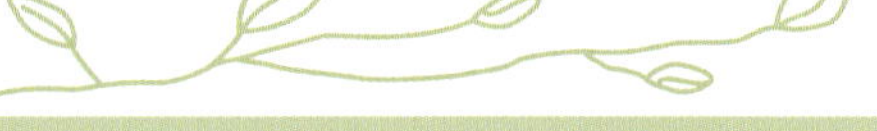

ANWENDUNG FÜR ZU HAUSE

Löwenzahntee

Da der Löwenzahn die Gallentätigkeit fördert, regt das Kraut den Appetit an.

- 2 TL Löwenzahnblätter
- 200 ml kochendes Wasser

Die Blätter mit dem kochenden Wasser aufgießen und für 10 Minuten ziehen lassen. Die Blätter abseihen und genießen. Pro Tag nicht mehr als drei Tassen trinken. Wird der Löwenzahntee als Kur eingesetzt, dann für höchstens drei Wochen trinken.

Achtung: Bei Gallenproblemen den Löwenzahn meiden.

Im Schlaf findet ein Großteil unserer Regeneration statt. Um ihn gut nutzen zu können, ist es hilfreich, sich vor allem am Abend noch mal abzukühlen. Das kann durch ein erfrischendes, abendliches Fußbad mit Lavendel oder eine abendliche Fußmassage mit Kokosöl erreicht werden. Auf Seite 140 findest du eine Anleitung für die Fußmassage und auf Seite 137 eine Anleitung für das Fußbad.

Im Sommer darf mit offenem Fenster geschlafen werden, um die kühle Nachtluft zu nutzen. Auch Mondspaziergänge können das innere Feuer abkühlen.

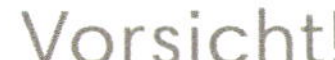

Vorsicht!

Bei all den Möglichkeiten, die zu Untergewicht führen können, ist es sinnvoll, einmal eine schulmedizinische Diagnostik durchführen zu lassen. Vor allem dann, wenn die Betroffenen in sehr kurzer Zeit sehr viel Gewicht verloren haben. Wenn sie zusätzlich unter nächtlichen Schweißattacken oder Fieber leiden, sollten die Alarmglocken klingeln! Dies können Hinweise für eine Krebserkrankung sein und sollte in jedem Fall abgeklärt werden. Wenn eine Essstörung oder ein Drogenmissbrauch die Ursache für das Untergewicht sein sollte, ist auch hier professionelle Hilfe nötig.

 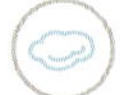 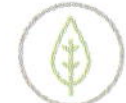

Diabetes mellitus

Mit Diabetes mellitus bezeichnet man eine Gruppe metabolischer Erkrankungen, die sich durch eine Erhöhung des Blutzuckers definieren. Die beiden wichtigsten und bekanntesten Vertreter sind der Diabetes mellitus Typ 1 und Typ 2. Beim Typ-1-Diabetes kommt es durch eine autoimmune Reaktion zur Zerstörung der insulinproduzierenden Zellen der Bauchspeicheldrüse. Er ist die häufigste Stoffwechselerkrankung im Kindesalter und tritt meist schon in der Pubertät auf. Da es sich hier um eine irreversible Schädigung handelt, können ayurvedische Maßnahmen nicht die Erkrankung heilen. Aber sie können dazu beitragen, Komplikationen zu vermeiden. Beim Diabetes Typ 1 sind wir häufig in einem Mangelzustand. Deshalb teilen wir ihn ayurvedisch den Vata-Störungen zu. Häufig reduziert sich hier nicht nur das Gewebe der Bauchspeicheldrüse, sondern es findet eine generelle Gewebereduktion mit Auszehrung und Untergewicht statt. Deshalb wird empfohlen, vor allem das Vata-Dosha ins Gleichgewicht zu bringen und Ernährung und Lebensstil an eine Vata-Störung anzupassen. Wir werden uns auf den nächsten Seiten aber vor allem auf den Typ-2-Diabetes konzentrieren, weil wir hier mit unseren Maßnahmen vor allem im Anfangsstadium noch viel erreichen können.

Diabetes mellitus in der Medizin

Häufig wird der Typ-2-Diabetes zusammen mit Übergewicht und Fettstoffwechselstörungen zu den Erkrankungen unserer modernen Zeit gezählt. Tatsächlich ist der Diabetes mellitus aber eine der am frühesten dokumentierten Krankheiten der Medizingeschichte.

Ursachen: Bei der Entwicklung eines Diabetes mellitus Typ 2 spielen mehrere Faktoren eine Rolle, zum Beispiel die periphere Insulinresistenz. Insulin ist das Hormon, welches ausgeschüttet wird, wenn wir eine kohlenhydrathaltige Nahrung zu uns nehmen. Es ist das einzige blutzuckersenkende Hormon und sorgt dafür, dass zunächst der Zucker verstoffwechselt wird, anstatt die Fettdepots als Energiequelle zu nutzen. Haben wir eine Insulinresistenz entwickelt, reagieren die Muskel- und Fettzellen nicht mehr adäquat auf Insulin und nehmen die Glukose nicht mehr in sich auf. Dadurch kommt es zu einer Hyperglykämie, also einem zu hohen Blutzucker. Zunächst versucht der Körper hier dagegenzuarbeiten, indem er einfach mehr Insulin ausschüttet. Irgendwann ist die Bauchspeicheldrüse jedoch dann so erschöpft, dass auch das nicht mehr funktioniert.

Symptome: Meist wird ein erhöhter Blutzucker lange einfach toleriert, was für die Betroffenen zusätzlich gefährlich sein kann. Denn durch einen lang anhaltend hohen Blutzuckerspiegel entstehen Folgeschäden an Gefäßen, Nieren, Augen und Nerven. Der Diabetes mellitus Typ 2 ist also häufig ein Zufallsbefund bei einer Routine-Blutuntersuchung. Betroffene Personen bemerken lange Zeit nichts, bis auf eine Leistungsminderung mit Müdigkeit und einem vermehrten Harndrang, gepaart mit vermehrtem Durstgefühl, Wadenkrämpfen, Juckreiz oder auch Sehstörungen.

THERAPEUTENWISSEN

Die fehlende Aufnahme von Glukose in die Muskel- und Fettzellen führt zur Erhöhung des Blutzuckerspiegels – aber ebenso die in der Leber sonst gehemmten Vorgänge der Glykogenolyse und Glukoneogenese, also die Neubildung und der Abbau von Glukose, mithilfe derer die Leber anderen Organen Zucker zur Verfügung stellt.

Risikofaktoren: Mittlerweile hat vor allem der Typ-2-Diabetes einen hohen Stellenwert als Volkskrankheit erreicht, weil ungünstige Ernährungs- und Lebensformen ihn massiv beeinflussen. Vor allem die Gewichtszunahme, die stammbetonte Adipositas, Fettstoffwechselstörungen und der Bewegungsmangel stechen hier als Risikofaktoren heraus. Dennoch gibt es auch beim Typ-2-Diabetes eine stark erbliche Komponente. Ein Kind mit einem erkrankten Elternteil hat beispielsweise etwa eine 50-prozentige Wahrscheinlichkeit, im Verlauf seines Lebens ebenfalls einen Typ-2-Diabetes zu entwickeln.

Therapie: In der Medizin versuchen wir, den Diabetes möglichst früh zu erkennen, um ihn dann, wenn möglich, mit Ernährungs- und

Lebensstilanpassungen wieder in den Griff zu bekommen. Ein großer Faktor ist die körperliche Bewegung, die den Blutzuckerspiegel reduziert und die Insulinempfindlichkeit, also die Wirkung des Insulins im Körper, verbessert. Dadurch kann Glukose wieder besser verstoffwechselt werden und die Komplikationsrate nimmt ab. Empfohlen wird eine körperliche Aktivität von mindestens zwei bis drei Stunden die Woche. Außerdem wird empfohlen, das Körpergewicht zu reduzieren, falls Übergewicht besteht, das Rauchen zu beenden, weil sowieso ein erhöhtes Risiko für Arteriosklerose besteht, und den Blutdruck sowie die Blutfettwerte im Gleichgewicht zu halten. Können durch diese Maßnahmen die Werte nicht verbessert werden, kommen mit der Zeit auch blutzuckersenkende Medikamente oder das Spritzen von Insulin zum Einsatz, um Folgeerkrankungen zu verhindern.

Diabetes als Tridosha-Störung

Im Ayurveda gibt es unter dem Begriff „Prameha" eine Gruppe von 20 Erkrankungen, die auf einer Steigerung des Harndrangs basieren. Eine davon wird als Madhu Meha bezeichnet. Dieser Begriff bedeutet übersetzt so viel wie Süßharn oder Honigharn und kommt dem Krankheitsverständnis des Diabetes mellitus am nächsten. Prameha gelten vor allem als Kapha-Störungen, wohingegen die im Verlauf entstehende Störung Madhu Meha durch alle drei Doshas beeinflusst wird. Sind tatsächlich alle drei Doshas und alle Gewebe beteiligt, dann gilt diese Erkrankung selbst im Ayurveda als unheilbar. Die Prameha teilen sich nach der Beschaffenheit des Urins auf, denn dieser ändert sich bei Fortschreiten der Erkrankung. Im letzten Stadium wird laut Ayurveda sogar Ojas über den Urin ausgeschüttet, woraus eine massive Erschöpfung resultiert.

Ursachen: Der Ayurveda sieht für diese Art von Störungen vor allem einen sitzenden Lebensstil, langes, übermäßiges Schlafen und eine sehr Kapha-anhäufende Ernährungsform als Ursache, aber auch Überessen und Alkoholgenuss zählen zu den ungünstigen Lebensgewohnheiten, die Prameha fördern. So führen also diese Faktoren zu einer Ansammlung des Kapha-Doshas im Körper. Die Qualität des Muskel- und des Fettgewebes nehmen ab und durch die Erschlaffung dieser Gewebe kann sich das Kapha-Dosha weiter im Körper ausbreiten. Es verbindet sich mit den verschiedenen Körperflüssigkeiten und wird über den Urin (und auch andere Körpersekrete) ausgeschieden. Die Körperflüssigkeiten werden durch die Vermehrung des Kapha-Doshas im Körper zähflüssiger. Das Vata-Dosha, das sich durch den Körper bewegen möchte, wird allerdings durch das zunehmende Kapha-Dosha daran gehindert, und so sammelt sich auch Vata an. Der zusätzliche Wind, den Vata mit sich bringt, feuert dann das Pitta-Dosha an.

So entwickelt sich ein Ungleichgewicht aller drei Doshas und es entstehen die Diabetes-typischen Folgeerkrankungen, die zum Beispiel Augen oder Nervengewebe angreifen. Häufig beginnt die Störung also mit Kapha, zieht jedoch auch Disbalancen von Pitta und Vata nach sich, die dann gemeinsam im manifesten Diabetes mellitus münden. Ayurvedisch differenzieren wir den Fortschritt der Erkrankung wie gesagt anhand des Urins. Beeinflusst Kapha das Geschehen, sehen wir einen dickflüssigen, eher weißlichen Urin mit hoher Dichte und gegebenenfalls schleimigen oder sandartigen Anteilen. Tritt das Pitta-Dosha dazu, verändert sich meist die Farbe oder es befindet sich Blut im Urin. Das Vata-Dosha vermischt den Urin dann mit Abbauprodukten wie Knochenmaterial, Knochenfett, Lymphe oder auch Ojas. Bei Letzterem sprechen wir dann von Madhu Meha.

Symptome: Im Ayurveda können wir schon im Frühstadium Symptome des Diabetes mellitus ausmachen. Dazu gehören unter anderem ein süßer Geschmack im Mund, Zahnstein oder Belag auf den Zähnen, Trockenheit in Mund und Rachen, Durst und Müdigkeit, vermehrtes Schwitzen und starker Körpergeruch, Urinveränderungen, übermäßige Schläfrigkeit und Erschlaffung der Muskulatur.

Behandlungsstrategie

TRIDOSHA-AUSGLEICHENDE MASSNAHMEN

Nicht nur im Ayurveda wissen wir um die Relevanz der Ernährung und des Lebensstils bei der Behandlung insbesondere der Diabetes-Vorstufen. Beim Typ-1-Diabetes steht die optimale Abstimmung von Kohlenhydrataufnahme und Insulinzufuhr im Vordergrund. Denn wir möchten hier Blutzuckerentgleisungen und ihre Folgen vermeiden.

Gewichtsreduktion: Beim Typ-2-Diabetes steht bei Übergewicht definitiv eine Gewichtsnormalisierung im Vordergrund. Denn dadurch kann die Manifestation des Diabetes verhindert oder zumindest verzögert werden.

Lebensmittel: Bevor wir überhaupt über eine Ernährungsumstellung sprechen, hilft es in einem ersten Schritt, die aktuelle Ernährungsweise zu betrachten und da einfach nur Dinge wegzulassen. Hierzu gehören Lebensmittel, die das Kapha-Dosha weiter aggravieren. Dies sind beispielsweise Fleisch, insbesondere von Rind und Schwein, oder fetter Fisch, Milch- und Milchprodukte, vor allem ein übermäßiger Verzehr von Joghurt, fettiges Essen, Wein, Süßigkeiten, Backwaren, Kartoffeln, Nudeln oder Süßkartoffeln und hochkalorische, süße Früchte. Auch bei den Getränken sollte ein genauer Blick erfolgen. Ein übermäßiger Konsum von süßen Fruchtsäften oder gar Softdrinks ist zu vermeiden.

Es braucht übrigens keine verarbeiteten Diabetiker-Produkte, um sich als Diabetiker*in gesund zu ernähren. Empfehlenswert aus ayurvedischer Sicht sind wie immer frische, regionale und saisonale Produkte. In diesem Fall eignen sich die Lebensmittel am besten, die das Agni stärken und das Kapha reduzieren. So sind vor allem die bitteren, herben und scharfen Lebensmittel zu bevorzugen (mehr zu den Geschmäckern ab Seite 71). Als Getreide bietet sich vor allem Gerste an, aber auch Hülsenfrüchte sind erlaubt. Gerade bei einem verminderten Stoffwechsel dürfen allerlei Gewürze zum Einsatz kommen, denn tatsächlich besitzen die meisten Gewürze eine Kapha-reduzierende und Agni-stärkende Wirkung. An Früchten und Obst sind Granatäpfel oder auch Äpfel und Birnen gut geeignet. Beim Typ-2-Diabetes können Öle verwendet werden, die das Kapha-Dosha reduzieren, wie beispielsweise das Senföl.

Ernährung: Medizinische Empfehlungen bei der Ernährung sind die Umstellung auf häufige, dafür kleinere Mahlzeiten und eine ballaststoffreiche Ernährung. Kleinere und dafür häufigere Mahlzeiten machen aus ayurvedischer Sicht nur dann Sinn, wenn das Agni entlastet werden soll. Laut Ayurveda besteht die andere Möglichkeit darin, den Körper am Tag mit zwei Mahlzeiten zu nähren. Der Vorteil: Der Körper hat ausreichend Zeit, die zugeführte Nahrung auch wirklich zu verstoffwechseln. Am besten entscheidet man entsprechend der Störung. Ist das Kapha-Dosha am dominantesten, ist das Zwei-Mahlzeiten-Modell sinnvoll und wird gut toleriert. Ist das Vata-Dosha zu dominant, kann das jedoch zu Unruhe führen. Dann ist das Modell mit kleineren Mahlzeiten besser geeignet sein. So können niedrige und stabilere Blutzuckerwerte erreicht werden.

THERAPEUTENWISSEN

Ballaststoffe sind unverdauliche Nahrungsbestandteile (Faserstoffe) aus pflanzlichen Quellen wie Obst, Gemüse oder Getreide. Zu ballaststoffreichen Lebensmitteln gehören zum Beispiel Haferflocken, Beeren, Nüsse und Kerne. Sie führen zu einer verzögerten Aufnahme der Kohlenhydrate, der Blutzuckerspiegel bleibt niedrig.

Außerdem wird eine gewisse Zusammensetzung der Mahlzeit empfohlen, die aus etwa 55 Prozent Kohlenhydraten, 25 Prozent Fetten und 15 bis 20 Prozent Eiweißen besteht. Hierbei sollten die Kohlenhydrate aber auf jeden Fall aus langsam resorbierbaren Kohlenhydraten bestehen und die Aufnahme von Zucker und auch Zuckerersatzstoffen reduziert werden.

Bewegung: Um den Diabetes zu verhindern oder zu verbessern, braucht es vor allem eines: Bewegung. Bewegung steigert die Insulinsensitivität an Muskel- und Fettzellen. Aber auch ayurvedisch hat Bewegung bei Diabetes viele Vorteile. Sie reduziert einerseits das überschüssige Kapha und regt das Agni an. Je nach Körpergewicht und Risikofaktoren kann zunächst eine moderate Bewegungsform wie Gymnastik oder Wandern gewählt werden. Ist der Diabetes noch nicht weit fortgeschritten, sind Gewicht und Risikofaktoren im Rahmen, können auch gerne schweißtreibende Sportarten ausgeübt werden. Auf jeden Fall sollten Bequemlichkeit, Bewegungsmangel und Tagesschlaf beziehungsweise übermäßiges Schlafen vermieden werden. Ist der Beruf größtenteils auf Sitzen ausgelegt, kann man sich mit kleinen Alltagspausen behelfen. Zum Beispiel die Treppen nehmen, anstatt den Aufzug zu nutzen, oder nach jeder Mahlzeit eine kleine Runde gehen.

Vorsicht!

Meist fällt der Diabetes erst bei einer Routineuntersuchung auf, denn die Symptome sind längere Zeit unauffällig. Das ist das Fatale, denn so kann er verdeckt schon viele Komplikationen vorantreiben. Wir können mithilfe von Lebensstil und Ernährung sehr viel erreichen, aber ab einem gewissen Punkt mit vielen Folgeerkrankungen wird es immer schwerer, mit rein ayurvedischen Kräften die Erkrankung gut in den Griff zu bekommen. Deshalb sollte unbedingt mit der Schulmedizin Hand in Hand gearbeitet werden. Außerdem sollten immer auch regelmäßige Laborkontrollen und weitere Untersuchungen erfolgen, um Folgeerkrankungen zu verhindern. Ein weiterer wichtiger Aspekt ist, dass Heilkräuter mit Medikamenten interagieren können. Es sollten also nicht einfach Heilkräuter eingesetzt werden, wenn kein Wissen über Neben- und Wechselwirkungen vorhanden ist.

Die größte Sorge beim unbehandelten Diabetes ist die Hyperglykämie und das hyperglykämische Koma. Diese Blutzuckerentgleisung tritt meist dann auf, wenn die Betroffenen noch nicht wissen, dass sie unter einem Diabetes mellitus leiden. Dann sind die Blutzuckerwerte massiv erhöht und die Nieren versuchen, den Zucker über den Urin auszuscheiden. Die Hyperglykämie erkennt man an sehr starkem Harndrang mit häufigem Wasserlassen, Übelkeit, Erbrechen und einer Dehydration gegebenenfalls mit Elektrolytmangel. Wird der Wasser- und Elektrolytmangel zu groß, kann es zu einer Eintrübung des Bewusstseins kommen. Diese Blutzuckerentgleisung kann auch bei einem situativ erhöhten Insulinbedarf auftreten, also in Situationen wie einer akuten Infektion mit Fieber, Operationen, Schwangerschaft oder auch schwerer körperlicher Anstrengung. Deshalb ist es wichtig, diese Symptome zu kennen und zu erkennen!

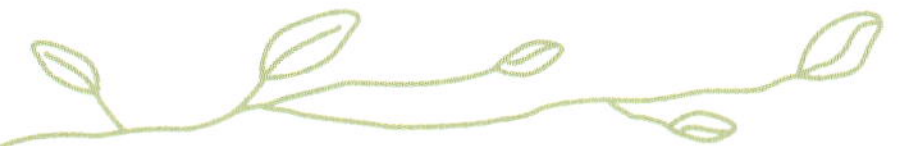

ANWENDUNG FÜR ZU HAUSE

Bockshornkleetee

Dem Bockshornklee wird eine blutzuckerregulierende Wirkung zugeschrieben.

- 1 TL Bockshornkleesamen
- 200 ml kochendes Wasser

Den Samen mit dem Wasser aufgießen. Für 10 Minuten abgedeckt ziehen lassen, dann abseihen und bis zu 3-mal am Tag trinken.

Bitte beachte: In der Schwangerschaft, bei Schilddrüsenunterfunktion oder in Kombination mit anderen Medikamenten sollte der Bockshornklee-Aufguss nicht getrunken werden. Diese Anwendung muss in jedem Fall mit der behandelnden Ärztin oder dem Arzt abgesprochen werden!

Die größte Sorge beim behandelten Diabetes ist hingegen die Hypoglykämie, also der Zustand, bei dem der Blutzucker zu niedrig ist. Das kann auch auftreten, wenn wir Medikamente mit blutzuckersenkenden Heilkräutern kombinieren. Es ist also immer wichtig, bei Medikamentenumstellungen den Blutzuckerspiegel im Auge zu haben. Symptome einer Unterzuckerung sind Unruhe, Schwitzen, blasse Haut, Tachykardie, subjektiv empfundener unregelmäßiger Herzschlag, Zittern, Heißhunger, Erbrechen, Unruhe, Verwirrtheit, Kopfschmerzen, Reizbarkeit, Aggressivität, Müdigkeit und zuletzt das Koma.

 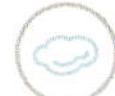 

Bluthochdruck

Die arterielle Hypertonie ist wie der Diabetes eine Erkrankung, die häufig erst mal unerkannt bleibt. Viele Betroffene merken nicht, dass ihr Blutdruck erhöht ist, und so können sich über die Monate und Jahre schon gewisse Komplikationen entwickeln. Bluthochdruck gilt als der wichtigste Risikofaktor für kardiovaskuläre Erkrankungen wie Herzinfarkt, Schlaganfall und vieles mehr. Etwa jeder zweite Erwachsene zeigt eine arterielle Hypertonie, bei übergewichtigen Personen sind sogar vier von fünf betroffen. Ein Bluthochdruck besteht dann, wenn der Blutdruck über 140/90 mmHg ist. Ein Blutdruck zwischen 130/85 mmHg und 139/89 mmHg wird als hoch-normaler Blutdruck bezeichnet. In diesem Bereich sollte man auch schon über Ernährungs- und Lebensstilmaßnahmen nachdenken.

Im Ayurveda ist die Hypertonie kein klassisches Krankheitsbild, sondern wird häufig als Dosha-Störung mit pathologischen Veränderungen der Gefäße und des Blutgewebes verstanden. Auch der Ayurveda erkennt, dass die Ursache des Bluthochdrucks häufig in einer falschen Ernährung und einer ungünstigen Lebensweise liegt und wir selbst etwas dagegen in der Hand haben.

Bluthochdruck in der Medizin

Risikofaktoren: Die Mehrheit der Blutdruck-Patient*innen leidet unter einer essenziellen (primären) Hypertonie. Das bedeutet, sie ist nicht durch eine organische Ursache wie eine Schlafapnoe entstanden. Meist entwickelt sich der Bluthochdruck aus ungesunden Lebens- und Ernährungsweisen. Dazu gehören Rauchen, hoher Alkohol- und/oder Koffeinkonsum, hohe Kochsalzzufuhr, Adipositas, Fettstoffwechselstörungen, Insulinresistenz und hohe psychische Belastung. Außerdem zählen ein hoher Blutdruck in der Familie und ein höheres Lebensalter zu den wichtigsten Risikofaktoren.

Zusätzlich gehört der erhöhte Blutdruck zusammen mit der stammbetonten Adipositas, der Fettstoffwechselstörung und dem Diabetes mellitus zum metabolischen Syndrom. Das metabolische Syndrom ist also ein Zusammenspiel der wichtigsten Risikofaktoren für die Gesundheit unseres Herz-Kreislauf-Systems. Es kann zu einer koronaren Herzerkrankung mit Herzinfarkt und Herzschwäche oder sogar zu einer Durchblutungsstörung des Gehirns (Schlaganfall) führen. Bei der Entstehung eines metabolischen Syndroms spielen stark kalorienreiche Ernährung und Bewegungsmangel eine wichtige Rolle und sind daher auch der erste und wichtigste therapeutische Angriffspunkt.

Symptome: Die arterielle Hypertonie ist häufig symptomlos. Treten doch Symptome auf, sind das häufig Schwindel und Ohrensausen, Kopfschmerzen, vor allem am Hinterkopf in den frühen Morgenstunden, Herzstolpern oder Brustschmerzen, Nasenbluten oder auch Schlafstörungen. In der Schulmedizin fragen wir bei Verdacht auf einen Bluthochdruck die Symptome ab und leiten dann weitere diagnostische Maßnahmen ein. Dazu gehören die klinische Untersuchung und Laboruntersuchungen von Urin, Blutzucker, Cholesterin und so weiter. Außerdem messen wir den Blutdruck über einen längeren Zeitraum, meist 24 Stunden, um auszuschließen, dass der Bluthochdruck nicht situationsbedingt aufgetreten ist. Denn tatsächlich kann es zu einem sogenannten Weißkittel-Bluthochdruck kommen, wenn der Arztbesuch zu einer Aktivierung mit Nervosität und Bluthochdruck führt.

Therapie: Ist der Bluthochdruck noch in einem leichten Stadium, sind Veränderungen im Lebensstil die erste Wahl zur Besserung. Hierzu gehört die Reduktion des Alkohol- und Salzkonsums, also auch die Reduktion von Fast Food, Käse und Brot. In der Medizin wird bei Bluthochdruck vor allem die mediterrane Diät mit viel Gemüse, wenig Kohlenhydraten, Fisch, Nüsse und Öle, empfohlen. Natürlich sollte auch ein etwaiger Nikotinkonsum beendet werden und stattdessen Bewegung in den Alltag integriert und gegebenenfalls eine Gewichtsreduktion angestrebt werden. Sind diese Maßnahmen nicht erfolgreich, kommen Medikamente zum Einsatz, um den Blutdruck zu regulieren und seine Langzeitfolgen zu vermeiden. In der Medizin ist uns also sehr wohl bewusst, dass wir – bis zu einem gewissen Grad – mit Lebensstil und Ernährung sehr viel verändern können. Es gilt hierbei, die Betroffenen über ihre Selbstwirksamkeit und Selbstverantwortung aufzuklären und ihnen zu zeigen, wie wichtig es ist, seine Gesundheit selbst in die Hand zu nehmen.

Bluthochdruck als Vata-Störung

Im Ayurveda wird der Bluthochdruck anhand des Dosha-Ungleichgewichts eingeordnet. Ursächlich sind Veränderungen am Blutgewebe, an den Gefäßen, am Herzen und auch psychogene Faktoren. Wir müssen also einmal herausfinden, welches Dosha gerade dominant vertreten ist, die Doshas mithilfe von Ernährung und Lebensstil ins Gleichgewicht bringen und den Körper dann gegebenenfalls auch von Ablagerungen in den Gefäßen befreien.

Ist das Vata-Dosha aktuell erhöht, erkennen wir das neben dem erhöhten Blutdruck auch an psychischen Begleitsymptomen wie Ängsten und Erschöpfung. Außerdem wird der Bluthochdruck dann durch Stress und Überforderung getriggert. Das Vata-Dosha bringt die Eigenschaft wechselhaft mit sich und so ist es nicht verwunderlich, dass ein durch das Vata-Dosha dominierter Bluthochdruck sehr wechselhaft ist. Mal ist er normwertig und im nächsten Moment schießt er in die Höhe. Auch Schlafstörungen, Herzklopfen oder Kurzatmigkeit können Hinweise für eine Vata-Problematik sein.

Bluthochdruck als Pitta-Störung

Im Ayurveda gibt es einen Risikofaktor für die Entwicklung einer Hypertonie, nämlich eine Vata-Pitta-Konstitution mit einer zusätzlichen Disbalance in diesen beiden Doshas. Ist das Pitta-Dosha aus dem Gleichgewicht geraten, kann man das neben dem erhöhten Blutdruck vor allem an einer allgemeinen, erhöhten Aktivierung und einer Hitzeentwicklung erkennen. Diese Menschen zeichnen sich durch Rötungen in Gesicht und Augen, Nasenbluten oder auch Kopfschmerzen mit Lichtsensibilität aus. Außerdem klagen sie häufig über ein vermehrtes Hitzeempfinden und über eine erhöhte Reizbarkeit mit Wut, Aggressionen und Frustration. Treten diese Emotionen auf, wird der Bluthochdruck weiter getriggert. So wird es bei der Pitta-Störung wichtig sein, das System zu erden und Ruhe und Entspannung in den Alltag zu bringen.

Bluthochdruck als Kapha-Störung

Eine Erhöhung des Kapha-Doshas führt zu einer Vermehrung der Kapha-Eigenschaften wie stetig, träge, schwer und langsam. Der Blutdruck ist meist gleichmäßig erhöht mit wenigen Schwankungen und der Körper wird mit Ablagerungen belastet. Der Stoffwechsel wird langsam und es folgen Müdigkeit, Wassereinlagerungen und Übergewicht. Kommt Bewegungsmangel hinzu, verstärkt sich diese Störung weiter. Häufig leiden die betroffenen Menschen nicht nur an der arteriellen Hypertonie, sondern durch die Einbußen im Stoffwechsel auch an Fettstoffwechselstörungen oder Diabetes mellitus gemäß dem metabolischen Syndrom.

Die Arteriosklerose, die dann oft als Folgeerkrankung entsteht, ist ayurvedisch betrachtet ein Kapha-dominierter Prozess innerhalb der Gefäßstrukturen. Und so macht es natürlich Sinn, dass gerade bei dieser Form der arteriellen Hypertonie nicht nur ausleitende Verfahren, sondern auch „auskratzende" Verfahren zur Reduktion der Ablagerungen zum Einsatz kommen müssen (mehr dazu im Kasten „Therapeutenwissen" auf Seite 298). Der Bluthochdruck muss aber auch nicht nur durch ein einziges Dosha verursacht sein. Am Beispiel der Kapha-Störung kann man sich anschaulich bewusst machen, wie auch die anderen Doshas gereizt werden. Die Zunahme von Kapha und gegebenenfalls Ama im Körper führt zur Srotas-Blockade, die wiederum dazu führt, dass das Vata aggraviert, weil es sich im Körper nicht mehr bewegen kann. Dieses sorgt dann für weitere Erkrankungen.

Behandlungsstrategie

Haben wir die jeweilige Dosha-Dominanz als ursächlichen Faktor ausfindig gemacht, müssen wir das Dosha mithilfe von Ernährung und Lebensstil ins Gleichgewicht bringen, die Blutgefäße weiten und stabilisieren, das Herz stärken, das Blut reinigen und seine Fließeigenschaften verbessern sowie mentale Anspannungen loslassen.

VATA- UND PITTA-AUSGLEICHENDE MASSNAHMEN

Lebensmittel: Liegt die Ursache des Bluthochdrucks bei einer Vata-Dominanz, macht es Sinn, diese mithilfe der Ernährung wieder ins Gleichgewicht zu bringen. Eine pflanzenbasierte Ernährung ist bei allen drei Dosha-Störungen empfehlenswert. Das bedeutet: Frisches Gemüse, Obst, Salate, Getreide, Nüsse und Hülsenfrüchte bilden die Basis der Ernährung. Lebensmittel mit Rajas-Qualität, also anregender Qualität, dürfen vermindert werden. Denn diese Qualität wird laut Ayurveda mit dem erhöhten Blutdruck in Verbindung gebracht. Und das gilt auch, wenn anstelle des Vata-Doshas Kapha oder Pitta aus dem Gleichgewicht geraten sind. Dementsprechend sollte man sehr salzige, stark saure oder scharfe Lebensmittel reduzieren. Auch sehr fettige Nahrung wird der Rajas-Qualität zugeordnet. Hierzu gehören auch die ungünstige Kombination von Fett und Salz in Fast Food und viele tierische Fette. Zusätzlich sollten Alkohol und Koffein vermindert werden. Lebensmittel, die laut Ayurveda eine tonisierende Wirkung auf Herz und Kreislauf besitzen und verstärkt gegessen werden sollten, sind:

- Weizen, Gerste, länger als ein Jahr gelagerter Reis, Soja, Mung Dal, Linsen
- Alle Kohlarten, Auberginen, Kürbis, Rettich, Zucchini, Artischocken, Brokkoli, Karotten, Zwiebeln, grüne Bohnen, Blattgemüse, Radieschen
- Trauben, Äpfel, Grapefruit, Granatapfel, Amalaki, Datteln, Mandeln
- Kurkuma, Safran, Dill, Kreuzkümmel, Paprikapulver, Knoblauch, Ajwain, Steinsalz
- Honig, Sesamöl, Ghee

Im Kapitel „Übergewicht" hast du vielleicht schon gelesen, dass eine Vata-Störung auch Übergewicht verursachen kann. Liegt bei den Betroffenen Übergewicht vor, sollte eine Gewichtsreduktion mithilfe der Ernährung angestrebt werden, um die Blutdruckwerte zu verbessern.

Stressreduktion und Routinen: Ist der Blutdruck aufgrund einer Vata-Störung oder/und Pitta-Störung erhöht, können auch mentale Faktoren immer wieder das Gleichgewicht stören. Deshalb sollte man sich den Lebensstil der Betroffenen einmal genauer anschauen. Wo gibt es Stressoren? Welche Situationen, Herausforderungen, Menschen erhöhen den Blutdruck? Wie regelmäßig sind der Schlaf, der Arbeitsalltag oder auch die Freizeitaktivitäten? Wir sollten dann vor allem für eines sorgen: Entspannung. Regelmäßigkeit und Routinen geben dem Vata-Ungleichgewicht einen gewissen Rahmen, sodass Ängste, Nervosität und Überforderung effektiv reduziert werden können. Die Betroffenen sollten sich also eine Morgenroutine einrichten, die sie entspannt in den Tag starten lässt und die psychische Harmonisierung fördert. Auch bei einer Pitta-Störung können Routinen oder besondere Rituale helfen, überkochende Emotionen zu reduzieren und so die mentale Verfassung zu verbessern (alle Gesundheitsrituale findest du ab Seite 128).

Massagen: Entspannende Manualtherapie macht für beide Störungen Sinn, weil sie beruhigende und stressreduzierende Effekte besitzt und beide Doshas ins Gleichgewicht bringt. Du kannst dir entweder selbst eine entspannende

THERAPEUTENWISSEN

Zur Reinigung der Gefäße und Srotas werden bei der arteriellen Hypertonie wie auch bei der Arteriosklerose sogenannte Guggulu-Präparate eingesetzt. Diesem Harz der Indischen Myrrhe (Commiphora mukul) wird eine „auskratzende" Wirkung im Körper zugeschrieben. Es wird mit anderen Heilkräutern kombiniert, um ihre Wirkung weiter zu steigern. Guggulu-Präparate sollten nicht bei bekannten Allergien verwendet werden.

Fuß- oder Kopfmassage gönnen (Seite 140f.) oder dich massieren lassen.

KAPHA-AUSGLEICHENDE MASSNAHMEN

Bewegung: Bei einer Kapha-Störung ist neben der pflanzenbasierten Ernährung (siehe Seite 296) die Bewegung ein großer Teil der Therapie. Natürlich sollte sie angepasst an die aktuelle Blutdrucklage und das Körpergewicht sein. Moderates Ausdauertraining zwei- bis dreimal pro Woche ist meist gut geeignet.

Massagen: Mit der manuellen Therapie kann durch die Trocken- oder Pulvermassage ein gewebereduzierender Effekt erreicht werden, der bei einem Kapha-Ungleichgewicht sinnvoll ist. Die Gewebereduktion bezieht sich nicht nur auf das Körpergewicht, sondern vielmehr auch auf die Kapha-Ansammlungen in den verschiedenen Körpergeweben und -flüssigkeiten (Anleitung zur Garshan-Massage Seite 142).

IN DER THERAPIE

Ist die Pitta-Störung so gravierend, dass auch das Blutgewebe betroffen ist, können blutreinigende Maßnahmen erforderlich werden. Dazu zählt im Ayurveda zum Beispiel der Aderlass. Dieser sollte aber nur in einer professionellen Einrichtung durchgeführt werden.

Vorsicht!

Ja, wir versuchen, Erkrankungen am liebsten mithilfe von Ernährung und Lebensstil wieder ins Gleichgewicht zu bringen. Und so manches Mal ist das auch schneller möglich als gedacht. Liegt bei der betroffenen Person allerdings ein schwerer Bluthochdruck vor, dann ist die sofortige medizinische, medikamentöse Therapie zwingend erforderlich! Denn dann kann es sich um eine hypertensive Krise oder sogar einen hypertensiven Notfall handeln. Eine hypertensive Krise liegt bei einem kritischen, raschen Blutdruckanstieg mit Werten von über 180/120 mmHg vor. Die Krise kann in einen Notfall übergehen, wenn zusätzlich zum massiv erhöhten Blutdruck Zeichen von Organschäden auftreten (siehe Tabelle auf Seite 299).

Die arterielle Hypertonie ist ab einem gewissen Punkt also nicht etwas, was man komplett allein regelt. Es darf ein multidisziplinärer Ansatz verfolgt werden, bei dem mehrere professionelle Schnittstellen zusammenarbeiten. Bei einem stabilen, gering erhöhten Blutdruck reichen meist schon Lebensstil- und Ernährungsumstellungen aus, um ihn wieder ins Gleichgewicht zu bringen und so Komplikationen zu verhindern.

Organschäden und ihre akuten Anzeichen

Zentrales Nervensystem (ZNS)	Bewusstseinsstörungen, motorische Ausfälle, epileptische Anfälle, Blutungen, Schlaganfall
Herz	Akute Luftnot, Angina pectoris, Herzinfarkt
Gefäße	Starke Bauch- oder Rückenschmerzen bei einem Riss der Hauptschlagader bzw. Durchbruch eines Aneurysmas in der Hauptschlagader
Lunge	Luftnot bei Lungenödem
Augen	Einblutungen
Niere	Starke Schmerzen im Rücken-Nieren-Bereich, Nierenversagen

 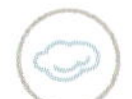 

Fettstoffwechselstörungen

Fettstoffwechselstörungen oder auch Dyslipidämien sind Erkrankungen, bei denen erhöhte oder erniedrigte Fettwerte wie Cholesterin oder Triglyceride im Blut vorliegen. Vor allem die erhöhten Fettwerte sind einer der größten Risikofaktoren für die Entstehung der Arteriosklerose. Deshalb sind Fettwerte im Normbereich auch für unsere kardiovaskuläre Gesundheit essenziell. Im Folgenden behandeln wir vor allem die Hyperlipidämien, also die erhöhten Fettwerte. Denn diese Störung ist in unserer westlichen Welt weitverbreitet. In Deutschland sind rund 20 Prozent der Frauen und etwa 18 Prozent der Männer im Alter von 18 bis 79 Jahren von einem stark erhöhten Cholesterinwert von 240 mg/dl oder mehr betroffen. Ein leicht erhöhter Cholesterinwert liegt bei rund 60 Prozent der Frauen und etwa 57 Prozent der Männer vor.

Hypercholesterinämie in der Medizin

Wir sprechen in der Medizin ab einem Gesamtcholesterinwert von über 190 mg/dl von einer Hypercholesterinämie. Neben dem Cholesterin unterscheiden wir verschiedene andere Lipoproteine. Lipoproteine sind Fette, die an spezielle Proteine gebunden sind, damit sie im Blut transportiert werden können. Zu diesen Lipoproteinen gehören unter anderem das HDL-Cholesterin und das LDL-Cholesterin. Das HDL wird häufig als das „gute" Cholesterin betitelt, weil es nicht zur Entstehung der Arteriosklerose beträgt. Es ist ein Marker für ein niedriges kardiovaskuläres Risiko. HDL transportiert das überschüssige Cholesterin zur Leber. LDL hingegen transportiert das Cholesterin in Zellen außerhalb der Leber. Es besitzt atherogenes Potenzial, eine Arteriosklerose auszubilden. Deshalb geht ein hoher Wert mit einem hohen kardiovaskulären Risiko einher.

Ursachen: Es werden zwei Formen der Fettstoffwechselstörungen beschrieben, die primäre und die sekundäre. Bei der primären Form ist die Fettstoffwechselstörung angeboren, wohingegen die sekundäre Form Folge von Erkrankungen, Medikamenten oder eines ungesunden Lebensstils ist. Vor allem die sekundäre Form wird häufig durch Fehlernährung verursacht. Daneben kann auch eine Schilddrüsenunterfunktion die Hypercholesterinämie verursachen. Das Fatale an den Fettstoffwechselstörungen ist, dass sie häufig jahrelang unentdeckt bleiben, weil keine Symptome verursacht werden. Typischerweise manifestiert sich der erhöhte Cholesterinspiegel an der Haut, sodass hier Zeichen erkennbar sind. Zum Beispiel werden sogenannte Gelbknoten durch Ablagerung von Fetten in der Haut hervorgerufen. Außerdem kann die Leber verfetten, was durch eine Ultraschalluntersuchung sichtbar wird, und es können sichtbare Ablagerungen in der Hornhaut im Auge entstehen.

Therapie: In der Therapie steht vor allem die Reduktion des kardiovaskulären Risikos im Vordergrund. Zunächst soll über Lebensstil- und Ernährungsanpassung eine Verbesserung der Fettwerte erreicht werden. Später kommen häufig Medikamente zum Einsatz.

Hypercholesterinämie als Kapha-Störung

Das Kapha-Dosha, das Fettgewebe, Meda Dhatu, und Cholesterin werden vorwiegend von den Elementen Wasser und Erde gebildet und verfügen damit über annähernd gleiche Eigenschaften. Aus ayurvedischer Sicht liegt bei der Fettstoffwechselstörung eine Einschränkung der Leber vor. Das Bhuta Agni, das Verdauungsfeuer der Leber, ist geschwächt. Die Leber kann nicht genügend Transportproteine für Cholesterin und Fett herstellen, sodass diese im Blutkreislauf verweilen und es zum Anstieg der Blutfette im Blutgewebe kommt. Durch diesen Anstieg lagert sich das Fett in den Gefäßen ab, wo es zu Entzündungen und immer weiteren Ablagerungen kommt, bis sich schrittweise eine Arteriosklerose entwickelt oder sogar die Durchblutung blockiert wird. Hier spricht man im Ayurveda dann von Sroto Rodha, einer blockierten Passage. Die Ursache für dieses Ungleichgewicht liegt oftmals in der Fehlernährung und einem ungünstigen Lebensstil.

Behandlungsstrategie

KAPHA-AUSGLEICHENDE MASSNAHMEN

Ernährung: Die Behandlung ähnelt der Strategie bei Adipositas. Es geht darum, Kapha zu reduzieren und das Fettgewebe abzubauen und gleichzeitig zu stärken. Deshalb sollte auf eine leicht verdauliche, Kapha-balancierende Ernährung Wert gelegt werden (siehe auch Seite 77). Leinsamenöl oder Olivenöl sind gute Öle, die bei einer Kapha-Störung zum Einsatz kommen dürfen. Kalte Nahrung oder Getränke, Zucker oder stark fettige Mahlzeiten sollten vermieden werden.

Bewegung und Routinen: In den Alltag sollte definitiv Bewegung integriert werden, um das Agni zu stärken und den Stoffwechsel zu fördern. Die betroffenen Personen sollten in jedem Falle ins Schwitzen kommen. Yoga kann dabei helfen, den gesamten Organismus ins Gleichgewicht zu bringen und die Leichtigkeit des Körpers zu steigern (siehe Seite 150ff.). Auch Atemübungen wie Kapalabhati können helfen, Agni anzukurbeln. Die Anleitung dazu findest du auf Seite 147.

Solltest du aufgrund des Kapha-Ungleichgewichts unter Verschleimungen der oberen Atemwege leiden, kann die Reinigung der oberen Atemwege mittels Nasya sinnvoll sein. Die Nasya-Anwendung steht auf Seite 129f.

IN DER THERAPIE

Wenn die manuelle Therapie angewendet wird, sollte hier auf gewebereduzierende Massagen, wie die Pulvermassage oder die Garshan-Massage, gesetzt werden. Sie erhitzen den Körper und fördern den Stoffwechsel, sodass Ama reduziert, Srotas befreit und die Gewebe gereinigt werden können. Anleitungen zur Selbstanwendung für Teilkörpermassagen und die Garshan-Massage findest du ab Seite 140.

Die Abhyanga darf mit Kapha- oder Pitta-reduzierenden Ölen verwendet werden. Auch eine Schwitztherapie kann hilfreich sein. Die Massagen lässt du am besten vom Profi durchführen. Mehr zu den Massagen findest du unter den manuellen Therapien auf Seite 121f.

Vorsicht!

Eine Fettstoffwechselstörung stellt einen großen Risikofaktor für Arteriosklerose und damit ein hohes bis sehr hohes Risiko für kardiovaskuläre Erkrankungen dar. Treten gehäuft Brustschmerzen oder eine belastungsabhängige Luftnot auf, sollte man hellhörig werden und eine medizinische Abklärung einleiten. Denn hierbei könnte es sich um eine koronare Herzerkrankung handeln, die mit einer Verengung der das Herz versorgenden Gefäße einhergeht. Diese Verengung kann im schlimmsten Fall zum Herzinfarkt führen. Liegt neben der Stoffwechselstörung außerdem ein Diabetes mellitus, Übergewicht und eine Nikotinabhängigkeit vor, muss auf jeden Fall eine medizinische Mitbehandlung erfolgen.

KRANKHEITEN DER SCHILDDRÜSE

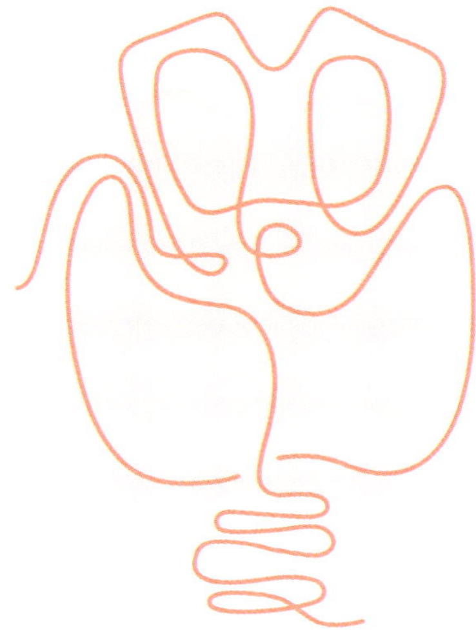

LEITFADEN:

Medizinische Untersuchung

- Körperliche Untersuchung
- Ultraschall der Schilddrüse
- Laboruntersuchung (Schilddrüsenwerte und Antikörper)
- Ggf. Szintigrafie (nuklearmedizinische Untersuchung)
- EKG bei Verdacht auf Herzrhythmusstörungen
- Blutdruckmessungen

Welches Dosha ist aus dem Gleichgewicht?

- Anzeichen, dass Vata aus dem Gleichgewicht ist: Trockenheit, Verstopfung, innere Unruhe, Blähungen, Blähbauch, Schlafstörungen, vermehrter Bewegungsdrang, Gewichtsschwankungen
- Anzeichen, dass Pitta aus dem Gleichgewicht ist: übermäßiger Hunger, Gewichtsverlust, Entzündungen, Durchfall, hitzige Emotionen
- Anzeichen, dass Kapha aus dem Gleichgewicht ist: träge Verdauung, Appetitlosigkeit, Gewichtszunahme, Wassereinlagerungen, Müdigkeit
- Ama-Belastung testen und ggf. Ama-Reduktion

Wichtigste Ernährungsaspekte

- Dosha-gerechte Ernährung
- Warme Mahlzeiten
- Regelmäßige Mahlzeiten
- Leicht verdauliche Mahlzeiten bei Schilddrüsenunterfunktion (weniger tierische Produkte, eher Suppen, Eintöpfe, leichte Gemüse-Getreide-Gerichte)
- Gesunde, aber schwer verdauliche Mahlzeiten bei Schilddrüsenüberfunktion (Agni etwas „zum Arbeiten geben")

Wichtigste Lifestyle-Aspekt

- Bei Kapha-Problematik schweißtreibende Bewegung und trockene Hitze
- Yoga-Asanas wie Schulterstand, Pflug und Fisch
- Meditation o. Ä. zur Stressreduktion
- Ausreichend Schlaf zur Regeneration, Kapha eher weniger Schlaf
- Nadi Shodhana, um zur Ruhe zu kommen

Therapeutenwissen

- Folgende Heilkräuter und Gewürze können zum Einsatz kommen:
  Ashwagandha: mentale Balance bei Überfunktion, gewebestärkend, nährend
  Brahmi: mentale Balance bei Überfunktion
  Chyavanprash: bei Überfunktion, nährend, Rasayana, gewebestärkend
  Hingvastak: bei Vata-Blähungen
  Kanchanara Guggulu: bei Zysten und Knoten durch Unterfunktion
  Medohar Guggulu: Fettreduktion bei Unterfunktion
  Shatavari: bei Überfunktion, hormonbalancierend, entzündungshemmend
  Trikatu: Agni-stärkend, unterstützt Fettverbrennung
  Triphala: reguliert Verdauung, Agni-stärkend, bei endokriner Orbitopathie
  Triphala Guggulu: Fettreduktion bei Unterfunktion

Die Schilddrüse ist wie dein innerer Motor – arbeitet sie effizient, dann fühlst du dich fit und leistungsstark, deine Verdauung und dein Stoffwechsel funktionieren. Im deutschsprachigen Raum sind Erkrankungen der Schilddrüse sehr häufig. Schätzungsweise hat jede dritte Person bereits Schilddrüsenbeschwerden oder wird diese irgendwann im Leben entwickeln.

Diese Beschwerden beziehen sich oft auf die Hormonproduktion der Schilddrüse. Je mehr Schilddrüsenhormone ausgeschüttet werden, desto mehr wird dein innerer Motor angetrieben. Hier leiden die Betroffenen dann unter Herzrasen, innerer Unruhe oder auch Gewichtsverlust. Ist der innere Motor aufgrund einer verminderten Hormonausschüttung eher gedämpft, dann treten Müdigkeit, Gewichtszunahme oder auch Verstopfung auf.

Bitte beachte: Anders als bei den vorherigen Erkrankungen können die Schilddrüsenfunktionsstörungen nicht nach den jeweiligen Dosha-Störungen eingeteilt werden. Ursächlich sind vor allem Ama und ein Vata-Ungleichgewicht, kombiniert mit Pitta- oder Kapha-Einflüssen. Deshalb wurde die Struktur in diesem Kapitel etwas aufgebrochen.

Die Schilddrüse

Die Schilddrüse ist eine schmetterlingsförmige Drüse, die an der Vorderseite des Halses lokalisiert und gerade mal so groß wie ein 5-Cent-Stück ist. Sie steuert wichtige Hormonvorgänge. Im normalen Zustand ist sie zwischen 20 und 30 Gramm schwer und umfasst bei Frauen etwa 10 bis 18 Milliliter und bei Männern 15 bis 25 Milliliter. Ändert sich die Größe über diese Maße, kann das auch einen Einfluss auf die Hormonproduktion haben. Früher war das in Europa häufig der Fall aufgrund des endemischen Jodmangels. Der Mangel an Jod führt dazu, dass die Schilddrüse zu wenig Hormone produziert, denn Jod ist ein wichtiges Mineral, das zur Herstellung von Schilddrüsenhormonen benötigt wird. Dies führt im Umkehrschluss zu einer Zunahme des Schilddrüsengewebes und zu einer Jodmangel-Struma, einem Kropf.

Der Hormonkreislauf

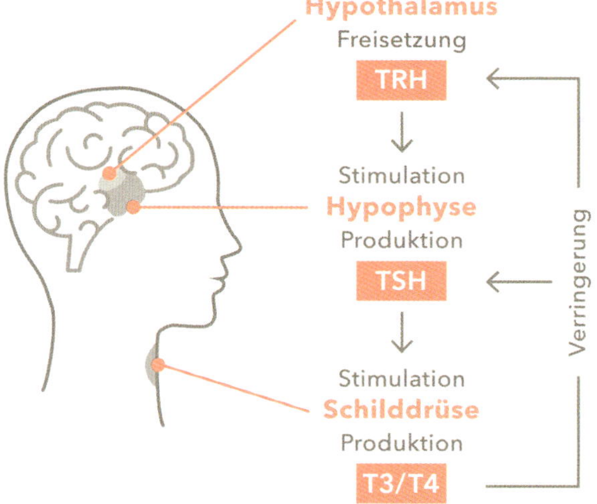

Im Gehirn gibt es zwei wichtige Zentren, die du zum Verständnis der Schilddrüse kennen solltest: den Hypothalamus und die Hypophyse. Der Hypothalamus ist das zentrale Schaltzentrum für viele lebenswichtige vegetative Funktionen und für das endokrine System. Er ist nicht nur stark mit dem limbischen System verbunden, welches für Emotionen, Lernprozesse und Gedächtnisleistung zuständig ist, sondern bildet auch Hormone für die Adenohypophyse und eigene Hormone, die in der Neurohypophyse gespeichert und bei Bedarf ausgeschüttet werden. Adenohypophyse und Neurohypophyse bilden gemeinsam die Hypophyse (Hirnanhangsdrüse).

Der Hypothalamus ist zuständig für die Thermoregulation, die Regulation des Wasserhaushalts, der Nahrungsaufnahme, des zirkadianen Rhythmus und des Sexualverhaltens. Über die Hypothalamus-Hypophysen-Achse kontrolliert der Hypothalamus auch die Schilddrüse, die Nebennieren und unsere Geschlechtsorgane. Er bildet Hormone, die an die Adenohypophyse gesendet werden. Hierbei handelt es sich um Releasing- oder Inhibiting-Hormone, die die Adenohypophyse entweder zur Hormonausschüttung stimulieren oder diese hemmen. Im Fall des Schilddrüsen-Kreislaufs handelt es sich um das Thyreotropin-Releasing-Hormon (TRH). Sind zu wenig Schilddrüsenhormone im Umlauf, reagiert der Hypothalamus und schüttet TRH aus. Dieses Hormon wird zur Adenohypophyse gesendet.

Die Adenohypophyse ist Teil der Hypophyse, die für die Ausschüttung verschiedener Hormone verantwortlich ist, die teilweise am Zielorgan und teilweise als Steuerhormone in Regelkreisen wirken. So wie an der Schilddrüse. Sendet der Hypothalamus TRH an die Adenohypophyse, schüttet sie wiederum das Thyreoidea-stimulierende Hormon TSH aus. TSH ist den meisten Personen mit Schilddrüsenerkrankungen ein Begriff. Während das TRH fast nie bestimmt wird, dient das TSH im Blut als diagnostisches Mittel zur Beurteilung von Schilddrüsenfunktionsstörungen. Denn TSH ist das Hormon, welches die Schilddrüse schlussendlich zur Hormonproduktion und -ausschüttung stimuliert. Die Schilddrüse bildet dann die Schilddrüsenhormone T3 (Trijodthyronin) und T4 (Thyroxin). Jod ist ein wichtiger Bestandteil beider Hormone. Thyroxin ist eine weniger aktive Form der Schilddrüsenhormone und wird im Blut dann zu T3 umgewandelt. Die Schilddrüsenhormone geben dann ein Feedback an den Hypothalamus und die Hypophyse, dass genügend Hormone vorhanden sind und die Ausschüttung von TRH und TSH gehemmt werden kann.

THERAPEUTENWISSEN

Für die Bewertung der Schilddrüsengesundheit ist also die Bestimmung einiger Laborwerte aus dem Blut oder auch dem Urin wichtig. Wenn eine Person mit Schilddrüsenproblemen zu dir kommt, solltest du also auch die Laborwerte betrachten. Auf der folgenden Seite findest du eine Tabelle mit Laborwerten, die für dich und die Behandlung interessant sind.

Die wichtigsten Laborwerte für die Schilddrüsenuntersuchung

HORMON/ MINERAL-STOFF	ERLÄUTERUNG	WERTE/NORMBEREICH
TSH	Hypophysenhormon	0,4–4,0 mU/l
fT3, fT4	Freie Schilddrüsen-hormone im Blut	fT4: 10–23 pmol/L, 8–18 ng/l fT3: 5,4–12,3 pmol/L, 3,5–8 ng/l
TRAK, Anti-TPO-AK, Tg-AK	Wichtig zur Analyse der Autoimmunerkrankungen der Schilddrüse	TRAK: < 1,75 IU/l Anti-TPO-AK: ab 21 Jahren < 34 IU/ml Tg-AK: ab 21 Jahren < 115 IU/ml
Calcitonin	Tumormarker bei Schilddrüsenkarzinom (C-Zell-Karzinom)	Männer: < 8,4 pg/ml Frauen: < 5,0 pg/ml
Jod, Selen, Eisen u. v. a. m.	Wichtige Nährstoffe in Bezug auf die Schilddrüse	**Jod** Schwerer Jodmangel: < 20 µg/l (Urin) Moderater Jodmangel: 20–49 µg/l (Urin) Leichter Jodmangel: 50–99 µg/l (Urin) Optimale Jodversorgung: 100–199 µg/l (Urin) **Selen** Erwachsene: ab 19 Jahren 39–118 µg/l **Eisen** Frauen: 60–180 µg/dl (Serum) Männer: 70–180 µg/dl (Serum) **Ferritin** Weiblich: ab 17 Jahren 13–150 ng/ml Männlich: ab 20 Jahren 30–400 ng/ml

Nehmen wir einmal an, die Schilddrüse arbeitet nicht richtig und schüttet weniger Hormone aus. Dann fehlt die negative Rückkopplung zum Hypothalamus und zur Hypophyse. Diese schütten dann vermehrt TRH und TSH aus, mit der Intention, die Schilddrüse zur Hormonproduktion zu stimulieren. TSH hat neben der hormonellen Wirkung jedoch auch eine wachstumsfördernde Wirkung. Das Schilddrüsenwachstum wird also angeregt, denn der Körper versucht auch so, die Hormonproduktion zu erhöhen. Dies ist genau der Regelkreis, der bei Jodmangel in Gang gesetzt wird und der im Umkehrschluss zu einer Jodmangel-Struma führt.

Nährstoffversorgung der Schilddrüse

Jod: Neben den Hormonen ist auch die Nährstoffversorgung für die gesunde Funktion der Schilddrüse wichtig. Allen voran natürlich das Jod. Die Schilddrüsenhormone basieren auf Jodatomen. Besteht ein Jodmangel, werden somit zu wenig Schilddrüsenhormone gebildet. Aber auch ein Überangebot an Jod kann die Schilddrüse aus dem Gleichgewicht bringen. Normalerweise wird ein Jodüberschuss einfach über die Nieren eliminiert. Nehmen wir jedoch täglich zu viel Jod zu uns, zum Beispiel in Form von Nahrungsergänzungsmitteln, dann kann das zu einer Überfunktion der Schilddrüse mit entsprechenden Symptomen führen. Aktuell gibt die Deutsche Gesellschaft für Ernährung (DGE) einen täglichen Jodbedarf von 180 bis 200 µg/Tag bei Jugendlichen und Erwachsenen an.

Selen: Die Schilddrüse ist das selenreichste Organ unseres Körpers. Selen ist Bestandteil zahlreicher Enzyme unseres Körpers und ist an der Bildung der Schilddrüsenhormone beteiligt. Mithilfe von Selen wird T4 in die aktivere Form T3 umgewandelt. Ein Selenmangel kann dann zu einer Schilddrüsenunterfunktion führen, weil weniger Schilddrüsenhormone gebildet werden.

Eisen: Eisen ist ein weiterer Mineralstoff, der bei Verdacht auf eine Schilddrüsenfunktionsstörung bestimmt werden sollte. Es hilft beim Einbau von Jod bei der Bildung von Schilddrüsenhormonen, sodass auch hier ein Mangel zu einer Unterfunktion führen kann.

Vitamine: Auch einige Vitamine sind bei der Betrachtung der Schilddrüsenfunktion wichtig. Vitamin A spielt eine zentrale Rolle bei der Ausschüttung von TSH. Ein Vitamin-A-Mangel erhöht die Ausschüttung von TSH und führt so wie ein Jodmangel zu einer Struma mit Einbußen der Schilddrüsensynthese-Leistung. Daraus resultiert eine Schilddrüsenunterfunktion. Die Substitution von Vitamin A zeigt einen Anstieg von T3.

Auch Vitamin D beeinflusst die Ausschüttung von Schilddrüsenhormonen, vor allem des T4. Da eine Deckung des Vitamin-D-Bedarfs allein über die Ernährung nicht möglich ist und die Produktion über die Haut in der langen Regensaison im nordeuropäischen Raum eher schwierig ist, sollte auch hier bei Verdacht auf eine Schilddrüsenfunktionsstörung eine Bestimmung des Vitamin-D-Spiegels erfolgen.

Schilddrüse – ayurvedisch betrachtet

Im Ayurveda hängt die Schilddrüsenfunktion stark von der Funktion unserer Agni ab. Wir unterscheiden im Ayurveda mehrere Agnis, ein Verdauungs-Agni und viele verschiedene Stoffwechsel-Agnis. Wenn wir über die Schilddrüsenfunktion sprechen, geht es mehr um die Funktion der Stoffwechsel-Agnis, denn auch schulmedizinisch betrachtet, ist die Schilddrüse eines unserer stoffwechselaktivsten Organe und über die Schilddrüsenhormone an vielen weiteren Stoffwechseln mitbeteiligt.

- Kohlenhydratstoffwechsel: Im Darm beschleunigt sie die Kohlenhydrataufnahme und aktiviert deren Abbau über die Erhöhung der Insulinwirkung und der Insulinabbaurate.
- Fettstoffwechsel: Schilddrüsenhormone führen zu einem vermehrten Abbau von Speicherfetten.
- Eiweißstoffwechsel

Ist die Schilddrüse im Gleichgewicht, haben die Hormone eher eine anabole Wirkung, wohingegen eine Erhöhung der Schilddrüsenhormone ebenfalls zum Abbau von Körpermasse führt, also den katabolen Stoffwechsel vorantreibt. Zu guter Letzt wirkt die Schilddrüse auch auf den Knochenstoffwechsel und an der Muskulatur beziehungsweise der neuromuskulären Übertragung, was man vor allem beim Umbau von Knochen oder durch den Einfluss auf die Herzfrequenz bemerkt.

Ist die Schilddrüse also im Gleichgewicht, korreliert dies ayurvedisch betrachtet mit einem guten, starken Agni. Wohingegen eine Überfunktion der Schilddrüse (Hyperthyreose) eher mit einem überstarken Agni zusammenhängt. Außerdem ist bei Schilddrüsenerkrankungen häufig auch das Vata-Dosha mitbeteiligt, sowohl bei einer Unter- als auch einer Überfunktion.

 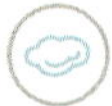 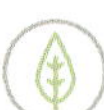

Hypothyreose

Eine Schilddrüsenunterfunktion bedeutet, dass die Schilddrüse nicht mehr genügend Schilddrüsenhormone bildet. Es wird hier zwischen einer angeborenen und einer erworbenen Unterfunktion unterschieden.

Schilddrüsenunterfunktion in der Medizin

Ursachen: Schulmedizinisch liegt einer erworbenen Unterfunktion häufig eine Autoimmunerkrankung oder ein extremer Jodmangel zugrunde. Bei der Autoimmunerkrankung handelt es sich um die Hashimoto-Thyreoiditis. Hier bildet der Körper eigene Antikörper gegen das Schilddrüsengewebe, wodurch die Schilddrüse immer kleiner wird und ihre Syntheseleistung verliert.

Symptome: Anzeichen einer Hypothyreose sind unter anderem Verlangsamung, trockene, schuppige, blasse Haut, heisere, raue Stimme, Myxödem, Bradykardie, verminderte Muskeleigenreflexe, Myopathie, brüchige Haare und Nägel, Gewichtszunahme, Müdigkeit, Antriebsarmut, Konzentrationsstörungen, Desinteresse, Kälteempfindlichkeit, Appetitlosigkeit, Obstipation, Infektanfälligkeit, Zyklusanomalien, Libido- und Potenzmangel, Fertilitätsschwäche.

Schilddrüsenunterfunktion als Agni-Störung

Ayurvedisch basiert eine erworbene Unterfunktion häufig auf einer Erhöhung des Kapha- und des Vata-Doshas mit gleichzeitiger Agni-Schwächung. Das bedeutet: Eine Unterfunktion der Schilddrüse (Hypothyreose) ist häufig mit einem verminderten Agni oder einem wechselhaften Agni vergesellschaftet. Wie genau der Mechanismus dahinter funktioniert, kannst du auf Seite 114 nachlesen. Das schwache Agni ist mit ein Grund, warum wir bei der Schilddrüsenunterfunktion mit Gewichtszunahme, Antriebslosigkeit oder auch Müdigkeit zu kämpfen haben. Körper und Geist sind nicht mehr leistungsstark. Dementsprechend sollte der Lebensstil vor allem das Agni stärken und an zweiter Stelle dem jeweiligen Dosha zuträglich sein.

Behandlungsstrategie

Zunächst solltest du mithilfe des Prakriti-Vikriti-Tests ab Seite 46 und der genauen körperlichen Betrachtung der Symptome herausfinden, ob aktuell das Kapha- oder das Vata-Dosha stärker aus dem Gleichgewicht ist. Wenn du das herausgefunden hast, ist es wichtig, die Ernährung an das jeweilige Dosha anzupassen.

AGNI-AUSGLEICHENDE MASSNAHMEN

Ernährung: In jedem Fall ist es sinnvoll, auf leicht verdauliche Lebensmittel umzusteigen, die zu keiner weiteren Ansammlung von Fülle führen. Deshalb sollten Nahrungsmittel wie Fleisch, Milchprodukte, insbesondere Käse oder schwer verdauliche Kohlenhydrate wie Brot oder andere Backwaren reduziert werden. Am Anfang sollte die Ernährung auch weniger auf Rohkost basieren, damit die Verdauung nicht zu stark arbeiten muss. Das bedeutet: Zu Beginn der Therapie hast du leider eher eine sehr geringe Auswahl an Lebensmitteln zur Verfügung. Dies ist natürlich für den einen oder anderen sehr schwer umzusetzen und sollte wirklich Schritt für Schritt erfolgen. Ein sofortiger Entzug aller ungünstigen Lebensmittel hat vielleicht einen größeren physiologischen Erfolg, bringt aber der mentalen Ebene nichts. Der Geist muss mit in die Behandlung einbezogen werden.

Als Zubereitungsformen sind Kochen, Dünsten und Dämpfen zu bevorzugen, wohingegen Grillen, Backen und Braten reduziert werden sollten und wenn, dann nur mit wenig Öl. Auch die Menge und Häufigkeit der Nahrung sollte natürlich an das schwache Agni angepasst werden. Ist Kapha das Hauptproblem, kann auch mit einem

Zwei-Mahlzeiten-System gearbeitet werden, bei dem das Mittagessen etwas vorgezogen wird und das Abendessen relativ früh stattfindet. Die Mahlzeiten können dann zwischen 10 und 18 Uhr eingenommen werden.

Die Basis der Ernährung sollte vor allem Gemüse bilden. Auch hier solltest du weniger auf stärkehaltige Gemüsesorten wie Kürbis oder Süßkartoffel oder Wurzelgemüse setzen. Besser geeignet sind Gemüsesorten wie Spargel, grünblättriges Gemüse, Kohlsorten wie Brokkoli, Grünkohl oder Rosenkohl oder Hülsenfrüchte wie Kidneybohnen oder Kichererbsen. Es sei denn, es liegt eine massive Vata-Störung vor, dann können diese Gemüsesorten und Hülsenfrüchte blähende Wirkungen entfalten. Für die Vata-Störung sind wiederum stärkehaltige Gemüsesorten und Wurzelgemüse geeignet.

Geschmack: Ist das Vata-Dosha dominant, kann es sinnvoll sein, die Geschmacksrichtungen süß, sauer und salzig doch noch miteinzubinden. Wohingegen bei einem Kapha-Übergewicht die Geschmacksrichtungen scharf, bitter und herb bevorzugt werden sollten, auch, um das Agni stabil zu halten. Mehr zum Thema Geschmacksrichtungen kannst du ab Seite 71 nachlesen.

Gluten: Sollte eine Hashimoto-Erkrankung vorliegen, kann ein Auslassversuch mit Gluten hilfreich sein. Es liegt keine generelle Glutenunverträglichkeit bei Hashimoto vor. Dennoch wird bei einer Hashimoto-Erkrankung häufig zusätzlich eine Glutenunverträglichkeit festgestellt, da beide Erkrankungen auf autoimmunen Reaktionen basieren. Außerdem sind glutenhaltige Getreide häufig auch schwere Getreideformen, die bei einem schwachen Agni ebenfalls ungünstig sind.

Hemmende Lebensmittel: Darüber hinaus gibt es Lebensmittel, die auch aus schulmedizinischer Sicht die Schilddrüse hemmen können. Dies liegt vor allem an Glucosinolaten und Flavonoiden. Diese Stoffe können den Aufbau von Schilddrüsenhormonen hemmen, weil sie mit Jod konkurrieren und so die Aufnahme von Jod in die Schilddrüse behindern. Glucosinolate sind vor allem enthalten in allen Kohlsorten, Rettich, Radieschen, Kresse und Senf. Wohingegen wir Flavonoide in Äpfeln, Birnen, Trauben, Kirschen, Pflaumen, Beerenobst, Zwiebeln, Grünkohl, Auberginen, Soja, schwarzem und grünem Tee und Hirse finden. Es ist nicht sinnvoll, auf all diese Lebensmittel sein ganzes Leben lang zu verzichten. Aber es kann hilfreich sein, diese weniger zu verwenden als andere Lebensmittel und bei Verwendung dann die Jodversorgung im Auge zu behalten. Steht beispielsweise Brokkoli auf dem Speiseplan, kann dieser mit jodhaltigen Lebensmitteln kombiniert werden.

Jodhaltige Lebensmittel: Das sind quasi alle Lebensmittel, die aus dem Meer kommen. Besonders stechen hier die Algen hervor. Sie enthalten nicht nur eine Menge Jod, sondern auch viele andere wichtige Vitamine und Mineralstoffe. Sie enthalten meist zusätzlich Kalzium, Magnesium, Eisen, Provitamin A (in Rotalgen), Vitamin B_{12}, Vitamin C und Vitamin E. Außerdem haben sie eine wichtige reinigende Wirkung auf die extrazelluläre Matrix, fördern das Mikrobiom, unterstützen die Darmbarriere und ihre

Schleimstoffe (Algine) besitzen eine gesunde, schleimbildende Wirkung im Magen-Darm-Trakt. So fördern sie gut gepflegte Schleimhäute, die nicht so schnell entzünden, und balancieren den Wasserhaushalt. Vor allem bei einer durch eine Schilddrüsenunterfunktion bedingten Gewichtszunahme sind Algen gut geeignet wegen der stark reinigenden Wirkung und des anregenden Effekts auf die Schilddrüse. Bei Algen solltest du darauf achten, dass sie nicht aus dem Süßwasser kommen wie Spirulina oder Chlorella. Diese Algen enthalten kein Jod. Es besteht die Möglichkeit, Trockenalgen oder Frischalgen in seinen Speiseplan zu integrieren. Frischalgen bekommt man meist in einer sehr guten Qualität aus Frankreich. Generell sollte man auf die Herkunft achten, da Algen aus dem asiatischen Raum häufig mit Schwermetallen oder radioaktiven Stoffen belastet sein können.

Selenhaltige Lebensmittel: Die radioaktive Belastung kann auch bei Paranüssen zum Problem werden. Das in den Kernen enthaltene Selen ist ein weiterer wichtiger Mikronährstoff, der bei einer Schilddrüsenunterfunktion hilfreich sein kann. Selen ist an der Umwandlung von T4 in T3 beteiligt und hilft so dabei, die Schilddrüsenhormone in ihre aktive Form zu überführen. Neben Paranusskernen enthalten auch pflanzliche Lebensmittel wie Vollkornreis, Haferflocken und Mungbohnen Selen. Unter den tierischen Lebensmitteln sind Leber, Hummer, Thunfisch und Garnelen selenhaltig.

Eisen: Bei einer Hypothyreose kann die Schilddrüse oft nicht ausreichend Eisen aufnehmen, was zu einer mangelnden Bildung von Hormonen führt. Auch hier ist es wichtig, die Eisenzufuhr über die Ernährung zu verbessern. Eines der eisenhaltigsten pflanzlichen Lebensmittel sind Haferflocken. Aber auch Rote Bete, Hülsenfrüchte wie Kichererbsen, grünes Blattgemüse oder Weizenkleie enthalten Eisen. Die Eisenaufnahme des Körpers kann verbessert werden, wenn gleichzeitig Vitamin-C-haltige Lebensmittel verzehrt werden. Wohingegen Kaffee, schwarzer Tee, Weißmehl- und auch Milchprodukte die Eisenaufnahme hemmen können.

Zink: Als letzter Mikronährstoff ist vor allem Zink zu nennen, um die Funktion der Schilddrüse zu unterstützen. Zink fördert den Schilddrüsenstoffwechsel und die Bildung von Schilddrüsenhormonen. Zink wird generell eine positive Wirkung bei Autoimmunerkrankungen nachgesagt. Neben Weizenkleie und entöltem Kakaopulver ist Leber hier ein guter Nährstofflieferant.

Bewegung: Wie die Ernährung hat natürlich auch der Lebensstil einen großen Einfluss auf den Verlauf einer Erkrankung. Um schon am Morgen das Agni anzukurbeln, kann eine kleine sportliche Morgeneinheit gut geeignet sein. Hier bietet sich vor allem Yoga an, weil es einerseits hilft, das Kapha-Dosha zu reduzieren, und auf der anderen Seite das Vata nicht zu stark erhöht. Vor allem Twists und Vorbeugen sind hilfreich, weil sie die Körpermitte komprimieren und so die Entgiftung der Verdauungsorgane fördern. Typische Übungen zur Stimulation der Schilddrüse sind der Schulterstand, der Pflug und der Fisch. Hier wird die Schilddrüse erst komprimiert und dann gestreckt, was anregend wirken soll (mehr dazu ab Seite 150).

Routinen: Die aktive Bewegung des Zwerchfells beim morgendlichen Pranayama ist gut geeignet, um den Stoffwechsel und die Verdauung zu aktivieren. Neben der tiefen Bauchatmung ist Kapalabhati eine gute Atemübung, um das Agni anzuregen und das innere Feuer zu erhöhen. Die Anleitung zu dieser Atemübung findest du auf Seite 147. Reinigende Praktiken wie Zungenschaben oder das Ayurveda-Wasser am Morgen können ebenfalls helfen, deinen Stoffwechsel anzukurbeln. Diese findest du bei den Routinen ab Seite 128. Es empfiehlt sich, auch im weiteren Verlauf des Tages in Bewegung zu sein. Sollte das Vata-Dosha zu stark sein und innere Unruhe oder Erschöpfung sich breitmachen, muss ein gutes Zwischenmaß zwischen Aktivität und Entspannung gefunden werden.

Vorsicht!

Bei einer Unterfunktion der Schilddrüse sind regelmäßige Laborkontrollen und Ultraschalluntersuchungen der Schilddrüsenhormone unerlässlich.

THERAPEUTENWISSEN

Wenn Symptome einer Schilddrüsenunterfunktion erkannt werden, dann sollte man in Zusammenarbeit mit der Schulmedizin die wichtigen Laborwerte bestimmen lassen. Ist die Schilddrüsenunterfunktion noch nicht diagnostiziert, können auch depressive Symptome ein Hinweis auf eine Unterfunktion sein und sollten abgeklärt werden. Vor allem bei älteren Personen werden kognitive Einschränkungen unter der Erkrankung oft als Demenz oder Depression fehlgedeutet.

 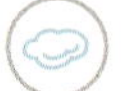 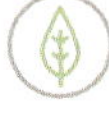

Hyperthyreose

Bei einer Schilddrüsenüberfunktion ist die Schilddrüse überaktiv und produziert zu viele Schilddrüsenhormone. Der innere Motor arbeitet also auf Hochtouren. Wir haben mehr Hunger, eine schnellere Verdauung, fühlen innere Unruhe und haben gegebenenfalls Schlafstörungen. Es kann außerdem zu Gewichtsabnahme oder zu Herzrasen kommen.

Schilddrüsenüberfunktion in der Medizin

Das Schilddrüsenhormon T3 wirkt auf folgende Vorgänge und Funktionen in unserem Körper aktivierend: Glukose-, Fett-, Eiweiß-, Mineral- und Knochenstoffwechsel sowie Sauerstoffverbrauch, Wachstum und Reifung, Herz-, Kreislauf- und Gehirnfunktion sowie andere Hormone (Wechselwirkungen). Eine Hyperthyreose steigert die Aktivität von Osteoklasten, die Zellen, die für den Knochenabbau zuständig sind.

Ursachen: Die häufigste schulmedizinische Ursache für eine Schilddrüsenüberfunktion ist die Autoimmunerkrankung Morbus Basedow. Hier liegt in der Regel eine genetische Prädisposition vor. Aber auch eine spontane Autonomie der Schilddrüse durch gutartige Knoten oder auch ein Schilddrüsenkarzinom sind mögliche Ursachen. Bei einer Hashimoto-Thyreoiditis kann es passager auch zu einer Überfunktion der Schilddrüse kommen. Zusätzlich kann eine übermäßige Zufuhr von Jod ebenfalls eine Hyperthyreose fördern.

Symptome: Mögliche Anzeichen einer Hyperthyreose sind Gewichtsabnahme, Tachykardie, erhöhter Blutdruck, systolisches Strömungsgeräusch, warme, feuchte Haut, feinschlägiger Tremor, vermehrte Muskeleigenreflexe, Unruhe und Nervosität, Herzstolpern, übermäßiges Schwitzen, übermäßiger Durst, Diarrhö, Haarausfall, Muskelschwäche, Muskelschmerzen, Schlafstörungen und Stimmungsschwankungen. In 70 bis 90 Prozent liegt eine Struma, also eine Vergrößerung der Schilddrüse, vor. Symptome im Fall einer endokrinen Orbitopathie, also einer entzündlichen Erkrankung der Augenhöhle, sind: Druckgefühl hinter den Augen, Kopfschmerzen, Lichtempfindlichkeit, Fremdkörpergefühl, übermäßiger Tränenfluss, Doppelbilder, hervorstehende Augen.

Schilddrüsenüberfunktion als Agni-Störung

Ayurvedisch betrachtet ist die Stärke des Agnis proportional zur Schilddrüsenfunktion. So kommt es bei einer Schilddrüsenüberfunktion zu einer Zunahme des Agnis, also zu einem Tikshna Agni. Nahrung wird hierbei zu stark verbrannt, sodass im Endeffekt nur Asche übrig bleibt. Diese Asche hat nicht die Fähigkeiten, uns zu nähren, wir geraten in einen Nährstoffmangel. Neben dem übermäßigen Agni liegt der Hyperthyreose häufig ein Vata- und Pitta-Überschuss zugrunde. Gemeinsam vermehren die Doshas die Eigenschaften leicht, schnell und heiß. Sie beschleunigen den Stoffwechsel, fördern die Gewichtsabnahme und erhitzen den Körper innerlich. Sie führen so zu einer starken Funktion der Schilddrüse mit zusätzlichen Symptomen wie innerer Unruhe und Reizbarkeit.

Behandlungsstrategie

AGNI-AUSGLEICHENDE MASSNAHMEN

Ernährung: Da das Agni bei einer Hyperthyreose übermäßig aktiv ist, braucht es auch ein entsprechendes Angebot, was nicht einfach so zu Asche verarbeitet wird, sondern das Agni erst mal vor ein paar Herausforderungen stellt. Wir benötigen nicht die typisch leicht verdauliche Ernährung, die wir bei anderen Vata-bedingten Störungen empfehlen, sondern müssen mit richtigem Brennholz fürs Agni aufwarten.

Also ist es wichtig, bei einer Überfunktion zu schwerer verdaulichen Lebensmitteln zu raten wie beispielsweise Vollkornprodukten, fetten Nahrungsmitteln wie Fleisch, Fisch oder Milchprodukten. Beim Fischkonsum sollte jedoch der Jodgehalt im Auge behalten werden, denn ein Überschuss an Jod kann die hormonelle Lage noch weiter verschlechtern. Personen mit Hyperthyreose dürfen sich außerdem auch mal über Rohkost freuen und das Gemüse etwas knackiger zubereiten, als es normalerweise im Ayurveda der Fall wäre. Salate und auch Kartoffeln mit Schale sind also gar nicht schlecht. Meist benötigen diese Personen mindestens drei Hauptmahlzeiten, gegebenenfalls sogar mit ein bis zwei Zwischenmahlzeiten. Ghee und andere hochwertige Öle und Fette dürfen genauso wenig fehlen wie Proteine, denn auch sie gelten eher als schwer verdaulich. Eine rein kohlenhydratbasierte Ernährungsweise würde einfach durchbrennen und in Asche enden.

Vitamin A: Auch bei der Überfunktion sollte man auf eine ausreichende Versorgung mit Mikronährstoffen achten. Denn häufig kann der Körper die Nährstoffe bei der rapiden Verdauung nicht wirklich verwerten. Zu diesen Mikronährstoffen zählt zum Beispiel Vitamin A. Menschen, die von einer Schilddrüsenüberfunktion betroffen sind, können vielfach Vitamin A nicht aus der Vitaminvorstufe Betacarotin, die in pflanzlichen Nahrungsmitteln enthalten ist, bilden. Deshalb sollten Lebensmittel wie Leber, Eier oder Milchprodukte bei Vitamin-A-Mangel auf dem Speiseplan stehen.

Vitamin D: Es fördert die Knochenmineralisierung und ist für einen ausgeglichenen Kalzium-Phosphat-Haushalt wichtig. Deshalb kommt dem Vitamin auch eine besondere Rolle bei der Schilddrüsenüberfunktion zu. Außerdem besitzt Vitamin D immunmodulierende Eigenschaften. So konnte in verschiedenen Studien eine verminderte Entzündungsneigung unter Vitamin-D-Substitution festgestellt werden. Dieser Effekt sei besonders für Autoimmunerkrankungen wie den Morbus Basedow interessant. Außerdem zeigte sich, dass Patient*innen mit einer Stoffwechselstörung häufig unter einem Vitamin-D-Mangel leiden. Besteht ein Mangel, kann eine Substitution des Vitamins sinnvoll sein.

Selen: Wie schon ausgeführt, ist Selen ein wichtiger Mineralstoff, der für die normale Schilddrüsenfunktion essenziell ist. So auch bei einer Schilddrüsenüberfunktion. Bei der im Rahmen eines Morbus Basedow auftretenden endokrinen Orbitopathie zeigte sich bei milden Formen tatsächlich ein positiver Effekt der Selen-Supplementierung auf den Krankheitsverlauf. Aber auch hier sollte Selen nur dann künstlich zugeführt werden, wenn ein Mangel diagnostiziert wurde.

Omega-3-Fettsäuren: Das sind stark antientzündlich wirkende Fettsäuren. Sie werden gerne bei Autoimmunerkrankungen wie dem Morbus Basedow empfohlen. Bei einer Schilddrüsenüberfunktion haben die mehrfach ungesättigten

Fettsäuren weitere hilfreiche Effekte. Sie hemmen die Freisetzung der Schilddrüsenhormone, können bei hochdosierter Einnahme das Enzym blockieren, welches für den Umbau von T4 in T3 verantwortlich ist, und sie hemmen den Transport der Hormone zu den Zielzellen. Bei einer Überfunktion kann also eine Ernährung reich an Omega-3-Fettsäuren mit vielen Nüssen, Samen und Ölen wie Leinöl von Vorteil sein.

Stressreduktion und Routinen: Auch der Lebensstil ist natürlich bei einer Hyperthyreose sehr wichtig. Die übermäßige Erregung des gesamten physischen Systems kann sich auch mental manifestieren. Personen mit einer Schilddrüsenüberfunktion fühlen sich häufig angespannt und innerlich sehr unruhig. Ruhe und Entspannung haben hier also oberste Priorität. Das erreichen sie meist nicht einfach über Meditation. Dafür ist der Geist häufig zu unruhig und die Gedanken fliegen nur so hin und her. Atemübungen, Gehmeditationen oder generell geführte Meditationen können hier Abhilfe schaffen. Mit Achtsamkeitsübungen wie MBSR lernen die Betroffenen ihre Aufmerksamkeit konkret zu lenken, wodurch eine Reduktion der inneren Unruhe erreicht werden kann. Alle genannten Rituale findest du ab Seite 143.

Bei einem Vata-Ungleichgewicht ist eine Routine sinnvoll. Morgen- und Abendroutine sollten auf Entspannung ausgelegt sein. Überwiegt das Vata-Dosha, kann auch Wärme in Form von heißen Bädern eingesetzt werden. Ist das Pitta-Dosha stark mitbeteiligt oder der Kreislauf instabil, sollte auf Hitze verzichtet werden. Inwieweit aktuell das Vata- oder das Pitta-Dosha dominiert, kannst du mithilfe des Prakriti-Vikriti-Tests herausfinden. Vor allem Yin Yoga kann Menschen mit einer Überfunktion helfen, zur Ruhe zu kommen und sich selbst zu erden. Vorbeugen besitzen einen Vata- und Pitta-balancierenden Effekt, diese sollten vermehrt in die Yogapraxis einfließen. Auch sitzende oder liegende Asanas verstärken den erdenden Effekt (mehr dazu ab Seite 150).

Vorsicht!

Das Wichtigste bei einer Schilddrüsenerkrankung ist die regelmäßige Kontrolle der Schilddrüsengesundheit durch Laborwerte und Sonografie. Eine hormonelle Disbalance kann vor allem bei einer Überfunktion lebensbedrohliche Folgen haben. Menschen, deren Schilddrüsenhormone bei einer Überfunktion nicht oder nur unzureichend behandelt werden, droht eine thyreotoxische Krise. Das bedeutet: Die Schilddrüsenhormone sind entweder spontan durch schwere Erkrankungen oder Jodüberschuss massiv erhöht. Hierbei kommt es anfangs zu Herzrhythmusstörungen und Erbrechen oder Durchfall mit nachfolgender Austrocknung. Auch Muskelschwäche oder Tremor sind typische Symptome zu Beginn. Später treten Desorientierung oder auch psychotische Zustände mit Bewusstseinsstörungen bis hin zu Koma und Kreislaufversagen auf. Eine Person mit einer thyreotoxischen Krise gehört auf die Intensivstation.

INFEKTIONEN DER ATEMWEGE

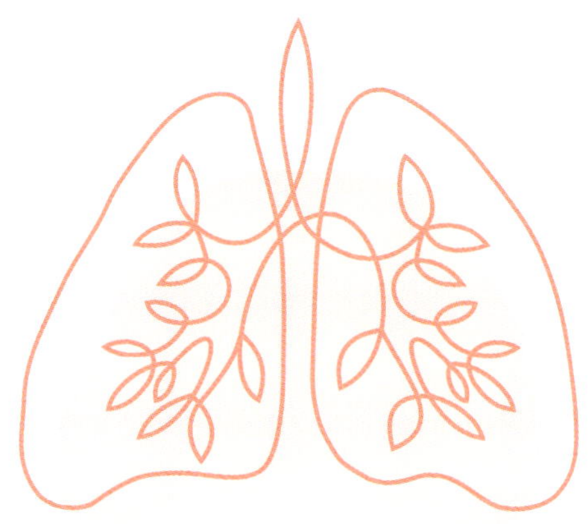

LEITFADEN:

Medizinische Untersuchung

- Körperliche Untersuchung
- Laboruntersuchung (Blutbild, Entzündungsparameter)
- Lungenfunktionsprüfung bei Asthma, Allergien oder schwerer Atemnot

Welches Dosha ist aus dem Gleichgewicht?

- Anzeichen, dass Vata aus dem Gleichgewicht ist: Abgeschlagenheit, häufiges Niesen und Kopfschmerzen, dünnflüssige Sekrete, trockene Schleimhäute, Halsschmerzen, Heiserkeit, Geschmackseinschränkung, trockener Husten
- Anzeichen, dass Pitta aus dem Gleichgewicht ist: eitriger Auswurf, gerötete Schleimhäute, brennende Kopfschmerzen, Fieber, übermäßiger Durst, Hitzegefühl, bitterer Geschmack im Mund
- Anzeichen, dass Kapha aus dem Gleichgewicht ist: starke Verschleimung, zähflüssig, Schweregefühl und Schwellungen im Bereich des Kopfes, Appetitlosigkeit

Wichtigste Ernährungsaspekte

- Dosha-gerechte Ernährung
- Warme Mahlzeiten
- Regelmäßige Mahlzeiten
- Leicht verdauliche Mahlzeiten (weniger tierische Produkte, eher Suppen, Eintöpfe, leichte Gemüse-Getreide-Gerichte)
- Bei Kapha mit Schärfe arbeiten zur Schleimreduktion, Verzicht auf Milchprodukte
- Vata eher süßer Geschmack, um die Trockenheit zu reduzieren
- Pitta kühlende oder ausgleichende Gewürze, wie Minze oder Fenchel

Wichtigste Lifestyle-Aspekte

- Sanfte Yoga-Asanas wie Drehungen oder Bewegung in der Natur
- Pranayama, um die Lunge zu durchlüften, Nadi Shodhana, wenn möglich
- Ausreichend Schlaf zur Regeneration, Kapha eher weniger Schlaf
- Jala Neti, wenn Nase und Nasennebenhöhlen nicht komplett verschleimt sind
- Nasya bei starker Verschleimung zum Lösen des Schleims
- Dampfinhalationen

Therapeuten-wissen

- Folgende Heilkräuter und Gewürze können zum Einsatz kommen:
  Ashwagandha: allgemeines Stärkungsmittel zur Vermehrung von Ojas, Steigerung der Abwehrkraft
  Chyavanprash: innere Stärkung, Infektprävention, Unterstützung des Immunsystems, Tridosha-ausgleichend
  Guduchi: reinigt, kräftigt und verjüngt die Gewebe, deshalb Steigerung der Abwehrkraft, für Pitta und Kapha gut geeignet
  Ingwer: Ama-Reduktion, vermehrt Ojas
  Kurkuma: reinigend, stoffwechselanregend, Tridosha-regulierend
  Musta: Ama-Reduktion, bei Schwächezuständen
  Pippali: Ama-Reduktion, Agni-Stärkung, immunmodulatorisch, Vorsicht bei Pitta
  Safran: vermehrt Ojas, schleimlösend
  Sariva: blutreinigend, bei Ama-Belastung und Rakta-Beteiligung, zur Fieberreduktion
  Trikatu: Agni-stärkend, unterstützt die Fettverbrennung

Akute Atemwegsinfektionen gehören zu den häufigsten Erkrankungen weltweit. Die meisten Atemwegsinfektionen sind durch Viren verursacht, nicht durch Bakterien, und sie verlaufen meist völlig komplikationslos. Deshalb sollten Antibiotika auch nicht routinemäßig verschrieben werden, sondern nur, wenn es Hinweise auf eine bakterielle Infektion gibt. Durch einen gewissenhaften Einsatz wird sowohl das Risiko unerwünschter Nebenwirkungen als auch die Anzahl der Antibiotikaresistenzen vermindert.

Im Ayurveda sind Mikro- und Makroorganismen bekannt und die jeweiligen Infektionskrankheiten werden beschrieben, jedoch weist man Viren, Bakterien und so weiter nur eine sekundäre Rolle bei der Krankheitsursache zu. Man geht vielmehr davon aus, dass Milieuänderungen im Körper dazu führen, dass die Erreger günstige Lebensbedingungen bekommen und sich so ausbreiten können. So hat man durch eine ungesunde Ernährungs- und Lebensweise die Abwehrkräfte geschwächt und die Ausbreitung des Erregers begünstigt. Die Ursache, die aus ayurvedischer Sicht behoben werden muss, ist in erster Linie also nicht der Erreger, sondern das ungünstige Milieu. Was bedeutet, dass der Körper und seine Abwehrkräfte gestärkt werden müssen. Bevor wir tiefer in die Atemwegsinfektionen einsteigen, möchten wir im folgenden Exkurs aber noch einmal erklären, wie im Detail das Immunsystem arbeitet.

AUS UNSERER PRAXIS

Bei manchen Erkrankungen können wir uns wirklich glücklich schätzen, dass wir Medikamente wie Antibiotika, Virostatika oder Antimykotika einsetzen können. Wir sollten besser die Vorteile beider Lehren nutzen, um so sowohl eine sinnvolle Behandlung im Sinne der Patient*innen und eine schnellstmögliche Genesung mit Stärkung des eigenen Körpers zu erreichen.

Wenn zum Beispiel eine bakterielle Mandelentzündung vorliegt, kann es sinnvoll sein, mit einem Antibiotikum zu arbeiten, um Folgeerkrankungen oder Komplikationen wie eine Entzündung der Herzklappen oder das rheumatische Fieber (eine Autoimmunreaktion) zu verhindern. Anschließend oder sogar begleitend können wir durch Ernährung und Probiotika den Verdauungstrakt unterstützen und die Genesung vorantreiben. So nutzen wir die Medizin für akute Probleme und den Ayurveda oder andere naturheilkundliche Verfahren, um die körpereigenen Selbstheilungskräfte zu stärken und die nächste Erkrankung im Sinne der Prävention zu verhindern.

Immunsystem

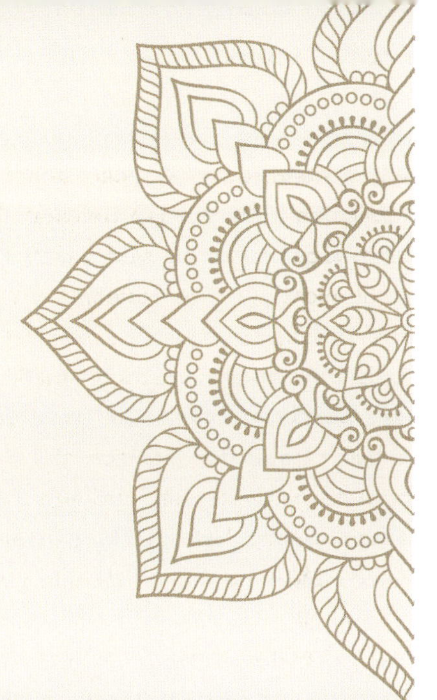

Zum Schutz vor Erkrankungen verfügen wir über ein komplexes System, das viele verschiedene Mechanismen benutzt, um schädliche Erreger zu bekämpfen: unser Immunsystem.

Bei der Immunabwehr können wir einmal grob zwischen einer mechanischen, einer chemischen und einer zellulären Abwehr unterscheiden. Unsere Haut und Schleimhäute stellen eine mechanische Barriere dar, wohingegen zum Beispiel unsere Magensäure wegen des sauren pH-Werts als chemische Barriere bezeichnet wird. Sie ist also nicht nur wichtig, um Nahrung zu verdauen, sondern auch Teil unseres Abwehrsystems. Den sauren pH-Wert macht sich unser Körper auch in der Vaginalflora zunutze, um Keime abzuhalten. In Haut, Darm und Vagina sitzen verschiedene körpereigene Bakterien, die unsere gesunde Flora bilden und uns ebenfalls vor Infektionen schützen. Auch in den Lungen finden wir kleine Zellen, sogenannte Zilien, die in der Lage sind, Schleim und an ihm haftende unerwünschte Substanzen aus den Atemwegen nach oben zu befördern.

All diese Mechanismen gehören zu unserem angeborenen, unspezifischen Immunsystem. Die angeborene Immunantwort ist also immer sofort zur Stelle und direkt nach Kontakt mit einem Erreger aktiv. Hierbei kommt es also zu einer unspezifischen Reaktion, um möglichst einen Großteil der Erreger sofort bekämpfen zu können.

Wir unterscheiden das angeborene und das erworbene Immunsystem. Beim erworbenen Immunsystem besitzt unser Körper eine gewisse Lernfähigkeit oder ein Erinnerungsvermögen. Wenn der Körper mit einem Erreger in Kontakt kommt, reagiert zumeist erst das angeborene Immunsystem. Die Zellen des angeborenen Immunsystems präsentieren den Zellen des erworbenen Immunsystems Teile des Erregers. Daraufhin bildet das erworbene Immunsystem

Antikörper (IgG, IgM etc.) für diesen Erreger. Die erworbene Immunreaktion ist also der angeborenen nachgeschaltet und daher etwas langsamer, aber aufgrund des hohen Spezialisierungsgrades effektiver. Das erworbene Immunsystem erkennt im Fall einer Reinfektion mit dem gleichen Erreger, dass Gefahr droht, und kann dann sofort reagieren. Diesen Mechanismus macht man sich beispielsweise beim Impfen zunutze. 70 Prozent der Immunzellen unseres Körpers sitzen im Immunsystem unseres Gastrointestinaltrakts. Wir besitzen in der gesamten Schleimhaut des Gastrointestinaltrakts Zellen, die unser darmassoziiertes lymphatisches Gewebe (GALT), also unser „Darmimmunsystem", bilden. Zusätzlich wird über die Darmschleimhaut sekretorisches IgA (Antikörper vom Typ Immunglobulin-G) ausgeschüttet. Dies ist ein Antikörper, der zur humoralen Immunabwehr gehört, die einen Teil der zellulären Abwehrmechanismen darstellt. Er unterstützt uns im Darm zusätzlich im Kampf vor Infektionen.

Ist das Immunsystem aus dem Gleichgewicht geraten, kann es Immunreaktionen gegen körpereigene Zellen entwickeln. Menschen vom weiblichen Geschlecht sind in der Regel deutlich häufiger von Autoimmunerkrankungen betroffen. Ein Erklärungsansatz ist hier, dass Östrogen eine immunstimulierende Wirkung besitzt. Viele Autoimmunerkrankungen treten aufgrund einer erblichen Veranlagung auf.

Unser Immunsystem – ayurvedisch betrachtet

Im Ayurveda wird Ojas als sogenannte Abwehressenz beschrieben. Ojas ist die feinste Substanz, die als Essenz aller sieben Dhatus gebildet wird. Ojas verleiht dem Körper Stärke und wird auch häufig als Lebenskraft bezeichnet. Die Lebensfunktionen und das hormonelle Gleichgewicht werden durch Ojas gebildet.

Die Abwehressenz wird grob in zwei Teile unterschieden. Das geerbte Para Ojas und das generelle Apara Ojas. Das geerbte Ojas wird hierbei als Stammzellen interpretiert, denn selbst ein geringer Verlust von Para Ojas soll laut Ayurveda zum Tode führen. Ähnlich ist das bei Stammzellen: Besitzen wir keine Blutstammzellen mehr, können wir nicht lange überleben. Das generelle Ojas wird von allen Dhatus gesammelt. Sind die Gewebe also durch eine ungünstige Ernährungs- und Lebensweise nicht gut aufgebaut, kann sich Ojas auch nur in einer mangelhaften Qualität bilden. Man geht davon aus, dass das generelle Ojas den Lymphozyten und den Faktoren ihres Reifungsprozesses zugeordnet wird. Eine zentrale Funktion von Ojas ist der Aufbau von Kraft, Bala. Wir unterscheiden hierbei die Leistungskraft und die Fähigkeit, Krankheiten abzuwehren. Letztere vereint das Verhindern von Erkrankungen und das Überwinden einer Krankheit, also die Immunität und die Genesung.

Außerdem sind das Rasa-Gewebe und das Kapha-Dosha am Immunsystem beteiligt. Rasa wird häufig als Plasma beschrieben und vereint damit alle Blutkomponenten bis auf Erythrozyten. Somit enthält es alle wichtigen Immunzellen und Nährstoffe für genügend Kraft und Abwehrkraft des Körpers. Rasa wird zusätzlich als Sitz von Kapha bezeichnet. Kapha wird hierbei als Immunglobuline, also Antikörper, verstanden.

Ursachen für eine Abwehrschwäche sind im Ayurveda: Dosha-Störungen, ein fortgeschrittenes Alter, Mangelernährung, Mangel an Kapha, mangelnde Qualität an Rakta und Shukra sowie eine zu starke Ausscheidung und psychischer Stress. Wir brauchen also aus ayurvedischer Sicht für ein gesundes und gut funktionierendes Immunsystem gesunde Gewebe, ein ausgeglichenes Dosha-Verhältnis, ein starkes Agni und ein qualitativ hochwertiges Ojas. Eine Immunschwäche hängt laut Ayurveda von Funktionseinschränkungen im Ojas ab. Eine Krankheit zeigt an, dass Ojas nicht in der Lage war, die Erkrankung abzuwehren.

 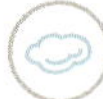 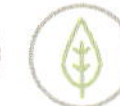

Akute obere Atemwegsinfektion

Unter akuten oberen Atemwegsinfektionen versteht man unter anderem die Pharyngitis, Rachenentzündung, und Tonsillitis, Mandelentzündung, die akute Rhinosinusitis, Nasennebenhöhlenentzündung, und die Rhinitis, Entzündung der Nasenschleimhaut.

Typische Erreger sind zumeist Rhinoviren, aber auch die Influenzaviren können diese Symptome verursachen. Halsschmerzen, Schnupfen, Husten und Kopfschmerzen, gegebenenfalls mit Fieber, werden im Alltag häufig unter dem Begriff „Erkältung" zusammengefasst.

Schnupfen/Rhinitis

Eine laufende Nase, Niesen und Behinderung der Atmung bezeichnen wir im alltäglichen Leben als Schnupfen. Die Ursache dieser Symptome liegt in einer meist viralen Entzündung der Nasenschleimhaut, die meist harmlos ist und als Rhinitis acuta bezeichnet wird. In der Regel schafft der Körper es ohne unser Zutun, in einer Woche wieder vollständig zu genesen. Die Infektion wird durch Viren, wie Rhino-, Adeno-, Corona- oder Influenzaviren verursacht, aber es können durch eine sekundäre Infektion auch Bakterien mitbeteiligt sein.

Im Ayurveda wird die Rhinitis als Pratisyaya bezeichnet. Du kennst das auch: Das Nasenlaufen ist das erste Anzeichen für eine Erkrankung. Aus ayurvedischer Sicht ist Pratisyaya tatsächlich ein Vorläufer für eine Vielzahl von Atemwegserkrankungen. Die ursächlichen Hauptfaktoren sind beispielsweise eine Vata- und Kapha-Verschlimmerung und eine Blockade der Prana Vaha Srotas, der Körperkanäle, die den Atemwegen zugeordnet werden. Das Kapha-Dosha führt zu einer vermehrten Schleimansammlung, die die Srotas blockieren kann. Zusätzlich wird das Agni durch den Kapha-Überschuss geschwächt, was wiederum Ama produziert. Ama kann dann die Srotas-Blockade vermehren. Überschüssiges Vata sammelt sich im Bereich der Nase und meist auch in den Nasennebenhöhlen an und ist unter anderem am Niesreiz beteiligt. Wenn Vata und Kapha die Hauptverursacher von Schnupfen sind, dann wird klar, warum er vor allem bei kaltem, feuchtem Wetter auftritt. Denn Kälte verschlimmert sowohl das Vata- als auch das Kapha-Dosha. Wind oder stark wechselhafte Wetterbedingungen bringen das Vata weiter aus dem Gleichgewicht und können Ursache oder Verstärker sein. Neben Vata und Kapha kann sich aber natürlich auch das Pitta-Dosha an dem Ungleichgewicht mitbeteiligen und so weitere Symptome verursachen.

Rhinitis als Vata-Störung

Vata wird als die führende Ursache bei einer Rhinitis betrachtet. Deshalb geht der Schnupfen auch häufig mit Frühsymptomen wie Abgeschlagenheit, Niesen und Kopfschmerzen einher. Zu Beginn der Infektion führt der Vata-Einfluss zu dünnflüssigen Sekreten und wir niesen häufiger. Die Schleimhäute fühlen sich meist trocken und gereizt an, es können sowohl Halsschmerzen als auch Heiserkeit auftreten. Zusätzlich kann die Geschmackswahrnehmung eingeschränkt sein. Zeigen sich bei der betroffenen Person diese Symptome, ist das Vata-Dosha meist die Ursache und sollte mithilfe von Ernährung und Lebensstilanpassungen verbessert werden.

Rhinitis als Pitta-Störung

Liegen Hinweise für ein Pitta-Ungleichgewicht vor, ist dies meist eine sekundäre Aktivierung des Doshas aufgrund der eigentlichen Vata-Disbalance. Dennoch ist es wichtig, die Pitta-Mitbeteiligung zu erkennen, damit hier individuelle Behandlungskonzepte greifen dürfen. Häufig tritt hierbei ein eitriger Auswurf auf und die Schleimhäute sind gerötet. Das Feuerelement steigert die Hitze im Körper, sodass auch Fieber oder Durst sowie ein generelles Hitzegefühl im Kopfbereich entstehen können. Auch brennende Kopfschmerzen können ein Hinweis sein. Sollte die Infektion sich weiter ausbreiten, macht es vor allem bei dieser Form des Schnupfens Sinn, sich auch in der schulmedizinischen Praxis vorzustellen, um eine sekundäre, bakterielle Infektion auszuschließen.

THERAPEUTENWISSEN

Wenn das Krankheitsgefühl sehr ausgeprägt ist und eine Kombination verschiedener Symptome besteht, kann es sich auch um eine Tridosha-Form handeln. Treten Mundgeruch oder Nasenbluten auf, ist gegebenenfalls auch das Blutgewebe mitbetroffen. Gemäß der ayurvedischen Theorie der Gewebeentstehung geht Rakta aus Rasa Dhatu hervor, sodass beide Gewebe in enger Beziehung zueinander stehen. Auch Rakta und Pitta sind sich in vielerlei Hinsicht sehr ähnlich, sodass auch die Therapie der Behandlung von Pitta-Störungen sehr ähnlich ist. Treten also Mundgeruch oder Nasenbluten auf, sollten kühlende und bittere Maßnahmen eingesetzt werden. Gut geeignet sind beispielsweise Amalaki, Aloe vera oder auch Safran, welches zur Reduktion aller drei Doshas eingesetzt werden kann.

Rhinitis als Kapha-Störung

Ist das Kapha-Dosha die dominierende Ursache, können wir mit vermehrten Verschleimungen rechnen. Das Sekret ist hier nicht mehr flüssig, sondern eher schleimig, weißlich. Es können zusätzlich Schweregefühl und Schwellungen im Bereich des Kopfes auftreten. Außerdem klagen die Personen über eine Appetitlosigkeit, weil es häufig durch den Kapha-Überschuss zu einem geschwächten Agni kommt.

Husten

Husten (Kasa) ist ein typisches Symptom von Erkältungskrankheiten und wie der Name schon sagt, treten diese besonders dann auf, wenn die kalten Eigenschaften zunehmen. Dies ist natürlich vor allem im Winter der Fall, wenn die Außentemperaturen sinken und somit das Vata- und das Kapha-Dosha in der Natur vermehrt vertreten sind.

Typische Ursachen für Husten sind kalter Wind (eher Vata-vermehrend), kalte Nässe (Kapha), körperliche und geistige Überbelastung (die Abwehr schwächend; Vata), Reizungen der Atemwege (z. B. Rauchen, Staub; Vata), kalte oder schwer verdauliche Nahrung (blockiert die Leitungsbahnen; Agni und die Abwehr schwächend; Kapha). Je nachdem, wie sich der Husten zeigt, ergeben sich Hinweise, welches Dosha für die Störung am ehesten verantwortlich ist. Natürlich können diese auch in Kombination auftreten. Wenn du dir unsicher bist, überlege, wie der Husten sich vor allem zu Beginn gezeigt hat.

Husten als Vata-Störung

Liegt eine Vata-Störung vor, vermehren sich die trockenen Eigenschaften. Das erkennst du daran, dass du eher unter trockenem Husten und Heiserkeit leidest. Außerdem kann zusätzlich Atemnot aufgrund von Verengungen und Trockenheit der Atemwege auftreten. Die Bronchien sind schnell reizbar, sodass der Husten sich bei Rauch oder Staub verschlechtert. Zusätzlich können auch Schmerzen bei der Atmung oder in Ruhe im Brustkorb und eine allgemeine Schwäche und Erschöpfung auftreten.

Husten als Pitta-Störung

Bei Husten aufgrund einer Pitta-Störung stehen Entzündungen und Rötungen im Vordergrund. Außerdem kann der Husten produktiver sein als bei einer Vata-Störung. Nicht selten kommt es zu einer Eiterbildung mit gelblich-grünlichen Sekreten. Die heißen Eigenschaften des Pitta-Doshas nehmen zu und führen zu einem allgemeinen Hitzegefühl, welches eine wichtige Abgrenzung zu den anderen Dosha-Störungen ist. Nimmt die Hitze im Körper zu, kann das auch zu vermehrtem Schwitzen und infolgedessen zu einem starken Durstgefühl führen. Treten Schmerzen auf, sind diese vor allem brennend.

Husten als Kapha-Störung

Mit der Kapha-Störung nehmen auch die schleimigen Eigenschaften zu. Deshalb ist der Kapha-Husten der produktivste der drei Hustenformen. Als Abgrenzung zum Pitta-Husten sind die Auswürfe allerdings eher dick, festsitzend und schleimig-weißlich. Atemnot kann hier aufgrund von durch Schleim verlegte Atemwege auftreten. Im Gegensatz zur Vata-Störung sind Kältegefühl und Müdigkeit von Schweregefühl begleitet. Auch der Stoffwechsel ist verlangsamt, sodass du vermutlich keinen großen Hunger verspüren wirst.

Halsschmerzen

Halsschmerz ist ein weiteres Symptom, welches besonders gerne im Rahmen von akuten oberen Atemwegsinfekten auftritt. Sie treten vor allem im Rahmen einer Pharyngitis (Rachenentzündung), einer Laryngitis (Kehlkopfentzündung) oder einer Tonsillitis (Mandelentzündung) auf. 70 bis 95 Prozent aller Fälle von Tonsillitiden sind viral, bei 5 bis 30 Prozent der Fälle kann

AUS UNSERER PRAXIS

In der Ayurveda-Beratung ist Prävention ein ganz großer und wichtiger Bestandteil. Deshalb wollen wir dir auch noch ein paar Tipps geben, wie du die Anfälligkeit für Infekte reduzierst. Priorität haben hierbei natürlich Ernährung und Lebensstil. Frische, achtsam zubereitete und gut verdauliche Nahrung baut die Körpergewebe auf, fördert Bala (Kraft) und führt zur Bildung von immunstärkendem Ojas. Als Grundnahrungsmittel werden im Ayurveda Getreide, Gemüse und Hülsenfrüchte empfohlen. Ergänzend kommen Früchte, Nüsse, Öle, Fette und Gewürze zum Einsatz. Neben dem „Was" ist auch das „Wie" entscheidend. Zwei bis drei regelmäßige, warme Mahlzeiten entlasten deine Verdauung und schenken mehr Energie für andere Prozesse wie zum Beispiel die Immunabwehr.

Im Lebensstil ist besonders ein gesunder Schlaf essenziell, um Ojas und Bala zu fördern. Der Ayurveda nutzt eine Vielzahl an Pflanzen, die die Abwehrkräfte steigern können. Hierzu zählen der Lange Pfeffer Pippali (Piper longum), Guduchi (Tinospora cordifolia), Ashwagandha (Withania somnifera), Amalaki (Emblica officinalis) und Tulsi (Ocimum sanctum, mehr Infos siehe ab Seite 169). Vor allem Tulsi kann supersimpel als Tee in den Alltag integriert werden, man kann ihn auch ganz unkompliziert im Supermarkt kaufen. Chyavanprash wird besonders gern zur Steigerung der Immunabwehr eingesetzt und ist mit wenigen Ausnahmen (u. a. Diabetes mellitus) für alle Menschen geeignet. Hierfür empfiehlt der Ayurveda täglich 1 gehäuften Teelöffel Amla-Mus mit aufgekochter Milch oder in einem Porridge zum Frühstück (siehe Seite 190).

eine bakterielle Entzündung vorliegen, die dann gegebenenfalls mit einer Antibiotika-Therapie behandelt werden sollte. Ansonsten reicht bei Halsschmerzen häufig die Erhöhung der Trinkmenge aus, um eine erste Linderung zu erfahren. Ein weiteres Hausmittel ist Tee mit Honig, wobei auf jeden Fall der Tee erst abkühlen sollte. Aus ayurvedischer Sicht kann die Kombination aus Honig und über 40 °C heißem Wasser ungünstig sein, da sich hier Ama bilden kann. Außerdem berichten einige Personen über Schmerzlinderung durch feuchte, warme Halswickel. Hierbei wird ein feuchtwarmes Tuch feucht um den Hals gelegt und ein trockenes darüber. Durch die Körpertemperatur erhitzt sich das feuchte Tuch und die Wärme wird als wohltuend empfunden.

Im Ayurveda werden Halsschmerzen als Kantharaga bezeichnet und zählen ebenfalls zu den Pratisyaya. Sind die Halsschmerzen von Trockenheit begleitet, liegt am ehesten ein Vata-Ungleichgewicht vor. Verschleimungen sind hingegen ein Hinweis für eine Kapha-Belastung und starke Rötungen des Halses können ein Hinweis für eine Pitta-Störung sein. Wenn die akute Infektion also mit Halsschmerzen einhergeht, kannst du dich ebenfalls an die Behandlungsempfehlungen ab Seite 327 halten. Zusätzlich haben wir dir ein paar Tipps für zu Hause zusammengefasst (siehe Seite 329ff.).

Fieber

Zugegeben, Fieber ist in der Medizin eher ein Allgemeinsymptom, das eine Vielzahl unterschiedlicher Ursachen haben kann. Infektionserkrankungen sind ein wichtiger Auslöser. Von Fieber sprechen wir in der Medizin, wenn sich die Körperkerntemperatur ungefähr über 37,2 °C erhöht. Ungefähr deshalb, weil die Messung sowohl von Alter, Tageszeit und Gesundheitszustand der betroffenen Person abhängig ist und neuere Untersuchung ergeben haben, dass der Normwert gegebenenfalls zu hoch angesetzt wurde.

In vielen Fällen ist Fieber eine Immunreaktion des Körpers auf Antigene. Substanzen, die Fieber hervorrufen können, werden als Pyrogene bezeichnet. Meist sind dies Bestandteile von Bakterien oder anderen Mikroorganismen. Der Körper versucht durch diese Steigerung der Temperatur, die Aktivität von Immunzellen wie Makrophagen, Granulozyten und Lymphozyten zu erhöhen. Ab einem Wert von 38,5 °C liegt ein hohes Fieber vor. Fieber gilt in der Medizin nicht als eigenständige Erkrankung. Deshalb sollte nach der Ursache geforscht und diese behandelt werden. Bei Bedarf kommen fiebersenkende Mittel wie Paracetamol oder Ibuprofen zum Einsatz. Außerdem kann die Abkühlung des Körpers über wärmeableitende Maßnahmen wie Wadenwickel oder Körperwaschungen verbessert werden. Ist das Fieber über 40,4 °C, sollte auf jeden Fall eine fiebersenkende Medikation eingenommen werden, um Komplikationen wie eine Herzinsuffizienz oder einen Fieberkrampf zu verhindern.

Im Ayurveda gilt Fieber als eine wichtige Erkrankung und nicht nur als Symptom. Fieber entsteht laut Ayurveda dadurch, dass eine Dosha-Disbalance von Vata, Pitta oder Kapha herrscht und diese gemeinsam mit einer Agni-Schwäche auftritt, sodass Schlacken (Ama) entstehen. Diese Schlacken verunreinigen dann das Plasma-Gewebe, Rasa, und verstopfen die Srotas, sodass beispielsweise Schweiß nicht regelgerecht produziert werden kann. Die Hitze wird also einerseits gesteigert und kann andererseits nicht über die normalen Kühlmechanismen (Schwitzen) reduziert werden. Zur Behandlung benötigen wir vor allem eine reduzierte und leicht verdauliche Ernährung, mit der der Körper nicht weiter belastet wird. Das bedeutet: Du solltest auf schwer verdauliche Nahrungsmittel wie Fleisch oder Milchprodukte sowie auf große oder häufige Mahlzeiten verzichten. Besser sind leichte Suppen, Eintöpfe oder Gemüsegerichte mit Getreide. Schau dir hierzu gerne ab Seite 26 an, was die Doshas aus dem Gleichgewicht bringen kann. Auf Seite 331 findest du ein paar Anwendungen, um Fieber zu Hause zu lindern.

Dosha-spezifische Faktoren für Atemwegsinfekte

VATA	Schlafmangel Unterdrückung des Nies- oder Hustenreflexes Kälte Übermäßiges Reden Körperliche und geistige Überanstrengung Rauchen
PITTA 	Schlafmangel Wut Aggressionen Gereiztheit Körperliche und geistige Überanstrengung Rauchen
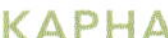 KAPHA 	Exzessiver Schlaf Tagesschlaf Trägheit Rauchen

Behandlungsstrategie

Das Behandlungskonzept richtet sich nach der jeweiligen Dosha-Aggravation. Die Ernährung und der Lebensstil müssen dem jeweiligen Dosha-Ungleichgewicht angepasst werden. Zur besseren Einschätzung kannst du den Prakriti-Vikriti-Test ab Seite 46 machen.

VATA-, KAPHA- UND PITTA-AUSGLEICHENDE MASSNAHMEN

Auslöser meiden: Es sollten alle auslösenden Faktoren bezogen auf das Dosha-Ungleichgewicht vermieden werden (siehe Tabelle).

Ernährung: Für Atemwegserkrankungen vom Vata-Typ ist es wichtig, die Ernährung erdend, nährend und etwas anfeuchtend zu gestalten, denn hier dominieren die trockenen Eigenschaften sehr stark, zum Beispiel mit einem Haferschleim mit Leinsamenschrot oder einer Reissuppe. Diese sind leicht verdaulich und gleichzeitig anfeuchtend. Auch bei Erkältungen vom Pitta-Typ sind süße, nährende Mahlzeiten ratsam. Hierzu eignen sich Gemüsegerichte mit Zucchini oder Fenchel mit einer gesunden Getreide-Komponente. Auch herbe und bittere Gemüsesorten können verwendet werden, damit die Entgiftung unterstützt wird. Hierzu zählen Chicorée, Spargel oder Brokkoli. Bei einer Kapha-Erkältung müssen wir die Verdauung entlasten, damit die Energie für das Immunsystem genutzt werden kann. Hier eignen sich vor allem leichte Suppen und Eintöpfe. Es darf gerne auf eine Mahlzeit verzichtet werden, um den Verdauungstrakt weiter zu entlasten. Mehr Ernährungsempfehlungen für die einzelnen Doshas findest du ab Seite 74.

Stressreduktion und Routinen: Bezüglich des Lebensstils ist es wichtig, dass du lernst, auf deinen Körper zu hören. Atemwegsinfekte können sehr anstrengend für den Körper sein, sodass körperliche Anstrengung für alle Dosha-Ungleichgewichte vermieden werden sollte. Infekte können leicht verschleppt werden und dann Komplikationen wie Entzündungen des Herzmuskels hervorrufen. Leichte Spaziergänge sind vor allem bei Kapha-Störungen zur Schleimreduktion empfehlenswert. Verspüren Personen mit einer Vata- oder Pitta-Störung das Bedürfnis nach Bewegung, ist Yoga mit Drehungen oder Vorbeugen eine gute Alternative, um den Körper bei der Entgiftung zu unterstützen. Für Vata-Typen bietet sich aufgrund des starken Kälteempfindens zusätzlich ein heißes Bad an. Zur Reduktion von Stress sollten gerade bei der Vata-Störung Entspannungstechniken in den Alltag integriert werden (siehe ab Seite 143).

Öle und Massagen: Bei einer Vata-Dominanz versuchen wir, durch die innere Ölung Trockenheit zu reduzieren. Hierfür eignet sich besonders Ghee, weil es gute, schleimhautregenerierende Eigenschaften besitzt. Massagen können helfen, den Körper zu erden und die Regeneration zu fördern. Bei einer Vata- und Pitta-Störung können Ganzkörpermassagen eingesetzt werden (siehe QR-Code Seite 120). Bei Kapha-Störungen reichen Teilkörpermassagen aus, um die Schleimproduktion durch die Öle nicht zu fördern (siehe Seite 140f.). Hier sollten wir eher trockene Eigenschaften stärken. Gegebenenfalls fühlt sich eine Garshan-Massage angenehmer an (siehe Seite 142).

Nasenreinigung und Atemübungen: Bei einer akuten Rhinitis können Dampfinhalationen durchgeführt werden. Hierfür werden einfach frische Kräuter, Tees, Blüten oder auch ätherische Öle eingesetzt. Bei einer Kapha-Störung kann Ingwer zur Schleimlösung verwendet werden, wohingegen Minze oder Kamillenblüten gut für eine Pitta-Störung geeignet sind. Sollte Vata das Problem sein, können Lavendelblüten oder Patschuli sinnvoll sein. Auf Seite 131 findest du eine Anleitung dazu. Jala Neti (siehe Seite 132) und Nadi Shodhana (siehe Seite 149) können hilfreich sein, wenn Nase und Nasennebenhöhlen nicht komplett verschleimt sind.

IN DER THERAPIE

Vor allem bei chronischen Formen der Rhinitis können Ausleitungsverfahren eine gute Behandlungsstrategie darstellen. Bei einem Pitta- oder Kapha-Überschuss wird hier meist das kontrollierte Erbrechen empfohlen, um den Schleim aus den oberen Atemwegen zu entfernen. Diese Praktiken sollten jedoch nur mit einer professionellen, erfahrenen Person in einem geschützten Rahmen stattfinden.

ANWENDUNGEN FÜR ZU HAUSE

1. BEI ERKÄLTUNGSKRANKHEITEN

Spitzwegerich-Oxymel

Bei Husten und Atemwegserkrankungen verschafft der Spitzwegerich Linderung.

- 10 EL Bio-Apfelessig (naturtrüb)
- 20 EL Bio-Honig
- 12 bis 14 TL frischer Spitzwegerich (alternativ: 10 TL getrockneter Spitzwegerich)
- sauberes, gut verschließbares Glas (wenn möglich Braunglas für den Schutz der Flüssigkeit, ca. 250 ml Inhalt)
- Sieb

Der Essig und der Honig werden zu einer homogenen Masse vermengt. Fertig ist das Basis-Oxymel. Der Spitzwegerich wird in etwa 1 bis 2 Zentimeter breite Stücke geschnitten und gut in das Basis-Oxymel eingerührt.

Das Oxymel wird anschließend für vier Wochen an einem schattigen Ort bei Zimmertemperatur gelagert. Das Glas wird während dieser Zeit einmal am Tag gut geschüttelt, sodass die Herauslösung der Inhaltsstoffe aus dem Spitzwegerich gefördert wird. Nach den vier Wochen wird der Spitzwegerich vom Oxymel abgeseiht.

Das fertige Oxymel wird in einem gut verschließbaren Glas an einem dunklen Ort bei Zimmertemperatur gelagert. Bei Husten 3-mal täglich 1 Teelöffel einnehmen.

Thymian-Honig

Die Kombination von Thymian und Honig wirkt gegen viele Erkältungssymptome, unter anderem gegen Husten und Halsschmerzen.

- 100 g frischer oder 50 g getrockneter Thymian
- 200 g flüssiger Bio-Honig

Der Thymian wird gut in den Honig eingerührt. Die Mischung lässt man für etwa zwei Wochen stehen. Fertig ist der Thymian-Honig. Die Kräuter können, müssen aber nicht abgeseiht werden. Der Thymian-Honig wird bei Erkältung löffelweise eingenommen oder in Tee eingerührt, 4 bis 5 Teelöffel über den Tag verteilt.

Ayurvedische Anti-Erkältungs-Mischung

Rezept siehe Seite 196.

Sarivatee

Rezept siehe Seite 175.

2. BEI HALSSCHMERZEN

Süßholztee

Die Wurzeln wirken entzündungshemmend, verflüssigen den Schleim in den Atemwegen und fördern dessen Abhusten.

- 1 TL geschnittene Süßholzwurzel
- 200 ml kochendes Wasser

Das Süßholz mit dem Wasser übergießen. Der Tee sollte etwa 7 bis 9 Minuten ziehen, bevor er in kleinen Schlucken getrunken wird, maximal zwei Tassen täglich.

Wichtig: Die Dauer des Konsums von reinem Süßholztee sollte vier bis fünf Wochen nicht überschreiten. Die maximale Einnahme pro Tag sollte bei Erwachsenen nicht mehr als 15 Gramm (Süßholzwurzel, Lakritze) betragen.

Nebenwirkungen: Die medizinische Wirksamkeit des Süßholzes ist zwar durch viele Studien belegt und die Nebenwirkungen sind in der Regel überschaubar. Dennoch sollten Menschen mit bestehenden Herz- oder Nierenleiden die Anwendung mit der behandelnden Ärztin oder dem Arzt besprechen. Vor allem Betroffene, die Medikamente zur Steigerung der Harnproduktion einnehmen, sollten auf eine längere Einnahme von Süßholz verzichten. In der Schwangerschaft sollte nach Möglichkeit auf die Einnahme von Süßholzprodukten verzichtet werden.

Bockshornklee zum Gurgeln

Rezept siehe Seite 187.

Salbei-Tinktur

Diese Tinktur wirkt bei Halsschmerzen.

- 2 EL Salbei (getrocknet oder frisch)
- 200 ml 40-prozentiger Alkohol
- sauberes, gut verschließbares Glas (wenn möglich Braunglas für den Schutz der Flüssigkeit, ca. 250 ml Inhalt)
- Sieb

Die Salbeiblätter etwas zerkleinern und ins Glas geben. Wird getrockneter Salbei verwendet, befüllt man das Glas bis zu einem Drittel. Verwendet man für die Herstellung frischen Salbei, wird das Glas bis zur Hälfte befüllt. Den Salbei mit dem Alkohol übergießen, bis alle Blätter vollständig bedeckt sind. Das Glas gut verschließen, einige Male schütteln.

Die Tinktur wird an einem schattigen Ort, bei Zimmertemperatur für vier Wochen gelagert. Währenddessen jeden Tag einmal gut schütteln, sodass die Lösung der Inhaltsstoffe aus dem Salbei in den Alkohol gefördert wird. Nach den vier Wochen wird der Salbei von der Tinktur abgeseiht.

Die Tinktur wird in einem gut verschließbaren Glas lichtgeschützt bei Zimmertemperatur gelagert. Bei optimaler Lagerung ist die Salbei-Tinktur bis zu einem Jahr haltbar.

Zur Einnahme werden 2 Teelöffel der Tinktur mit warmem Wasser verdünnt. Diese Mischung wird für 20 bis 30 Sekunden gegurgelt und dann ausgespuckt.

3. BEI RHINITIS

Thymiantee

Dieses Kraut hat eine entzündungshemmende, schleimlösende und beruhigende Wirkung. Es kann gegen Keime, die die Schleimhaut des Nasen- und Rachenraumes besiedeln, helfen.

- 2 TL frischer Thymian, 1 kleiner Stängel Thymian oder 1 TL getrockneter Thymian
- 200 ml kochendes Wasser

Thymian mit dem Wasser aufgießen. Für 10 Minuten zugedeckt ziehen lassen. Schluckweise trinken. Bis zu drei Tassen am Tag.

4. BEI FIEBER

Mädesüßtee

Mädesüß wirkt antientzündlich, kann Schmerzen lindern und Fieber absenken. Rezept siehe Seite 228.

Vorsicht!

Normalerweise sind akute Atemwegsinfektionen harmlos und heilen nach einigen Tagen von allein wieder ab. Dennoch kann es in seltenen Fällen zu einem ungünstigen Verlauf kommen. Warnzeichen, dass die Infektion vielleicht doch professionelle Hilfe benötigt, sind Luftnot, eine übermäßig schnelle Atmung, Schmerzen des Brustkorbs, Bluthusten, ein stark reduzierter Allgemeinzustand und veränderte Vitalzeichen (hohes Fieber, erhöhte Herzfrequenz, niedriger Blutdruck). Auch bei einer anderen schwerwiegenden vorliegenden Erkrankung oder bei Immunsuppression kann eine Vorstellung in einer Praxis überlebensnotwendig sein.

Heuschnupfen

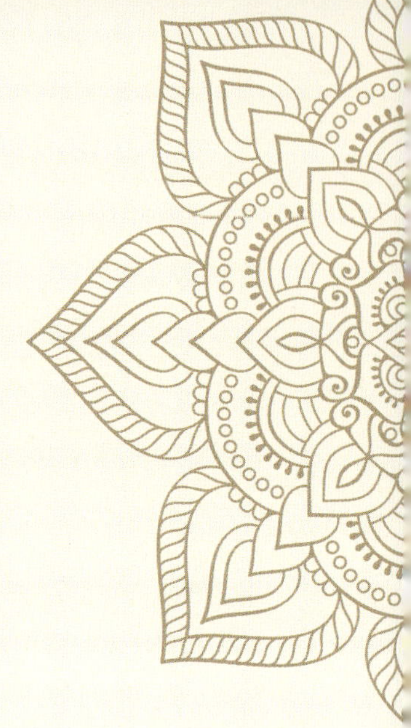

Beim Heuschnupfen handelt es sich um eine Sonderform der Rhinitis, und zwar der allergischen Rhinitis. Durch den Kontakt von Pollenallergenen mit der Nasenschleimhaut werden Schnupfensymptome ausgelöst.

Zusätzlich können auch die Augen betroffen sein. Dann spricht man von einer Rhinokonjunktivitis. Der Heuschnupfen wird den allergischen Erkrankungen vom Typ I zugeordnet und häufig liegt hier eine genetische Vorbelastung vor. Die Therapie sieht vor allem eine medikamentöse Behandlung vor. Neben gängigen Antihistaminika, die die allergische Reaktion der Mastzellen unterdrücken, werden auch entzündungshemmende Nasensprays verordnet. Außerdem kann bei einer herkömmlichen Pollenallergie eine Sensibilisierung durchgeführt werden.

Heuschnupfen – ayurvedisch betrachtet

Im Ayurveda kann der Heuschnupfen dem Begriff „Pratisyaya" zugeordnet werden. Die ursächlichen Faktoren sind ähnlich: Fehlverdauung mit Ama-Bildung, übermäßige Exposition gegenüber Staub, Rauch und schlechter Luft, feuchte Kälte, übermäßiges Sprechen, Schlafmangel oder übermäßiger Schlaf. Welches Dosha den Heuschnupfen besonders prägt, kannst du anhand der genannten Rhinitis-Symptome erkennen. Therapeutisch ergeben sich also wie bei der klassischen Rhinitis eine Ernährungs- und Lebensstilanpassung nach der jeweiligen Störung und zusätzlich eine Aktivierung des Agnis zur Ama-Reduktion. Im Frühjahr, wenn die meisten Heuschnupfen-Betroffenen unter Symptomen leiden, ist Kapha-Hochzeit. Gegebenenfalls sind süße und saure Lebensmittel in dieser Jahreszeit ungünstig und könnten den Heuschnupfen weiter verstärken. Der scharfe Geschmack wird wichtig für die Schleimreduktion. Hierbei sollte darauf geachtet werden, dass die Vata- und Pitta-Komponenten nicht zu stark ausgeprägt sind. Dem bitteren Geschmack wird außerdem eine antiallergische Wirkung zugeschrieben (mehr zu den Geschmacksrichtungen ab Seite 71). Atemübungen wie die Wechselatmung, Jala Neti oder Dampfinhalationen dürfen in die Routine integriert werden (siehe Seite 128ff.).

 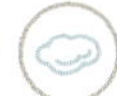 

Allergisches Asthma

Asthma bronchiale ist eine chronisch-entzündliche Erkrankung der Atemwege, die mit einer umkehrbaren Verengung der Atemwege und/oder einem hyperreagiblen Bronchialsystem, also Bronchien, die übermäßig stark auf äußere Reize reagieren, einhergeht. Die betroffenen Personen quält häufig ein chronischer Husten oder ein Räusperzwang und sie können unter Kurzatmigkeit oder Luftnot leiden.

Risikofaktoren, die die Entstehung oder den Verlauf von Asthma bronchiale beeinflussen, sind eine genetische Veranlagung, erhöhtes Körpergewicht und psychosoziale Belastungen. Außerdem können Allergene, Infektionen, Gifte, denen wir beruflich ausgesetzt sind, chemisch-toxische Stoffe (wie Haarspray), Tabakrauch oder kalte und trockene Luft das Asthma beeinträchtigen. Die wichtigste Unterform von Asthma bronchiale ist das allergische Asthma.

Etwa 30 Prozent aller Asthmatiker leiden an dieser Form des Asthmas und es ist die häufigste Form im Kindesalter. Sie ist sogar die häufigste chronische Erkrankung von Kindern in Deutschland. Meist handelt es sich jedoch um eine Verlaufsform, die mit der Pubertät verschwindet und vereinzelt erst im Erwachsenenalter wieder auftritt.

Was sind überhaupt Allergien?

Reagiert das Immunsystem mit überschießenden Entzündungsreaktionen auf sonst ungefährliche Stoffe, spricht man von Allergien. Diese finden im Wesentlichen an Haut, Atemwegen, Gastrointestinaltrakt und kardiovaskulärem System statt. Je nachdem, wie das Immunsystem reagiert, können vier Typen von Allergien unterschieden werden.

Typ-I-Allergie: Wenn es bei Erstkontakt mit einem Allergen zu einer sofortigen Reaktion kommt, dann handelt es sich hierbei um eine Soforttyp-Reaktion (Typ I). Es bilden sich hierbei IgE-Antikörper, die bei erneutem Kontakt mit dem Allergen eine sofortige Reaktion mit Juckreiz, Schwellungen oder Rötungen auslösen. Neben diesen leichteren Symptomen kann es jedoch auch zu systemischen Reaktionen wie Verengung des Bronchialsystems oder zum allergischen Schock mit Herz-Kreislauf-Versagen kommen. Hierzu zählen zum Beispiel Nahrungsmittelallergien und Pollenallergien. Auch bei Insektenstichen kann eine Typ-I-Reaktion ausgelöst werden.

Typ-II-Allergie: Die zytotoxischen Allergien vom Typ II treten meist innerhalb von Minuten nach Allergenkontakt auf. Hier werden Antigene, die zum Beispiel an Medikamenten oder transfundiertem Blut hängen, an körpereigene Zellen gebunden. Zusätzlich binden sich dann Antikörper an diese Strukturen, sodass große Zellkomplexe entstehen. Diese Komplexe aktivieren sogenannte Killerzellen und das Komplementsystem, ein Teil unseres Immunsystems, in unserem Körper. Dadurch kommt es dann aber nicht nur zu einer Zerstörung der Antigene, sondern auch zu einer Zerstörung körpereigener Zellen (vor allem Blutzellen wie Thrombozyten oder Erythrozyten), wodurch als Symptome häufig Einblutungen oder Blutarmut entstehen.

Typ-III-Allergie: Erst drei bis acht Stunden nach Allergenkontakt treten die Typ-III-Allergien auf. Auch hier kommt es zu einer Komplexbildung zwischen Antigen und Antikörpern. Dieses Mal jedoch ohne den Zwischenschritt mit körpereigenen Zellen. Dementsprechend kommt es hierbei meist nur zu einer akuten Reaktion mit Entzündung, Schwellung oder Nesselsucht, zum Teil mit Fieber, Lymphknotenschwellung und generalisierter Hautreaktion. Hierzu zählen zum Beispiel Reaktionen auf Schwebstoffe in der Luft, wie Vogelantigene, Bakterien und Schimmelpilze, mit Luftnot, Husten, Auswurf oder sogar Bluthusten, Fieber und Gewichtsverlust.

Typ-IV-Allergie: Bei der letzten Gruppe, den Typ-IV-Allergien, kommt es erst nach einem wiederholten Kontakt zum zeitlich deutlich verzögerten Auftreten einer Allergie. Das ist zum Beispiel der Fall bei Abstoßungsreaktionen nach Organtransplantationen. Hierzu zählen meist durch Hautkontakt verursachte Reaktionen auf Kosmetika, Duftstoffe, Desinfektionsmittel, Schmuck, Kleidung oder auch pflanzliche Allergene wie Arnika, Teebaumöl und vielem mehr.

Die Typ-I-Allergie ist eine Immunreaktion, bei der die IgE-Antikörper fälschlicherweise reagieren. Im Ayurveda gehen wir davon aus, dass diese Immunglobuline dem Kapha-Dosha im Rasa-Gewebe entsprechen. Ein pathologisches Kapha ist also immer Teil einer gestörten Abwehrfunktion. Grundsätzlich sollte man jedoch auch Rasa und Ojas in die Betrachtung miteinbeziehen.

Allergisches Asthma in der Medizin

Beim allergischen Asthma handelt es sich um eine IgE-vermittelte Reaktion vom Allergie-Typ I. Hierbei wird das Asthma bronchiale durch Allergene ausgelöst und kann eine meist anfallsweise auftretende Luftnot durch eine Verengung der Atemwege verursachen.

Auslösende Faktoren: Die meisten Menschen leiden saisonal unter Beschwerden und reagieren dementsprechend auf Pollen. Aber auch Schimmelpilze, Hausstaubmilben, Haut- oder Haarzellen von Tieren oder berufsbedingte Allergene wie Mehlstaub beim Bäckerasthma können ein allergisches Asthma auslösen.

Therapie: Beim allergischen Asthma sollte man die anfallsauslösenden Faktoren meiden. Die können bei jeder Person unterschiedlich sein. Häufig verschlimmern Stress, kalte Luft oder Tabakrauch die Symptome. Außerdem kann versucht werden, den Körper schrittweise an die Allergene zu gewöhnen. Hierfür wird eine Injektionstherapie oder eine orale Therapie angeboten. Das Ziel dabei ist, das Asthma unter Kontrolle zu bringen und gegebenenfalls die Medikamente zu reduzieren, falls vorhanden.

Allergisches Asthma im Ayurveda

Im Ayurveda werden Krankheitsbilder mit dem Hauptsymptom der Atemnot als Svasa zusammengefasst. Die wichtigste Form ist hierbei Tamaka Svasa, das Asthma bronchiale. Ursächlich für Asthma bronchiale sind laut Ayurveda das Vata-Dosha, das Kapha-Dosha und die Prana Vaha Srotas, also die Körperkanäle, die zu den Atemwegen gezählt werden. Außerdem zählen ein schwaches Agni und ein verminderter Kräftezustand zu den Ursachen.

Ein aggraviertes Kapha kann über die fehlerhafte Aktivierung von IgE-Antikörpern zu Allergien führen. Außerdem erhöht sich auch die Schleimsekretion in den Atemwegen, was ebenfalls zur Kapha-Aggravation zählt. Durch das schwache Agni kann sich Ama bilden und zusätzlich zu Kapha die Srotas blockieren. Vata ist dadurch gefangen und aggraviert ebenfalls.

Die Hyperaktivität von Vata erzeugt eine übermäßige Kontraktion des Muskelgewebes mit Bronchialspasmus und Atemwegsverengungen. Durch dieses massive Ungleichgewicht können die Gewebe nicht richtig aufgebaut werden und das verminderte Ojas führt zu Kraftlosigkeit und einem schlechten Allgemeinzustand. Nun wird auch klar, wie die oben beschriebenen Risikofaktoren wirken können. Kälte kann zu einer Verschlechterung des Asthmas führen. Aus ayurvedischer Sicht liegt dies daran, dass sowohl das Vata- als auch das Kapha-Dosha als wärmeliebende Doshas dadurch aggraviert werden. Staub, Pollen, Rauch oder Abgase führen zu einer Beeinträchtigung der Srotas-Funktion. Meist haben die betroffenen Personen einen anhaltenden Hustenreiz und beim Anfall ein eingeschränktes Sprechvermögen, pfeifende Atemgeräusche oder auch starke Luftnot.

Das Hauptsymptom, an dem man sehr gut erkennen kann, welches Dosha gerade vorrangig aggraviert ist, ist der Husten. Wenn das Vata-Dosha das Hauptsymptom Husten dominant mitbestimmt, zeigt sich das vor allem an einem trockenen Husten. Durch die Trockenheit in Mund, Rachen, Kopf und Brustkorb kann der Husten schmerzhaft sein und die Stimmbänder belasten. Dadurch leiden die betroffenen Personen auch meist unter Heiserkeit. Das Vata-Ungleichgewicht geht häufig mit Kräfteverlust und Erschöpfung einher.

Sollte das Kapha-Ungleichgewicht vorherrschend sein, können wir vermehrt mit Verschleimungen der Atemwege rechnen. Die Verschleimungen weiten sich meist auf den oberen Atemwegsbereich inklusive der Nasennebenhöhlen aus, sodass ein Gefühl von Schwere und Dumpfheit im Kopf entstehen kann. Die Mundschleimhaut kann anschwellen und die Zunge ist gegebenenfalls belegt. Beim Abhusten zeigt sich meist ein zäher, weißlicher Schleim.

Für die Behandlung ist es natürlich einerseits wichtig, sowohl das Vata- als auch das Kapha-Dosha ins Gleichgewicht zu bringen. Man sollte also in der Therapie immer darauf achten, welche Anzeichen sich im Laufe der Zeit ergeben. Wir müssen uns und unsere Beschwerden immer individuell betrachten, um beurteilen zu können, was wir gerade tatsächlich benötigen.

Behandlungsstrategie

Mit der ayurvedischen Behandlung wollen wir sowohl die asthmatischen Symptome als auch die immunologische Funktion verbessern.

VATA- UND KAPHA-AUSGLEICHENDE MASSNAHMEN

Auslöser meiden: Am wichtigsten ist es, die Auslöser für einen Anfall zu kennen und zu meiden. Das können sein:

- Trockene Nahrungsmittel
- Erschöpfende Tätigkeiten
- Stress und emotionale Belastungen
- Trockenheit des Körpers, trockene Kälte, Staub
- Rauchen
- Übermaß an fettiger Nahrung
- Kalte Milchprodukte
- Feuchte Kälte

Ernährung: Die Ernährung sollte besonders nahrhaft sein, damit die Gewebe und damit Ojas gut aufgebaut werden können und die Abwehrkraft gesteigert wird. Innerhalb der Ernährung sollte man auf alle Lebensmittel verzichten, die Vata und Kapha aggravieren können oder die Srotas verstopfen. Dies sind vor allem schwer verdauliche Lebensmittel, wie Käse, Brot oder Fleisch. Weitere Beispiele hierzu findest du auf Seite 75ff.

Eine wichtige Maßnahme ist die Agni-Stärkung (siehe Seite 82). Denn hierdurch kann Ama reduziert, die Srotas geöffnet und alle wichtigen Nährstoffe aus der Nahrung für den Gewebeaufbau verwendet werden. Schlussendlich brauchen wir nicht nur ein physiologisches Kapha, sondern auch ein starkes Rasa und Ojas. Kühlende Nahrungsmittel und Getränke sollten vermieden werden, weil sie Agni schwächen können. Bei einer Pitta-Mitbeteiligung muss individuell betrachtet werden, inwieweit kühlende Nahrungsmittel hilfreich sein können. Trotz der Kapha-Aggravation macht es keinen Sinn, sich körperlich oder geistig zu überanstrengen, denn damit würde man nur die übrig gebliebene Kraft verringern.

Routinen: Atemübungen können sehr hilfreich sein, um die Lungenfunktion zu verbessern. Hier findest du einige ab Seite 146. Und auch Yoga kann helfen, Körper und Geist ins Gleichgewicht zu bringen, ohne einen Anfall auszulösen (siehe Seite 150ff.). Ist der Husten ausgeprägt, sollte auch zu viel Sprechen vermieden werden, um die empfindlichen Strukturen nicht weiter zu belasten.

Bei Pollenbelastung im Frühjahr können die morgendliche Nasenreinigung und Nasya hilfreich sein. Wie du diese anwendest, erklären wir dir auf Seite 129f. Tagesschlaf sollte vermieden werden, damit weder Kapha gereizt noch das

Agni reduziert wird. Der Schlaf sollte dennoch verbessert werden, denn ein Schlafmangel kann das Immunsystem schwächen. Genauso sieht es bei übermäßigem Stress oder Anstrengung aus. Zur alltäglichen Stressreduktion findest du ganz viele Rituale ab Seite 143.

IN DER THERAPIE

Im Rahmen einer Panchakarma-Kur kommen gegebenenfalls auch Ausleitungsverfahren wie das induzierte Erbrechen oder das Abführen zum Einsatz. Der körperliche Hauptsitz des Kapha-Doshas liegt im Magen. Das induzierte Erbrechen wird in der Kur zur effektiven Kapha-Reduktion eingesetzt, um Kapha am Ursprungsort zu entfernen. Der Hauptsitz des Vata-Doshas liegt im Dickdarm. Neben Einläufen wird auch das Abführen in der Panchakarma-Kur genutzt, um das Vata-Dosha aus dem Körper auszuleiten.

Vorsicht!

Asthma bronchiale ist eine ernst zu nehmende Erkrankung. Oftmals kommen die betroffenen Personen erst zum Ayurveda, nachdem sie schon viele schulmedizinische Behandlungsmethoden ausprobiert haben. Sie nehmen verschiedene Medikamente und beim allergischen Asthma haben sie auch eine Tendenz, Allergien zu entwickeln. Deshalb sollten weder einfach so Medikamente abgesetzt oder geändert noch von jetzt auf gleich Heilkräuter eingesetzt werden. Es macht Sinn, mit der Ernährungs- und Lebensstilumstellung zu beginnen und dann Hand in Hand mit der westlichen Medizin die nächsten Schritte zu planen.

Ein akuter Asthmaanfall ist nichts, was man rein ayurvedisch behandeln sollte. Für solche akuten Situationen haben wir die westliche Medizin und dürfen ihren Status als Notfallmedizin hier auch anerkennen. Ziel der ayurvedischen Behandlung sollte es sein, nicht von heute auf morgen alle Medikamente abzusetzen, sondern eine langfristige Verbesserung der Grunderkrankung zu erreichen. Bei einer zu schnellen Atmung und einer erhöhten Herzfrequenz sowie einer Blaufärbung der Haut oder Schleimhäute kann ein Status asthmaticus vorliegen, der in jedem Fall medizinisch behandelt werden sollte.

NAHRUNGS-MITTELUNVER-TRÄGLICH-KEITEN

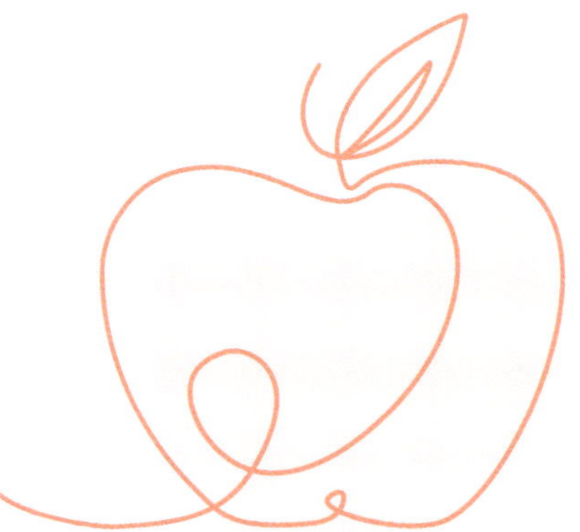

LEITFADEN:

Medizinische Untersuchung

- Körperliche Untersuchung
- Laboruntersuchung (Blutbild, Entzündungsparameter, Gliadin-Antikörper bei Verdacht auf Zöliakie)
- Laktose-, Fruktoseintoleranz-Tests
- Lungenfunktionsprüfung bei Asthma, Allergien oder schwerer Atemnot
- Ggf. Hauttest bei Verdacht auf weitere Lebensmittelallergien
- Ernährungstagebuch führen

Welches Dosha ist aus dem Gleichgewicht?

- Anzeichen, dass Vata aus dem Gleichgewicht ist: Blähungen, Blähbauch, Krämpfe, Obstipation, Durchfall, Gelenkschmerzen, dumpfe Gliederschmerzen
- Anzeichen, dass Pitta aus dem Gleichgewicht ist: Übersäuerung des Magens, Reflux, Gastritis, Entzündungen, Rötungen, Schwellungen, Akne, Ekzeme, Psoriasis, Ausschlag
- Anzeichen, dass Kapha aus dem Gleichgewicht ist: dumpfes, benebeltes Gefühl, Husten, laufende Nase, Halsschmerzen, Asthma, Atemnot, Ödeme, Schläfrigkeit, Schwere, Lethargie

Wichtigste Ernährungsaspekte

- Dosha-gerechte Ernährung
- Warme Mahlzeiten
- Regelmäßige Mahlzeiten
- Leicht verdauliche Mahlzeiten (weniger tierische Produkte, eher Suppen, Eintöpfe, leichte Gemüse-Getreide-Gerichte)
- Ama-Reduktion, falls vorhanden
- Vata: eher süßer Geschmack, um die Trockenheit zu reduzieren
- Pitta: kühlende oder ausgleichende Gewürze wie Minze oder Fenchel
- Kapha: mit Schärfe arbeiten
- Nahrungsmittelliste mit ungünstigen Nahrungsmitteln erstellen und die Schwellendosis herausfinden
- Schrittweises Herantasten an die vermeintlich ungünstigen Lebensmittel, um Toleranz zu entwickeln

Wichtigste Lifestyle-Aspekte

- Sanfte Yoga-Asanas wie Drehungen, um die Verdauung zu unterstützen
- Kapalabhati, um den Stoffwechsel zu stärken
- Ausreichend Schlaf zur Regeneration, bei Kapha eher weniger Schlaf
- EFT, um Glaubenssätze aufzulösen

Therapeutenwissen

- Folgende Heilkräuter und Gewürze können zum Einsatz kommen:
  Guduchi: gewebestärkend, immunmodulierender Effekt
  Hingvastak: Vata-Reduktion bei Blähungen und zur Steigerung der Verdaulichkeit
  Ingwer und Musta: Ama-Reduktion, Agni-Stärkung
  Koriander: Agni-stärkend, unterstützend bei Allergien
  Kreuzkümmel: anregend auf Verdauungssäfte, verbessert die Verdauung
  Trikatu: Agni-stärkend, unterstützt die Fettverbrennung
  Triphala: Regeneration des Verdauungstrakts, Rasayana

Unter Nahrungsmittelunverträglichkeiten oder auch -intoleranzen versteht man die Unfähigkeit des Körpers, bestimmte Nahrungsmittel oder ihre Bestandteile zu verstoffwechseln. Zu den häufigsten Unverträglichkeiten gehören die Laktose- und Fruktoseintoleranz, die Glutenunverträglichkeit und die Histaminintoleranz. Vor allem Letzteres bereitet den Betroffenen starke Probleme. Die Symptome, die die einzelnen Nahrungsmittel auslösen können, machen sich meist im Verdauungstrakt bemerkbar. Dennoch können auch allgemeine Symptome wie Kopfschmerzen oder Leistungsschwäche auftreten.

Beachte: Ähnlich wie bei den Schilddrüsenfunktionsstörungen können die Nahrungsmittelunverträglichkeiten nicht nach den jeweiligen Dosha-Störungen eingeteilt werden. Die Hauptursache liegt hier in einem schwachen Agni. Du findest auf Seite 346 eine Tabelle mit Symptomen, die dir verdeutlicht, welches Dosha gegebenenfalls aus dem Gleichgewicht geraten ist.

 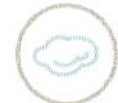 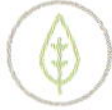

Nahrungsmittelallergie und -sensitivität

Es gilt, Nahrungsmittelallergien gegenüber den Intoleranzen abzugrenzen, weil sie mit schwerwiegenderen systemischen Reaktionen wie Luftnot und Kreislaufbeschwerden oder auch einem anaphylaktischen Schock einhergehen können.

Symptome bei Allergie: Häufig sind vor allem Symptome wie Juckreiz in Mund und Rachen, Übelkeit, Erbrechen und Durchfall mit Bauchkrämpfen. Die Nahrungsmittelallergie wird über eine allergische Reaktion vom Typ I oder IV ausgelöst (mehr zum Thema Allergien siehe ab Seite 333). Die bekanntesten Allergien bestehen bei Hühnereiweiß, Milcheiweiß, Weizenmehl, Erdnuss, Soja, Haselnuss und Fisch beziehungsweise Meeresfrüchten. Bei einer Allergie sind häufig die Eiweiße das Problem und nicht wie bei den Intoleranzen die Zucker (z. B. Laktose).

Ursachen für Allergie: In der Medizin geht man bei der Entstehung der Nahrungsmittelallergie von einem Zusammenspiel verschiedener Ursachen aus. Einerseits kann eine familiäre Vorbelastung vorliegen, andererseits gibt es Hinweise, dass Veränderungen des gastrointestinalen Immunsystems die Entstehung begünstigen. Bei Kindern mit einer Kaiserschnitt-Geburt konnten veränderte Darmbesiedelungen festgestellt werden. Viele Kinder mit Nahrungsmittelallergien haben zusätzlich eine Störung der Darmbarriere. Eine weitere Ursache liegt in der fehlenden Toleranzentwicklung. Hier haben die Kinder oftmals einmaligen Kontakt zum Nahrungsmittel gehabt, gefolgt von einer langen Pause. Auch der Kontakt mit Zigarettenrauch während und nach der Schwangerschaft kann das Risiko für eine Nahrungsmittelallergie erhöhen. Als protektiv gelten der Kontakt zu Tieren und das Stillen. Bei Allergieverdacht sollte ein Nachweis mittels Blut- oder Hauttest erfolgen.

Symptome bei Sensitivität: Die Nahrungsmittelsensitivität beschreibt unspezifische Symptome nach Nahrungsmittelverzehr. Häufig können wir keine Allergie oder spezifische Unverträglichkeit feststellen, und dennoch reagiert der Körper mit Symptomen wie Gelenkschmerzen, Bauchschmerzen, Müdigkeit, Hautausschlägen oder Benommenheit. Die genaue Pathophysiologie dahinter ist noch nicht abschließend geklärt, aber man geht aktuell auch von einer Immunreaktion aus.

Therapie bei Allergie: Bei Allergien ist der wichtigste Schritt der Verzicht auf das jeweilige Nahrungsmittel. Allergien können sich im Laufe des Lebens zurückentwickeln.

Unterscheidung von Intoleranz, Allergie und Sensitivität

INTOLERANZ	ALLERGIE	SENSITIVITÄT
Lebensmittel können nicht verarbeitet werden – Stoffwechsel/Verdauung	Immunsystem reagiert zu stark – Immunsystem	Noch nicht geklärt – vermutlich immunologische Ursache
Beschwerden sechs bis zehn Stunden nach Nahrungsaufnahme	Beschwerden wenige Minuten nach Kontakt (also noch während der Mahlzeit)	Beschwerden meist nach den Mahlzeiten
Krämpfe, Blähungen, Durchfall, Kopfschmerzen	Juckende Haut und Schleimhäute, Ausschlag, Atembeschwerden, Herzrasen	Gelenkschmerzen, Bauchschmerzen, Müdigkeit, Hautausschläge, Benommenheit
Symptome abhängig von Menge	Symptome schon bei geringsten Spuren	Symptome meist abhängig von Menge

Therapie bei Sensitivität: Um die auslösenden Nahrungsmittel zu ermitteln, bleibt meist nur eine Ausschlussdiät, bei der man über zwei bis vier Wochen verdächtige Lebensmittelgruppen vermeidet, um zu beobachten, wie sich die Symptome verändern. Sensitivitäten können genauso schnell verschwinden, wie sie gekommen sind. Häufig liegt das an Anpassungen des Immunsystems und des Darmmikrobioms.

Psychoallergologie

In der Psychoallergologie befasst man sich mit den Effekten von Gedanken und Gefühlen auf Allergien. Hierbei hat man herausgefunden, dass Hilflosigkeit, Angst und Stress die Wahrscheinlichkeit einer Allergie oder Unverträglichkeit erhöhen. Durch Personen in unserer Familie oder Bekannte mit Allergien können wir lernen, dass Nahrungsmittelallergien Hilflosigkeit fördern und so Ängste und Stress erhöhen. Diese Einstellung wird dann häufig einfach übernommen, ohne sie zu hinterfragen. Meist reagieren diese Personen nicht nur auf Lebensmittel, sondern auf alles um sie herum übermäßig. Neben den Veränderungen von Ernährung und Lebensstil sind auch Maßnahmen zur Verbesserung der mentalen Ebene wichtig, um Toleranz, Satmya, auf allen Ebenen zu fördern. Geduld und Ruhe sind wichtige Faktoren, die durch regelmäßiges mentales Training gestärkt werden sollten. Betroffene müssen lernen zu unterscheiden, was gefährlich und was ungefährlich ist. Bei Nahrungsmittelunverträglichkeiten ist es wichtig, neues Vertrauen in die Nahrung zu gewinnen und den eigenen Körper zu stärken. Entwickeln wir eine Allergie oder Unverträglichkeit, können wir in einen Teufelskreis geraten.

Durch die Allergie, Unverträglichkeit oder andere Lernprozesse haben die Betroffenen gelernt, vermehrt auf die körperlichen Signale zu hören, die gewisse Reize in ihnen auslösen. Diese körperlichen Signale wie zum Beispiel Herzklopfen oder Bauchgrummeln werden wahrgenommen und lösen Gefühle wie Angst oder Sorge aus. Diese Emotionen können dann unsere Gedanken formen: „Ich vertrage das nicht." – „Ich hätte das besser nicht essen sollen."

Durch die Emotionen und Gedanken wird das körperliche Signal noch weiter erhöht, was zu einer Zunahme der Empfindungen und Gedanken führt und so weiter. Die Personen sind meist in einem Kreislauf gefangen, der auf der Annahme basiert, dass sie reagieren. In der Behandlung von Nahrungsmittelunverträglichkeiten ist es also wichtig, auf diesen Kreislauf einzugehen, ihn zu bearbeiten und so zu durchbrechen. Durch Meditationen können wir lernen, gelassener mit Gefühlen oder Empfindungen unseres Körpers umzugehen und sie wahrzunehmen, aber nicht zu bewerten. Das kann helfen, diesen Kreislauf aufzulösen und Toleranz zu erhöhen. Wird dieser Teufelskreis nicht aufgelöst, folgt dann meist ein Vermeidungsverhalten. Essenseinladungen werden abgelehnt, Verabredungen abgesagt und die Lebensmittel nach und nach reduziert. Die Toleranz gegenüber Nahrungsmitteln wird immer kleiner. Es ist wichtig, dass die Betroffenen lernen, ihr Leben nicht durch die Unverträg-

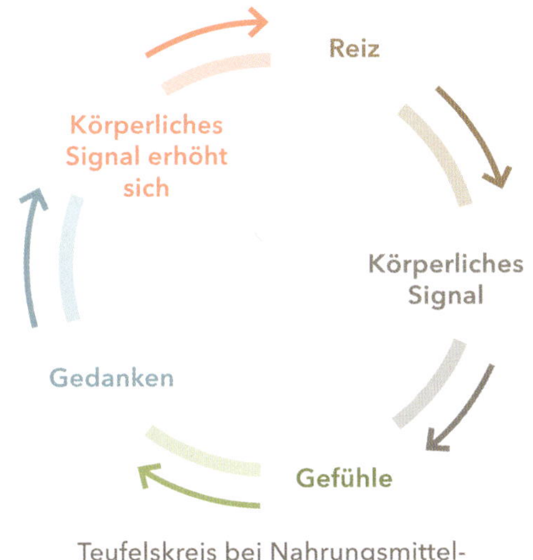

Teufelskreis bei Nahrungsmittelunverträglichkeiten

lichkeiten bestimmen zu lassen, sondern mit ihnen zu leben. Anstelle von Vermeidung darf Akzeptanz treten und Vertrauen, dass der Restaurantbesuch nicht gleichzeitig eine Reaktion des Verdauungstrakts bedeutet. Es handelt sich hierbei nämlich häufig um die Annahme, dass etwas passiert, weil man aus der Vergangenheit gelernt hat, dass etwas passieren könnte. Es ist also wichtig, Vergangenheit und Zukunft nicht die Gegenwart beeinflussen zu lassen, sondern sich die Gegenwärtigkeit zu verdeutlichen. Auch dabei kann die Meditation helfen.

Laktoseintoleranz in der Medizin

Ursache: Bei der Laktoseintoleranz kommt es zu einem Mangel an dem den Milchzucker spaltenden Enzym Laktase in der Dünndarmschleimhaut. Dadurch kann die Laktose nicht abgebaut werden und sie gelangt unverdaut in den Dickdarm.

Symptome: Dieses osmotische Ungleichgewicht führt zur vermehrten Wassersekretion in den Dickdarm und so zu Durchfällen. Bei diesem erhöhten Füllungszustand muss der Darm mehr arbeiten, was zu Bauchschmerzen führen kann. Die Laktose muss dann durch die Bakterien im Dickdarm abgebaut werden, was zusätzlich zu Gasbildung und Blähungen führt, die ebenfalls schmerzhaft sein können. In Deutschland sind etwa 15 Prozent der Bevölkerung betroffen. In einigen Regionen der Welt wie beispielsweise Asien oder Teilen Afrikas sind nahezu 100 Prozent der Bevölkerung betroffen. Neben der primären Laktoseintoleranz kann sie auch sekundär durch eine Schädigung der Dünndarmschleimhaut auftreten. Dies ist bei der Zöliakie der Fall. Deshalb können Personen mit einer Zöliakie nach Vermeidung glutenhaltiger Lebensmittel häufig wieder Laktose vertragen.

Fruktoseintoleranz in der Medizin

Ursachen: Bei der Fruktoseintoleranz kann der Körper Fruchtzucker nicht vernünftig verstoffwechseln. Es werden eine angeborene und eine erworbene Form unterschieden. Die angeborene Form basiert auf einem vererbten Enzymmangel. Personen, die unter der angeborenen Form leiden, wissen dies schon seit Kindesalter, denn der erste Kontakt bei der Umstellung von Muttermilch auf Pre-Nahrung führt unter anderem zu Blässe, Schwitzen, Gelbsucht und Erbrechen. Bei dieser Form müssen die Betroffenen ihr Leben lang eine fruktose-, saccharose- und sorbitolfreie Diät einhalten.

Symptome: Bei der sehr viel häufigeren Form der Fruktoseintoleranz kann der Fruchtzucker nicht richtig aus dem Dünndarm ins Blut aufgenommen werden. Stattdessen gelangt er, ähnlich wie bei der Laktoseintoleranz, weiter in den Dickdarm, wo ihn Bakterien zersetzen. Dadurch werden wieder Gase entwickelt, die Bauchschmerzen und Blähungen verursachen können, und die vermehrte Sekretion von Wasser sorgt für Durchfall. In Europa ist in etwa jeder dritte Erwachsene von dieser Form betroffen.

Therapie: Die erworbene Fruktosemalabsorption kann im Laufe des Lebens wieder verschwinden. Bei der Anamnese ist es wichtig zu schauen, wie viel Fruktose zu diesen Beschwerden führt. Denn tatsächlich vertragen auch Menschen ohne eine Fruktoseintoleranz nur gewisse Mengen an Fruchtzucker. Unser Körper kann in etwa bis zu 25 Gramm Fruchtzucker auf einmal aufnehmen. Wenn die natürliche Kapazität überschritten wird, gelangt der überschüssige Fruchtzucker in den Dickdarm. Zum Vergleich: Ein Apfel mit einem Gewicht von etwa 125 Gramm enthält etwa 9 Gramm Fruchtzucker. Der Fruchtzuckertransport über die Dünndarmschleimhaut kann durch verschiedene Faktoren weiter beeinträchtigt werden, zum Beispiel durch körperliches Training und durch die Einnahme von Sorbit, einem Zuckeralkohol. Er benutzt für die Aufnahme den gleichen Transporter wie Fruktose, sodass sie beide konkurrieren.

Glutenunverträglichkeit in der Medizin

Gluten wird auch als Klebereiweiß bezeichnet. Es ist ein Getreideprotein, das im Weizen enthalten ist.

Ursache: Bei der Glutenunverträglichkeit, der Zöliakie, handelt es sich um eine entzündliche autoimmune Darmerkrankung, bei der sich Antikörper gegen Gliadin (ein Bestandteil des Glutens) richten. Gliadin reagiert mit einem Enzym in der Dünndarmschleimhaut. So wird nicht nur das Gliadin, sondern auch das Enzym, die Gewebstransglutaminase, angegriffen. Dadurch kommt es zur Entzündung und Destruktion der Darmschleimhaut. In Deutschland leiden etwa 0,5 bis 1,5 Prozent der Menschen an einer Zöliakie.

Symptome: Die Zöliakie kann vielfältig ausgeprägt sein. Am häufigsten finden sich Stuhlveränderungen, Antriebslosigkeit und Bauchschmerzen. Aber auch Gewichtsverlust, Infektanfälligkeit, Nährstoffmangel oder Zahnschmelzdefekte können auftreten.

Therapie: Anders als bei der Glutensensitivität müssen Personen mit einer Zöliakie eine lebenslange glutenfreie Diät halten. Wird sie nicht eingehalten, kann dies zu einer massiven Schädigung des Verdauungstrakts führen und Malignome begünstigen. Die meisten Personen leiden jedoch nicht unter einer Zöliakie, sondern einer Glutensensitivität. Sie vertragen Gluten vielleicht nicht besonders gut, jedoch wird bei ihnen keine autoimmune Reaktion ausgelöst.

Nahrungsmittelunverträglichkeiten im Ayurveda

Im Ayurveda ist ein gesunder Organismus in der Lage, alle Nahrungsmittel zu vertragen. Unter dem Begriff „Satmya" wird die Toleranz gegenüber beziehungsweise die Verträglichkeit eines Nahrungsmittels, Lebensstils oder Ähnliches zusammengefasst. Wenn eine Person eine gute Toleranz gegenüber fettigen Lebensmitteln und gegenüber den sechs Geschmacksrichtungen zeigt, dann ist die Abwehrleistung besonders stark und neigt nicht zu Fehlinterpretationen wie bei Nahrungsmittelunverträglichkeiten beziehungsweise -allergien. Satmya muss aber nicht bedeuten, dass alles, was wir vertragen, auch wirklich gesund ist. Wir können einfach eine hohe Verträglichkeit besitzen und dann eben auch bei vermeintlich ungesunden Nahrungsmitteln keine Verdauungsprobleme haben. Gesund und vor allem nachhaltig gesund ist diese Version aber ebenso wenig wie ein Zustand von Asatmya, also Unverträglichkeit.

Nahrungsmittelsensitivitäten und -intoleranzen stehen laut Ayurveda meist im Zusammenhang mit einem schwachen Agni und einer daraus resultierenden Ama-Belastung. Die Entstehung einer Nahrungsmittelunverträglichkeit beginnt aus ayurvedischer Sicht mit einer Fehlernährung und einem ungünstigen Lebensstil. Dies führt meist dazu, dass Agni geschwächt und Ama produziert wird. Ama, Fehlernährung und ungünstiger Lebensstil können die Doshas reizen und ins Ungleichgewicht bringen. Außerdem blockiert Ama die Srotas und Gewebe wie das Blutgewebe werden angegriffen. So manifestieren sich die Krankheiten weiter im Körper und können zu weiteren Komplikationen führen.

Laut Ayurveda kann jedes Dosha, wenn es ins Ungleichgewicht gerät, an einer Intoleranz beteiligt sein. Eine wässrige Diarrhö bei einer Intoleranz ist ein Hinweis auf eine Vata-Störung und gelbliche Durchfälle eher ein Hinweis für ein Pitta-Ungleichgewicht. Die Symptome der jeweiligen Intoleranz geben uns Aufschluss darüber, welches Dosha ins Ungleichgewicht geraten ist und durch Lebensstil und Ernährung wieder ins Gleichgewicht gebracht werden darf.

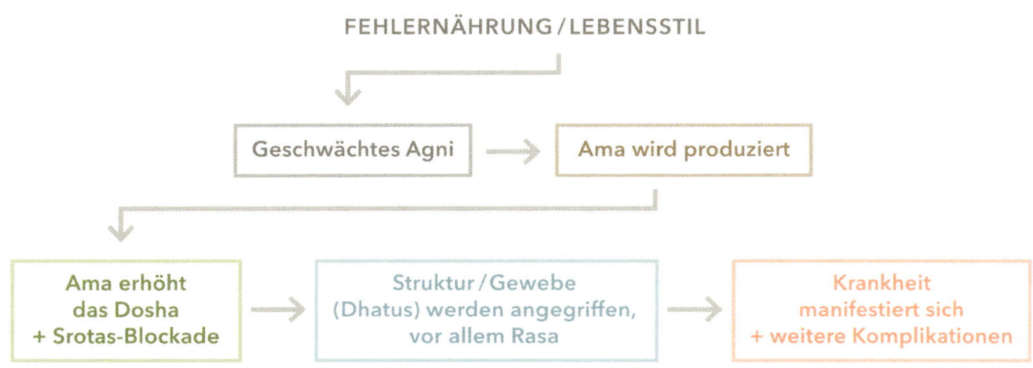

Entstehung von Nahrungsmittelunverträglichkeiten

Die Doshas und ihre spezifischen Symptome bei Intoleranzen

VATA	PITTA	KAPHA
Blähungen, Blähbauch	Hyperazidität, Reflux	Dumpfes, benebeltes Gefühl
Krämpfe	Gastritis	Husten, laufende Nase, Halsschmerzen
Durchfall oder Obstipation	Entzündungen	Asthma, Atemnot
Gelenkschmerzen	Rötungen	Ödeme
Dumpfe Gliederschmerzen	Schwellungen	Schläfrigkeit
	Akne, Ekzeme, Psoriasis, Ausschlag	Schwere, Lethargie

Behandlungsstrategie

AGNI-AUSGLEICHENDE MASSNAHMEN

Auslöser meiden: Um Lebensmittelunverträglichkeiten oder -sensitivitäten zu behandeln, müssen zunächst die Ursachen vermieden werden. Die Ursache kann der Stoff an sich sein (Laktose, Fruktose, Gluten usw.) oder aus ayurvedischer Sicht Ernährungs- und Lebensweisen, die das Agni einschränken. Auch ungünstige Nahrungsmittelkombinationen sollten vermieden werden, weil sie zur Ama-Entstehung beitragen können. Dazu gehören zum Beispiel die Kombination von frischem Obst und Milchprodukten oder frischem Getreide sowie die Kombination aus Milchprodukten und anderen tierischen Proteinen wie Fisch und Fleisch (siehe auch Seite 278).

Gewürze: Gewürze mit den Geschmäckern scharf, bitter und herb können Satmya erhöhen und so die Verträglichkeit fördern. Deshalb ist der Einsatz von Gewürzen auch bei Kindern und in der Schwangerschaft und Stillzeit vorteilhaft.

Agni stärken: Es geht also bei Nahrungsmittelunverträglichkeiten oder auch -sensitivitäten darum, die Verdauung und den Stoffwechsel zu verbessern und die Toleranz des Körpers gegenüber Nahrungsmitteln zu verbessern. Das erreichen wir durch die Ama-Verbrennung und Agni-Stärkung (siehe Seite 82). Wir müssen das jeweilige Dosha-Ungleichgewicht erkennen und über Lebensstil und Ernährung wieder in die Balance kommen. Mithilfe des Prakriti-Vikriti-Tests (siehe ab Seite 46) kannst du herausfinden, welches Dosha bei dir gerade aus dem Gleichgewicht geraten ist. Auf Rohkost sollte in jedem Fall erst mal verzichtet werden, um Ama nicht weiter zu steigern und Agni nicht zu belasten.

Rasayana: Zur Stärkung der Gewebe eignen sich Rasayana wie Chyavanprash (siehe Seite 190), dessen Grundlage die Amla-Frucht ist. Täglich 1 Teelöffel in einer Tasse warmer Milch verrühren. Unter den Nahrungsmitteln gelten Ghee und Honig als Rasayana. Honig ist ein stark fruktosehaltiges Lebensmittel und sollte bei einer Fruktoseintoleranz vermieden werden.

Stressreduktion und Routinen: Auf mentaler Ebene sollte mithilfe von Stressreduktion der bekannte Teufelskreis durchbrochen werden (siehe Seite 342). Dazu dienen Massagen, Meditation, Yoga oder auch Atemübungen. Sanfte Yoga-Asanas wie Drehungen können deinen Körper außerdem dabei unterstützen, die Verdauung zu regulieren, und Kapalabhati hilft, deinen Stoffwechsel zu stärken (alle Gesundheitsrituale siehe ab Seite 128). Blockierende oder belastende Emotionen können mit EFT bearbeitet werden.

Vorsicht!

Bei Unverträglichkeiten sollten immer Allergien ausgeschlossen werden. Denn hierbei können deutlich bedrohlichere Symptome auftreten. Bei anhaltenden Durchfällen kann es zu Dehydration, Nährstoffmangel oder auch Elektrolytmangel kommen. Bei Blut im Stuhl ist eine medizinische Abklärung indiziert. Weitere Warnzeichen findest du auf Seite 245.

AUS UNSERER PRAXIS

In der Praxis ist es ein weiteres Ziel, Satmya, die Verträglichkeit, schrittweise zu erhöhen. Das bedeutet: Wir müssen Schritt für Schritt die Toleranz gegenüber Nahrungsmitteln neu aufbauen. Nehmen wir einmal an, du verträgst keinen Apfel. Dann würden wir schauen, wie viel des Apfels du verträgst – vielleicht 1 Gramm, vielleicht 2 Gramm. Wenn du keine Verdauungsprobleme oder Schmerzen bekommst, nimmst du diese Menge mehrere Tage oder Wochen zu dir. Nach zwei bis vier Wochen kann die Menge schrittweise erhöht werden. Dadurch erhöht sich schrittweise auch die Verträglichkeit, bis ein ganzer Apfel wieder problemlos verzehrt werden kann – was allerdings mehrere Monate in Anspruch nehmen kann.

HAUT-ERKRAN-KUNGEN

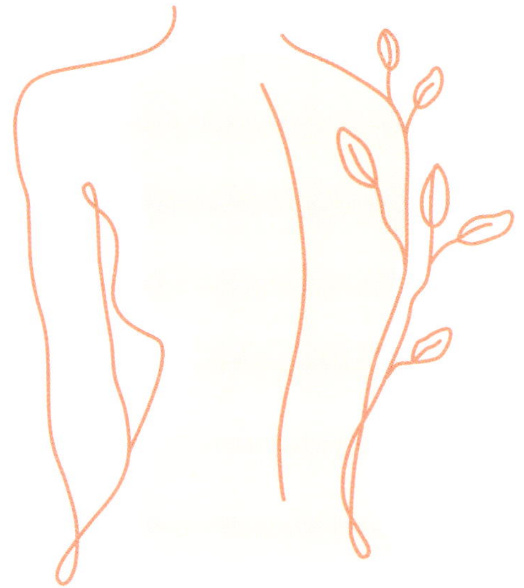

LEITFADEN:

Medizinische Untersuchung

- Körperliche Untersuchung
- Triggerfaktoren ausfindig machen, z. B. Textilien (Wolle), Schwitzen und Wärmestau, übermäßige Hautreinigung, Tabakrauch, Allergene

Welches Dosha ist aus dem Gleichgewicht?

- Anzeichen, dass Vata aus dem Gleichgewicht ist: Haut rissig und trocken, Schuppen, Juckreiz, Vergröberung der Haut mit Zunahme einer dunklen Pigmentierung, erhöhte Infektanfälligkeit, ggf. Infektion der betroffenen Hautstellen, Neurodermitis verschlimmert sich bei emotionalem Stress oder bei Kälte
- Anzeichen, dass Pitta aus dem Gleichgewicht ist: Rötungen und Nässe, offene Wundstellen, die zu Blutungen neigen, brennende Schmerzen, Eiterbildung
- Anzeichen, dass Kapha aus dem Gleichgewicht ist: Schwellung, ausgeprägter Juckreiz, fettige Schuppung
- Betroffenes Gewebe meist Blutgewebe, Rakta
- Bei Akne zusätzlich der Schweiß, Sveda, und das Fettgewebe, Medas
- Ama-Belastung ist gerade bei Akne zu beachten!

Wichtigste Ernährungs-aspekte

- Dosha-gerechte Ernährung
- Warme Mahlzeiten
- Regelmäßige Mahlzeiten
- Leicht verdauliche Mahlzeiten (weniger tierische Produkte, eher Suppen, Eintöpfe, leichte Gemüse-Getreide-Gerichte)
- Falls vorhanden, Ama-Reduktion
- Darmregeneration über Flohsamenschalen, Probiotikum, Triphala

Wichtigste Lifestyle-Aspekte

- Bei Akne: tägliche gründliche Reinigung mit pH-hautneutralen Tensiden und 1-mal pro Woche Frucht- oder Salicylsäure-Peelings
- Emotionale Themen bei Hauterkrankungen immer mitberücksichtigen! (EFT, Journaling, Pranayama, Meditation, MBSR)
- Sanfte Yoga-Asanas wie Drehungen zur Entspannung
- Ausreichend Schlaf zur Regeneration, bei Kapha eher weniger Schlaf

Therapeuten-wissen

- Folgende Heilkräuter und Gewürze können zum Einsatz kommen:
  Amalaki: antioxidativ, kühlend
  Guduchi: blutreinigend, gewebestärkend, antioxidativ
  Hingvastak: Vata-Reduktion bei Blähungen und zur Steigerung der Verdaulichkeit
  Kaishora Guggulu: Mittel der Wahl bei Akne
  Kurkuma: blutreinigend, antiallergisch, antientzündlich
  Manjistha: blutreinigend, pigmentkorrigierend
  Neem: antimikrobiotisch
  Sariva: juckreizlindernd, antiallergisch, schweißregulierend
  Shallaki: hilfreich bei Entzündungen, antiallergisch

Die Haut ist das größte Organ des menschlichen Körpers und besitzt gleich mehrere wichtige Funktionen. Sie schützt unseren Körper vor schädlichen Umwelteinflüssen wie zum Beispiel Krankheitserregern und ermöglicht gleichzeitig einen Austausch von Stoffen. Diesen Mechanismus machen wir uns beispielsweise in der ayurvedischen Manualtherapie zunutze, indem wir über Ölungen dem Körper bestimmte Heilkräuter zugänglich machen. Außerdem ist die Haut für unseren Temperaturhaushalt mitverantwortlich, an der UV-abhängigen Vitamin-D-Synthese und an der Vermittlung von Sinneseindrücken beteiligt. Unsere Haut besteht aus verschiedenen Schichten, die aus unterschiedlichen Zellverbänden gebildet werden. Die Erkrankungen, die die Haut betreffen, sind unglaublich vielfältig. Wir möchten euch die zwei Erkrankungen vorstellen, die zu den häufigsten Hauterkrankungen gehören: Neurodermitis und Acne vulgaris.

 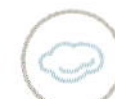 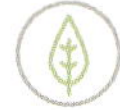

Neurodermitis

Mit einer Häufigkeit von 8 bis 16 Prozent ist die Neurodermitis (atopische Dermatitis) eine der häufigsten Erkrankungen der Haut. Sie kommt vermehrt in den Industrieländern vor und die Anzahl der Neuerkrankungen steigt in den letzten Jahrzehnten immer weiter an. Meist tritt sie schon zwischen dem dritten und sechsten Lebensmonat auf. In 85 Prozent der Fälle tritt die Erkrankung vor dem fünften Lebensjahr auf. Die Neurodermitis verschwindet häufig im Laufe des Lebens. Etwa 60 Prozent der Betroffenen sind im Erwachsenenalter symptomfrei. Außerdem geht die Neurodermitis oft mit anderen allergischen Erkrankungen einher, wie zum Beispiel Asthma bronchiale. Die Kinder leiden unter Ekzemen mit starkem Juckreiz, trockenen oder schuppigen Hautstellen, die besonders an den Wangen oder den Streckseiten der Extremitäten auftreten. Im Erwachsenenalter treten die Entzündungen eher an den Beugeseiten auf.

Neurodermitis in der Medizin

Ursachen: Die Ursache der Neurodermitis ist aus medizinischer Sicht noch nicht abschließend geklärt. Wir unterscheiden eine extrinsische und eine intrinsische Form. Bei der extrinsischen Form bestehen Sensibilisierungen gegen verschiedene Allergene wie Hausstaubmilben, Pollen oder auch Duftstoffe. Die intrinsische Form kommt ohne diese durch den Antikörper IgE vermittelte Sensibilisierung aus, kann aber im Laufe der Zeit in eine extrinsische Form übergehen. Etwa 70 bis 80 Prozent der Neurodermitis-Fälle entsprechen der extrinsischen Form und sind somit mit einem hyperreagiblen Immunsystem verknüpft.

Aktuell geht man davon aus, dass die atopische Dermatitis multifaktoriell bedingt ist. Häufig liegt eine genetische Vorbelastung vor und eine erhöhte Infektneigung. Außerdem wird vermutet, dass die übermäßige Hygiene bei steigendem Lebensstandard zu weniger Infektionen bei den Kindern führt, sodass das Immunsystem nicht ausreichend trainiert wird. Bei der Neurodermitis kommt es durch strukturelle Veränderungen in der Haut zu kleinen Lücken, sodass Erreger und Allergene die Haut leichter durchdringen können.

Risikofaktoren: Es gibt gewisse Triggerfaktoren, die bei Neurodermitis vermieden werden sollten. Dazu gehören Hautirritationen durch Textilien (Wolle), Schwitzen und Wärmestau, übermäßige Hautreinigung, Tabakrauch, Allergene, extremes Klima, emotionale Belastungen (Stress), Hormonschwankungen, Infekte, Übergewicht, Alkoholkonsum.

Therapie: Neben dem Meiden dieser Trigger wird in der Medizin eine Neurodermitis-Schulung empfohlen, sodass die Betroffenen ihre Krankheit besser verstehen und die Lebensqualität dadurch gesteigert wird. Zusätzlich sollte die mentale Ebene mitbehandelt werden. Autogenes Training oder Akupunktur kann zur Stressreduktion beitragen, in Einzelfällen macht bei Erwachsenen auch eine psychologische Einzeltherapie Sinn. Außerdem kommt gerade bei Kindern die Fototherapie zum Einsatz. Bei der Fototherapie werden die Patient*innen mit blauem Licht in ganz spezieller Wellenlänge bestrahlt. Als medikamentöse Therapie werden meist cortisonhaltige Cremes verwendet.

Neurodermitis als Vata-Störung

Laut Ayurveda kann jegliches Dosha-Ungleichgewicht die Neurodermitis verursachen, doch das Vata-Dosha ist meist am stärksten an der Neurodermitis beteiligt. Die betroffenen Gewebe sind Rasa, Rakta und Mamsa. Ist das Vata-Dosha die Ursache der Neurodermitis, ist die Haut rissig und trocken. Durch das Kratzen aufgrund des Juckreizes neigt die Haut zu Schuppen und Abschilferungen. Im Laufe der Zeit kann das auch zu einer Vergröberung der Haut mit Zunahme einer dunklen Pigmentierung führen. Schmerz ist auch ein Hinweis darauf, dass das Vata-Dosha aus dem Gleichgewicht geraten ist. Meist verschlimmert sich die Neurodermitis dann bei emotionalem Stress oder bei Kälte. Vata-Störungen gehen häufig auch mit einer Einschränkung des Immunsystems einher, deshalb kann es hier auch zu einer erhöhten Infektanfälligkeit und sekundären Infektionen der betroffenen Hautstellen kommen. Gerade die Neurodermitis zeigt sich als ein sehr buntes Krankheitsbild, welches in den unterschiedlichen Schüben unterschiedliche Ausprägungen mit sich bringen kann. Aber es lassen sich klare Muster erahnen, die die Zuordnung zu einem Dosha ermöglichen.

Neurodermitis als Pitta-Störung

Das Pitta-Dosha vermehrt das Feuer- und das Wasserelement. Dementsprechend treten bei Hautveränderungen, die durch Pitta begünstigt werden, Rötungen und Nässe auf. Beim Kratzen bilden sich weniger Schuppen, sondern offene Wundstellen, die zu Blutungen neigen. Diese Stellen gehen dann oftmals mit brennenden Schmerzen einher. Gegebenenfalls können auch hier Infektionen auftreten, die dann häufig mit einer Eiterbildung einhergehen. Bleiben die Hautveränderungen chronisch vorhanden, nimmt die Nässe ab. Die Rötung der Hautstellen bleibt jedoch erhalten.

Neurodermitis als Kapha-Störung

Bei einer Kapha-Störung kommt es meist zu einer Gewebezunahme. So ist es nicht verwunderlich, dass es auch hier eine Art Schwellung gibt und die Verletzungen der Haut nicht von Gewebeabbau geprägt sind. Sie sind vielmehr als kleine Erhöhung spürbar. Oftmals besteht auch ein ausgeprägter Juckreiz, der durch Ama-Belastungen noch verschlimmert wird. Zusätzlich können die Hautstellen sich, anders als bei einer Vata-Störung, fettig zeigen.

Behandlungsstrategie

Die Behandlung der atopischen Dermatitis richtet sich natürlich in erster Linie nach dem jeweiligen Dosha-Ungleichgewicht. Neben den allgemeinen Empfehlungen zu Ernährung und Lebensstil für das jeweilige Ungleichgewicht (siehe ab Seite 74) ist es wichtig, die Triggerfaktoren zu meiden und die mentale Ebene miteinzubeziehen. Da meist mehrere Symptome nebeneinander auftreten, kann eine Orientierung am Vata-Dosha hilfreich sein. Es ist die häufigste Ursache bei der Neurodermitis und die Behandlung nach dem Vata-Dosha bringt oft schon sehr viel ins Gleichgewicht.

VATA-AUSGLEICHENDE MASSNAHMEN

Ernährung: Da die Neurodermitis auch häufig mit Ama-Belastungen (siehe Test Seite 86f.) zusammenhängt, sollten die ungünstigen Nahrungsmittelkombinationen (siehe Seite 278) beachtet und vermieden werden. Lebensmittel wie Fleisch, Fisch und Quark sowie vergorenes, fettreiches, kaltes oder rohes Essen verstärken die Dosha-Beteiligung bei Hautkrankheiten und sollten bei jedem Dosha-Ungleichgewicht vermieden werden. Als Gewürze dürfen gerne Kardamom und Kurkuma eingesetzt werden, weil sie die Entgiftung unterstützen und Entzündungen vermindern.

Auslöser meiden: Auch der Aufenthalt im Kalten, das Tragen synthetischer Stoffe, Rauchen, Alkohol und Stress sollten vermieden werden.

Stressreduktion: Entspannende Tätigkeiten wie Musikhören, Lesen, Yoga oder Meditation unterstützen den Heilungsprozess. Eine effektive Stressreduktion und das Erlernen von Tools zum besseren Umgang mit Stress sind eine wichtige Säule der Therapie. Hierzu findest du einige Gesundheitsrituale ab Seite 128.

Hilfen für Babys: Zur Prävention der Neurodermitis wird eine möglichst ausgewogene Ernährung in der Schwangerschaft empfohlen, sodass das Kind bereits über die Mutter mit vielen verschiedenen Lebensmitteln in Kontakt kommt. Ähnlich verhält es sich auch in der Stillzeit. Die Kinder sollten wenn möglich länger als vier Monate ausschließlich gestillt werden und dann parallel über die Beikost jede Woche ein neues Nahrungsmittel kennenlernen. Es sollten begünstigende Faktoren wie Schimmel oder Tabakrauch gemieden werden. Kommt Neurodermitis schon in der Familie vor, empfiehlt es sich, keine Katzen zu halten, weil diese das allergene Potenzial erhöhen. Während der ersten sechs bis acht Lebensmonate sollte eine konsequente Basispflege erfolgen. Babyhaut ist bis zu fünfmal dünner als erwachsene Haut. Auch ihr pH-Wert ist in den ersten Lebenswochen noch erhöht und sinkt erst später auf einen Wert um 5,5 ab. Außerdem trocknet sie viel schneller aus und ist dadurch durchlässiger für Bakterien und Keime. Da Babys und Kinder kaum Talg produzieren und ihre Hautbarrierefunktion schwächer ist als bei Erwachsenen, ist eine Ergänzung der hauteigenen Schutzfunktionen durch Hautpflege sinnvoll. Für die Basispflege sind andere Inhaltsstoffe als bei Erwachsenen geeignet. Harnstoff ist beispielsweise für Erwachsene ein gängiger Feuchthaltefaktor. Bei Kindern unter zwei Jahren sollte Harnstoff aber vermieden werden, da er Juckreiz und Brennen auslösen kann. Für Kinderhaut eignet sich hingegen der Feuchthaltefaktor Glycerin. Die milde Basispflege oder speziell für Babyhaut entwickelte Pflege sollte besonders sanft und ohne Zusatzstoffe sein.

IN DER THERAPIE

Nässende Ekzeme werden im Ayurveda gerne mit Abkochungen aus Neem und Triphala gewaschen oder mit speziellen Kräuterölen behandelt. Die Pflanzenteile des Neembaumes haben einen bitteren und herben Geschmack und eine leichte, trockene Eigenschaft. Dadurch können nässende Ekzeme gut ausgetrocknet werden. Da das Blutgewebe häufig betroffen ist, wendet man zusätzlich gerne mehrfach kleinere Aderlässe unter kontrollierten Bedingungen an. Für diese Verfahren solltest du eine professionelle Ayurveda-Therapie durchführen.

Besonders gute Resultate bei Hauterkrankungen erreichen Panchakarma-Kuren. Die ausleitenden Verfahren wie das Abführen und das therapeutische Erbrechen sind häufig das Mittel der Wahl. Der körperliche Hauptsitz des Kapha-Doshas liegt im Magen. Das induzierte Erbrechen wird in der Kur zur effektiven Kapha-Reduktion eingesetzt, um Kapha am Ursprungsort zu entfernen. Der Hauptsitz des Vata-Doshas liegt im Dickdarm. Neben Einläufen wird auch das Abführen in der Panchakarma-Kur genutzt, um das Vata-Dosha aus dem Körper auszuleiten.

Vorsicht!

Die Neurodermitis kann gut mithilfe des Ayurveda behandelt werden. Dennoch gibt es Momente, in denen das medizinische Wissen hinzugezogen werden sollte, zum Beispiel wenn sich die Wunden infiziert haben und eine Therapie mittels Antibiotika eingeleitet werden sollte, oder bei tiefen oder großen Wunden.

 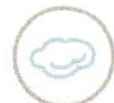 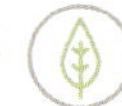

Acne vulgaris

Die Acne vulgaris ist die weltweit häufigste Hauterkrankung. Schätzungsweise 80 bis 90 Prozent der Jugendlichen leiden unter Acne vulgaris. Es existieren verschiedene, in ihrer Intensität unterschiedliche Verlaufsformen. Davon müssen etwa 30 Prozent hautärztlich behandelt werden. Das vorherrschende Symptom der Akne sind sogenannte Komedone (Mitesser), die halbkugelförmig aussehen und auf Druck weißliches Sekret entleeren. Sie können sich zu entzündlichen Hautstellen entwickeln und so sogar Schmerzen verursachen.

Akne in der Medizin

Ursachen: Es kann eine genetische Veranlagung bestehen, aber meist stehen hormonelle Faktoren im Verdacht, die Akne auszulösen. Hierbei sind vor allem der Androgenanstieg, insbesondere in der Pubertät, beziehungsweise der Östrogenabfall in der Lutealphase des Menstruationszyklus bei Frauen beteiligt.

Teilweise besitzen die Betroffenen auch eine Störung der Talgdrüsenfollikel, die eine Verhornung begünstigen. Außerdem können auch bakterielle Fehlbesiedelungen die Akne verstärken. Die Unreinheiten sind vor allem an Gesicht, Brust und Rücken lokalisiert. Die Akne kann verschiedene Schweregrade durchlaufen.

Therapie: In der Medizin wird eine tägliche gründliche Reinigung mit pH-hautneutralen Tensiden zur Entfernung von Schmutz und Zellrückständen empfohlen. Außerdem soll auf Hautpflegeprodukte umgestiegen werden, die keine Mitesser auslösen. Das sind zum Beispiel leichte Öl-in-Wasser-Emulsionen oder Hydrogele mit antibakteriellen Inhaltsstoffen. Einmal wöchentlich empfiehlt es sich, ein Frucht- oder Salicylsäure-Peeling durchzuführen, und einmal im Monat sollte eine professionelle kosmetische Anwendung zum Beispiel in einer Hautarztpraxis erfolgen. Meistens bildet sich die Akne nach der Pubertät spontan zurück.

Akne als Pitta-Störung

Im Ayurveda wird die Acne vulgaris als Yauvana Pidika, also als jugendliche oder pubertäre Pickel beziehungsweise Pusteln, interpretiert. Obwohl sie pathophysiologisch aufgrund einer Vata- und Kapha-Störung sowie einer Verunreinigung des Blutgewebes, Rakta, entsteht, wird sie häufig behandelt wie eine Pitta-Störung. Durch das Ungleichgewicht der Doshas und von Rakta werden die Talgdrüsenausführungsgänge blockiert. Neben dem Blutgewebe sollte ayurvedisch auch das Hautgewebe, Tvak, der Schweiß, Sveda, und das Fettgewebe, Medas, mitbetrachtet werden.

Behandlungsstrategie

PITTA-AUSGLEICHENDE MASSNAHMEN

Ernährung: Innerhalb der Ernährung sollte auf eine Pitta-Reduktion geachtet werden. Wir haben dir auf Seite 76 zusammengefasst, was du hier beachten solltest. Dadurch können meist schon gute Erfolge gefeiert werden. Zusätzlich sollten Lebensmittel, die Ama und die Blutverunreinigung fördern, vermieden werden. Dazu gehören zum Beispiel die ungünstigen Nahrungsmittelkombinationen (Seite 278) sowie fettige, gebratene oder frittierte Mahlzeiten wie beispielsweise Fast Food. Aber auch übermäßig scharfe oder saure Speisen können sowohl Pitta erhöhen als auch Rakta verunreinigen. Übermäßige Ölungen der Haut sollten ebenfalls vermieden werden, da hierdurch die Talgdrüsenausführungsgänge weiter verstopft werden können. Durch abführende Maßnahmen (z.B. mit Rizinusöl, unbedingt Herstellerangaben zur Dosierung beachten) kann überschüssiges Pitta aus dem Körper ausgeleitet werden.

Stressreduktion und Routinen: Neben der Ernährung ist bei der Therapie von Akne auch die Stressreduktion ein wichtiger Punkt. Das Pitta-Dosha darf mit kühlenden Maßnahmen ins Gleichgewicht gebracht werden. Das bedeutet, dass Entspannungsverfahren wie die Meditation oder Atemübungen (Sitali, Seite 148) besser geeignet sind als ein Saunagang oder eine heiße Badewanne. Eine Fußmassage mit Kokosöl (Seite 140) oder ein lauwarmes Fußbad mit ätherischen Ölen (Seite 137) wie Minze oder Sandelholz können die Kühlung und Entspannung unterstützen.

IN DER THERAPIE

Eine blutreinigende Therapie mittels Aderlass kann unterstützend helfen, sollte jedoch nur von spezialisierten Fachkräften durchgeführt werden.

Vorsicht!

Jugendliche, die von einer starken Form der Akne betroffen sind, können auch psychisch sehr unter ihrem Hautbild leiden und sich so sozial distanzieren. Hier wird es wichtig, auch die mentale Ebene zu stärken. Außerdem sollten bei ausbleibendem Erfolg mit der ayurvedischen Therapie medizinische Schritte eingeleitet werden, um Vernarbungen zu vermeiden.

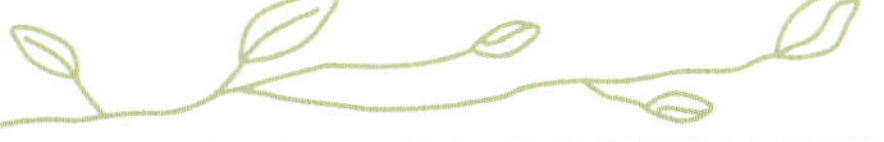

ANWENDUNGEN FÜR ZU HAUSE

Thymian-Aufguss

Thymian wirkt antibakteriell.

- 2 TL getrockneter Thymian
- 180 ml kochendes Wasser

Den Thymian mit dem Wasser aufgießen und für 10 Minuten ziehen lassen. Den Aufguss abkühlen lassen und damit das Gesicht reinigen.

Manjistha-Paste

Rezept siehe Seite 173 (linke Spalte).

MENTALE GESUNDHEIT

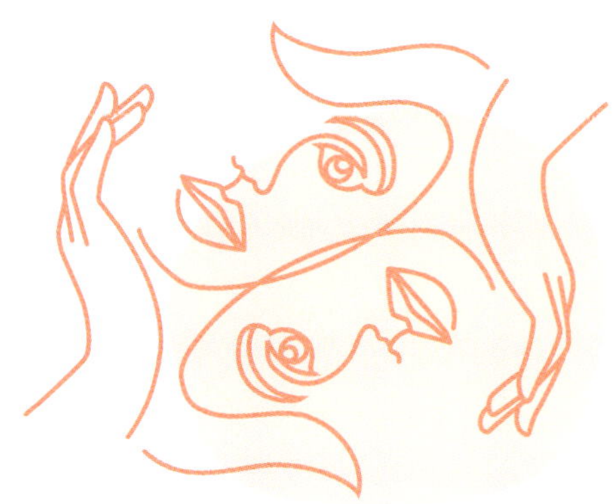

LEITFADEN:

Medizinische Untersuchung

- Körperliche Untersuchung
- Laboruntersuchung (Blutbild, Vitamin B_{12}, Folsäure, Vitamin D, Eisenwerte, Schilddrüse)
- Risikofaktoren wie eine familiäre Vorbelastung, Gehirnveränderungen, hormonelle Umstellungen oder belastende Lebensereignisse

Welches Dosha ist aus dem Gleichgewicht?

- Anzeichen, dass Vata aus dem Gleichgewicht ist: Unentschlossenheit, Traurigkeit und Kummer, Ängste, innere Unruhe und Erschöpfung (zusätzlich können körperliche Vata-Symptome wie Blähbauch, Trockenheit auftreten), Einschlaf-/Durchschlafstörungen, Erwachen zwischen 2 und 6 Uhr morgens
- Anzeichen, dass Pitta aus dem Gleichgewicht ist: Wut, Ärger und Zorn, Kontrollverlust, Angst vor Fehlern, Suizidgedanken, Einschlafstörungen
- Anzeichen, dass Kapha aus dem Gleichgewicht ist: massive Antriebslosigkeit und ein erhöhtes Schlafbedürfnis, Übergewicht

Wichtigste Ernährungsaspekte

- Dosha-gerechte Ernährung
- Warme Mahlzeiten
- Regelmäßige Mahlzeiten
- Leicht verdauliche Mahlzeiten (weniger tierische Produkte, eher Suppen, Eintöpfe, leichte Gemüse-Getreide-Gerichte)
- Ama-Reduktion, falls notwendig
- Vata und Pitta: eher süßen Geschmack bevorzugen, um Erdung und Ruhe im Körper zu fördern
- Kapha: mit Schärfe arbeiten
- Vitaminreiche Nahrung bevorzugen – Körper und Geist brauchen viele Nährstoffe

Wichtigste Lifestyle-Aspekte

- Psychotherapeutische Gesprächstherapie
- Beständigkeit im Tagesablauf (Routinen, Rituale, feste Schlafenszeiten)
- Ölmassagen
- Yoga, vor allem Yin Yoga
- Kapalabhati bei Kapha-Störung, um den Stoffwechsel zu stärken
- Nadi Shodhana bei Pitta- oder Vata-Störung
- Schlafhygiene beachten! Ausreichend Schlaf zur Regeneration, Kapha braucht eher weniger Schlaf
- Schlafmilch
- Journaling
- EFT, Meditation, MBSR zur Entspannung und Verarbeitung blockierender Gedanken und Gefühle
- Zeit mit liebevollen Menschen verbringen

Therapeutenwissen

- Shirodhara bei Unruhezuständen
- Abhyanga zur Erdung
- Folgende Heilkräuter und Gewürze können zum Einsatz kommen:
  Amalaki: schützend, stärkend, regenerierend, gut bei Stress, beruhigend, bei Burn-out und Depression
  Ashwagandha: kräftigend, immunstärkend, Agni-stärkend, Nerventonikum, beruhigend, gut bei Schlaflosigkeit, klärt den Geist, vermehrt Sattva und Ojas
  Baldrian: schlaffördernd, beruhigend
  Brahmi: bekanntestes Medhya Rasayana, beruhigend, fördert Konzentration, stärkt das Gedächtnis, vermehrt Sattva und Ojas, bei innerer Unruhe
  Guduchi: Nerventonikum, vermehrt Sattva
  Hopfen: schlaffördernd, beruhigend
  Kamille: reizlindernd, beruhigend, krampflösend
  Lavendel: angstlösend, stressreduzierend, entspannend
  Melisse: bei nervös bedingten Einschlafstörungen
  Pippali: Ama-Reduktion, Agni-Stärkung
  Triphala: Regeneration des Verdauungstraktes, Rasayana
  Tulsi: mentales und emotionales Gleichgewicht, „Anti-Stress-Kraut", entspannend, kräftigend, verjüngend, besonders gut bei Aggressionen und Reizbarkeit

Wir sind ganzheitliche Wesen. Wir vereinen Körper, Geist und Seele und das eine bedingt das andere. In der westlichen Medizin hatten wir lange vergessen, dass es Wechselwirkungen zwischen mentaler und körperlicher Gesundheit gibt, dass zum Beispiel unser Darm mit unserem Gehirn kommuniziert oder dass Gedanken und Gefühle Schmerzen in unserem Körper verstärken können. Mittlerweile hat sich die Behandlung von psychosomatischen Krankheiten enorm verbessert. Der Ayurveda sieht den Menschen ebenso ganzheitlich als Teil des Kosmos. Wirklich alles hat einen Einfluss auf uns und unsere Gesundheit. So sollte auch alles betrachtet werden, um Störungen individuell und ganzheitlich zu therapieren.

 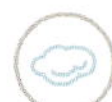 

Depression

Das Leben ist ein ständiges Auf und Ab. Es gibt Phasen, in denen alles gut läuft, und Phasen, in denen wir überlastet oder gesundheitlich angeschlagen sind und nichts so läuft, wie wir uns das vorstellen. Beide Phasen sind völlig normal und gehören zum Leben dazu. Bei einer Depression ist die Phase der Niedergeschlagenheit jedoch nicht nur eine Eintagsfliege. Es ist eine ernst zu nehmende Erkrankung, die das Denken, Fühlen und Handeln der Betroffenen zutiefst beeinflusst. Neben der mentalen Ebene ist häufig auch der Körper betroffen. Auch wenn die Betroffenen meist sehr unter ihrer Erkrankung leiden, muss man ihnen die Depression nicht ansehen. Sie können nach außen hin auf den ersten Blick unbeschwert wirken. Leider kommen sie meist nicht allein aus ihrer gedrückten Stimmung, der Antriebslosigkeit und ihren negativen Gefühlen heraus. Schwierig wird die Abgrenzung für alle Beteiligten, wenn eine aktuelle Lebenssituation Freudlosigkeit, gedrückte Stimmung und Hoffnungslosigkeit als nachvollziehbare Reaktion nach sich zieht. Depressionen gehören zu den häufigsten und hinsichtlich ihrer Schwere am meisten unterschätzten Erkrankungen. Aktuell sind etwa 11,3 Prozent der Frauen und 5,1 Prozent der Männer in Deutschland an Depressionen erkrankt. Dies entspricht etwa 5,3 Millionen Menschen allein in Deutschland.

Depression in der Medizin

Symptome: Bei Depressionen leiden die Betroffenen unter gedrückter Stimmung, Interessenverlust und einer Verminderung des Antriebs. Konzentration, Schlaf und Selbstwertgefühl können genauso beeinträchtigt sein wie die Fähigkeit zur Freude. Meist sind auch körperliche Symptome wie Appetitlosigkeit (oder

Überessen), Gewichtsverlust und ein sehr frühes Erwachen bei starker Müdigkeit zu finden, oder auch Probleme wie Kopfschmerzen, Verdauungsstörungen oder chronische Schmerzen, die auf keine Behandlung ansprechen.

Ursachen: In der Medizin wird die Ursache der Depression als multifaktoriell angesehen; sie wird auch von unterschiedlichen Risikofaktoren begünstigt wie eine familiäre Vorbelastung, Gehirnveränderungen, hormonelle Umstellungen oder belastende Lebensereignisse, die das Auftreten der Depression begünstigen. Man geht davon aus, dass die Depression durch einen Mangel an Serotonin und Noradrenalin entsteht, also Botenstoffe und Hormone, die in unserem Nervensystem Informationen weitergeben. Ein zu geringer Anteil an Serotonin, dem „Glückshormon", ist hierbei für die depressive Verstimmung, Traurigkeit und Hoffnungslosigkeit und Noradrenalin für den Antriebsmangel, die Konzentrationsschwäche und Ängstlichkeit verantwortlich.

Aber auch bei der Depression können körperliche Störungen die Ursache sein. Beispielsweise kann eine Störung der Schilddrüsenfunktion, vor allem die Hypothyreose, eine Depression auslösen. Auch ein Vitamin- und Mineralstoffmangel können hinter einer Depression stecken. Hierzu zählen zum Beispiel der Mangel an Vitamin B12 und Folsäure. Häufig geht die Depression mit Angststörungen einher. Dazu erfährst du mehr ab Seite 363. Es sind mehr Frauen als Männer betroffen und meist beginnt die Depression ab dem 30. Lebensjahr.

Therapie: In der Medizin wird die Depression je nach Schweregrad mit Antidepressiva und einer Psychotherapie behandelt, unterstützend durch Bewegungstherapie, gezieltem Schlafentzug oder Lichttherapie (bei der „Winterdepression").

Depression als Vata-Störung

Laut Ayurveda können Depressionen aus einer Störung aller drei Doshas entstehen. Das Vata-Dosha bringt normalerweise Freude, Leichtigkeit und Enthusiasmus mit sich. Gerät es jedoch aus dem Gleichgewicht, können sich Ängste, innere Unruhe und Erschöpfung ausbreiten. Bei einer Vata-Störung fällt es meist schwer, Struktur und Ordnung in sein Leben zu bringen und Entscheidungen zu treffen. Wird der Lebensstil und die Ernährung nicht der Vata-Disbalance angepasst, werden Gefühle von Erschöpfung und Angst immer ausgeprägter.

Die Depression wird im Ayurveda Dukha genannt und mit „Leid", „Schmerz", „Traurigkeit" übersetzt. Aus ayurvedisch-psychologischer Sicht sind Depressionen auch häufig die Folge eines Kontaktverlustes zu sich selbst. Durch die Vielzahl der äußeren Reize und das Streben nach Perfektionismus und Erfolg fällt es vielen Menschen schwer, bei sich selbst zu bleiben. Sie suchen die Sicherheit im Außen, anstatt sich mit der Sicherheit in sich selbst zu verbinden. Im Ayurveda unterscheiden wir die geistigen Qualitäten Sattva, Rajas und Tamas (mehr dazu auf Seite 94). Tamas führt zu einem energielosen und lähmenden Zustand und beschreibt die geistige Verfassung, in der sich Menschen mit Depressionen befinden. Tamas trübt den klaren Verstand und erhöht in Kombination mit Vata Unentschlossenheit, Traurigkeit und Kummer.

Depression als Pitta-Störung

Ist ein Pitta-Ungleichgewicht die Ursache der Depression, leiden die Betroffenen häufig im Vorfeld unter Emotionen wie Wut, Ärger und Zorn. Diese negativen Emotionen werden durch die Kombination aus Pitta und Tamas gefördert. Die Betroffenen haben meist in ihrem Leben gelernt, dass sie aus belastenden Situationen nicht mit eigener Kraft herauskommen, und geraten so in eine tiefe Frustration. Diese endet letztendlich in einer Depression. Sie spüren einen Kontrollverlust und haben Angst davor, Fehler zu begehen. Das Pitta-Dosha fördert die Handlungsbereitschaft und kann negative Gedanken wie Suizidgedanken triggern. Pitta-Depressionen können beispielsweise durch das Ausbleiben beruflicher Anerkennung oder andere Misserfolge gefördert werden.

Depression als Kapha-Störung

Das Kapha-Dosha erzeugt bei einem Überschuss Schwere und Trägheit im Körper. Menschen, die durch eine Kapha-Störung an einer Depression erkranken, haben häufig mit einer massiven Antriebslosigkeit und einem erhöhten Schlafbedürfnis zu kämpfen. Diese Trägheit macht nicht nur das Zusammenleben mit anderen Menschen, sondern natürlich auch soziale Verpflichtungen, wie Arbeit, Familie, Freunde, zu einer kräftezehrenden Angelegenheit. Die Trägheit, die wir in Form von Müdigkeit merken, breitet sich auch auf unsere Verdauung und unseren Stoffwechsel aus. Es entsteht ein Manda Agni, also ein geschwächtes Agni, bei dem die Nahrung nicht mehr vernünftig verstoffwechselt werden kann. Über diesen Mechanismus bildet sich dann eine Ama-Belastung, die wiederum den Körper belastet und weitere Erkrankungen fördert. Viele Betroffene entwickeln dadurch Übergewicht. Die Trägheit sollte also überwunden werden, um neben der Depression andere Erkrankungen zu verhindern.

Behandlungsstrategien

Wenn wir erkannt haben, welches Dosha ursächlich für die depressive Symptomatik ist, können wir die Ernährung und den Lebensstil an diese Störung anpassen (zur Dosha-gerechten Ernährung siehe ab Seite 74).

VATA-AUSGLEICHENDE MASSNAHMEN

Stressreduktion und Routinen: Ist die Depression durch Angst und innere Unruhe geprägt, brauchen wir Ruhe und Erdung, um den unruhigen Geist wieder zu besänftigen. Außerdem sind Routinen wichtig, denn diese Beständigkeit im Tagesablauf verleiht uns Sicherheit. Auch das Vertrauen in uns selbst und unser Leben sollte wieder gestärkt werden. Selbstvertrauen wächst, wenn wir neue Tätigkeiten erlernen. Das Vertrauen in unsere Umwelt können wir mithilfe von Journaling (Seite 154ff.) und einer professionellen Gesprächstherapie mit einem Coach oder einem Psychotherapeuten aufbauen.

Massagen: Erdung erhalten wir auch über die manuelle Therapie in Form von Ölmassagen. Diese können allein zu Hause mehrmals pro Woche oder in einer professionellen Massage-Praxis durchgeführt werden. Mehr dazu kannst du auf den Seiten 120ff. und 140ff. nachlesen.

Wärme: Auch Wärme ist ein wichtiges Stichwort. Es braucht Wärme von innen und von außen. So sollte die Ernährung aus warmen Speisen bestehen. Von außen sollte Kleidung getragen werden, die den Körper wärmt. Wärme kann aber auch in Form von Liebe übermittelt werden. Zeit mit liebevollen Menschen zu verbringen, wärmt das Herz und kann die Vata-Störung verringern. Außerdem kann es helfen, Orte zu besuchen, bei denen einem warm ums Herz wird.

PITTA-AUSGLEICHENDE MASSNAHMEN

Stressreduktion und Routinen: Auch für Pitta ist es wichtig, runterzufahren und zur Ruhe zu kommen. Über Übungen der Tiefenentspannung, wie zum Beispiel MBSR oder auch Meditationen, kann Pitta ins Gleichgewicht gebracht werden. Mehr zum Thema MBSR und Meditationen findest du ab Seite 143. Wird Pitta beruhigt, kann es sich regulieren, sodass der innere Antrieb helfen kann, aus der Depression herauszukommen. Eine wichtige Aufgabe ist es, zu lernen, Emotionen zu verarbeiten und sie nicht aufzustauen. Hierbei kann dir zum Beispiel EFT helfen. Eine Anleitung dazu findest du auf Seite 157f.

Kühlung: Bei einer Pitta-Störung stehen kühlende Maßnahmen im Vordergrund. Kühlende Lebensmittel sind ein wichtiger Bestandteil. Ein paar dieser Lebensmittel haben wir für dich auf Seite 80 (Pitta) aufgelistet. Aber auch Zeit und Bewegung in der Natur sind ein wichtiger Faktor, um neue Kräfte zu sammeln. Im Wald oder am Wasser kann das Pitta-Dosha abkühlen. Wald und Wasser besitzen ausgleichende Kräfte auf die Hitze des Pitta-Doshas, deshalb sind Schwimmen oder Spazierengehen gute Hobbys, die in den Alltag integriert werden dürfen. Auch die Atemübung Sitali/Sitkari (siehe Seite 148) kann bei der Abkühlung von innen helfen.

KAPHA-AUSGLEICHENDE MASSNAHMEN

Aktivierung: Hier gilt es, Körper und Geist in Aktivität zu bringen, was vermutlich nicht besonders leicht umzusetzen ist. Um dich mental zu aktivieren, können zum Beispiel Kreuzworträtsel gelöst werden. Auch das Erlernen neuer Fähigkeiten, wie Sprachen lernen oder ein neues Musikinstrument zu spielen, holt dich mental aus deiner Komfortzone. Malen kann ebenfalls helfen, die Kreativität anzukurbeln und deine Vata-Eigenschaften zu stärken. Das Malen wird sogar im Rahmen der Kunsttherapie in medizinischen Kliniken als psychologisch-therapeutische Maßnahme eingesetzt. Um die Trägheit zu überwinden, sollte Bewegung in den Alltag eingebaut werden. Neben Bewegung in der Natur kann auch Yoga hilfreich sein. Hier sind nicht nur einfache Spaziergänge, sondern auch Wanderungen oder Waldbaden sinnvoll.

Agni stärken: Da die Kapha-Störung häufig das Agni schwächt, sollte zusätzlich Agni gestärkt werden, zum Beispiel durch scharfe Gewürze. Morgendliches Ingwerwasser (siehe Seite 86) oder heißes Wasser ist zur Agni-Stärkung gut geeignet. Hinweise für die Zubereitung findest du auf Seite 135f. Kapalabhati, die Feueratmung, kann den Körper energetisieren und das Agni entfachen. Auch hierzu findest du eine Anleitung auf Seite 147. Noch mehr Maßnahmen zur Agni-Stärkung gibt es auf Seite 82.

IN DER THERAPIE

Wird die Depression professionell ayurvedisch begleitet, sind vor allem Anwendungen mit Öl sinnvoll. Die Abhyanga ist eine gute Möglichkeit, gestresste Seelen zu erden und die Entspannung zu fördern.

Vorsicht!

Depressionen sind eine ernst zu nehmende psychische Störung, bei der unter anderem auch suizidale Gedanken auftreten können und die unbedingt in professioneller Begleitung kontrolliert und behandelt werden sollten. Solltest du solche Gedanken bei dir oder einer nahestehenden Person bemerken, sollte keine Stigmatisierung erfolgen, sondern professionelle Hilfe in Anspruch genommen werden. Die ayurvedische Lebensweise kann ergänzend und zur längerfristigen Prävention von weiteren depressiven Phasen eine wertvolle Unterstützung sein.

THERAPEUTENWISSEN

Menschen in der Umgebung beziehungsweise enge Bezugspersonen sollten mit in den Heilungsprozess eingebunden werden. Die Bedeutung eines unterstützenden Umfelds ist bei der Depression essenziell. Hilfreich für eine betroffene Person ist es zum Beispiel, wenn ihr Verständnis für ihre Hilflosigkeit entgegengebracht wird. Kleine gemeinsame Aktivitäten wie etwa ein Spaziergang oder Musikhören sind gute Möglichkeiten, die Betroffenen durch die schwere Zeit zu begleiten. Auch ein Gespräch kann guttun. Hierbei ist es wichtig, den Betroffenen nicht das Gefühl zu vermitteln, dass ihre Gefühle fehl am Platz sind.

Nicht immer ist die betroffene Person in der Lage, Vorschläge von Freunden und Familie anzunehmen. Wenn dies respektiert wird, ohne gekränkt zu sein, fühlen sich depressive Personen verstanden. Dennoch ist es wichtig, nahestehende Personen auf die Möglichkeit aufmerksam zu machen, sich auch selbst Hilfe holen zu können, zum Beispiel psychotherapeutische Unterstützung. Auch Selbsthilfegruppen sind für Angehörige eine gute Anlaufstelle. Vor allem bei schweren oder mittelschweren Formen der Depression ist eine professionelle Psychotherapie zentral. Gegebenenfalls schätzen Angehörige die mentale Stabilität falsch ein.

 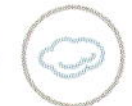 

Angst- und Panikstörungen

Angststörungen sind die häufigsten psychischen Erkrankungen. In Deutschland leiden etwa 12 Millionen Menschen darunter. Häufiger treten die Ängste und Panikstörungen bei Frauen auf. Bei einer Angststörung handelt es sich nicht um eine Angst vor einer echten Bedrohung. Meist hat die Angst nicht mal einen spezifischen Auslöser, sie ist einfach da und deutlich spürbar.

Angststörungen in der Medizin

In der Schulmedizin unterscheiden wir Phobien, Angst- und Panikstörungen.

Symptome: Alle Erkrankungen gehen mit dem Hauptsymptom der Angst einher. Bei einer Angststörung richtet sich die Angst nicht gegen ein spezifisches Objekt und ist fast dauerhaft vorhanden. Die Betroffenen sind in ihrem Alltag massiv eingeschränkt. Es können auch körperliche Symptome wie Herzrasen oder Schwindel auftreten.

Bei einer Panikstörung leiden die Betroffenen unter plötzlichen, anfallsartig auftretenden, wiederkehrenden Panikattacken in unspezifischen Situationen. Diese Attacken dauern meist 5 bis 10 Minuten, bei denen nicht nur das Angstgefühl auftritt, sondern auch vegetative Symptome wie Schwindel und Atemnot.

Phobien richten sich gegen spezifische Reize, zum Beispiel als Angst vor Höhe, leeren Plätzen, vor Schlangen oder Spinnen. Sie treten nur dann auf, wenn der Reiz auch vorliegt.

Ursachen: Angststörungen entstehen meist durch das Zusammenspiel mehrerer Faktoren auf neurobiologischer, kognitiver und psychosozialer Ebene. Zahlreiche Gene scheinen bei der Entstehung beteiligt zu sein, dennoch sind es auch äußere Umstände, die eine Angststörung fördern. So können sich Ängste verstärken, wenn wir angstauslösende Situationen auf jeden Fall vermeiden wollen. Unser Angst-Verhalten wird dadurch verfestigt. Wir lernen also nicht, mit der Angst umzugehen oder dass die angstauslösende Situation gar keine Bedrohung darstellt, sondern verstecken uns hinter unserer Angst, wodurch wir unser Verhalten bestätigen. Wir geben dem Gefühl der Angst durch die Vermeidung recht. Wie bei der Depression können auch neurobiologische Faktoren die Entstehung von Ängsten fördern. Hierbei ist vermutlich die Amygdala, das Angstzentrum des Gehirns, verstärkt aktiv. Zu guter Letzt können auch emotional belastende und traumatische Erlebnisse das Risiko einer Angststörung erhöhen.

Die unterschiedlichen Angststörungen

ANGST-ZUSTÄNDE	ZUSÄTZLICHE SYMPTOME	AUFTRETEN	REIZ
Generalisierte Angststörung	Herzrasen, Zittern, Schweißausbrüche, Schwindel, Bauchschmerzen, Nervosität, Unruhe, Schlafstörungen	Dauerzustand	Unspezifisch
Panikstörung	Herzrasen, Schwitzen, Zittern, Hitzewallungen, Atemnot, Erstickungsgefühl, Schwindel, Ohnmachtsgefühl, Übelkeit, Todesangst	Akut	Unspezifisch
Phobische Störungen	Unbehagen bis hin zu Panikattacken	Akut	Spezifisch

Therapie: Bei allen Angststörungen ist Verhaltenstherapie die wichtigste Therapie, im Akutfall können angstlösende Medikamente helfen.

Angst als Vata-Störung

Die Qualitäten Tamas und Rajas sind für das mentale Ungleichgewicht verantwortlich. Rajas bringt vor allem Unruhe und Nervosität mit sich, wohingegen Tamas eher Unwissenheit und Traurigkeit steigert und das Vermögen, Entscheidungen zu treffen, einschränkt. Was wir nicht verstehen oder begreifen, macht uns Angst, deshalb ist die durch Tamas vermehrte Unwissenheit ein angstproduzierender Faktor. Angst ist der stärkste emotionale Ausdruck einer Vata-Störung. Dieser Zustand wird im Ayurveda als Cittodvega, als heftige Erregung des Geistes, beschrieben. Mit der Zeit manifestiert sich das Vata-Dosha auch auf der körperlichen Ebene. Ursachen können sein:

- Schlafstörungen (zu spätes Ins-Bett-Gehen, zu frühes Aufstehen)
- Unregelmäßiger Tagesrhythmus oder unregelmäßige Essenszeiten
- Überaktivität ohne ausreichende Ruhepausen

- Reizüberflutung durch Fernsehen, Serien oder andere Medien insbesondere vor der Nachtruhe
- Stress, zum Beispiel durch private Belastungen, Arbeits- und Zeitdruck
- Fehlender emotionaler Rückhalt durch nahestehende Personen

Behandlungsstrategie

Für die Behandlung von Angststörungen benötigen wir eine Vata-regulierende Therapie.

VATA-AUSGLEICHENDE MASSNAHMEN

Ernährung: Hierzu gehört zunächst eine Vata-balancierende Ernährung. Was das genau bedeutet, findest du auf Seite 75 zum Nachlesen. Die Nahrung sollte möglichst leicht verdaulich, warm und ölig sein. Gewürze dürfen gerne eingesetzt werden, zum Beispiel als nächtliche Schlafmilch. Das Rezept findest du auf Seite 375. Zusätzlich sollten Nahrungsmittel, die Rajas oder Tamas fördern, vermieden werden, um die nervösen Zustände zu reduzieren. Mehr zu den geistigen Qualitäten Rajas, Tamas und Sattva findest du auf Seite 93f.

Routinen: Spirituelle Ansätze können helfen, Sattva zu stärken und Rajas und Tamas zu reduzieren. Die gängigsten Meditationsarten findest du ab Seite 143.

Schlafhygiene: Da vor allem Schlafstörungen häufig mit Ängsten oder Panikattacken zusammenhängen, ist es wichtig, eine gute Schlafhygiene zu finden und einzuhalten. Gegebenenfalls kann mit ayurvedischen Heilkräutern der natürliche Nachtschlaf unterstützt werden. Hierzu zählt vor allem Ashwagandha, eine Heilpflanze, die du auch in unserer Schlafmilch auf Seite 375 findest. Allgemeine Hinweise zu Ashwagandha findest du auf Seite 169. Zusätzlich sollte eine frühe Bettruhe mit Ausschlafen ohne Wecker eingeführt werden. Nach dem Aufstehen kann es helfen, für 1 Minute den Blick in die Sonne zu richten, denn Sonnenlicht kurbelt nicht nur die Serotoninproduktion an, sondern hemmt auch die Melatoninproduktion. Angst-Betroffene dürfen, anders als Personen mit einer Kapha-Störung, auch gerne mal den Tagschlaf ausprobieren. Ein kurzer Power Nap von maximal 30 Minuten kann hier die Energiereserven aufladen und Vata reduzieren. Um neue Energie aufzuladen, kann ein Spaziergang hilfreich sein oder Yoga- und Atemübungen wie die Wechselatmung (siehe Seite 149).

IN DER THERAPIE

Die manuelle Therapie darf in Form von Abhyanga oder dem Stirnölguss (Shirodhara) unterstützen. Mehr zum Thema manuelle Therapie findest du auf Seite 120ff. Zusätzlich können im Rahmen einer Panchakarma-Kur abführende Maßnahmen oder Einläufe sinnvoll sein, um das überschüssige Vata zu reduzieren.

Vorsicht!

Angststörungen können ernst zu nehmende Verläufe nehmen. Eine Psychotherapie ist die wichtigste Maßnahme, um langfristig eine Angst- oder Panikstörung zu überwinden.

 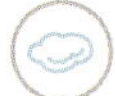 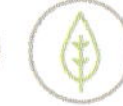

Erschöpfung

In einer Welt, in der wir einer ständigen Reizüberflutung ausgesetzt sind, ist es nicht verwunderlich, dass viele Menschen unter emotionaler oder körperlicher Erschöpfung, allgemeiner Müdigkeit, Mattigkeit oder nächtlichen Schlafstörungen leiden. 87 Prozent der Menschen in Deutschland fühlen sich gestresst und jeder Zweite glaubt sogar, von einem Burn-out-Syndrom bedroht zu sein. Typische Symptome einer tiefgehenden, anhaltenden Erschöpfung sind nicht nur die innere Anspannung, sondern auch körperliche Anzeichen wie Rückenschmerzen.

Erschöpfung in der Medizin

Ursachen: Eine Erschöpfung kann ein Symptom harmloser Erkrankungen sein, aber auch auf ernst zu nehmende Erkrankungen hinweisen, wie zum Beispiel eine Fehl- oder Mangelernährung. Der Körper bekommt zu wenig Nährstoffe und kann so nicht gut funktionieren. Der Stoffwechsel ist eingeschränkt, man fühlt sich müde und kraftlos. Dies ist bei einem Vitamin-D- oder Vitamin-B_{12}-Mangel der Fall. Letzterer kann auch zu einer Blutarmut führen, bei der die roten Blutkörperchen vermindert sind und nicht genügend Sauerstoff zu den Zellen transportiert wird. Dazu kommt es auch, wenn wir nicht genügend Eisen zu uns nehmen oder über Blutungen, wie die Menstruation, zu viel Blut verlieren.

Außerdem können Erkrankungen wie Diabetes mellitus, Leber- oder psychische Erkrankungen eine starke Erschöpfung verursachen. In den letzten Jahren wird vor allem die Nebenniereninsuffizienz als Erschöpfungsursache bekannt. Die Nebennieren funktionieren nicht ausreichend, was einen Mangel an Cortisol verursacht. Dieser Mangel an Cortisol führt zu einer starken Erschöpfung, die es schwer oder fast unmöglich macht, den normalen Alltag zu bewältigen. Ein Burn-out entsteht dann, wenn die Nebennierenschwäche so stark ist, dass nahezu kein Cortisol mehr produziert werden kann. Es ist sozusagen das Endstadium einer Nebennierenschwäche. Die Betroffenen fühlen sich ständig müde, und diese Müdigkeit kann durch Schlafen nicht gelindert werden.

Auch eine Erkrankung der Schilddrüse kann eine Erschöpfung verursachen. Dann liegt meist eine Schilddrüsenunterfunktion vor; durch die zu niedrige Hormonproduktion ist der Stoffwechsel vermindert und wir fühlen uns träge und müde.

Therapie: Es existiert also eine Vielzahl von möglichen Ursachen, die betrachtet werden sollten, um zu entscheiden, welche Behandlungsstrategie sinnvoll ist. Eine Blutentnahme in einer hausärztlichen Praxis gibt einen ersten guten Überblick.

THERAPEUTENWISSEN

In der Medizin wird eine regenerative Therapie der Mitochondrien, der Kraftwerke in den Zellen, empfohlen, um die Hormonproduktion der Nebenniere zu verbessern. Hierbei handelt es sich vor allem um eine Therapie mit Mikronährstoffen. Aktuelle Belastungssituationen führen nämlich dazu, dass viele Mikronährstoffe verbraucht werden und so wichtige Hormone, wie Cortisol, nicht mehr produziert werden können. Daraus resultiert die massive Erschöpfung. In der Mitochondrien-Therapie müssen also die Mikronährstoffe überprüft und dann hoch dosiert über Nahrungsergänzungsmittel eingenommen werden.

Erschöpfung als Vata-Störung

In diesem Abschnitt möchten wir uns vor allem auf das Burn-out-Syndrom als Ursache von Erschöpfung fokussieren. Das Burn-out-Syndrom ist gekennzeichnet durch eine lang anhaltende Stressreaktion mit einer Langzeiterschöpfung. Die betroffenen Personen fühlen sich antriebslos und leiden unter zahlreichen weiteren Symptomen. Hierzu zählen zum Beispiel eine erhöhte Infektanfälligkeit, depressive Verstimmung, nachlassende Konzentrationsfähigkeit, nervöse Magen-Darm-Beschwerden, Ängste, Überforderung, erhöhte Schmerzempfindlichkeit und eine nachlassende Libido. Ein wichtiges Anzeichen ist zum Beispiel auch, dass das Aufstehen nach dem Liegen Schwindel verursacht und der Blutdruck absackt. Interessanterweise hat man auch in der Schulmedizin bei den Betroffenen ein erhöhtes Verlangen nach Salz und Fett feststellen können. All diese Symptome und das zusätzliche Verlangen nach Vata-reduzierender Nahrung sind Hinweise dafür, dass das Burn-out-Syndrom eine Vata-Störung darstellt.

Ayurvedisch gesehen werden Stress und seine Symptome von Vata und Rajas dominiert. Außerdem werden häufig Rasa (Flüssigkeit) und Ojas (Energie) vermindert, was die Infektanfälligkeit und die depressive Verstimmung erklären könnte. Menschen, die schon von Geburt an ein dominantes Vata besitzen, sind für diese Art von Erkrankungen deutlich anfälliger. Zusätzlich können aber zwischenmenschliche Konflikte oder auch berufliche und finanzielle Probleme die Burn-out-Symptomatik verstärken. Anfangs leiden die betroffenen Personen an Nervosität, innerer Unruhe und Reizbarkeit mit einem starken inneren Druck. Später können sich Müdigkeit und Erschöpfung, aber auch andere körperliche Symptome wie Kopfschmerzen, Herzstolpern oder Panikattacken ausbilden. Typische Anzeichen für ein manifestes Burn-out-Syndrom sind eine ausgeprägte Antriebslosigkeit und emotionale sowie körperliche Erschöpfung. Die Betroffenen sind meist nicht mehr fähig, an ihrem alltäglichen Leben teilzuhaben.

Behandlungsstrategie

VATA-AUSGLEICHENDE MASSNAHMEN

Auslöser meiden: Zur Behandlung des Burn-out-Syndroms beziehungsweise einer massiven Erschöpfung sollten vor allem die Auslöser identifiziert und behoben werden. Ist Stress die Ursache der Erschöpfung, sollten die Stressoren vermieden oder bearbeitet werden. Zu den häufigsten Stressoren, die gleichzeitig ein Burn-out-Syndrom fördern können, gehören:

- Private oder berufliche Konflikte
- Berufliche Überforderung und große Arbeitsbelastung
- Schwere körperliche Arbeit
- Leistungsdruck und Perfektionismus
- Hilflosigkeit und Fremdbestimmtheit
- Traumata
- Reizüberflutung

Zeitdruck, Doppelbelastungen von Familie und Beruf oder eine hohe Arbeitsbelastung sollten effektiv reduziert werden. Das gesamte System muss zur Ruhe kommen. Mentale Faktoren wie Perfektionismus oder eine generelle Unzufriedenheit sollten bearbeitet und aufgelöst werden. Stressoren einfach so zu meiden, fällt den Betroffenen meist nicht leicht. Sie sollten den Mechanismus dahinter verstehen und lernen, wie sie mit diesen Stressoren gesünder umgehen können. Die Toleranz gegenüber Stress und die Fähigkeit zur Abgrenzung sollten gestärkt werden sowie die Entschlusskraft und das Selbstvertrauen.

Der Ayurveda kann in Kombination mit Yoga helfen, ein besseres Körpergefühl auszubilden und so Selbstwirksamkeit und Selbstvertrauen zu stärken. Über Dankbarkeitspraktiken oder Erfolgstagebücher können positive Erfahrungen gefördert und negative Denkmuster aufgelöst werden (Seite 154ff.).

Lebensmittel: Die Ernährung sollte Vata-gerecht angepasst werden (siehe Seite 75ff.) und der Lebensstil möglichst Vata-balancierend sein. Dazu gehört auch der sorgsame Umgang mit Koffein. Der Koffeinkonsum führt zu metabolischem Stress, wodurch die Nebennieren zur Adrenalinproduktion angeregt werden, Puls und Atmung sich beschleunigen und die Serotoninproduktion reduziert wird. Es kommt also zu einer zusätzlichen Belastung des Stoffwechsels, der sich auf alle Körpersysteme auswirkt und die Erschöpfung verschlimmern kann. Auch Zucker, Alkohol, Weizen oder Fertignahrung können metabolischen Stress erzeugen und sollten vermieden werden. Mehr dazu findest du ab Seite 93. Als Alternative zu Kaffee: Rieche bei Müdigkeit an einem Fläschchen ätherischen Thymianöls. Thymian stärkt die Konzentration und weckt die Lebensgeister in dir.

AUS UNSERER PRAXIS

Bei einer Vata-Störung ist unsere Empfehlung, auf Koffein für einige Zeit zu verzichten. Wir möchten mit dir aber auch Möglichkeiten teilen, um Kaffee besser zu vertragen. Solltest du bei einer Vata-Störung absolut nicht auf Kaffee verzichten können, solltest du zumindest maximal eine Tasse pro Tag trinken. Diese Tasse solltest du nicht schwarz trinken, sondern mit viel heißer Milch/Pflanzenmilch, um ihn leichter verdaulich zu machen. Außerdem solltest du ihn nur vormittags bis 13 Uhr und mit oder nach Speisen zu dir nehmen. Als Alternative zum Kaffee möchten wir dir die Goldene Milch ans Herz legen. Das Rezept findest du auf Seite 243.

Routinen: Mit der Ernährung und dem Lebensstil versuchen wir jedoch nicht nur, Vata zu reduzieren, sondern auch, Sattva, den Zustand der Klarheit und Ruhe, zu stärken. Dazu können Atemübungen beitragen. Auch Massagen besitzen einen erdenden und beruhigenden Effekt auf den Organismus und dürfen angewendet werden. Mehr zu den Gesundheitsritualen ab Seite 128.

IN DER THERAPIE

Eine Darmsanierung mithilfe von Einläufen und abführenden Maßnahmen hat den Vorteil, dass etwaige Mikroentzündungen des Darms, die die Nebenniere zusätzlich stressen können, reduziert werden.

Vorsicht!

Eine Erschöpfung kann viele Gesichter haben. Die Ursache zu finden, ist oberste Priorität, denn nur dann kann sie auch wirklich behoben werden. Deshalb werden gegebenenfalls labormedizinische Untersuchungen sinnvoll. Sollten Ernährungs- und Lebensstilanpassungen in Kombination mit einer Gesprächstherapie keine Erfolge erzielen, sollte weitere professionelle Hilfe in Anspruch genommen werden. Eine Kombination aus Medizin und Ayurveda kann ein vielversprechendes Konzept darstellen.

 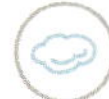 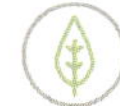

Schlafstörungen

Immer mehr Menschen haben Probleme beim Ein- und Durchschlafen. Etwa jeder zehnte Arbeitnehmer leidet unter schweren Schlafstörungen, wobei Schlafstörungen häufiger bei Frauen auftreten. Durch Ein- oder Durchschlafstörungen oder einen nicht erholsamen Nachtschlaf leiden die Betroffenen an Tagesmüdigkeit und fühlen sich im Alltag eingeschränkt. Laut Ayurveda können Schlafstörungen durch jedes Dosha hervorgerufen werden.

Schlafstörungen in der Medizin

Ursachen: Insomnien, also Ein- oder Durchschlafstörungen, können Folge organischer Erkrankungen, wie einer Schilddrüsenüberfunktion, oder psychischer Erkrankungen, wie Depressionen oder Ängsten, sein, aber auch als eigenständiges Krankheitsbild auftreten. Am häufigsten treten akute, anpassungsbedingte Insomnien auf. Das sind zeitlich begrenzte Schlafstörungen, die mit einem klaren Auslöser einhergehen. Verschwindet der Auslöser, verschwindet auch die Insomnie. Diese Art der Schlafstörung dauert maximal drei Monate an, kann aber auch in eine chronische Form übergehen. Meist wird daraus dann eine psychophysiologische Insomnie, also ohne seelische oder körperliche Ursache, bei der Betroffene „erlernt" haben, dass das Schlafen nicht gut funktioniert, oder unter einer übermäßigen, permanenten Anspannung stehen. Sie fokussieren sich zu stark auf die Schlafproblematik, sie haben Einschlafschwierigkeiten zur geplanten Bettzeit, schlafen jedoch bei Monotonie am Tage ein. Außerdem leiden sie teilweise unter einem Gedankenkarussell und können vor dem Einschlafen schlecht entspannen. Der Schlaf kann sich dann verbessern, wenn man in einer anderen Umgebung schläft.

Risikofaktoren: Das sind mangelnde Schlafhygiene, übermäßige Reizeinwirkung, insbesondere durch Medienkonsum, und psychische Erkrankungen. Beim Medienkonsum handelt es sich nicht nur um die abendliche Handynutzung kurz vor dem Schlafen, sondern auch um die Medienaktivitäten am Tag. Häufig nimmt mit dem Medienkonsum die Bewegung ab, die Menschen sind körperlich unausgelastet und das Schlafen wird dadurch gestört. Blaues Bildschirmlicht hemmt zusätzlich die Melatoninausschüttung und wirkt sich negativ auf das Ein- und Wiedereinschlafen aus. Und zu guter Letzt ist auch entscheidend, welche Atmosphäre die Medien verbreiten, die man nutzt. Sind sie mitreißend oder aggressiv und negativ, kann sich der Schlaf dadurch verschlechtern.

Therapie: Nicht nur ayurvedisch, sondern auch medizinisch kümmern wir uns zunächst um die Ernährung und den Lebensstil. Ein wichtiger Schritt ist Bewegung. Viele Menschen fühlen sich am Ende des Tages mental erschöpft, wohingegen der Körper noch nicht ausgelastet ist. Deshalb sollte regelmäßiger Sport spätestens sechs Stunden vor dem Schlafengehen in den Alltag integriert werden. Die Medizin geht hier nicht auf die einzelnen Sportarten ein, wichtig ist vor allem, dass der Körper sich auspowern kann. Dies kann den individuellen Kräften und Möglichkeiten angepasst werden.

Bezüglich der Ernährung empfiehlt die Medizin eine gesunde Basis aus drei leichten Hauptmahlzeiten mit Gemüse und Ballaststoffen, die die Verdauung nicht stark belasten. Vor allem das Abendessen sollte leicht sein und nicht zu spät eingenommen werden, um den Schlaf nicht zu beeinträchtigen. Neben der Schlafhygiene, auf die wir noch eingehen werden, sind Entspannungsverfahren wichtig. Hierzu zählen autogenes Training, progressive Muskelrelaxation sowie meditative Verfahren.

Eine medikamentöse Therapie erfolgt nur im Ausnahmefall bei ausgeprägter, anhaltender Symptomatik. Im Kindes- und Jugendalter kommen zur medikamentösen Therapie nur Baldrian oder Melatonin zum Einsatz. Melatonin ist ein körpereigenes Hormon, das an der Regulation des Schlafs beteiligt ist. Neben einer direkten schlaffördernden Wirkung hat es unter anderem auch Einfluss auf die Synchronisation des inneren zirkadianen Rhythmus mit der Außenwelt. Melatonin wird international zunehmend zur Therapie von Schlafstörungen eingesetzt. Vor dem Einsatz von Melatonin sollte darauf hingewiesen werden, dass Licht (Raumbeleuchtung, TV und weitere Lichtquellen) das Einschlafen stören kann. Blaulichtanteile sind ein besonders starker Reiz für das Wachsein. Es werden häufig Melatonintabletten verschrieben. Diese werden ein bis zwei Stunden vor dem Schlafen nach der letzten Mahlzeit für maximal 13 Wochen eingesetzt. Bei Erwachsenen sind eine Vielzahl an weiteren Medikamenten möglich. Bei vielen Medikamenten besteht jedoch ein erhöhtes Risiko für Abhängigkeitsentwicklungen, insbesondere infolge einer Langzeitanwendung bei chronischen Schlafproblemen. Daher sollte die Verordnung von schlaffördernden Medikamenten möglichst die letzte Option darstellen. Die Medikamente sollten wirklich nur bei Bedarf und nicht als Dauermedikation verwendet werden. Psychotherapeutische Behandlungsansätze kommen nur bei schwerer Symptomatik zum Einsatz, wenn eine reine Schlafberatung nicht zum Erfolg führt.

Schlafstörungen als Vata-Störung

Ist das Vata-Dosha aus dem Gleichgewicht, kann das zu Schlafstörungen bis hin zur Schlaflosigkeit führen. Sowohl das Einschlafen als auch das Durchschlafen kann beeinträchtigt sein. Hier berichten die Betroffenen häufig von Grübeln und Gedankenkreisen, die sie nicht einschlafen lassen, oder von nächtlichem Erwachen in der Vata-Zeit, also in den frühen Morgenstunden. Der Schlaf wird auch nicht als erholsam wahrgenommen, sondern als unruhig und zehrend. Die Folgen sind dann Tagesmüdigkeit, Ängste und Erschöpfung.

Meist liegt noch ein Ungleichgewicht der geistigen Qualitäten von Sattva, Rajas und Tamas vor. Rajas führt zur Übererregung und Tamas zu Dumpfheit. Tamas ist die Ursache von Müdigkeit, der Geist wird eher träge. Tamas ist besonders aktiv während der Kapha-Zeit zwischen 18 und 22 Uhr, weshalb der Ayurveda auch empfiehlt, in dieser Zeit schlafen zu gehen. Rajas treibt uns an und mindert die Schlafqualität.

Schlafstörungen als Pitta-Störung

Wenn das Pitta-Dosha die Ursache der Schlafstörungen ist, dann ist häufig das Einschlafen erschwert. Zur Pitta-Zeit fühlen sich die Betroffenen hellwach. Sie werden weniger von Gedanken, sondern mehr von belastenden Emotionen, wie Wut, Ärger und Zorn, wach gehalten. Meist schlafen sie dann irgendwann ein, sodass es hier nicht zu einer kompletten Schlaflosigkeit kommt. Wenn sie in der Nacht aufwachen, dann meistens auch in der Pitta-Zeit von 22 bis 2 Uhr morgens. Menschen mit einer Pitta-Störung reagieren mit Wut, wenn sie nicht einschlafen können.

Schlafstörungen als Kapha-Störung

Vermehrtes Kapha kann Tamas, also die Trägheit und die Müdigkeit, erhöhen und ein übermäßiges Schlafbedürfnis fördern. Oftmals verfallen diese Menschen dann am Tag in Schlaf und können in der Nacht aufgrund mangelnder körperlicher Aktivität nicht einschlafen. Der Geist fühlt sich müde an und der Körper ist noch aktiv. Sie wälzen sich dann gegebenenfalls länger in der Nacht hin und her, bevor sie dann tatsächlich einschlafen. Wichtig ist hier, Bewegung in den Alltag zu bringen und so die Aktivität zu steigern.

Behandlungsstrategie

VATA-, PITTA- UND KAPHA-AUSGLEICHENDE MASSNAHMEN

Schlafhygiene: Besteht eine Schlafstörung, sollte zunächst einmal die Schlafhygiene angeschaut werden. Diese Empfehlungen sind für jede Dosha-Störung essenziell.

– Es empfiehlt sich, jeden Tag zur gleichen Zeit ins Bett zu gehen und jeden Morgen zur gleichen Zeit aufzustehen. Bei einer Vata-Störung darf es gerne etwas mehr Schlafenszeit sein. Für eine Kapha-Störung reichen meist sechs bis

sieben Stunden. Durch feste Zeiten gewöhnt sich der Körper an diesen Rhythmus. Etwa drei Stunden vor dem Schlafen sollte keine größere Mahlzeit mehr eingenommen werden, dennoch sollte man nicht hungrig ins Bett gehen.
– Außerdem sollte man möglichst nicht am Tage schlafen, denn dadurch verringert sich der Schlafdruck am Abend.
– Schlafstörungen können sich auch verstärken, wenn wir zu viel Ruhe haben. Das sehen wir am Beispiel der Kapha-Störung. Deshalb sollte man nicht länger im Bett liegen bleiben als nötig. Denn das kann Schlafprobleme fördern.
– Genauso kann starke abendliche Aktivierung dazu führen, dass der Organismus zu stark angeregt wird und dadurch Probleme beim Schlafen provoziert werden. Helles Licht, womöglich noch am Bildschirm, kann unseren Hormonhaushalt aus dem Gleichgewicht bringen und Einschlafprobleme fördern. Wenn am Abend ein Film oder eine Serie geschaut wird, sollte man auf entspannte Themen umsteigen. Zu spannende oder emotionale Genres können ebenfalls aufreibend wirken.
– Zusätzlich sollte die Schlafumgebung möglichst ruhig und aufgeräumt sein. Die perfekte Raumtemperatur zum Schlafen liegt bei 18 bis 20 °C. Außerdem sollte das Zimmer komplett abgedunkelt sein.
– Das Bett sollte auch nur zum Schlafen da sein. Dort wird nicht gearbeitet, gelesen oder gegessen.

Weitere Schlaftipps, auch für die einzelnen Doshas, findest du auf Seite 67.

Ernährung: Auch die Ernährung kann bei einer Schlafstörung unterstützend wirken. Alkohol, Nikotin oder Koffein können den Nachtschlaf beeinträchtigen. Im Ayurveda steigern diese Mittel die Rajas- und Tamas-Qualität und wirken so eher ungünstig auf den Geist. Menschen, die an einer Schlafstörung leiden, sollten diese Mittel eine Zeit lang vor allem am Abend meiden.

Zunächst sollte man die Ernährungs- und Lebensstilempfehlungen der jeweiligen Dosha-Störung beachten. Vor allem bei einer Kapha-

AUS UNSERER PRAXIS

Erfahrungsgemäß sind Schlafstörungen jeglicher Art wirklich belastend für die betroffenen Personen. Hilfreich ist es, sich die Schlafhygiene einmal im Detail anzuschauen und alles zu streichen, was den Schlaf negativ beeinflussen könnte. Neben der Schlafhygiene hat sich vor allem eine Abendroutine zur Schlafförderung als erfolgreich erwiesen. Die ayurvedische Fußmassage und auch das Tagebuchschreiben können eine gute Möglichkeit sein, um den Geist zu entspannen und so den Schlaf zu fördern.

Störung sollte man möglichst kleine, leicht verdauliche Mahlzeiten am Abend zu sich nehmen, damit die träge Verdauung nicht bis in die Nacht arbeiten und so die Energie statt für die Regeneration für die Verarbeitung der Nahrung genutzt werden muss. Dadurch kann die Schlafqualität beeinträchtigt werden.

Bei einer Vata-Störung hingegen darf die letzte Mahlzeit gerne erdend sein. Du solltest auf gar keinen Fall hungrig ins Bett gehen. Eine Mahlzeit mit einem höheren Getreideanteil, bestehend aus Reis, Hafer oder Quinoa, ist gut geeignet.

Bei einer Pitta-Störung sollte ebenfalls nicht auf ein Abendessen verzichtet werden. Dieses darf gerne aus süßen Gemüsesorten wie Karotte oder Süßkartoffel oder auch Fenchel und Zucchini bestehen. Mehr zu den Ernährungs- und Lebensstilempfehlungen findest du ab Seite 26, auf die Dosha-gerechte Ernährung gehen wir ab Seite 74 ausführlich ein.

Für jede Dosha-Störung kann es sinnvoll sein, auch natürliche Melatoninquellen in den Nahrungsplan zu integrieren. Dazu gehören zum Beispiel Himbeeren, Sauerkirschen oder Gojibeeren. Im Ayurveda empfiehlt man gerne eine ayurvedische Schlafmilch. Auch diese ist für jede Dosha-Störung geeignet. Die Zubereitung findest du auf Seite 375.

Routinen: Teilkörpermassagen, wie die Kopf- oder Fußmassagen, helfen, Vata- und Pitta-bedingte Schlafstörungen zu lindern. Was genau du bei den Teilkörpermassagen beachten solltest, haben wir dir auf Seite 140ff. zusammengefasst. Hierbei kann Sesamöl oder Brahmi-Kräuteröl verwendet werden. Zu guter Letzt bieten Yoga und Meditation die Möglichkeit, sich mit Konflikten oder emotionalen Blockaden auseinanderzusetzen, die den Schlaf belasten können. Schlaffördernde Asanas sind vor allem Vorbeugen im Sitzen oder auch liegende Positionen wie die liegende Drehung oder Shavasana (mehr zum Thema Yoga ab Seite 150).

Vorsicht!

Schlafstörungen können nicht nur Ursache, sondern auch Symptom sein. Sollten allgemeine Ernährungs- und Lebensstiländerungen nicht die gewünschte Wirkung bringen, muss eine weiterführende Diagnostik eingeleitet werden. Denn Schlafstörungen können sehr belastend sein und das alltägliche Leben stark einschränken. Also suche im Zweifel eine medizinische Praxis auf, um nichts zu übersehen.

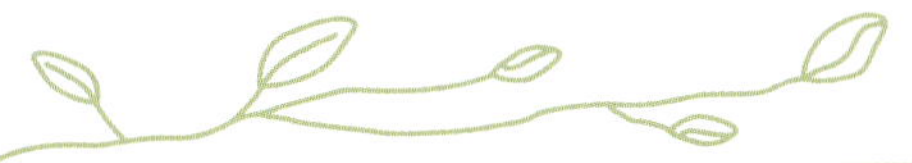

ANWENDUNGEN FÜR ZU HAUSE

Lavendel-Tinktur

Lavendel hilft auch bei der inneren Einnahme gegen Schlafprobleme und innere Unruhe.

- 3 EL Lavendel (getrocknet oder frisch)
- 200 ml 40-prozentiger Alkohol
- sauberes, gut verschließbares Glas (wenn möglich Braunglas für den Schutz der Flüssigkeit, ca. 250 ml Inhalt)
- Sieb

Lavendelblütenköpfe in ein gut verschließbares Glas geben. Wird getrockneter Lavendel verwendet, befüllt man das Glas bis zu einem Drittel, verwendet man frischen Lavendel, wird das Glas bis zur Hälfte befüllt. Lavendel mit Alkohol übergießen, bis alle Blüten vollständig bedeckt sind. Das Glas gut verschließen und einige Male schütteln.

Die Tinktur wird an einem schattigen Ort bei Zimmertemperatur für vier Wochen gelagert. Währenddessen jeden Tag einmal gut schütteln, sodass die Lösung der Inhaltsstoffe aus dem Lavendel in den Alkohol gefördert wird. Nach vier Wochen wird der Lavendel mit einem Sieb von der Tinktur abgeseiht. Die Tinktur lichtgeschützt bei Zimmertemperatur lagern. Bei optimaler Lagerung ist sie bis zu einem Jahr haltbar.

Die Lavendel-Tinktur ist für die innere Einnahme vorgesehen. Pro Tag kann bis zu 3-mal 1 Teelöffel Tinktur in Wasser aufgelöst eingenommen werden.

Schlafmilch

Die ayurvedische „Wunderwaffe" fördert die Entspannung und einen erholsamen Schlaf.

- 3 Fäden Safran
- 1 Kapsel gemörserte Kardamomsamen
- ¼ TL Ashwagandha-Pulver
- 250 ml Milch auf pflanzlicher Basis (z. B. Mandel-, Hafer-, Cashewmilch)
- optional: Süßungsmittel deiner Wahl (Honig, Agavendicksaft …)

Safranfäden in eine Espressotasse mit einem Schluck Wasser geben. So gibt der Safran seine einzigartige Farbe ab. Die Kardamomsamen aus der Kapsel befreien und im Mörser zerstoßen. Die Kardamomsamen für ein paar Sekunden in einem Topf ohne Fett anrösten. Ashwagandha-Pulver in der Milch auflösen und zusammen mit dem Safranwasser zu den gerösteten Kardamomsamen gießen. Das Getränk aufkochen. Je nach Geschmack mit Honig süßen.

Lavendelbad

Rezept siehe Seite 224.

Glossar medizinischer Fachbegriffe

Anabol: Aufbauend, meist ist hier der Aufbau von körpereigenen Substanzen oder Geweben gemeint.

Azidität: Das Maß für die Stärke einer Säure, Maß für die Fähigkeit einer chemischen Verbindung, Protonen abzugeben.

Chologen: Von der Galle ausgehend. Bei der chologenen Diarrhö handelt es sich um eine Form des Durchfalls, die wässrig, nicht blutig, unregelmäßig, manchmal explosionsartig und übel riechend ist. Teilweise werden auch nächtliche Stühle beklagt.

Endokrine Orbitopathie: Eine entzündliche Erkrankung der Augenhöhle, die im Zusammenhang mit einer Schilddrüsenerkrankung auftritt. Die Augen stehen hierbei deutlich hervor.

Enterotoxine: Gifte, welche den Darm angreifen und oft Verursacher von Nahrungsmittelvergiftungen mit nachfolgender Magen-Darm-Entzündung sind.

Exsudativ: Unter Exsudation versteht man den entzündlich bedingten Austritt von Blutbestandteilen aus den Kapillaren in das umliegende Gewebe beziehungsweise auf eine äußere Oberfläche. Das Wort „exsudativ" beschreibt dabei diesen Prozess.

Extrazelluläre Matrix: Der Teil des Gewebes, der zwischen den Zellen liegt und so den Kontakt zwischen ihnen vermittelt.

Glukoneogenese: Ein Stoffwechselweg zur Herstellung von Glukose aus Nicht-Kohlenhydraten zur Aufrechterhaltung eines konstanten Blutzuckerspiegels in Hunger- und Fastenzeiten, der überwiegend in Leber und Nieren stattfindet.

Glykogenolyse: Physiologischer Abbauprozess von Glykogen in Glukose. Bei einem vermehrten Energiebedarf des Körpers kann das in der Leber gespeicherte Glykogen so als Energiereserve dienen.

Hirntonikum: Stärkendes Mittel auf die Gehirnaktivität.

Katabol: Abbauend, Gegenspieler zu anabol.

Komplementsystem: Aneinandergereihte Reaktion von Enzymen, die bei der Abwehr von Infektionen zusammenwirken.

Magensekretion: Ausfluss von Enzymen und Säften der Magenschleimhaut.

Mesenterialischämie/-infarkt: Verminderung oder Unterbrechung des Blutflusses durch die Mesenterialarterie. Diese Arterie transportiert sauerstoffreiches Blut zu den Bauchorganen. Ein Verschluss führt zur Unterversorgung der betroffenen Darmabschnitte und stellt einen akuten Notfall dar.

Motilität: Nicht bewusst gesteuerte Beweglichkeit des menschlichen Körpers und seiner Organe.

Myopathie: Krankheiten mit strukturellen Veränderungen der betroffenen Muskulatur. Es kommt zu einer Schwäche der Muskulatur.

Myxödem: Wasseransammlungen unter der Haut entweder am gesamten Körper oder vor allem an den Schienbeinen. Entsteht als Folge bei einer sehr schweren Schilddrüsenunterfunktion.

Bradykardie: Verminderte Herzfrequenz (Puls) unter 60 Schläge/Minute.

Obstruktion: Verstopfung.

Palpitationen: Subjektives Gefühl, dass das Herz zu schnell beziehungsweise unregelmäßig schlägt.

Fototherapie: Lichttherapie, bei der die betroffene Person mit blauem Licht bestrahlt wird. Kommt zum Beispiel bei Neugeborenen mit Gelbsucht oder Hauterkrankungen wie Neurodermitis oder Akne zum Einsatz.

Prävalenz: Rate der zu einem bestimmten Zeitpunkt oder in einem bestimmten Zeitabschnitt an einer bestimmten Krankheit Erkrankten.

Reithosenanästhesie: Taubheitsgefühl, dessen Ausdehnung dem typischen Besatz einer Reithose entspricht (Genitalien, Anus, Gesäß, Innenseite Oberschenkel). Meist verursacht durch eine Verletzung der Wirbelsäule beziehungsweise der Nerven im unteren Bereich.

Schlaffe Parese: Schlaffe Lähmung, die durch eine Schädigung eines außerhalb des Rückenmarks liegenden Nerves entsteht.

Sekretorisch: Die Sekretion ist eine Absonderung von Sekret aus Drüsen unseres Körpers. Das Wort „sekretorisch" beschreibt diesen Prozess.

Systolisch: Beschreibt den Zeitraum der Phase, in der sich die Herzkammern zusammenziehen, die sogenannte Systole.

Strömungsgeräusch: Ein Herzgeräusch, das beim Abhören des Herzens zu hören ist, wenn die Zirkulation des Blutes auf ein Hindernis stößt.

Tachykardie: Zu schnelle Herzfrequenz (Puls > 100 Schläge/Minute).

Transfundiert: Bedeutet im medizinischen Sinne eine Übertragung von Flüssigkeiten, wie zum Beispiel Blut.

Tremor: Ein Muskelzittern, welches unwillkürlich auftritt und sich rhythmisch wiederholt.

Untere Extremität: Becken, Hüftgelenk, Oberschenkel, Kniegelenk, Unterschenkel, Sprunggelenk, Füße

Xanthelasmen/Xanthome: Gelbe oder rote, scharf begrenzte Einlagerungen von Fett oder fettartigen Substanzen (Cholesterin) in der Haut.

Zytotoxisch: Als Zellgift wirkend.

Literatur/Quellen

Gupta, S. N., Stapelfeldt, E.: *Ayurveda-Medizin: kaya-cikitsa – Therapiekonzepte für innere Erkrankungen.* Georg Thieme Verlag 2019

Keßler, C. S., Michalsen, A.: *Ayurveda – Traditionelle Indische Medizin: Mehr als ein Wellnesstrend.* Dtsch. Ärzteblatt 2013, 110/37

Lad, V.: *Ayurvedic Perspectives on Selected Pathologies: An Anthology of Essential Reading from Ayurveda Today*, Ayurvedic Press 2012

Lad, V.: *Lehrbuch des Ayurveda. Band 1–3.* Narayana Verlag 2012, 2014, 2017

Meier Magistretti, C., Lindstrom, B., Eriksson, M.: *Salutogenese kennen und verstehen: Konzept, Stellenwert, Forschung und praktische Anwendung.* Hogrefe Verlag 2019

Schrott, E., Ammon, H. P. T.: *Heilpflanzen der ayurvedischen und der westlichen Medizin.* Springer Verlag 2012

Verbraucherzentrale Hamburg: *Was bedeuten die E-Nummern?* www.vzhh.de/e-nummern, 68. Auflage. Update 01.2019

Zoller, A., Nordwig, H.: *Heilpflanzen der ayurvedischen Medizin. Ein praktisches Handbuch über Zubereitung, Wirkung und Anwendung von über 220 ayurvedischen Heilpflanzen.* Narayana Verlag 1997

Register

Impressum

1. Auflage 2022

Sollte diese Publikation Links auf Webseiten Dritter enthalten, so übernehmen wir für deren Inhalte keine Haftung, da wir uns diese nicht zu eigen machen, sondern lediglich auf deren Stand zum Zeitpunkt der Erstveröffentlichung verweisen.

Hinweis
Die Ratschläge/Informationen in diesem Buch sind von Autorinnen und Verlag sorgfältig erwogen und geprüft, dennoch kann eine Garantie nicht übernommen werden. Eine Haftung der Autorinnen bzw. des Verlags und seiner Beauftragten für Personen-, Sach- und Vermögensschäden ist ausgeschlossen.

Projektleitung: Sarah Gast
Bildredaktion: Sabine Kestler
Bildnachweis:
Fotografie: Andrea Monica Hug
Haare/Make up: Pretty & Pure, Zürich
Wir danken für die freundliche Unterstützung der Fotoproduktion Pretty & Pure in Zürich, www.prettyandpure.ch
Mandalas Innenteil: Freepik/ lovelymandalaworld, Visnezh
Innenlayout, Grafiken und Illustrationen:
Sandra Albert, Hamburg
Lektorat: Sibylle Duelli, Schallstadt
Korrektorat: Susanne Schneider, München
Umschlaggestaltung: OH, JA! (www.oh-ja.com), München, unter Verwendung einer Illustration von istockphoto/Mashot
Satz: Nadine Thiel, kreativsatz, Baldham
Herstellung: Timo Wenda
Reproduktion: Mohn Media Mohndruck GmbH, Gütersloh
Druck und Bindung:
aprinta druck GmbH, Wemding

Printed in Germany

Dieses Buch wurde auf PEFC-zertifiziertem Papier produziert

ISBN 978-3-517-10042-5
www.suedwest-verlag.de